"十四五"职业教育国家规划教材

全国高等职业教育药品类专业
国家卫生健康委员会"十三五"规划教材

供药学、药品质量与安全、药品经营与管理、
药品生产技术专业用

药物分析

第 3 版

主　编　孙　莹　刘　燕

副主编　杨　红　商传宝　刘清新

主　审　吕天姿　姜　波

编　者　（以姓氏笔画为序）

马　明（无锡卫生高等职业技术学校）　　　杨　阳（黑龙江护理高等专科学校）

孔兴欣（湖南中医药高等专科学校）　　　　杨　红（首都医科大学）

邓礼荷（肇庆医学高等专科学校）　　　　　汪　岩（长春医学高等专科学校）

朱鹤云（吉林医药学院）　　　　　　　　　邴枝花（安徽医学高等专科学校）

刘　燕（肇庆医学高等专科学校）　　　　　商传宝（淄博职业学院）

刘清新（沧州医学高等专科学校）　　　　　曾煦欣（佛山科学技术学院）

孙　莹（长春医学高等专科学校）

人民卫生出版社

图书在版编目（CIP）数据

药物分析/孙莹,刘燕主编.—3版.—北京:人民卫生出版社,2018

ISBN 978-7-117-25650-6

Ⅰ.①药… Ⅱ.①孙…②刘… Ⅲ.①药物分析-高等职业教育-教材 Ⅳ.①R917

中国版本图书馆 CIP 数据核字（2018）第 088546 号

| 人卫智网 | www.ipmph.com | 医学教育、学术、考试、健康，购书智慧智能综合服务平台 |
| 人卫官网 | www.pmph.com | 人卫官方资讯发布平台 |

药 物 分 析

第 3 版

主　　编：孙　莹　刘　燕

出版发行：人民卫生出版社（中继线 010-59780011）

地　　址：北京市朝阳区潘家园南里 19 号

邮　　编：100021

E - mail：pmph @ pmph.com

购书热线：010-59787592　010-59787584　010-65264830

印　　刷：三河市宏达印刷有限公司

经　　销：新华书店

开　　本：850×1168　1/16　印张：27

字　　数：635 千字

版　　次：2009 年 1 月第 1 版　　2018 年 7 月第 3 版
　　　　　2024 年 10 月第 3 版第 15 次印刷（总第 30 次印刷）

标准书号：ISBN 978-7-117-25650-6

定　　价：62.00 元

全国高等职业教育药品类专业国家卫生健康委员会
"十三五"规划教材出版说明

《国务院关于加快发展现代职业教育的决定》《高等职业教育创新发展行动计划（2015-2018年）》《教育部关于深化职业教育教学改革全面提高人才培养质量的若干意见》等一系列重要指导性文件相继出台，明确了职业教育的战略地位、发展方向。为全面贯彻国家教育方针，将现代职教发展理念融入教材建设全过程，人民卫生出版社组建了全国食品药品职业教育教材建设指导委员会。在该指导委员会的直接指导下，经过广泛调研论证，人卫社启动了全国高等职业教育药品类专业第三轮规划教材的修订出版工作。

本套规划教材首版于2009年，于2013年修订出版了第二轮规划教材，其中部分教材入选了"十二五"职业教育国家规划教材。本轮规划教材主要依据教育部颁布的《普通高等学校高等职业教育（专科）专业目录（2015年）》及2017年增补专业，调整充实了教材品种，涵盖了药品类相关专业的主要课程。全套教材为国家卫生健康委员会"十三五"规划教材，是"十三五"时期人卫社重点教材建设项目。本轮教材继续秉承"五个对接"的职教理念，结合国内药学类专业高等职业教育教学发展趋势，科学合理推进规划教材体系改革，同步进行了数字资源建设，着力打造本领域首套融合教材。

本套教材重点突出如下特点：

1. **适应发展需求，体现高职特色**　本套教材定位于高等职业教育药品类专业，教材的顶层设计既考虑行业创新驱动发展对技术技能型人才的需要，又充分考虑职业人才的全面发展和技术技能型人才的成长规律；既集合了我国职业教育快速发展的实践经验，又充分体现了现代高等职业教育的发展理念，突出高等职业教育特色。

2. **完善课程标准，兼顾接续培养**　本套教材根据各专业对应从业岗位的任职标准优化课程标准，避免重要知识点的遗漏和不必要的交叉重复，以保证教学内容的设计与职业标准精准对接，学校的人才培养与企业的岗位需求精准对接。同时，本套教材顺应接续培养的需要，适当考虑建立各课程的衔接体系，以保证高等职业教育对口招收中职学生的需要和高职学生对口升学至应用型本科专业学习的衔接。

3. **推进产学结合，实现一体化教学**　本套教材的内容编排以技能培养为目标，以技术应用为主线，使学生在逐步了解岗位工作实践，掌握工作技能的过程中获取相应的知识。为此，在编写队伍组建上，特别邀请了一大批具有丰富实践经验的行业专家参加编写工作，与从全国高职院校中遴选出的优秀师资共同合作，确保教材内容贴近一线工作岗位实际，促使一体化教学成为现实。

4. **注重素养教育，打造工匠精神**　在全国"劳动光荣、技能宝贵"的氛围逐渐形成，"工匠精神"在各行各业广为倡导的形势下,医药卫生行业的从业人员更要有崇高的道德和职业素养。教材更加强调要充分体现对学生职业素养的培养,在适当的环节,特别是案例中要体现出药品从业人员的行为准则和道德规范,以及精益求精的工作态度。

5. 培养创新意识,提高创业能力　为有效地开展大学生创新创业教育,促进学生全面发展和全面成才,本套教材特别注意将创新创业教育融入专业课程中,帮助学生培养创新思维,提高创新能力、实践能力和解决复杂问题的能力,引导学生独立思考、客观判断,以积极的、锲而不舍的精神寻求解决问题的方案。

6. 对接岗位实际,确保课证融通　按照课程标准与职业标准融通,课程评价方式与职业技能鉴定方式融通,学历教育管理与职业资格管理融通的现代职业教育发展趋势,本套教材中的专业课程,充分考虑学生考取相关职业资格证书的需要,其内容和实训项目的选取尽量涵盖相关的考试内容,使其成为一本既是学历教育的教科书,又是职业岗位证书的培训教材,实现"双证书"培养。

7. 营造真实场景,活化教学模式　本套教材在继承保持人卫版职业教育教材栏目式编写模式的基础上,进行了进一步系统优化。例如,增加了"导学情景",借助真实工作情景开启知识内容的学习;"复习导图"以思维导图的模式,为学生梳理本章的知识脉络,帮助学生构建知识框架。进而提高教材的可读性,体现教材的职业教育属性,做到学以致用。

8. 全面"纸数"融合,促进多媒体共享　为了适应新的教学模式的需要,本套教材同步建设以纸质教材内容为核心的多样化的数字教学资源,从广度、深度上拓展纸质教材内容。通过在纸质教材中增加二维码的方式"无缝隙"地链接视频、动画、图片、PPT、音频、文档等富媒体资源,丰富纸质教材的表现形式,补充拓展性的知识内容,为多元化的人才培养提供更多的信息知识支撑。

本套教材的编写过程中,全体编者以高度负责、严谨认真的态度为教材的编写工作付出了诸多心血,各参编院校对编写工作的顺利开展给予了大力支持,从而使本套教材得以高质量如期出版,在此对有关单位和各位专家表示诚挚的感谢!教材出版后,各位教师、学生在使用过程中,如发现问题请反馈给我们(renweiyaoxue@ 163. com) ,以便及时更正和修订完善。

人民卫生出版社

2018 年 3 月

全国高等职业教育药品类专业国家卫生健康委员会
"十三五"规划教材
教材目录

序号	教材名称	主编	适用专业
1	人体解剖生理学(第3版)	贺 伟 吴金英	药学类、药品制造类、食品药品管理类、食品工业类
2	基础化学(第3版)	傅春华 黄月君	药学类、药品制造类、食品药品管理类、食品工业类
3	无机化学(第3版)	牛秀明 林 珍	药学类、药品制造类、食品药品管理类、食品工业类
4	分析化学(第3版)	李维斌 陈哲洪	药学类、药品制造类、食品药品管理类、医学技术类、生物技术类
5	仪器分析	任玉红 闫冬良	药学类、药品制造类、食品药品管理类、食品工业类
6	有机化学(第3版)*	刘 斌 卫月琴	药学类、药品制造类、食品药品管理类、食品工业类
7	生物化学(第3版)	李清秀	药学类、药品制造类、食品药品管理类、食品工业类
8	微生物与免疫学*	凌庆枝 魏仲香	药学类、药品制造类、食品药品管理类、食品工业类
9	药事管理与法规(第3版)	万仁甫	药学类、药品经营与管理、中药学、药品生产技术、药品质量与安全、食品药品监督管理
10	公共关系基础(第3版)	秦东华 惠 春	药学类、药品制造类、食品药品管理类、食品工业类
11	医药数理统计(第3版)	侯丽英	药学、药物制剂技术、化学制药技术、中药制药技术、生物制药技术、药品经营与管理、药品服务与管理
12	药学英语	林速容 赵 旦	药学、药物制剂技术、化学制药技术、中药制药技术、生物制药技术、药品经营与管理、药品服务与管理
13	医药应用文写作(第3版)	张月亮	药学、药物制剂技术、化学制药技术、中药制药技术、生物制药技术、药品经营与管理、药品服务与管理

序号	教材名称	主编	适用专业
14	医药信息检索(第3版)	陈 燕 李现红	药学、药物制剂技术、化学制药技术、中药制药技术、生物制药技术、药品经营与管理、药品服务与管理
15	药理学(第3版)	罗跃娥 樊一桥	药学、药物制剂技术、化学制药技术、中药制药技术、生物制药技术、药品经营与管理、药品服务与管理
16	药物化学(第3版)	葛淑兰 张彦文	药学、药品经营与管理、药品服务与管理、药物制剂技术、化学制药技术
17	药剂学(第3版)*	李忠文	药学、药品经营与管理、药品服务与管理、药品质量与安全
18	药物分析(第3版)	孙 莹 刘 燕	药学、药品质量与安全、药品经营与管理、药品生产技术
19	天然药物学(第3版)	沈 力 张 辛	药学、药物制剂技术、化学制药技术、生物制药技术、药品经营与管理
20	天然药物化学(第3版)	吴剑峰	药学、药物制剂技术、化学制药技术、生物制药技术、中药制药技术
21	医院药学概要(第3版)	张明淑 于 倩	药学、药品经营与管理、药品服务与管理
22	中医药学概论(第3版)	周少林 吴立明	药学、药物制剂技术、化学制药技术、中药制药技术、生物制药技术、药品经营与管理、药品服务与管理
23	药品营销心理学(第3版)	丛 媛	药学、药品经营与管理
24	基础会计(第3版)	周凤莲	药品经营与管理、药品服务与管理
25	临床医学概要(第3版)*	曾 华	药学、药品经营与管理
26	药品市场营销学(第3版)*	张 丽	药学、药品经营与管理、中药学、药物制剂技术、化学制药技术、生物制药技术、中药制药技术、药品服务与管理
27	临床药物治疗学(第3版)*	曹 红	药学、药品经营与管理、药品服务与管理
28	医药企业管理	戴 宇 徐茂红	药品经营与管理、药学、药品服务与管理
29	药品储存与养护(第3版)	徐世义 宫淑秋	药品经营与管理、药学、中药学、药品生产技术
30	药品经营管理法律实务(第3版)*	李朝霞	药品经营与管理、药品服务与管理
31	医学基础(第3版)	孙志军 李宏伟	药学、药物制剂技术、生物制药技术、化学制药技术、中药制药技术
32	药学服务实务(第2版)	秦红兵 陈俊荣	药学、中药学、药品经营与管理、药品服务与管理

序号	教材名称	主编		适用专业
33	药品生产质量管理(第3版)*	李 洪		药物制剂技术、化学制药技术、中药制药技术、生物制药技术、药品生产技术
34	安全生产知识(第3版)	张之东		药物制剂技术、化学制药技术、中药制药技术、生物制药技术、药学
35	实用药物学基础(第3版)	丁 丰	张 庆	药学、药物制剂技术、生物制药技术、化学制药技术
36	药物制剂技术(第3版)*	张健泓		药学、药物制剂技术、化学制药技术、生物制药技术
	药物制剂综合实训教程	胡 英	张健泓	药学、药物制剂技术、化学制药技术、生物制药技术
37	药物检测技术(第3版)	甄会贤		药品质量与安全、药物制剂技术、化学制药技术、药学
38	药物制剂设备(第3版)	王 泽		药品生产技术、药物制剂技术、制药设备应用技术、中药生产与加工
39	药物制剂辅料与包装材料(第3版)*	张亚红		药物制剂技术、化学制药技术、中药制药技术、生物制药技术、药学
40	化工制图(第3版)	孙安荣		化学制药技术、生物制药技术、中药制药技术、药物制剂技术、药品生产技术、食品加工技术、化工生物技术、制药设备应用技术、医疗设备应用技术
41	药物分离与纯化技术(第3版)	马 娟		化学制药技术、药学、生物制药技术
42	药品生物检定技术(第2版)	杨元娟		药学、生物制药技术、药物制剂技术、药品质量与安全、药品生物技术
43	生物药物检测技术(第2版)	兰作平		生物制药技术、药品质量与安全
44	生物制药设备(第3版)*	罗合春	贺 峰	生物制药技术
45	中医基本理论(第3版)*	叶玉枝		中药制药技术、中药学、中药生产与加工、中医养生保健、中医康复技术
46	实用中药(第3版)	马维平	徐智斌	中药制药技术、中药学、中药生产与加工
47	方剂与中成药(第3版)	李建民	马 波	中药制药技术、中药学、药品生产技术、药品经营与管理、药品服务与管理
48	中药鉴定技术(第3版)*	李炳生	易东阳	中药制药技术、药品经营与管理、中药学、中草药栽培技术、中药生产与加工、药品质量与安全、药学
49	药用植物识别技术	宋新丽	彭学著	中药制药技术、中药学、中草药栽培技术、中药生产与加工

序号	教材名称	主编		适用专业
50	中药药理学(第3版)	袁先雄		药学、中药学、药品生产技术、药品经营与管理、药品服务与管理
51	中药化学实用技术(第3版)*	杨　红	郭素华	中药制药技术、中药学、中草药栽培技术、中药生产与加工
52	中药炮制技术(第3版)	张中社	龙全江	中药制药技术、中药学、中药生产与加工
53	中药制药设备(第3版)	魏增余		中药制药技术、中药学、药品生产技术、制药设备应用技术
54	中药制剂技术(第3版)	汪小根	刘德军	中药制药技术、中药学、中药生产与加工、药品质量与安全
55	中药制剂检测技术(第3版)	田友清	张钦德	中药制药技术、中药学、药学、药品生产技术、药品质量与安全
56	药品生产技术	李丽娟		药品生产技术、化学制药技术、生物制药技术、药品质量与安全
57	中药生产与加工	庄义修	付绍智	药学、药品生产技术、药品质量与安全、中药学、中药生产与加工

说明：* 为"十二五"职业教育国家规划教材。全套教材均配有数字资源。

全国食品药品职业教育教材建设指导委员会
成员名单

前　言

本版教材以国家高等职业教育相关文件精神为指导思想,根据本次教材修订的基本原则,针对高职高专教育特点及药学(相关)专业人才培养目标的要求,编写而成。本教材实行主编负责制,历经主编人会议、编写会议及定稿会议,通过全体编委分工编写、交叉互审、集体讨论及主编终审而成,供全国高职高专药学(相关)专业使用,也可供各级医疗机构、药品生产企业、药品流通及药品销售岗位等相关人员参加各类考试复习参考之用。

继第1版教材我们与同类教材相比在编写体例上作了较大改动后,第2版教材又根据各院校使用情况的调研做了局部调整,本次修订前又再次调研使用院校师生、药品生产企业质检部门及食品药品检验所,针对一些不足之处进行了微调,考虑到教材体例在使用中已得到各院校的普遍认可和逐步适应,为了保证教材使用的连续性,本次修订总体框架结构不再作大的变化,根据《中华人民共和国药典》(2015年版)、国家执业药师考试(药物分析部分)和药剂士(师)考试(药物分析部分)的最新变化更新相关章节内容:

1. 第一章按照新版《执业药师考试大纲》中有关药物分析部分的要求重点加大对《中国药典》介绍的比例,尤其是重点阐述《中国药典》(2015年版)更新内容。

2. 根据《中国药典》(2015年版)第四部的内容更新第三章药物的杂质检查及第五章辅料与包材相关内容。第七章(中药制剂检定技术简介)及第八章(药品生物检定技术简介)按《中国药典》(2015年版)第四部中导引图的体例编写。将上版教材第六章第九节糖类并入第五章辅料;第六章第八节改为抗菌药物分析,涵盖了第2版第十节抗生素和第三节磺胺类内容,增加了喹诺酮类。

3. 实训内容根据《中国药典》(2015年版)和各院校使用建议作了更新和替换。

4. 根据本轮教材首次采用的"融合教材"编写理念与要求,将各章重点知识点做成了微课及视频等数字内容模块,增加了同步练习等课外阅读资料,实现了线上线下同步学习的目的。

本书编写分工为:第一章孙莹;第二章孔兴欣;第三章曾煦欣;第四章郏枝花;第五章商传宝;第六章刘燕、刘清新、杨阳、郏枝花、朱鹤云、邓礼荷;第七章和第九章马明;第八章杨红;第十章汪岩。除上述老师外其他参与融合资源编写的人员还有:安徽医学高等专科学校黄平和周月乔;长春医学高等专科学校孙全乐、殷玥、徐阳和雷明;佛山科学技术学院岑志芳、梁伟光、武明明、郑昊圳、陈奕锐和王宇轩。汪岩承担全书纸质版后期处理及融合资源修改工作。

本书在编写过程中得到了参编院校的支持与帮助;得到了长春市食品药品检验所吕天姿主任药师及长春海悦药业有限公司副总经理姜波的大力支持与指导,在此一并表示诚挚的谢意。

本书在编写过程中参考了部分教材及著作,在此向有关作者和出版社一并致谢。感谢第 1 版和第 2 版教材的所有编者为本书编写提供的基础。

　　由于编者水平有限,编写时间仓促,难免有不妥之处,敬请使用本教材的老师和同学批评指正。

编者

2018 年 5 月

目 录

第一章

绪　论

导学情景　∨

情景描述：

国家食品药品监督管理总局药品质量公告（总第 6 期）

为加强药品质量监管，保障公众用药安全，根据国家药品抽验工作计划，国家食品药品监督管理总局在全国范围内组织对 21 个药品品种进行了质量抽验。本次抽验分别从药品生产、经营和使用环节抽取了阿昔洛韦滴眼液、紫杉醇注射液、桂枝茯苓丸、乳酸菌素分散片、复方鱼腥草片等 21 个品种共 3200 批产品；其中，国家基本药物品种 8 个，共 1218 批。对经检验不符合标准规定的 45 批次药品予以公告。本次抽验不符合标准规定药品的不合格项目主要有含量测定项和检查项中的溶出度、微生物限度、有关物质、pH、水分、酸度、可见异物等。

学前导语：

药品的质量不仅决定防治疾病的效果还直接影响患者的用药安全，所以必须加强药品的质量控制，通过药物分析课程的学习，你将掌握控制药品质量的基本知识和基本技能。在本章你将了解到我国药品质量标准体系及其主要内容，熟悉药物分析在药品质量控制中的作用和地位，重点掌握《中国药典》（2015 年版）相关知识。

第一节　药物分析在药学领域中的地位和任务

ER-1-1

药物分析在药学领域中的应用

药品是指用于预防、治疗、诊断人的疾病，有目的地调节人的生理功能并规定有适应证或者功能主治、用法和用量的物质。它包括中药材、中药饮片、中成药、化学原料药及其制剂、抗生素、生化药品、放射性药品、血清、疫苗、血液制品和诊断药品等。它不同于一般产品，是一种关系人民生命健康的特殊商品。全面控制药品的质量，保证人民群众使用高质、安全、稳定和有效的药品，是药学工作者义不容辞的责任。药品质量的全面控制不是某一个单位或某一个部门能够独立完成的工作，在药品的研究、开发、生产、经营、使用和监管等方面都应该严格执行科学管理规范，国务院药品监督管理部门依据《中华人民共和国药品管理法》制定了相关的管理规范。所以药品质量控制是一项涉及多方面、多学科的综合性工作，药物分析就是这些众多学科中研究和发展药品全面质量控制的"方法学科"，是我国药学各专业规定设置的一门主要专业课程，也是整个药学领域中的一个重要组成部分，详见表 1-1。

表 1-1 药物分析在药学领域中的应用

领域	应用
药物研发	结构分析与鉴定;有关物质研究;稳定性研究;体内样品分析与测定
生产过程	水及生产环境监测;原辅料检测;工艺跟踪监测;中药材及提取物质量分析;晶型粒度检测;溶出度检测;半成品检测;成品检测
经营过程	定期考察质量变化
使用过程	临床药物监测分析;指导医生合理用药及个体化用药
监督管理	药品检验机构依法对药品实施检测与监督管理

知识链接

国家药品质量管理规范指导性文件

《药品非临床研究质量管理规范》(Good Laboratory Practice, GLP)

《药品生产质量管理规范》(Good Manufacture Practice, GMP)

《药品临床试验质量管理规范》(Good Clinical Practice, GCP)

《药品经营管理规范》(Good Supply Practice, GSP)

ER-1-2

药品质量管理规范

药物分析是利用分析测定手段,发展药物的分析方法,研究药物的质量规律,对药物进行全面检验与控制的一门学科,随着科学技术和药学事业的发展,该学科涉及的研究范围已经涵盖了药品质量控制、临床药学、中药与天然药物分析、药物代谢分析、法医毒物分析、兴奋剂检测和药物制剂分析等。

点滴积累 ∨

1. 药品与药物的主要区别是作用对象不同。

2. 药物分析是一门研究和发展药品全面质量控制的学科。

3. 国家药品质量管理规范(GLP、GCP、GMP、GSP)。

第二节 药品标准

一、药品标准概述

药品的特殊性决定了对其进行质量控制的重要性,由于不同厂家生产工艺、技术水平及设备条件、运输与贮存条件的差异等都会影响到药品的质量,所以国家必须制订对药品有强制执行力的统一的质量标准,即药品标准。药品标准也称药品质量标准,是指对药品的质量指标、生产工艺和检验方法等所作的技术要求和规范。药品标准分为法定标准和非法定标准两种,法定标准是包括《中华人民共和国药典》(简称《中国药典》)在内的国家标准;非法定标准有行业标准、企业标准等。法定标准属于强制性标准,是药品质量的最低标准。

国家药品标准是国家对药品质量、规格和检验方法所作的技术规定,是药品生产、供应、使用、检验和管理部门共同遵循的法定依据。由政府或政府授权的权威机构组织编撰,政府统一颁布。

国家药品标准包括国家药品监督管理部门颁布的《中华人民共和国药典》和《药品标准》,以及国家药品监督管理部门批准的药品注册标准。《药品标准》是指《中华人民共和国卫生部药品标准》(简称部颁标准)和《国家食品药品监督管理局药品标准》(简称局颁标准)。药品注册标准是指国家食品药品监督管理部门批准申请人特定药品的标准,生产或销售该药品的企业必须执行该注册标准。除此之外,由药品生产企业研究制定并用于药品质量控制的标准称为企业药品标准,它仅在本企业的药品生产质量管理中使用,属于非法定标准,只能作为企业的内控标准,各项指标均不得低于国家标准。

知识链接

国家药品标准

《中华人民共和国药品管理法》第三十二条规定:"药品必须符合国家药品标准。 国务院药品监督管理部门颁布的《中华人民共和国药典》和药品标准为国家药品标准。"《药品注册管理办法》进一步明确"国家药品标准,是指国家食品药品监督管理局颁布的《中华人民共和国药典》、药品注册标准和其他标准,其内容包括质量指标、检验方法以及生产工艺等技术要求。"

药品标准不是一成不变的,随着科学技术的发展和生产工艺的改进,药品标准也将相应提高。目前国家正着力规范提高药品标准,对多个企业生产的统一品种,标准的制订"就高不就低",力争实现药品标准管理计算机网络化的目标。

二、制订药品标准的原则

药品的标准与药品总是同时产生的,是药品研发、生产、经营及临床应用等的综合成果。在进行新药的研究时,除了对新药的生产工艺、药理和药效等方面进行研究外,还要对新药的质量控制方法进行系统的研究,并在此基础上制订药品标准。制订药品标准主要应遵循以下原则:

1. **针对性** 检测项目的制订要有针对性。根据药品在生产、流通、贮藏及临床使用等各个环节中影响药品质量的因素,有针对性地规定检测的项目,加强对药品内在质量的控制。

2. **科学性** 检测方法的选择要有科学性。根据"准确、灵敏、简便、快速"的原则,科学地选择检验方法,既要注意方法的普及性和适用性,又要注意先进分析技术的应用,不断提高检测的技术水平,以使我国的药品质量标准达到国际先进水平。

3. **合理性** 标准限度的规定要有合理性。在保证药品"安全有效"的前提下,根据我国医药工业生产和技术能力所能达到的实际水平合理制订标准限度。

三、药品标准的主要内容

ER-1-3

阿司匹林质量标准

▶ **课堂活动**

请根据阿司匹林的质量标准，分析归纳药品标准的主要内容。

（一）名称

药品标准中药品的名称包括中文名、汉语拼音名和英文名三种。

中文名称是按照"中国药品通用名称"（Chinese Approved Drug Names，简称 CADN）推荐的名称以及命名原则命名的，是药品的法定名称；英文名称应尽量采用世界卫生组织制订的"国际非专利药品名"（International Nonproprietary Name for Pharmaceutical Substances，简称 INN），INN 没有的可采用其他合适的英文名称。

药物的中文名称应尽量与英文名称对应，可采用音译、意译或音意合译，一般以音译为主。

（二）性状

药品的性状是药品标准的重要表征之一，主要包括药品的外观、臭、味、溶解性、一般稳定性及物理常数等，反映了药物特有的物理性质。

1. 外观与臭味　药品的外观是对药品的色泽和外表的感观规定，具有一定的鉴别意义，可以在一定程度上反映药物的内在质量。臭味是药品本身所固有的，依据实际检验的可操作性，大多数国外药品标准已经不再记述化学药物的味觉特性了。

2. 溶解度　溶解度是药品的一种物理性质。各药品项下选用的部分溶剂及其在该溶剂中的溶解性能，可供精制或配制溶液时参考，药品晶型的不同、杂质及含量的不同、成盐状态的差异等都会影响其溶解度，所以通过测定药品的溶解度（或特定溶剂中溶液的澄清度及颜色）可以观测其内在质量。《中国药典》（2015 年版）中药物的溶解性用术语来表示，如"极易溶解""易溶""溶解""略溶""微溶""极微溶解""几乎不溶或不溶"等，《中国药典》（2015 年版）凡例中对以上术语有明确的规定。

ER-1-4

药物近似溶解度常用术语

> **知识链接**
>
> ### 溶解度试验法
>
> 除另有规定外，称取研成细粉的供试品或量取液体供试品置 25℃±2℃的溶剂中，每隔 5 分钟强力振摇 30 秒，观察 30 分钟内的溶解情况，如无目视可见的溶质颗粒或液滴时，即视为完全溶解。

3. 物理常数　物理常数是药物固有的物理性质特征，具有鉴别意义，也能反映药物的纯杂程度，是评价药品质量的重要指标。《中国药典》（2015 年版）中收载的物理常数有相对密度、馏程、熔点、凝点、比旋度、折光率、黏度、吸收系数、碘化值、皂化值及酸值等。

（三）鉴别

鉴别是指用规定的方法对药物的真伪进行判断,是控制药品质量的重要环节。鉴别必须是对每个具体药品能准确无误地做出正确判断,选用的方法应准确、灵敏、简便、快速,主要依据该药品的化学结构和理化性质。

（四）检查

检查是在鉴别呈正反应后,顺次进行的检验项目。《中国药典》(2015 年版)凡例中规定检查项下包括有效性、均一性、纯度和安全性四个方面的内容。

1. 有效性 一般是针对某些药品的特殊药效需要进行的特定项目的检查,主要控制除真伪、纯度和有效成分含量等因素以外其他可能影响疗效的因素,如对抗酸类药品需检查"制酸力"。

2. 均一性 主要是指制剂的均匀程度,如片剂等固体制剂的"重量差异"及"含量均匀度"检查等。由于临床用药都是按单位剂量进行,制剂均一性不合格则有可能造成患者用药达不到目的或危及生命安全,所以均一性检查是保障用药安全的重要措施。

3. 安全性 药品的安全性是指合格的药品,在正常的用法用量下不引起与用药目的无关和意外的不良反应,以保证用药的安全,如"热原检查""细菌内毒素检查""无菌检查""升降压物质检查"等。《中国药典》(2015 年版)中收载的安全性检查项目大都采用生物检定法。

4. 纯度 是药品检查项下的主要内容,是对药物中的杂质进行检查和控制,以使药品达到一定的纯净程度而满足用药的要求。其内容详见本书第三章。

（五）含量或效价测定

含量或效价的规定又称为含量限度,是指用规定的检测方法测得的有效物质含量的限度,是保证药品安全有效的重要手段。常用的含量测定方法有理化方法和生物学方法,使用理化方法测定药物的含量,称为"含量测定",测定结果一般用含量百分率(%)来表示。生物学方法包括生物检定法和微生物检定法,是根据药物对生物或微生物作用的强度来测定含量的方法,常称为"效价测定",测定结果通常用"效价(国际单位 IU)"来表示。为了能正确反映药品的含量,一般应通过检查项下的"干燥失重"或"水分",将药品的含量换算成干燥品的含量。对于测定方法的选择,除应要求方法的准确性与简便性外,还应强调测定结果的重现性,含量测定必须在鉴别无误、杂质检查合格的基础上进行。

（六）类别

药品的类别是指按药品的主要作用、主要用途或学科划分的类别。如解热镇痛药、抗生素等。

（七）规格

制剂的标示量,系指每一片(支)或其他每一单位制剂中含有主药的重量(或效价)或含量(%)或装量。例如注射液项下"1ml：5mg"系指注射液装量为 1ml,其中含有主药 5mg。对于列有处方或标有浓度的制剂,也可同时规定装量规格。

（八）贮藏

标准中规定的贮藏条件,是根据药物的稳定性,对药品包装和贮存与保管的基本要求,以避免或减缓药品在正常贮存期内的变质,其常用术语有遮光、密闭、密封、熔封或严封、阴凉处、凉暗处、冷处及常温等。除另有规定外,贮藏项下未规定贮藏

ER-1-5

"贮藏"项下
常见术语

温度的一般系指常温。

点滴积累 ∨ ⋯⋯⋯⋯⋯⋯⋯⋯⋯⋯⋯⋯⋯⋯⋯⋯⋯⋯⋯⋯⋯⋯⋯⋯⋯⋯

1. 国家药品标准是国家对药品质量规格及检验方法所作的技术规定。

2. 药品标准的主要内容包括名称、性状、鉴别、检查、含量测定、类别和贮藏等。

3. 我国药品标准包括国家药品标准和企业药品标准。

第三节　药典概述

ER-1-6

《中国药典》
知识简介

一、《中国药典》基本知识

《中华人民共和国药典》，简称《中国药典》，其英文名称是 *Pharmacopoeia of The People's Republic of China*（缩写为 ChP），不同版本以其后括号内的年份来表示。《中国药典》由国家药典委员会编制和修订，国家药品监督管理局颁布执行。是记载药品质量标准的法典，是国家监督、管理药品质量的法定技术指标，具有法律约束力。自新中国成立后发行第一部《中国药典》（1953 年版）以来，迄今为止已出版了十版。《中国药典》每 5 年出版 1 版，在间隔期间出版相应版次增补本。现行版为《中国药典》（2015 年版），首次分为四部，由一部、二部、三部、四部及其增补版组成。其中，一部收载中药，共分为两部分，第一部分收载药材和饮片（包括植物油和提取物），第二部分收载成方制剂和单味制剂；二部收载化学药品，也分为两部分，第一部分收载化学药品、抗生素和生化药品，第二部分收载放射性药品；三部收载生物制品；四部收载通则和药用辅料，通则包括制剂通则、通用方法（检测方法）和指导原则三部分内容。《中国药典》（2015 年版）由凡例与正文及其所引用的通则和索引组成。

（一）凡例

凡例是药典总的说明，是为解释和使用《中国药典》，正确进行质量检定的基本原则，并对正文品种及通则与质量检定有关的共性问题加以统一规定，在药典各部中列于正文之前。"凡例"中的有关规定具有法定的约束力。

1. **检验方法和限度**　药品均应按其标准规定的方法进行检验，检验时首先对方法的适用性进行确认，如采用其他方法，应将该方法与规定的方法作比较试验，根据试验结果掌握使用，但在仲裁时仍以现行版药典规定的方法为准。标准中规定的各种纯度和限度数值以及制剂的重（装）量差异，系包括上限和下限两个数值本身及其中间数值。规定的这些数值不论是百分数还是绝对数字，其最后一位数字都是有效位。原料药含量（%）除另有注明外，均按重量计，如规定上限为 100% 以上时，系指用现行版药典规定的分析方法测定时可能达到的数值，是药典规定的限度或允许偏差，并非真实含有量，若未规定上限时，系指不超过 101.0%。制剂的含量限度系根据主药含量的多少，用标示量的百分含量来表示。

2. **标准物质**　系指供药品检验（鉴别、检查、含量或效价测定）中使用的，具有确定特性量值，用于校准设备、评价测量方法、给供试品赋值或鉴别的物质。标准物质是由国家药品监督管理部门指定的单位制备、标定和供应,国家药品标准物质共有五类,详见表1-2。

表1-2 国家药品标准物质分类表

名称	用途
标准品	用于生物检定或效价测定的标准物质,其特性量值按效价单位[国际单位 IU、单位 U,或重量单位 μg]计,以国际标准物质进行标定
对照品	采用理化方法进行鉴别、检查或含量测定时所用的标准物质,其特性量值一般按纯度(%)计
对照药材	基源明确、药用部位准确的优质中药材经适当处理后,用于中药材(含饮片)、提取物、中成药等鉴别用的标准物质
对照提取物	经特定提取工艺制备的含多种主要有效成分或指标性成分,用于中药材(含饮片)、提取物、中成药等鉴别或含量测定用的标准物质
参考品	用于定性鉴定微生物(或其产物)或定量检测某些制品生物效价和生物活性的标准物质,其效价以特定活性单位表示;或指由生物试剂、生物材料或特异性抗血清制品制备的用于疾病诊断的参考物质,主要为生物制品检验中使用的标准物质

3. **计量** 《中国药典》(2015 年版)使用的滴定液和试液的浓度,以 mol/L(摩尔/升)表示者,其浓度要求精密标定的滴定液用"XXX 滴定液(YYY mol/L)"表示;若作其他用途不需精密标定其浓度时,用"YYY mol/L XXX 溶液"表示,以示区别。溶液后标示的"(1→10)"等符号,是指固体溶质 1.0g 或液体溶质 1.0ml 加溶剂使成 10ml 的溶液;未指明用何种溶剂时,均指水溶液;两种或两种以上液体的混合物,名称间用半字线"-"隔开;其后括号内所示的":"符号,系指各液体混合时的体积(重量)比例。

法定计量单位

> **知识链接**
>
> 常用符号"%"表示百分比,比如%(g/g)、%(ml/ml)、%(ml/g)、%(g/ml)。
> 乙醇未指明浓度时,均系指 95%(ml/ml)的乙醇。

温度通常以摄氏度(℃)表示,必要时也可采用绝对温度(K)表示。比如室温(常温)通常系指 10~30℃,水浴温度除另有规定外均指 98~100℃。试验时的温度未注明者系指在室温下进行。

温度的有关规定

4. **精确度** 药品检验中取样量的准确度和试验的精密度必须按照现行版规定执行。比如"精密称定"是指称取重量应准确至所取重量的千分之一;"称定"是指称取重量应准确至所取重量的百分之一;"精密量取"是指量取体积的准确度应符合国家标准中对该体积移液管的精密度要求;"量取"是指可用量筒或按照量取体积的有效数位选用量具。取用量为"约"若干时,是指取用量不得超过规定量的±10%。

药筛的有关规定

恒重(除另有规定外)系指供试品连续两次干燥或炽灼后称重的差异在 0.3mg 以下的重量;干燥至恒重的第二次及以后各次称重均应在规定条件下继续干燥 1 小时后进行;炽灼至恒重的第二次及以后称重应在继续炽灼 30 分钟后进行。

试验中规定"按干燥品(或无水物、或无溶剂)计算"时,除另有规定外,应取未经干燥(或未去水、或未去溶剂)的供试品进行试验,并将计算中的取用量按检查项下测得的干燥失重(或水分、或溶剂)扣除。

空白试验系指在不加供试品或以等量溶剂替代供试液的情况下,按同法操作所得的结果。

(二) 正文

正文是药品标准的主体,根据药物自身的理化性质与生物学特性,按照批准的处方来源、生产工艺、贮藏运输条件等制定的,用以检测药品质量是否达到用药要求并衡量其质量是否稳定均一的技术规定。药典各部收载的正文略有差异,比如化学药品内容主要包括中文名、汉语拼音名、英文名、结构式、分子式和分子量、性状、鉴别、检查、含量测定、类别、贮藏及制剂等;中药标准还包含炮制、性味与归经、功能与主治等;生物制品标准还包含制造、检定、使用说明等。

维生素 B$_6$
Weishengsu B$_6$
Vitamin B$_6$

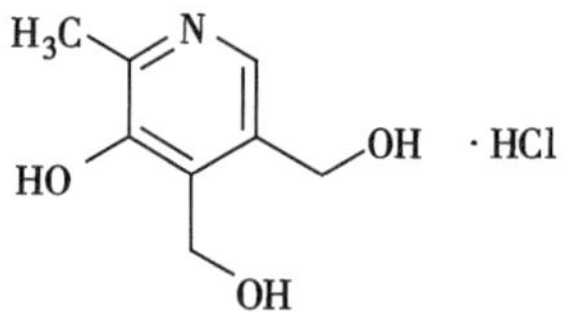

$C_8H_{11}NO_3 \cdot HCl$　205.64

本品为 6-甲基-5-羟基-3,4-吡啶二甲醇盐酸盐。按干燥品计算,含 $C_8H_{11}NO_3 \cdot HCl$ 应为 98.0% ~ 102.0%。

【性状】本品为白色或类白色的结晶或结晶性粉末;无臭;遇光渐变质。本品在水中易溶,在乙醇中微溶,在三氯甲烷或乙醚中不溶。

【鉴别】(1)取本品约 10mg,加水 100ml 溶解后,取 1ml 2 份,分别置甲、乙两支试管中,各加 20%醋酸钠溶液 2ml,甲管中加水 1ml,乙管中加 4%硼酸溶液 1ml,混匀,各迅速加氯亚氨基-2,6 二氯醌试液 1ml,甲管中显蓝色,几分钟后即消失,并转为红色,乙管中不显蓝色。

(2)在含量测定项下记录的色谱图中,供试品溶液主峰的保留时间应与对照品溶液主峰的保留时间一致。

(3)本品的红外光吸收图谱应与对照的图谱(光谱集 448 图)一致。

(4)本品的水溶液显氯化物的鉴别(1)的反应(通则 0301)。

【检查】酸度　取本品 1.0g,加水 20ml 使溶解,依法测定(通则 0631),pH 应为 2.4~3.0。

溶液的澄清度与颜色　取本品 1.0g,加水 10ml 溶解后,溶液应澄清;如显浑浊,与 1 号浊度标准液(通则 0902 第一法)比较,不得更浓;如显色,与黄色 1 号标准比色液(通则 0901 第一法)比较,不得更深。

有关物质　取本品,加流动相溶解并稀释制成每 1ml 中约含 1mg 的溶液,作为供试品溶液;精密量取 1ml,置 100ml 量瓶中,用流动相稀释至刻度,摇匀,作为对照溶液。照含量测定项下的色谱条件,取对照溶液 10μl 注入液相色谱仪。再精密量取供试品溶液与对照品溶液各 10μl,分别注入液相色谱仪,记录色谱图至主成分峰保留时间的 3 倍。供试品溶液的色谱图中如有杂质峰,各杂质峰面积的和不得大于对照液主峰面积(1.0%)。

干燥失重　取本品,在 105℃ 干燥至恒重,减失重量不得过 0.5%(通则 0831)。

炽灼残渣　不得过 0.1%(通则 0841)。

重金属　取本品 2.0g,加水 20ml 溶解后,加氨试液至遇石蕊试纸显中性反应,加醋酸盐缓冲液(pH 3.5)2ml 与水适量使成 25ml,依法检查(通则 0821 第一法),含重金属不得过百万分之十。

【含量测定】照高效液相色谱法(通则 0512)测定。

色谱条件与系统适用性试验　用十八烷基硅烷键合硅胶为填充剂;以 0.04% 戊烷磺酸钠溶液(用冰醋酸调节 pH 应至 3.0)-甲醇(85∶15)为流动相;检测波长为 291nm。理论塔板数按维生素 B_6 峰计算不得低于 4000。

测定法　取本品,精密称定,加流动相溶解并定量稀释制成每 1ml 中约含 0.1mg 的溶液,作为供试品溶液,精密量取 10μl 注入液相色谱仪,记录色谱图;另取维生素 B_6 对照品,同法测定。按外标法以峰面积计算,即得。

【类别】维生素类药。

【贮藏】遮光,密封保存。

【制剂】(1)维生素 B_6 片;(2)维生素 B_6 注射液。

药检之窗

《中国药典》正文中所设各项规定,是针对符合《药品生产质量管理规范》的产品而言,任何违反 GMP 或未经批准擅自添加物质所生产的药品,即使符合《中国药典》或按《中国药典》没检出添加物质或相关杂质,亦不能认为其符合规定。

(三) 通则

药典通则主要收载制剂通则、通用检测方法和指导原则。编码以"XXYY"4 位阿拉伯数字表示:其中 XX 为类别、YY 为亚类别。

制剂通则系按药物的剂型分类,针对剂型特点所规定的基本技术要求。收载有片剂、注射剂、合剂等中药和化学药共 41 种剂型,在每种剂型下规定有该剂型的定义、基本要求和常规的检查项目。

通用检测方法系各正文品种进行相同检查项目的检测时所应采用的统一设备、程序、方法及限度等。比如色谱法、物理常数的测定、微生物检查法、试剂与标准物质等 20 类 243 条。

指导原则系为执行药典、考察药品质量、起草与复核药品标准等所制定的指导性规定。不作为强制的法定标准。例如"9101 药品质量标准分析方法验证指导原则"规定了需要验证的分析项目、验证的内容及其方法与数据要求,包括:准确度、精密度、专属性、检测限、定量限、线性、范围及耐用性。

（四）索引

索引包括中文索引(按汉语拼音顺序排列)和英文索引(按英文字母顺序排列)两种。

二、主要国外药典简介

（一）《美国药典》

《美国药典》(*The United States Pharmacopoeia*,缩写为 USP),与《美国国家处方集》(*National Formulation*,NF)于 1980 年起合并出版[USP-NF],合称为美国药典-国家处方集,简称为《美国药典》。主要由凡例(General Notices)、正文(Monogrphs)、通则(General Chapters)和索引(Index)组成。对于在美国制造和销售的药物和相关产品而言,USP-NF 是唯一由美国食品药品监督管理局(FDA)强制执行的法定标准。此外,对于制药和质量控制所必需的规范,例如测试、程序和合格标准,USP-NF 还可以作为明确的操作指导。

> **知识链接**
>
> 《美国药典》配套出版物有:《色谱试剂》(*Chromatographic Reagents*)、《药剂师药典》(*USP Pharmacists' Pharmacopeia*)、《美国药品通用名称和国际药品名称字典》(*USP Dictionary of USAN and International Drug Names*)、《美国药典产品目录》(*USP Catalog*)。

（二）《英国药典》

《英国药典》(*British Pharmacopoeia*,缩写为 BP),由英国药典委员会编制,是英国制药标准的唯一法定来源,每年修订出版 1 次,由 6 卷组成,不仅为读者提供了药用和成药配方标准,而且也向读者展示了许多明确分类并可参照的欧洲药典专著。BP 的凡例与 USP-NF 不同,共分为 3 部分:第一部分说明 BP 收录欧洲药典品种的标识;第二部分为 BP 的凡例内容;第三部分为欧洲药典的凡例内容。统一的凡例内容编排在各卷收载的正文品种之前。

> **知识链接**
>
> 英国药典委员会为配套药典使用还出版了《英国药品通用名称》(*British Approved Names*, BAN),其中也收录了 INN 名称。"药品通用名称"科学和简明地对药物进行命名,以方便使用。

（三）《日本药局方》

日本药典名称为《日本药局方》,英文缩写为 JP。其收载的主要内容有凡例、原料药通则、制剂总则、通用试验方法、正文、红外光谱集、紫外-可见光谱集、一般信息、附录(原子量表)等。《日本药局方》的索引有药物的日文名索引、英文名索引和拉丁名索引三种,其中拉丁名索引用于生药品种。

(四)《欧洲药典》

《欧洲药典》(*European Pharmacopoeia*,缩写为 Ph. Eur. 或 EP)是欧洲药品质量控制标准,由欧洲药品质量理事会编辑出版,有英文和法文两种法定版本,在欧盟范围内具有法律效力,每三年修订一版,每年发行 3 个增补本。此外,欧洲药典委员会还根据例会决议进行非累积性增补,一年 3 次。《欧洲药典》的基本组成有凡例、附录方法、制剂通则、指导原则和药品标准等。

(五)《国际药典》

《国际药典》(*International Pharmacopoeia*,缩写为 Ph. Int.)是由世界卫生组织(WHO)《国际药典》和药物制剂专家咨询组编纂,收载药物原料、药用辅料、药物制剂、标准物质的标准,以及它们的分析检验方法等内容,由世界卫生大会批准出版,满足 WHO 成员国中的发展中国家实施药品监管的需要。经成员国法律明确规定执行时,才具有法律效力。现行版同时出版了网络版和CD-ROM版。

药检之窗

美国国家药典委员会官方网站: http://www.usp.org

《英国药典》官方网站: http://www.pharmacopoeia.org.uk/

《日本药局方》官方网站: http://www.mhlw.go.jp/topics/bukyoku/iyaku/yakkyoku/

《欧洲药典》官方网站: http://www.edqm.eu

第四节 药品检验工作的基本程序

一、药品检验工作的基本要求

药品检验工作是通过检验对药品的质量做出公正的、科学的、准确的评价和判定,维护消费者、生产企业和国家的利益。党和国家对用药安全的高度重视,人民群众的殷切希望,使药品监督工作面临新的挑战和考验。因此,对药品检验工作也提出了新的更高的要求。首先,确保公正是对药品检验工作最基本的要求,也是药品检验人员必须具备的职业道德,药品检验人员必须严格按照药品法规和药品检验标准进行操作,一切按规章制度办事,坚持原则,依据检验结果客观、实事求是地做出判定;其次,药品检验人员必须不断提高自身的业务水平,以高度的责任心和科学的态度对待检验工作,严格执行各种管理制度和检验标准操作规程,必须确保提供的检验数据真实、可信、准确;此外,要履行好药品技术监督检验的法定职能,以认真负责的工作态度、科学严谨的工作作风和准确无误的工作结果,树立起工作的权威。

药检之窗

　　《中华人民共和国药品管理法》规定"药品监督管理部门设置或者确定的药品检验机构，承担依法实施药品审批和药品质量监督检查所需的药品检验工作"。国家级检验机构是中国食品药品检定研究院（中国食品药品检验总所），各省、市、自治区、直辖市食品药品检验院/所分别承担各辖区的食品药品检验工作。

二、药品检验工作的基本程序

　　药品检验是药品进入市场前或临床使用前的质量分析，是药品质量监督与控制的一个重要环节。药品检验工作是按照药品质量标准对药品进行检验、比较和判定，所以，作为药品检验人员首先要熟悉和掌握检验标准及有关规定，明确检验目的和指标要求及判定原则。

（一）取样

　　样品系指供检验用的来自同一批产品的有代表性的部分，取样则系指从一批产品中按一定规则抽取样品的过程。为确保检验结果的科学性、真实性和代表性，取样必须坚持随机、客观、均匀、合理的原则。药品生产企业抽取的样品包括进厂的原辅料、中间体及产品。取样时必须填写取样记录，内容主要包括品名、日期、规格、批号、数量、来源、编号、必要的取样说明、取样人签字等，取样由专人负责。

　　1. 取样量　　取样的件数因产品批量的不同而不同，取样应根据被取样品的特性按批进行。设药品包装（原料：袋；中间体：桶、锅；产品：箱、袋、盒、桶等）总件数为 n，则当 $n \leqslant 3$ 时，每件取样；当 $3 < n \leqslant 300$ 时，按 $\sqrt{n}+1$ 随机取样；当 $n > 300$ 时，按 $\dfrac{\sqrt{n}}{2}+1$ 随机取样。一次取样量最少可供三次检验用量，同时还应保证留样观察的用量。

　　2. 取样方法

　　（1）原辅料取样时，应将被取物料外包装清洁干净后移至与配料室洁净级别相当的取样室或其他场所进行取样，以免被取物料被污染。

　　（2）固体样品用取样器或其他适宜的工具从袋（桶、箱）口一边斜插至对边袋（桶、箱）深约 $\dfrac{3}{4}$ 处抽取均匀样品。取样数较少时，应选取中心点和周边四个抽样点，自上往下垂直抽取样品。

　　（3）液体样品用两端开口、长度和粗细适宜的玻璃管，慢慢插入液体中，使管内外液面保持同一水平，插至底部时，封闭上端开口，提出抽样管，抽取全液位样品。

　　（4）所取样品经混合或振摇均匀后（必要时进行粉碎）用"四分法"缩分样品，直至缩分到所需样品为止。

　　（5）将所取样品按规定的数量分装两瓶，贴上标签或留样证，一瓶供检验用，另一瓶作为留样保存。

（6）制剂样品和包装材料随机抽取规定的数量即可。

（7）针剂澄明度检查，按取样规定每盘随机抽取若干，全部混匀再随机抽取。

ER-1-10

（8）外包装按包装件 50% 全检。

（9）取样后应及时将打开的包装容器重新扎口或封口，同时在包装容器上贴上
取样证，并填写取样记录。

固体取样器

3. **注意事项**

（1）取样器具、设备必须清洁干燥，且不与被取物料起化学反应，应注意由于取样工具不洁而引
起的交叉污染。抽取供细菌检查用的样品时，取样器具还须按规定消毒灭菌。

（2）盛放样品的容器必须清洁、干燥、密封。盛放遇光不稳定样品和菌检样品的容器应分别使
用不透光容器和无菌容器。

（3）取样必须由质检人员进行，取样人必须对所取样品的代表性负责，不得委托岗位生产人员
或其他非专业人员代抽取。

（4）取样者必须熟悉被取物料的特性、安全操作的有关知识及处理方法。抽取有毒有害样品
时，应穿戴适宜的劳动保护用品。

（5）进入洁净区取样时，应按符合洁净区的有关规定进出。

（6）取样后要尽快检验。如一次检验不合格，除另有规定外，应加大取样数量，从两倍数量的包
装中进行检验。重新取样时，也应符合本标准规定的要求。

（7）易变质的原辅料，贮存期超过规定期限时，领用前要重新取样检验。抽取的检验样品按检
验过程分为待检、在检和已检三种状态。

4. **药材取样** 药材取样法是指选取供检定用药材样品的方法，取样的代表性直接影响到检定
结果的正确性，因此，必须重视取样的各个环节。

（1）取样前应注意品名、产地、规格等级及包装式样是否一致，检查包装的完整性、清洁程度以
及有无水迹、霉变或其他物质污染等情况，详细记录。凡有异常情况的包件，应单独检验。

（2）从同批药材包件中抽取检定用样品，原则是：药材总包件数在 100 件以下的，取样 5 件；100~
1000 件，按 5% 取样；超过 1000 件，超过部分按 1% 取样；不足 5 件的，逐件取样；贵重药材，不论包件多少
均逐件取样。

（3）对破碎的、粉末状的或大小在 1cm 以下的药材，可用采样器（探子）抽取样品，每一包件至少
在不同部位抽取 2~3 份样品，包件少的抽取总量应不少于实验用量的 3 倍；包件多的，每一包件的
取样量一般按下列规定：一般药材 100~500g；粉末状药材 25g；贵重药材 5~10g；个体大的药材，根据
实际情况抽取代表性的样品。如药材个体较大时，可在包件不同部位（包件大的应从 10cm 以下的
深处）分别抽取。

（4）将所取样品混合拌匀，即为总样品。对个体较小的药材，应摊成正方形，依对角线划"×"字，
使分为四等份，取用对角两份，再如上操作。反复数次后至最后剩余的量足够完成所有必要的试验
以及留样数为止，此为平均样品。个体大的药材，可用其他适当方法取平均样品。平均样品的量一
般不得少于试验所需量的 3 倍数，即三分之一供化验室分析用，另三分之一供复核用，其余三分之一

则为留样保存,保存期至少一年。

质检部门由专人负责样品的接收、登记工作,接收样品时要检查样品是否符合抽样记录单上的内容,做好接收记录,将样品分类存放并附有状态标签。

> **知识链接**
>
> 留样的有关规定
>
> 接受样品检验必须留样,所以取样量要预留出留样的量。留样数量不得少于一次全检的用量,剩余检品由检验人员填写留样记录,注明数量和留样日期,清点登记、签封后入库保存。留样室的设备设施应符合样品规定的贮存条件。放射性药品,毒、麻、精神药品的剩余检品,其保管、调用、销毁均应按国家特殊药品管理规定办理。易腐败、霉变、挥发及开封后无保留价值的检品,应注明情况后可不留样。留样检品保存1年,进口检品保存2年,中药材保存半年,医院制剂保存3个月。

(二)检验

检验员接到检验样品后,依据检验标准按检验标准操作规程进行检验。除另有规定(溶出度、含量均匀度等)外,对每一批供试品,定性分析检验一般取1份样品进行试验,定量分析检验一般取2份样品平行试验。采用精密度较差的测定方法进行分析时,应适当增加平行测定的次数。如旋光度测定时对每份供试品溶液,应连续读取3次测定结果,取平均值。

1. **性状** 药品的性状检查是药品检验工作的第一步,药品的性状检查包括外观与物理常数。

2. **鉴别** 鉴别是药品检验的主要内容之一,只有在鉴别无误的情况下,进行药物的杂质检查和含量测定工作才有意义。药品的鉴别是依据药物的结构特征、理化性质采用灵敏度高、专属性强的反应对药品的真伪进行判断。不能将药品的某一个鉴别试验作为判断该药品真伪的唯一依据,鉴别试验往往是一组试验项目综合评价得出的结论。详见本书第二章。

3. **检查** 检查是在鉴别呈正反应后,顺次进行的检查项目。包括纯度检查和其他项目的检查,主要是按药品质量标准规定的项目进行"限度检查"。详见本书第三章。

4. **含量测定** 药品的含量测定是指对药品中有效成分的含量进行测定,包括理化方法和生物学检测方法。详见本书第四章。

(三)检验记录及检验报告书

1. **检验记录** 检验人员在检验过程中必须做好原始记录,因为检验记录是出具检验报告的依据,是进行科学研究和技术总结的原始资料。检验记录必须做到真实、完整、清晰。应及时做检验记录,严禁事后补记或转抄,检验记录不得任意涂改,若需

药品检验记录示例

要更改,必须用斜线将涂改部分划掉,并在旁边签上涂改者的名字或盖印章,涂改地方要保证清晰可见,以便日后有据可查。分析数据与计算结果中的有效数位应符合"有效数字和数值的修订及其运算"中的规定。检验记录应保存至药品有效期后一年。检验记录应至少包括以下内容:

(1)产品或物料的名称、剂型、规格、批号或供货批号,必要时注明供应商和生产商的名称或

来源；

（2）依据的质量标准和检验操作规程；

（3）检验所用的仪器或设备的型号和编号；

（4）检验所用的试液和培养基的配制批号、对照品或标准品的来源和批号；

（5）检验所用动物的相关信息；

（6）检验过程，包括对照液的配制、各项具体的检验操作、必要的环境湿度；

（7）检验结果，包括观察情况、计算和图谱或曲线图，以及依据的检验报告编号；

（8）检验日期；

（9）检验人员的签名和日期；

（10）检验、计算复核人员的签名和日期。

ER-1-12

药品检验报告示例

2. 检验报告书 检验报告是对药品质量做出的技术鉴定，是具有法律效力的技术文件，要求做到：依据准确、数据无误、结论明确、文字简洁、书写清晰、格式规范。

（1）检验报告书主要内容：检品名称（按样品包装实样上的通用名称填写）；检品编号（样品唯一性标识）；生产或供样单位；批号；规格；检验目的；剂型；检验项目、标准规定、检验结果；包装规格（最小包装单元中的样品数量，与规格相对应。如某样品规格为10ml，包装规格为5支/盒）；收样日期；有效期；样品数量（同批号或编号每次送检样品的数量）；检验依据；检验结论；授权签字人；签发日期。

（2）"标准规定"按质量标准规定内容书写，对不易用数值或简单的语言确切表达的，此项可写"应符合规定"。

（3）检验结果中有效数字与法定标准规定要一致，要记录实测数据，数据不符合标准规定时，应在数据之后加写"不符合规定"。

（4）中药材粉末的特征组织图中，应着重描述特殊的组织细胞和含有物，未检出应注明"未检出XXX"。

（5）中药中重金属及农残等有害元素的检查限量规定：当实测数据符合限度规定，在"检测结果"中列出实测数据；若实测数据高于检测限，在"检验结果"下列出检测数据并加写"不符合规定"；若实测数据低于检测限，以"未检出"出具结果，并给出检出限（XX mg/kg）；若实测数据高于检测限但低于定量限，以"可检出，低于定量限（XX mg/kg）"出具结果。

（四）结果判定与复检

对药品检验结果的判定必须明确、有依据，判断药品是否符合要求，应根据药品的性状、鉴别、检查和含量测定的结果综合评价，进而对整批产品质量做出结论。

1. 检验原始记录和检验报告书，除检验人自查外，还必须经第二人进行复核。检验报告还必须交部门负责人或由其委托指定的人员进行审核。

2. 复核人主要复核原始记录和检验报告书的结果是否一致，双平行试验结果是否在允许误差范围内。边缘值和不合格指标是否已经复验、指标有否漏检、有否异常数据、判断结果是否准确等。

3. 复核、审核接受后,复核人、审核人均应在原始记录或检验报告书上签字,并对复核和审核结果负全部责任。凡属计算错误等,应由复核者负责;凡属判断错误等,应由审核人负责;凡属原始数据错误等,应由检验者本人负责。

4. 对原始记录和检验报告书上查出的差错,由复核人、审核人提出,告知检验者本人,并由更正人签章。

5. 检验报告书经检验人、复核人、审核人三级签章,并由审核人加盖质量管理部章后,方可外报。

6. 凡符合以下情况之一者,必须由检验人进行复验:①平行试验结果误差超过规定的允许范围内的;②检验结果指标压限或不合格的;③复核人或审核人提出有必要对某项指标进行复验的;④技术标准中有复验要求的;⑤原辅料超过贮存期限的。对抽样检验的品种,复验时应加大一倍取样数重新抽样检验。如原样检验和复验结果不一致时,除技术标准中另有规定外,应查找原因,排除客观因素,使原检验人与复验人的结果在误差允许范围内,以两人(或多人)的平均值为最终结论。

7. 平行试验结果的误差允许范围,规定为:①中和法、碘量法、配位滴定法、非水滴定法,相对偏差不得超过0.3%。②直接重量法的相对偏差不得超过0.5%。③比色法相对偏差不得超过2.0%。④分光光度法、高效液相色谱法,相对偏差不得超过1.5%。

点滴积累 ╲ ⋯⋯⋯⋯⋯⋯⋯⋯⋯⋯⋯⋯⋯⋯⋯⋯⋯⋯⋯⋯⋯⋯⋯⋯⋯⋯⋯⋯⋯⋯⋯⋯⋯⋯

1. 药品检验工作的基本程序是取样、鉴别、检查、含量测定和记录与报告。

2. 取样量当 $x \leqslant 3$ 时,每件取样;当 $3 < x \leqslant 300$ 时,按 $\sqrt{x} + 1$ 随机取样;当 $x > 300$ 时,按 $\dfrac{\sqrt{x}}{2} + 1$ 随机取样。

药品生产企业
质量管理简介

药检之窗

药品检验机构出具虚假检验报告,构成犯罪的,依法追究刑事责任;不构成犯罪的,责令改正,给予警告,并对单位处三万元以上五万元以下的罚款;对直接负责的主管人员和其他责任人依法给予降级、撤职、开除的处分,并处三万元以下的罚款;有违法所得的,没收违法所得;情节严重的,撤销其检验资格。 药品检验机构出具的检验结果不实,造成损失的,应当承担相应的赔偿责任。

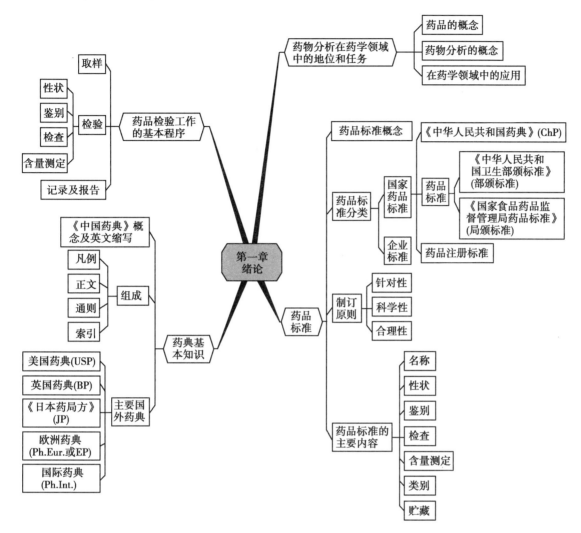

图 1-1 绪论思维导图

目标检测

一、选择题

（一）单项选择题

1. 关于药典的叙述最准确的是（   ）

    A. 国家临床常用药品集

    B. 药工人员必备书

    C. 药学教学的主要参考书

    D. 国家关于药品质量标准的法典

2. 《中国药典》(2015 年版)分为（   ）部

    A. 1   B. 2   C. 3   D. 4

3. 缓冲液的配制方法应在药典哪部分中查找（   ）

    A. 凡例   B. 正文   C. 索引   D. 通则

4. 某药厂新进三袋淀粉,应如何取样检验(　　)

  A. 每件取样　　　　　　　　　　　B. 在一袋里取样

  C. 按 $\sqrt{n}+1$ 随机取样　　　　　　　D. 按 $\dfrac{\sqrt{n}}{2}+1$ 随机取样

5.《中国药典》(2015 年版)中滴定用标准溶液的表示方法为(　　)

  A. 0.1mol/L HCl　　　　　　　　　B. HCl(0.1mol/L)

  C. HCl(0.1mg/L)　　　　　　　　　D. HCl(0.1mg/ml)

6.《中国药典》(2015 年版)规定"精密称定"是指称取重量应准确至所取重量的(　　)

  A. 百分之一　　　B. 千分之一　　　C. 十分之一　　　D. 万分之一

7.《中国药典》(2015 年版)规定"恒重"是指连续两次称量之差不超过(　　)

  A. 0.03mg　　　B. 0.3g　　　C. 0.3mg　　　D. 0.1mg

8. 美国药典的缩写为(　　)

  A. USA　　　B. BP　　　C. USP　　　D. JP

(二)多项选择题

9.《中国药典》(2015 年版)检查项下包括(　　)

  A. 安全性　　　　　　B. 有效性　　　　　　C. 纯度

  D. 鉴别　　　　　　E. 含量

10.《中国药典》(2015 年版)内容包括(　　)

  A. 凡例　　　　　　B. 正文　　　　　　C. 通则(药用辅料)

  D. 索引　　　　　　E. 附录

11.《中国药典》(2015 年版)中药品的名称包括(　　)

  A. 拉丁名　　　　　　B. 汉语拼音名　　　　　　C. 英文名

  D. 中文名　　　　　　E. 商品名

二、问答题

1. 我国现行药品质量标准体系是什么?

2. 药品检验工作的基本程序是什么?

三、实例分析

在《中国药典》(2015 年版)中查阅下列内容。

序号	查阅内容	药典中位置			查阅结果
		第几部	哪部分	页数	
1	甲硝唑片的含量测定				
2	贮藏项下关于"冷处"的规定				
3	十二烷基硫酸钠				

续表

序号	查阅内容	药典中位置			查阅结果
		第几部	哪部分	页数	
4	西咪替丁胶囊的溶出度检查				
5	利福平的鉴别				
6	板蓝根颗粒的水分测定				
7	银黄口服液的含量测定				
8	肝素的生物检定法				
9	高氯酸滴定液的配制				
10	重量差异检查法				

ER-01章习题

（孙 莹）

实训情景一 药品检验基本技能训练

一、实训目的

熟练掌握药物分析基本实验操作技术。

二、实训内容

（一）用品

1. 仪器 烧杯、量筒、滴定管、移液管、容量瓶、称量瓶、分析天平、紫外-可见分光光度计。

2. 试剂 重铬酸钾、浓硫酸。

（二）方法与步骤

1. 洗液的配制 称量 10g 重铬酸钾，加水 30ml，加热使溶解，沿壁缓缓加浓硫酸 170ml，搅匀。

ER-1-14

洗液的配制

2. 仪器的洗涤 按规范要求清洗实验台面所有玻璃仪器，为后续实验做好准备。

3. 容量仪器的使用

（1）滴定管

1）分类：酸式：酸性或具有氧化性的滴定液；碱式：碱性或具有还原性的滴定液；自动：非水或水分测定（连有贮液瓶，能节省滴定液；可避免滴定液的挥发、污染）。

2）操作方法：洗涤（洗液，常水，纯化水）→涂凡士林（两头涂，同一方向旋转活塞，凡士林均匀透明)→试漏(装满水静置2分钟后观察,玻璃塞旋转180°再观察)→装滴定液(先荡洗2~3次,由试剂瓶直接加,不能借助于其他任何容器)→排气泡(酸式:倾斜30°,左手迅速打开活塞使溶液冲出;碱式:胶皮管向上弯曲,玻璃尖嘴斜向上方,两指挤压玻璃珠,使溶液从出口管喷出)→滴定操作(管碱左酸右,都是左手握管);边滴边振摇,同一方向圆周运动;平行测定起始位置应相同;沾在锥形瓶内壁的滴定液,可用洗瓶冲下)→读数(放液后1~2分钟,取下滴定管读数,注意滴定管必须垂直,视线水平)→整理(剩余滴定液不能倒回原瓶,洗净倒夹在滴定管架上)。

(2)容量瓶:检漏(装满水,倒立2分钟;瓶塞旋转180°同法检测)→洗涤(洗液、常水、纯化水)→溶液配制(固体:烧杯中溶解,转入容量瓶,烧杯要用溶液冲洗3~4次;溶液的定量稀释:精密量取一定量直接加入容量瓶中,稀释至刻度)。

(3)移液管和吸量管:移液管和吸量管(刻度吸管)都是用来准确量取一定体积的量器,均可精确到0.01ml。

滤纸吸尖端的水→待吸溶液转洗三次→左球右管→滤纸抹干管外液体→移液管垂直、尖端贴容器内壁,容器倾斜45°放液至刻线→放至洁净容器→停留15秒(有吹则吹)→清洗干净放回移液管架。

4. 容量仪器的校正

(1)容量瓶的校正:将待校正的容量瓶洗净、干燥,取烧杯盛放一定量纯化水,容量瓶及纯化水同时放在天平室20分钟,使其与空气的温度一致,记下纯化水的温度。先将空的容量瓶连同瓶塞一起称定重量(可用万分之一天平称准至四位有效数字即可),然后加纯化水至刻度,注意刻度之上不可留有水珠,否则应用干燥滤纸擦干,塞上瓶塞,再称定重量,减去空瓶重量即得容量瓶中水的重量,用表1-3中温度换算后1ml水的重量来除,即得容量瓶容积的毫升数。

表1-3 水在真空和空气中的密度

温度（℃）	1ml水在真空中重（g）	1ml水在空气中重（g）
15		0.997 92
16		0.997 78
17	0.998 97	0.997 64
18	0.998 80	0.997 51
19	0.998 62	0.997 34
20	0.998 43	0.997 18
21	0.998 23	0.997 00
22	0.998 02	0.996 80
23	0.997 80	0.996 60
24	0.997 57	0.996 38
25	0.997 32	0.996 17

温度（℃）	1ml 水在真空中重（g）	1ml 水在空气中重（g）
26	0. 997 07	0. 995 93
27	0. 996 81	0. 995 69
28	0. 996 54	0. 995 44
29	0. 996 26	0. 995 18
30	0. 995 97	0. 994 91
31	0. 995 67	0. 994 64
32		0. 994 34
33		0. 994 06
34		0. 993 75

（2）移液管的校正：取一干燥锥形瓶，称定重量，然后取内壁已洗净的移液管，按照移液管的使用方法，吸取纯化水至刻度，将纯化水放入已称定重量的锥形瓶中，称定重量，记下纯化水的温度，从表 1-3 中查出水的密度，以此密度除放出的水的重量，即得到移液管的容积。

（3）滴定管的校正：取干燥的 50ml 锥形瓶，称定质量。然后将待校正的滴定管装入纯化水至0.00 刻度处，记下水的温度，从滴定管放下 5.00ml 的水至锥形瓶中（根据滴定管大小及管径均匀情况，每次可放 5.00ml 或 10.00ml），精密读取滴定管读数至小数点后第二位。称定锥形瓶中水的质量，然后再放一定体积再称，如此一段一段地校正。然后从表 1-3 中查出水在实验温度时的密度，以此密度除放出水的质量，即得到真实容积。可将各段校正值列表备用。

校正实验每段必须重复 1 次，每次校正值的误差应小于 0.01ml，校正时必须控制滴定管的流速，使每秒钟流出 3~4 滴，读数必须准确。在标准温度 20℃时，滴定管的总容量和零至任意分量，以及任意两检定点之间的最大误差，均应符合规定。

5. 称量、溶解、转移、定容 精密称量供试品约 0. 1g，溶解、转移至容量瓶中，定容至刻度，取出适量，转移至另一容量瓶中，定容至刻度。

6. 紫外-可见分光光度计的使用

（1）熟悉仪器操作；

（2）扫描光谱图。

三、实训注意

1. 配制洗液要用稍大一些的容器，避免硫酸飞溅。

2. 校正容量仪器的注意事项

（1）需校正的容量仪器必须洗净，溶液流下时，内壁不得挂水珠。

（2）需校正的滴定管或移液管，只须洗净不必干燥；容量瓶洗净后，必须干燥后才能校正。

（3）校正温度一般在 15~25℃较好，校正中如温度有变化可查该温度下的修正值。

（4）校正所用的纯化水及欲校正的量器,至少提前1小时放天平室,使温度恒定后,进行校正,以减少校正的误差。

（5）校正时用于称水的小锥形瓶,必须干净,瓶外干燥。

（6）校正滴定管前,滴定管与管尖端外面的水要除去,滴定管更不能漏水,酸式滴定管的玻塞应旋转自如。

（7）滴定管放水速度不宜过快,使每秒钟流下3~4滴(1分钟约10ml),水液面放至需校正量上1cm时,应慢慢放下,使恰至所需刻度。读取读数时液面应与视线在一水平面上,否则因读数不正确而引起误差。

（8）一般每个容量仪器应同时校正2~3次,取其平均值。校正时,2次真实容量不得超过±0.01ml,或水重不得超过±10mg,10ml以下容器,水重不得超过±5.0mg。

3. 紫外-可见分光光度计使用的注意事项

（1）比色皿光滑面不可用手接触,倒进溶液后,可用吸水纸轻吸,再用擦镜纸擦,磨砂面则可用吸水纸擦。

（2）往比色皿中装溶液时,装到3/4即可。

（3）把比色皿放进吸收池室前需观察溶液中有无气泡,及外壁是否擦干净。另外,不可随便移动吸收池架,否则会影响通过吸收池的光路。

（4）吸收池室盖子不可打开太久,放进或取出溶液后需尽快合上,避免光电池受强光照射太久而缩短使用寿命。

（5）仪器显示"系统忙……"时,不可以按动操作面板上的按钮,防止导致系统处理混乱。测定过程中禁止震动桌面与仪器,以免影响光路。

（6）若仪器自检错误或发现问题时,应尽快告知老师处理,严禁自行操作。

4. 分析天平使用注意事项

（1）如进行精密度要求高的测定,天平需预热1小时以上。

（2）不可把待称量的试剂直接放在称量盘上。称量容器需干燥后才使用,不得用外壁带水或已被污染的容器称量试剂。若称量有挥发性的物品,需把称量容器的盖子盖严。禁止称量湿的或腐蚀性的物品。

（3）不能用手直接接触称量瓶,需戴手套或用清洁的长纸条拿取,以免残留汗迹影响结果。

（4）不要在样品盘上装载过量称量物及碰撞样品盘,因易损坏天平承重口。

（5）禁止碰撞、移动天平,测定中也不能震动台面。

（6）请勿冲击天平玻璃门把手。

（7）非装载称量物不能随意开启天平玻璃门,防止灰尘和湿气进入而影响称量结果。

（8）小心操作,勿将被称物洒落天平内,若不慎洒落,马上用干净柔软的刷子将其扫出。称量瓶外、称量盘上注意不能沾有粉末,因会影响称量的准确性及污染天平。

（9）天平一旦出现异常显示,应及时与带教老师联系,勿乱动按钮。

（10）带磁性物质不可接近天平。

（11）保持天平室桌面、地面清洁。

（12）使用天平后，如实填写天平使用登记本，交老师签名后放回原处，无须把电源插头拔出。

四、实训思考

1. 请查阅资料还有哪些洗液配制方法？

2. 容量仪器为何需要校正？

（孙 莹）

第二章

药物的性状检查与鉴别试验

ER-02章PPT

导学情景 ∨

情景描述:

我国自主研发药品快检车,用于药品的现场快速筛查。药品快检车以车为载体,装载有"药品信息系统""化学快速鉴别系统""近红外快速鉴别系统""中药材、中成药快速鉴别系统"等。具有药品性状鉴别、显微鉴别、化学反应鉴别、薄层色谱鉴别、高效液相色谱鉴别等快速检验功能。经过专门技术培训的药品稽查人员及检验人员通过这些仪器设备,就能够开展假冒伪劣药品的现场筛查工作。通过快检筛查一旦发现可疑药品,稽查人员就可以立即对该药品采取强制措施,最大限度地减少假药劣药所造成的安全隐患。

学前导语:

药物的鉴别试验是指根据药物的分子结构、理化性质,采用化学、物理化学或生物学方法来判断药物的真伪。它是药品质量检验工作中的首项任务,只有在药物鉴别无误的情况下,进行药物的杂质检查、含量测定等分析才有意义。本章我们将带领同学们学习药物的性状检查、物理常数测定与药物的鉴别试验等内容。

第一节　药物的性状检查与物理常数测定

一、药物的性状检查概述

药物的性状反映了药物特有的物理性质,一般包括外观、溶解度和物理常数等。

（一）外观

外观性状是对药品的色泽和外表感观的规定。如《中国药典》(2015 年版)中对维生素 C 的外观描述为"本品为白色结晶或结晶性粉末;无臭,味酸,久置色渐变微黄;水溶液显酸性反应"。对硫酸庆大霉素片的描述为"本品为白色至淡黄色片或糖衣片,除去包衣后显白色至淡黄色"。

（二）溶解度

溶解度是药物的一种物理性质,在一定程度上反映了药品的纯度。《中国药典》(2015 年版)中采用极易溶解、易溶、溶解、略溶、微溶、极微溶解、几乎不溶或不溶等来描述药品在不同溶剂中的溶解性能。如《中国药典》(2015 年版)中丙酸睾酮溶解度描述为"在三氯甲烷中极易溶解,在甲醇、乙醇或乙醚中易溶,在乙酸乙酯中溶解,在植物油中略溶,在水中不溶"。

试验法:除另有规定外,称取研成细粉的供试品或量取液体供试品,于25℃±2℃一定容量的溶剂中,每隔5分钟强力振摇30秒钟;观察30分钟内的溶解情况,如无目视可见的溶质颗粒或液滴时,即视为完全溶解。

（三）物理常数

物理常数是评价药品质量的主要指标之一,其测定结果不仅对药品具有鉴别的意义,也可反映药品的纯度。《中国药典》(2015年版)中收载的物理常数包括相对密度、馏程、熔点、凝点、比旋度、折光率、黏度、吸收系数、碘值、皂化值和酸值等。

药物溶解度常用术语

二、物理常数测定法

物理常数是表示药物的物理性质的重要特征常数,在一定条件下是一个定值,各种药物因分子结构以及聚集状态不同,物理常数也不同。物理常数是反映药品真伪优劣的一个方面,应结合各项检查以及含量测定来评价药品的质量。

（一）熔点测定法

1. 基本原理 熔点是指一种物质按照规定方法测定,由固相熔化成液相的温度或融熔同时分解的温度或在熔化时初熔至全熔经历的温度范围。融熔同时分解是指某一药品在一定温度产生的气泡、上升、变色或浑浊等现象。熔点是多数固体有机药物的重要物理常数。测定熔点,可以鉴别药物,也可以检查药物的纯杂程度。

2. 测定方法 依照待测物质的不同性质,《中国药典》(2015年版)收载有三种测定方法:第一法,用于测定易粉碎的固体药品;第二法,用于测定不易粉碎的固体药品(如脂肪、脂肪酸、石蜡、羊毛脂等);第三法,用于测定凡士林或其类似物质。各品种项下明确规定应选用的方法,在品种项下未注明时,均系指第一法。

3. 注意事项

（1）测定时根据供试品熔融同时分解与否,调节传温液的升温速度为 2.5～3.0℃/min 或 1.0～1.5℃/min。

熔点测定法

（2）"初熔"系指供试品在毛细管内开始局部液化出现明显液滴时的温度;"全熔"系指供试品全部液化时的温度。测定熔融同时分解的供试品时,供试品开始局部液化时(或开始产生气泡时)的温度作为初熔温度;供试品固相消失全部液化时的温度作为全熔温度。遇有固相消失不明显时,应以供试品分解物开始膨胀上升时的温度作为全熔温度。某些药品无法分辨其初熔、全熔时,可以其发生突变时的温度作为熔点。

4. 应用 熔点测定法主要用于许多固体药物的鉴别和纯度判断。药物的熔点也收载在《中国药典》(2015年版)的性状项中。用测定的结果与《中国药典》(2015年版)中药物的熔点比较是否一致,以判断是否符合规定。如《中国药典》(2015年版)中苯巴比妥要求熔点为174.5～178℃;硝酸咪康唑要求熔点为178～184℃,熔融同时分解。

（二）旋光度测定法

许多有机药物结构中含有手性碳原子,具有旋光现象。利用测定药物的旋光度进行药物鉴别、杂质检查和含量测定的分析方法称为旋光度测定法。旋光度测定法具有操作简便、快速等优点。

1. 基本原理 平面偏振光通过含有某些光学活性的化合物的液体或溶液时,能引起旋光现象,使偏振光的平面向左或向右旋转,旋转的度数称为旋光度。在一定波长与温度下,偏振光透过每 1ml 中含有 1g 旋光性物质的溶液且光路为长 1dm 时,测得的旋光度称为比旋度。比旋度为旋光性物质的特性常数。因此,测定物质的比旋度可以用于鉴别或检查光学活性药品的纯杂程度,亦可用以测定光学活性药品的含量。

使偏振光向右旋转(顺时针方向)为右旋,以"+"符号表示;使偏振光向左旋转(反时针方向)为左旋,以"−"符号表示。用同法读取旋光 3 次,取 3 次的平均数,照下列公式计算,即得供试品的比旋度。

$$液体样品 \quad [\alpha]_D^t = \frac{\alpha}{l \times d} \qquad\qquad 式(2\text{-}1)$$

$$固体样品 \quad [\alpha]_D^t = \frac{100 \times \alpha}{l \times c} \qquad\qquad 式(2\text{-}2)$$

式中,$[\alpha]_D^t$ 为比旋度;t 为测定温度,规定测定温度为 20℃;D 为钠光谱的 D 线(589.3nm);α 为实验测得的旋光度值;l 为测定管的长度(dm);d 为液体的相对密度;c 为每 100ml 溶液中含有被测物质的质量(按干燥品或无水物计算),单位为 g/100ml。

除另有规定外,《中国药典》(2015 年版)中本法采用钠光谱的 D 线(589.3nm)测定旋光度,测定管长度为 1dm(如使用其他管长,应进行换算),测定温度为 20℃,使用读数至 0.01°并经过检定的旋光计。旋光计的检定,可用标准石英旋光管进行,读数误差应符合规定。旋光度的测定可采用自动旋光仪和目视旋光仪进行测定。

▶▶ **课堂活动**

1. 什么是旋光度和比旋度? 两者有何关系?

2. 旋光度和比旋度分别用何种符号表示? 两者在质量检测中有何用途?

2. 注意事项

(1)物质的旋光度与测定光源、测定波长、溶剂、浓度和温度等因素有关。因此,表示物质的旋光度时应注明测定条件。

(2)每次测定前以溶剂作空白校正,测定后再校正 1 次,以确定测定时零点有无变动;如第 2 次校正时发现旋光度差值超过 ±0.01 时表明零点有变动,应重新测定旋光度。

(3)配制溶液及测定时,应调节温度为 20℃±0.5℃(或各品种项下规定的温度)。

(4)供试的液体或固体物质的溶液应充分溶解,供试品应澄清。

(5)当已知供试品具有外消旋作用或旋光转化现象,则应相应地采取措施,对样品制备的时间及将溶液装入旋光管的间隔测定时间进行规定。

3. 应用 旋光度测定法主要用于药物鉴别,也用于药物的杂质检查和含量测定。

（1）药物的鉴别：在规定条件下药物的比旋度是一常数，因此，药物的比旋度是进行旋光性物质鉴别的依据。通常在规定条件下测定供试品的旋光度，再计算供试品的比旋度，用测定的结果与《中国药典》（2015 年版）中旋光性物质的比旋度比较是否一致，以判断是否符合规定。

案例分析

案例：左氧氟沙星的比旋度测定

方法：取本品，精密称定，加甲醇溶解并定量稀释制成每 1ml 中约含 10mg 的溶液，依法测定，比旋度应为 -92°~-99°。

实测数据：左氧氟沙星 1.0252g 置 100ml 量瓶中，加甲醇溶解稀释至刻度，测定管 2dm，温度 20℃，旋光度为 -1.9°。

解析：
$$c = 1.0252（g/100ml）$$

按式（2-2）计算，即得左氧氟沙星的比旋度为：
$$[\alpha]_D^t = \frac{100 \times (-1.9)}{2 \times 1.0252} = -93°$$

结论：符合规定（规定：比旋度应为 -92°~-99°）

（2）药物的杂质检查：某些药物本身无旋光性，而所含杂质具有旋光性，所以可通过控制供试液的旋光度大小来控制杂质的限量。《中国药典》（2015 年版）对硫酸阿托品中莨菪碱杂质的检查采用旋光度法。

（3）药物的含量测定：具有旋光性的药物，在一定浓度范围内药物的浓度与旋光度成正比，因此可用旋光度测定法对具有旋光性的药物进行含量测定。《中国药典》（2015 年版）中对葡萄糖注射液和葡萄糖氯化钠注射液的含量测定采用旋光度测定法。

（三）pH 值测定法

1. 基本原理　《中国药典》（2015 年版）规定 pH 测定法采用电位法。电位法测定溶液的 pH，一般采用饱和甘汞电极或银-氯化银电极为参比电极，用玻璃电极为指示电极，将两个电极插入待测溶液中组成原电池，根据能斯特方程式，pH 按下式测定：

$$pH = pH_S - \frac{E - E_S}{k}$$　　　　　式（2-3）

式中，E 为含有待测溶液（pH）的原电池电动势（伏）；E_S 为含有标准缓冲液（pH_S）的原电池电动势（伏）；k 为与温度 t（℃）有关的常数 $[k = 0.059\,16 + 0.000\,198(t - 25)]$。

由于待测物的电离常数、介质的介电常数和液接界电位等诸多因素均可影响 pH 的准确测量，所以实验测得的数值只是溶液的表观 pH，它不能作为溶液氢离子活度的严格表征。尽管如此，只要待测溶液与标准缓冲液的组成足够接近（$\Delta pH < 3$），由上式测得的 pH 与溶液的真实 pH 还是颇为接近的，因此测量时选用的标准缓冲溶液的 pH_S 应尽量与待测溶液的 pH 接近。

ER-2-3

酸度计校正用的标准缓冲液

2. 注意事项

（1）测定pH是否准确,直接依赖于所使用的标准缓冲液的准确度,所以测定前,须按各品种项下的规定,选择两种pH相差约3个pH单位的标准缓冲液,并使供试液的pH处于两者之间。取与供试液pH较接近的第一种标准缓冲液对仪器进行校正（定位）,使仪器示值与表列数值一致,仪器定位后,再用第二种标准缓冲液核对仪器示值,误差应不大于±0.02个pH单位。若大于此偏差,则应小心调节斜率,使示值与第二种标准缓冲液的表列数值相符。重复上述定位与斜率调节操作,至仪器示值与标准缓冲液的规定数值相差不大于0.02个pH单位。否则,需检查仪器或更换电极后,再行校正至符合要求。

（2）每次更换标准缓冲液或供试品溶液前,应用纯化水充分洗涤电极,然后将水吸尽,也可用所换的标准缓冲液或供试品溶液洗涤。

（3）测定pH>9的溶液时,应避免玻璃电极的钠误差,选择适合的玻璃电极测定。有些玻璃电极反应速度较慢,特别是对弱缓冲液需数分钟后才能平衡,因此测定时必须将供试品溶液轻轻振摇均匀,稍停再读数。

（4）对弱缓冲或无缓冲作用溶液的pH测定,除另有规定外,先用苯二甲酸盐标准缓冲液校正仪器后测定供试品溶液,并重取供试品溶液再测,直至pH的读数在1分钟内改变不超过±0.05为止;然后再用硼砂标准缓冲液校正仪器,再如上法测定;两次pH的读数相差应不超过0.1,取两次读数的平均值为其pH。

（5）配制标准缓冲液与溶解供试品的水,应是新沸过并放冷的纯化水,其pH应为5.5~7.0。

（6）标准缓冲液一般可保存2~3个月,当发现有浑浊、发霉或沉淀等现象时,不能继续使用。

（7）潮湿和接触不良易引起漏电与读数不稳,特别是玻璃电极系统的导线插头和读数开关,电极架与盛溶液的烧杯外部均应保持干燥。

（8）甘汞电极不用时应将加液口塞住,下面用胶套封好。新加入饱和氯化钾溶液后,应等几小时,待电极电位稳定后再用。使用时应将电极加液口塞子和下端套子拿掉。氯化钾溶液干涸后的电极,加氯化钾溶液后,应核对电极电位是否准确后再使用。

3. 应用　pH测定法是测定药品水溶液中氢离子浓度的一种方法,是药品检查项下采用较多的指标之一。无论被测溶液本身有无颜色,是无氧化性或是还原性,都可以测定。在药物检验中广泛应用于注射剂、滴眼液和原料药物的酸碱度检查。

（四）吸收系数测定法

1. 基本原理　在给定的波长、溶剂和温度等条件下,吸光物质在单位浓度、单位液层厚度时的吸光度称为吸收系数。有两种表示方法:摩尔吸收系数和百分吸收系数。后者为《中国药典》（2015年版）收载的方法,它是指在一定波长下,溶液浓度为1%（g/ml）,光路长度为1cm时的吸光度,用$E_{1cm}^{1\%}$表示。百分吸收系数是吸光物质的重要物理常数,不仅用于鉴别,同时可作为含量测定的重要依据。

百分吸收系数可根据朗伯-比尔定律,在规定波长处测定待测物质的吸光度,按照式（2-4）求算:

$$E_{1cm}^{1\%} = \frac{A}{cl} \qquad\qquad 式(2-4)$$

式中,$E_{1cm}^{1\%}$为百分吸收系数;A 为实验测得的吸光度值;c 为供试品溶液的浓度(g/100ml);l 为吸收池光路长度(cm)。

2. 注意事项

(1)供试品应为精制品,水分或干燥失重应另取样测定并予以扣除。

(2)所用的紫外-可见分光光度计应经过严格检定,特别是波长准确度和吸光度准确度要进行校正,要注明测定时的温度。

(3)所用的容量仪器及分析天平应经过检定,如有相差应加上校正值。称量样品时,其称量准确度应符合《中国药典》(2015 年版)规定要求。

(4)测定所用的溶剂,其吸光度应符合规定。吸收池应于临用前配对或作空白校正。

3. 应用 吸收系数测定法主要用于药物鉴别,也用于药物的含量测定。

(1)药物的鉴别:在规定条件下药物的吸收系数是一常数,因此,药物的吸收系数是进行吸光性物质鉴别的依据。通常在规定条件下测定供试品的吸光度,再计算供试品的吸收系数,用测定的结果与《中国药典》(2015 年版)中吸光性物质的吸收系数比较是否一致,以判断是否符合规定。

案例解析

案例:维生素 E 的吸收系数的测定

方法:取本品,精密称定,加无水乙醇溶解并定量稀释制成每 1ml 中约含 0.1mg 的溶液,照紫外-可见分光光度法测定,在 284nm 的波长处测定吸光度,吸收系数($E_{1cm}^{1\%}$)为 41.0~45.0。

实测数据:维生素 E 0.0102g 置 100ml 量瓶中,加无水乙醇溶解稀释至刻度,比色皿长度为 1cm,在 284nm 的波长处测定吸光度为 0.45。

解析: $c = 0.0102\ (g/100ml)$

按式(2-4)计算,即得维生素 E 的吸收系数为:

$$E_{1cm}^{1\%} = \frac{0.45}{0.0102 \times 1} = 44.1$$

结论:符合规定(规定:吸收系数为 41.0~45.0。)

---

(2)药物的含量测定:具有吸光性的药物,在一定浓度范围内药物的浓度与吸光度成正比,因此可用吸光度测定法对具有吸光性的药物进行含量测定。《中国药典》(2015 年版)中对维生素 B_1 片的含量测定采用吸收系数法。

(五)相对密度测定法

1. 基本原理 相对密度系指在相同的温度、压力条件下,某物质的密度与水的密度之比。除另有规定外,测定温度为 20℃。组成一定的药物具有恒定的相对密度,当其组分或纯度改变时,相对密度亦随之改变。因此,测定药物的相对密度,可以鉴别或检查其纯杂程度。

《中国药典》(2015年版)收载有两种测定方法:比重瓶法和韦氏比重秤法。测定不易挥发性液体药物的相对密度,一般用比重瓶法;韦氏比重秤法尤其适用于易挥发性液体药物的相对密度,也能测定不易挥发性液体药物的相对密度。

比重瓶法和韦氏比重秤法测定相对密度

带温度计的比重瓶

2. 注意事项

(1)比重瓶必须洁净、干燥,操作顺序为先称量空比重瓶,再装供试品称量,最后装水称重。装过供试液的比重瓶必须冲洗干净,如供试品为油剂,测定后应尽量倾去,连同瓶塞可先用石油醚和三氯甲烷冲洗数次,待油完全洗去,再以乙醇、水冲洗干净,再依法测定水重。

(2)供试品及水装瓶时,应小心沿壁倒入比重瓶内,避免产生气泡,如有气泡,应稍放置待气泡消失后再调温称重。供试品如为糖浆剂、甘油等黏稠液体,装瓶时更应缓慢沿壁倒入,因黏稠度大产生的气泡很难逸去而影响测定结果。将比重瓶从水浴中取出时,应用手指拿住瓶颈,而不能拿瓶肚,以免液体因手温影响体积膨胀外溢。测定有腐蚀性供试品时,为避免腐蚀天平盘,可在称量时用一表面皿放置天平盘上,再放比重瓶称量。

(3)当室温高于20℃或各品种项下规定的温度时,必须设法调节环境温度至略低于规定的温度。否则,易造成虽经规定温度下平衡的比重瓶内的液体在称重过程中因环境温度高于规定温度而膨胀外溢,从而导致误差。

(4)韦氏比重秤应安装在固定平放的操作台上,避免受热、冷、气流及震动的影响。玻璃圆筒应洁净,在装水及供试液时的高度应一致,使玻璃锤沉入液面的深度前后一致。玻璃锤应全部浸入液体内。

3. 应用　相对密度测定法主要用于许多液体药物的鉴别和纯度判断。药物的相对密度也收载在《中国药典》的性状项或检查项下。用测定的结果与《中国药典》(2015年版)中药物的相对密度比较是否一致,以判断是否符合规定。如《中国药典》(2015年版)中苯丙醇要求相对密度为0.992~0.996;对乙酰氨基酚滴剂要求相对密度为1.070~1.150;布洛芬混悬滴剂要求相对密度为1.090~1.270。

点滴积累 ∨

1. 药物的性状反映了药物特有的物理性质,一般包括外观、溶解度和物理常数等。

2. 物理常数是评价药品质量的主要指标之一,其测定结果不仅对药品具有鉴别的意义,也可反映药品的纯度。《中国药典》(2015年版)中收载的物理常数包括相对密度、馏程、熔点、凝点、比旋度、折光率、黏度、吸收系数、碘值、皂化值和酸值等。

第二节 药物的鉴别

一、鉴别的目的、意义

药物鉴别是根据药物的组成、结构、理化性质,利用物理化学及生物学等方法来判断药物真伪的分析方法。药物鉴别的主要目的就是判断药物的真伪,有时通过鉴别也能检查药物的纯度。药物鉴别是药品质量控制的一个重要环节,因为鉴别药品的真伪是保证药品安全、有效的前提条件,是药品检验中的首项工作。

二、分类

(一) 一般鉴别试验

一般鉴别试验是依据某一类药物的化学结构、理化性质的特征,通过化学反应来鉴别药物的真伪。对无机药物是根据其组成的阴离子和阳离子的特性反应;对有机药物则大多采用药物的官能团反应。因此,一般鉴别试验只能证实是某一类药物,而不能证实是某一个药物。

《中国药典》(2015 年版)通则项下收载的一般鉴别试验包括的项目有丙二酰脲类、有机氟化物、托烷生物碱类、水杨酸盐等各种盐类。现以几个典型的一般鉴别试验为例进行说明。

1. **芳香第一胺类** 取供试品约 50mg,加稀盐酸 1ml,必要时缓缓煮沸使溶解,放冷,加 0.1mol/L 亚硝酸钠溶液数滴,加与 0.1mol/L 亚硝酸钠溶液等体积的 1mol/L 脲溶液,振摇 1 分钟,滴加碱性 β-萘酚试液数滴,视供试品不同,生成粉红到猩红色沉淀。

盐酸普鲁卡因注射液的鉴别反应(芳香第一胺反应)

2. **水杨酸盐**

(1)取供试品的中性或弱酸性稀溶液,加三氯化铁试液 1 滴,即显紫色。

(2)取供试品溶液,加稀盐酸,即析出白色水杨酸沉淀;分离,沉淀在醋酸铵试液中溶解。

水杨酸的鉴别反应(三氯化铁反应)

3. **钠盐**

(1)取铂丝,用盐酸湿润后,蘸取供试品,在无色火焰中燃烧,火焰即显鲜黄色。

(2)取供试品约 100mg,置 10ml 试管中,加水 2ml 溶解,加 15%碳酸钾溶液 2ml,加热至沸,应不得有沉淀生成;加焦锑酸钾试液 4ml,加热至沸;置冰水中冷却,必要时,用玻棒摩擦试管内壁,应有致密的沉淀生成。

4. **硫酸盐**

(1)取供试品溶液,滴加氯化钡试液,即生成白色沉淀;分离,沉淀在盐酸或硝酸中均不溶解。

(2)取供试品溶液,滴加醋酸铅试液,即生成白色沉淀;分离,沉淀在醋酸铵试液或氢氧化钠试液中溶解。

（3）取供试品溶液,加盐酸,不生成白色沉淀(与硫代硫酸盐区别)。

5.氯化物

（1）取供试品溶液,加稀硝酸使成酸性后,滴加硝酸银试液,即生成白色凝乳状沉淀;分离,沉淀加氨试液即溶解,再加稀硝酸酸化后,沉淀复生成。如供试品为生物碱或其他有机碱的盐酸盐,须先加氨试液使成碱性,将析出的沉淀滤过除去,取滤液进行试验。

（2）取供试品少量,置试管中,加等量的二氧化锰,混匀,加硫酸湿润,缓缓加热,即产生氯气,能使用水湿润的碘化钾淀粉试纸显蓝色。

6.有机氟化物　含氟的有机药物在鉴别前应先进行有机破坏,方法为:取供试品约 7mg,照氧瓶燃烧法进行有机破坏,用水 20ml 与 0.01mol/L 氢氧化钠溶液 6.5ml 为吸收液,待燃烧完毕后,充分振摇;取吸收液 2ml,加茜素氟蓝试液 0.5ml,再加 12% 醋酸钠的稀醋酸溶液 0.2ml,用水稀释至 4ml,加硝酸亚铈试液 0.5ml,即显蓝紫色;同时做空白对照试验。

7.丙二酰脲类

（1）取供试品约 0.1g,加碳酸钠试液 1ml 与水 10ml,振摇 2 分钟,滤过,滤液中逐渐加入硝酸银试液,即生成白色沉淀,振摇,沉淀即溶解;继续滴加过量的硝酸银试液,沉淀不再溶解。

（2）取供试品约 50mg,加吡啶溶液（1→10）5ml,溶解后,加铜吡啶试液 1ml,即显紫色或生成紫色沉淀。

（二）专属鉴别试验

药物的专属鉴别试验是证实某一种药物的依据,它是根据每一种药物化学结构上的差异所引起的物理化学特性,选用某些特有的灵敏度高的反应,来鉴别药物的真伪。如吡啶类药物含有吡啶环的相同母核,可根据吡啶环母核上取代基不同,而具有不同的理化性质来鉴别不同的吡啶类药物:异烟肼吡啶环上连有肼基,利用其肼基的还原性进行专属鉴别试验的确证鉴别;尼可刹米吡啶环上连有酰胺键,利用其酰胺键在碱性下水解反应进行专属鉴别的确证鉴别。

一般鉴别试验与专属鉴别试验的不同点在于,一般鉴别试验是以某些药物的共同化学结构为依据,根据相同的物理化学性质进行药物真伪的鉴别,以区别不同类别的药物。而专属鉴别试验则是在一般鉴别试验的基础上,利用各种药物的化学结构差异来鉴别药物的,以区别同类药物或区别具有相同化学结构中的某一个药物,达到最终确证药物真伪的目的。

▶▶ **课堂活动**

以下为盐酸普鲁卡因的鉴别试验,讨论哪些属于一般鉴别试验？哪些属于专属鉴别试验？分别应在《中国药典》（2015 年版）哪一部分查阅？

方法:（1）取本品约 0.1g,加水 2ml 溶解后,加 10% 氢氧化钠溶液 1ml,即生成白色沉淀;加热,变为油状物;继续加热,发生的蒸气能使湿润的红色石蕊试纸变为蓝色;热至油状物消失后,放冷,加盐酸酸化,即析出白色沉淀。

（2）本品的红外光吸收图谱应与对照的图谱一致。

（3）本品的水溶液显氯化物鉴别反应。

（4）本品显芳香第一胺类的鉴别反应。

三、鉴别的方法

药物鉴别的方法主要有理化鉴别法、光谱法、色谱法和生物学法等。对于中药材及其提取物与制剂常采用的鉴别方法还有显微鉴别法和特征图谱或指纹图谱鉴别法等。

（一）理化鉴别方法

理化鉴别法是根据药物与化学试剂在一定条件下发生化学反应所产生的颜色、沉淀、气体、荧光等现象，鉴别药物真伪的方法。如果供试品按质量标准中的鉴别项目的要求进行鉴别试验，如试验现象相同，则可认为该项鉴别试验"符合规定"或称为"阳性反应"。

理化鉴别法对无机药物主要是利用其阴、阳离子的性质进行鉴别；对有机药物主要是利用其官能团或整个分子结构表现的性质进行鉴别。如无机药物氯化钠的鉴别，就是鉴别其是否有氯离子和钠离子，利用氯离子和钠离子的性质进行鉴别；如有机药物葡萄糖的鉴别，是利用葡萄糖分子结构中具有醛基，而醛基具有还原性，能与氧化剂碱性酒石酸铜发生氧化还原反应，生成氧化亚铜的红色沉淀进行鉴别。

理化鉴别法要注意鉴别试验的条件。影响鉴别反应的因素主要有发生化学反应时溶液的浓度、溶液的温度、溶液的酸碱度、反应时间和共存的干扰物质等。化学鉴别法在选择鉴别的化学反应时要注意其反应的灵敏性和专属性。

▶ 课堂活动

查阅《中国药典》（2015 年版），举例说明哪些药物利用产生颜色、沉淀、气体、荧光等现象鉴别？

（二）光谱法

1. 紫外-可见分光光度鉴别法

（1）紫外-可见分光光度鉴别法的概念：紫外-可见分光光度鉴别法是通过测定药物在紫外-可见光区（200~760nm）的吸收光谱特征对药物进行鉴别的方法。

（2）鉴别的主要依据：含有共轭体系的有机药物在紫外-可见光区有特征吸收，可根据药物的吸收光谱特征，如吸收光谱的形状、最大吸收波长、吸收峰数目、各吸收峰的位置、强度和相应的吸收系数等进行分析，最大吸收波长和吸收系数是鉴别药物的常用参数。

（3）常用的鉴别方法

1）比较吸收光谱的一致性：按质量标准，分别测定供试品与对照品溶液在一定波长范围内的吸收光谱，要求两者的吸收光谱应一致。如《中国药典》（2015 年版）中地蒽酚软膏的鉴别：取含量测定项下的溶液，依法测定，供试品溶液在 440~470nm 波长范围内的吸收光谱应与对照品溶液的吸收光谱一致。

2）比较吸收特征参数的一致性：按照质量标准，测定供试品溶液的最大吸收波长（λ_{max}）、最小吸收波长（λ_{min}）、吸收系数（$E_{1cm}^{1\%}$）、相应波长处的吸光度或吸光度比值等，应与规定值一致。如《中国药典》（2015 年版）规定，五氟利多的鉴别（比较最大吸收波长及最小吸收波长的一致性）：五氟利多加乙醇溶解并稀释制成每 1ml 中含 0.1mg 的溶液,依法测定,在 267nm 与 273nm 的波长处有最大吸收,在 240nm 与 270nm 的波长处有最小吸收。硝西泮的鉴别(比较最大吸收波长及相应吸光度比值的一致性):硝西泮加无水乙醇制成每 1ml 约含 8μg 的溶液,依法测定,在 220nm、260nm 与 310nm 波长处有最大吸收,规定 260nm 与 310nm 波长处的吸光度的比值应为 1.45~1.65。

用紫外-可见分光光度法鉴别药物时,对仪器的准确度要求很高,必须按要求严格校正合格后方可使用,样品的纯度必须达到要求才能测定。

> **案例解析**
>
> 案例:紫外-可见分光光度法鉴别布洛芬片
>
> 方法:取本品的细粉适量,加 0.4% 氢氧化钠溶液溶解并稀释制成 1ml 中约含布洛芬 0.25mg 的溶液,滤过,取续滤液,照紫外-可见分光光度法测定,在 265nm 与 273nm 的波长处有最大吸收,在 245mn 与 271nm 的波长处有最小吸收,在 259mn 的波长处有一肩峰。
>
> 解析:本法是利用对比最大吸收波长和最小吸收波长的一致性进行鉴别。

2. 红外分光光度鉴别法

(1)红外分光光度鉴别法的概念:红外分光光度鉴别法是通过测定药物在红外光区(2.5~25μm)的吸收光谱对药物进行鉴别的方法。有机药物的组成、结构、官能团不同时,其红外光谱也不同。药物的红外光谱能反映出药物分子的结构特点,具有专属性强、准确度高、应用广的特点,是验证已知药物的有效方法。主要用于组分单一或结构明确的原料药物,特别适用于用其他方法不易区分的同类药物的鉴别。如磺胺类、甾体激素类和半合成抗生素类等药物的鉴别。

布洛芬片的紫外吸收光谱图

(2)鉴别的主要依据:用红外分光光度法鉴别药物时,《中国药典》(2015 年版)均采用标准图谱对照法。即按规定条件测定供试品的红外吸收光谱图,将测得的供试品的红外吸收光谱图与《药品红外光谱集》中的相应标准图谱对比,对比时主要参数是吸收峰的位置和强度,另外还需分析特征区与指纹区的峰形特点。

1)吸收峰的位置(峰位):即振动能级跃迁所吸收的红外线的波长或波数,常通过分析某些波数处有无吸收带出现来鉴定某些化学基团的存在与否。

2)吸收峰的强度(峰强):系指吸收峰的相对强度或吸收系数的大小,一般极性大的化学键比极性小的化学键的吸收峰要强,如羰基的特征峰在整个图谱中总是最强峰之一。

3)特征区与指纹区:在进行红外图谱的解析时,常将其分为九个重要区段。其中,将波数 4000~1250cm⁻¹(波长 2.5~8.0μm)的区间称为特征区,将波数 1250~400cm⁻¹(波长 8.0~25μm)的区间称为指纹区。特征区中的吸收峰大多是由基团的伸缩振动产生,吸收峰较稀疏,但具有很强的特征性,因此在基团鉴定工作上非常重要。如羰基,不论是在酮、酸、酯或酰胺等类化合物中,其伸缩振动总是在 5.9μm 左右出现一个强吸收峰,如谱图中 5.9μm 左右有一个强吸收峰,则大致可以断定分子中有羰基。指纹区的吸收峰多而复杂,没有强的特征性,主要是由一些单键 C—O、C—N 和 C—X(卤素原子)等的伸缩振动及 C—H、O—H 等含氢基团的弯曲振动以及 C-C 骨架振动产生。当分子结构稍有不同时,该区的吸收就有细微的差异。此种情况就好像人类的指纹,因而称为指纹区。指纹区对于区别结构类似的化合物有重要意义。

(3)供试品的制备及测定

1)原料药物鉴别:除另有规定外,应按照国家药典委员会编订的《药品红外光谱集》各卷收载的各光谱图所规定的制备方法制备供试品。

2)制剂鉴别:药典品种项下明确规定了供试品的前处理方法。若处理后辅料无干扰,则可直接与原料药物的标准光谱进行对比;若辅料仍存在不同程度的干扰,则可参照原料药物的标准光谱在指纹区内选择 3~5 个不受辅料干扰的待测成分的特征谱带作为鉴别的依据,鉴别时,实测谱带的波数误差应小于规定波数的±5cm^{-1}(0.5%)。

(4)注意事项

1)药典各品种项下规定"应与对照的图谱(光谱集××图)一致",系指《药品红外光谱集》第一卷(1995 年版)、第二卷(2000 年版)、第三卷(2005 年版)、第四卷(2010 年版)和第五卷(2015 年版)的图谱。同一化合物的图谱若在不同卷上均有收载时,则以后卷所收载的图谱为准。

2)具有多晶型现象的固体药品,由于供测定的供试品晶型可能不同,其红外光谱往往也会产生差异。当供试品的实测光谱与《药品红外光谱集》所收载的标准光谱不一致时,在排除各种可能影响光谱的外在或人为因素后,应按该药品光谱图中备注的方法或各品种项下规定的方法进行预处理后,再绘制光谱比对。如未规定该品种药用的晶型或预处理方法,则可使用对照品,并采用适当的溶剂对供试品与对照品在相同条件下同时进行重结晶后,然后依法绘制光谱比对。如已规定特定的药用晶型,则应采用相应晶型的对照品依法比对。

ER-2-9

尼群地平的红外光吸收图谱

3)由于各种型号的仪器性能不同,供试品制备时研磨程度的差异或吸水程度不同等原因,均会影响光谱的形状。因此,进行光谱比对时,应考虑各种因素可能造成的影响。

(三)色谱法

1. 色谱鉴别法的概念 色谱鉴别法是利用药物在一定色谱条件下,产生特征色谱行为(比移值或保留时间)进行鉴别试验,比较色谱行为和检测结果是否与药品质量标准一致来验证药物真伪的方法。

2. 常用的色谱鉴别方法

(1)薄层色谱法

ER-2-10

薄层色谱法操作方法

1)概念:薄层色谱法是将供试品溶液点样于薄层板上,在展开容器内用展开剂展开,使供试品所含成分分离,所得色谱图与适宜的标准物质按同法所得的色谱图作对比,进行药物的鉴别。

2)测定法:按各品种项下规定的方法,制备供试品溶液和对照标准溶液在同一块薄层板上点样、展开与检视,供试品溶液所显的主斑点的颜色(或荧光)和位置(R_f)应与对照品溶液的主斑点一致,而且主斑点的大小与颜色的深浅也应大致相同。或采用供试品溶液与对照品溶液等体积混合,应显示单一、紧密的斑点;或选用与供试品化学结构相似的药物对照品与供试品溶液的主斑点比较,两者 R_f 应不同,或将上述两种溶液等体积混合,应显示两个清晰分离的斑点,来鉴别药物。

(2)纸色谱法:纸色谱法是以纸为载体,以纸上所含水分或其他物质为固定相,用展开剂进行展开的分配色谱法。供试品经展开后,可用比移值(R_f)表示其各组分的位置。由于影响比移值的因素较多,因而一般采用在相同实验条件下与对照标准物质对比以确定其异同。药品鉴别时,供试品在色谱图中所显主斑点的位置和颜色(或荧光)应与对照标准物质在色谱图中所显示的主斑点相同。

(3)高效液相色谱法:高效液相色谱法是采用高压输液泵将规定的流动相泵入装有填充剂的色谱柱,对供试品进行分离测定的色谱方法。注入的供试品由流动相带入色谱柱内,各成分在柱内被分离,并依次进入检测器,由积分仪或数据处理系统记录色谱信号。药物鉴别时,按高效液相色谱条件进行试验,要求供试品和对照品色谱峰的保留时间一致。若含量测定方法为内标法时,可要求供试品溶液和对照品溶液色谱图中待测成分峰的保留时间与内标峰的保留时间比值应相同。如《中国药典》(2015 年版)中头孢噻吩钠的鉴别,要求在含量测定项下记录的色谱图中,供试品溶液主峰的保留时间应与对照品溶液主峰的保留时间一致。

阿昔洛韦片及阿昔洛韦对照品的高效液相色谱图

(4)气相色谱法:气相色谱法是采用气体为流动相(载气),各组分流经装有填充剂的色谱柱从而进行分离测定的色谱方法。药物或其衍生物汽化后,被载气带入色谱柱进行分离,各组分先后进入检测器,用数据处理系统记录色谱信号。气相色谱法与高效液相色谱法有很多相似之处,但气相色谱法要求供试品具有易挥发、热稳定性好等性质,一定程度上限制了气相色谱法的应用范围。气相色谱法与高效液相色谱法鉴别相似,可以采用与对照品对比,依法测定,要求供试品溶液主峰的保留时间应与对照品溶液主峰的保留时间一致。如《中国药典》(2015 年版)中维生素 E 的鉴别,要求在含量测定项下记录的色谱图中,供试品溶液主峰的保留时间应与对照品溶液主峰的保留时间一致。

点滴积累 ∨

1. 药物鉴别是根据药物的组成、结构、理化性质,利用物理化学及生物学等方法来判断药物真伪的分析方法。
2. 药物鉴别试验分为一般鉴别试验和专属鉴别试验。
3. 药物鉴别的方法通常有理化鉴别法、光谱法、色谱法等。

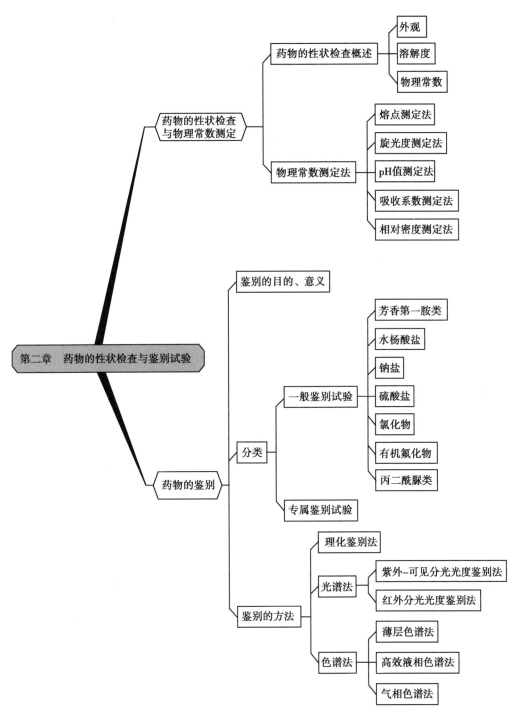

图 2-1 药物的性状检查与鉴别试验思维导图

目标检测

一、选择题

（一）单项选择题

1. 药物鉴别试验可以用来证明已知药物的（　　）

　　A. 真伪　　　　　　　　B. 优劣　　　　　　　　C. 含量　　　　　　　　D. 纯度

2. 对专属鉴别试验的叙述不正确的是（　　）

　　A. 是证实某一种药物的试验

　　B. 是证实某一类药物的试验

　　C. 是在一般鉴别试验的基础上,利用各种药物化学结构的差异来鉴别药物

　　D. 是根据某一种药物化学结构的差异及其所引起的物理化学特性的不同,选用某些特有的灵敏定性反应来鉴别药物真伪

3. 下列不属于物理常数的是（　　）

　　A. 折光率　　　　　　　B. 旋光度　　　　　　　C. 比旋度　　　　　　　D. 相对密度

4. 《中国药典》(2015 年版)规定测定液体的相对密度时温度应控制在（　　）

　　A. 20℃　　　　　　　　B. 18℃　　　　　　　　C. 22℃　　　　　　　　D. 30℃

5. 测定 pH 时,通常选择两种标准缓冲液的 pH 约相差（　　）

　　A. 3 个 pH 单位　　　　B. 4 个 pH 单位　　　　C. 5 个 pH 单位　　　　D. 6 个 pH 单位

6. 水杨酸类与三氯化铁反应属于（　　）

　　A. 荧光反应　　　　　　B. 沉淀反应　　　　　　C. 焰色反应　　　　　　D. 显色反应

7. 高效液相色谱法用于鉴别的参数（　　）

　　A. 峰面积　　　　　　　B. 保留时间　　　　　　C. 死时间　　　　　　　D. 峰宽

8. 薄层色谱法用于鉴别的参数（　　）

　　A. 比移值　　　　　　　B. 保留时间　　　　　　C. 峰面积　　　　　　　D. 展开时间

（二）多项选择题

9. 鉴别药物的目的在于（　　）

　　A. 辨别药物的真伪　　　　　　　　　　　B. 鉴定其疗效

　　C. 鉴定其分子量　　　　　　　　　　　　D. 鉴定其毒副作用

　　E. 有时用于药物纯度的判断

10. 常用于药物鉴别的方法有（　　）

　　A. 化学鉴别法　　　　　　　　　　　　　B. 红外光谱鉴别法

　　C. 薄层色谱鉴别法　　　　　　　　　　　D. 气相色谱鉴别法

　　E. 高效液相色谱鉴别法

11. 影响旋光度测定的因素包括（　　）

　　A. 浓度　　　　　　　　　B. 温度　　　　　　　　C. 压强

  D. 波长　　　　　　　　　　E. 溶剂

12. 物理常数测定法常用(　　)

  A. 折光率测定法　　　　　B. 旋光度测定法　　　　　C. 馏程测定法

  D. 熔点测定法　　　　　　E. 黏度测定法

13. 盐酸普鲁卡因可发生(　　)

  A. 芳香第一胺类的鉴别反应　　　　　　B. 水杨酸盐的鉴别反应

  C. 丙二酰脲类的鉴别反应　　　　　　　D. 钠盐的鉴别反应

  E. 氯化物的鉴别反应

二、问答题

1. 在药品质量标准中,性状项下一般包含哪些内容?

2. 红外光谱的指纹区和特征区各有何特点?

3. 鉴别试验一般包含哪两大项? 鉴别项下常用的方法有哪些?

4. 查阅药典,举例说明药物的理化鉴别方法并说明鉴别原理。

5. 紫外-可见分光光度法和红外分光光度法分别适用于哪类药物的鉴别? 主要方法有哪些?

ER-02章习题

（孔兴欣）

实训情景二　药物鉴别技术

任务一　化学药物的鉴别

一、实训目的

1. 掌握几种常见化学药物的鉴别方法和原理。

2. 熟悉几种常见化学药物鉴别试验的操作。

3. 能作出正确的结果判断。

二、实训内容

（一）用品

1. **仪器**　烧杯、量筒、试管、三角漏斗、滤纸、碘化钾淀粉试纸、研钵、水浴锅、移液管、电子天平。

2. **试剂**　三氯化铁试液、稀硝酸、硝酸银试液、氨试液、二氧化锰、硫酸、稀盐酸、亚硝酸钠溶液、脲溶液、碱性 β-萘酚试液、氨制硝酸银试液、无水乙醇、二氯靛酚钠试液、氢氧化钠试液、铁氰化钾试液、正丁醇、0.1% 8-羟基喹啉的乙醇溶液、次溴酸钠试液、硫酸铁铵溶液、氯化钡试液、醋酸铅试液、醋酸铵试液。

（二）方法与步骤

1. 阿司匹林片的鉴别　取本品的细粉适量（约相当于阿司匹林 0.1g），加水 10ml，煮沸，放冷，加三氯化铁试液 1 滴，即显紫堇色。

2. 盐酸普鲁卡因注射液的鉴别

（1）本品水溶液显氯化物的鉴别反应（通则 0301）：盐酸普鲁卡因为有机碱的盐酸盐，须先加氨试液使成碱性，将析出的沉淀滤过除去，取滤液进行试验。续滤液加稀硝酸使成酸性后，滴加硝酸银试液，即生成白色凝乳状沉淀；分离，沉淀加氨试液即溶解，再加稀硝酸酸化后，沉淀复生成。

（2）本品显芳香第一胺的鉴别反应（通则 0301）：取供试品约 50mg，加稀盐酸 1ml，加 0.1mol/L 的亚硝酸钠溶液数滴，加与 0.1mol/L 亚硝酸钠溶液等体积的 1mol/L 脲溶液，振摇 1 分钟，滴加碱性 β-萘酚试液数滴，视供试品不同，生成粉红色沉淀。

3. 异烟肼片的鉴别　取本品的细粉适量（约相当于异烟肼 0.1g），加水 10ml，振摇，滤过，取滤液加氨制硝酸银试液 1ml，即发生气泡与黑色浑浊，并在试管壁上生成银镜。

4. 维生素 C 泡腾片的鉴别　取本品的细粉适量（约相当于维生素 C 0.5g），加无水乙醇 25ml，振摇约 5 分钟使维生素 C 溶解，滤过，滤液分成两等份。在一份中加硝酸银试液 0.5ml，即生成银的黑色沉淀；在另一份中加二氯靛酚钠试液 1~2 滴，试液的颜色即消失。

5. 维生素 B_1 片的鉴别　取本品的细粉适量，加水搅拌使溶解，滤过，蒸干滤液，取残渣做下列鉴别试验：取本品约 5mg，加氢氧化钠试液 2.5ml 溶解后，加铁氰化钾试液 0.5ml 与正丁醇 5ml，强力振摇 2 分钟，放置使分层，上面的醇层显强烈的蓝色荧光；加酸使成酸性，荧光即消失；再加碱使成碱性，荧光又复现。

6. 硫酸链霉素的鉴别

（1）取本品约 0.5mg，加水 4ml 溶解后，加氢氧化钠试液 2.5ml 与 0.1% 8-羟基喹啉的乙醇溶液 1ml，放冷至约 15℃，加次溴酸钠试液 3 滴，即显橙红色。

（2）取本品约 20mg，加水 5ml 溶解后，加氢氧化钠试液 0.3ml，置水浴上加热 5 分钟，加硫酸铁铵溶液（取硫酸铁铵 0.1g，加 0.5mol/L 硫酸溶液 5ml 使溶解）0.5ml，即显紫红色。

（3）本品水溶液显硫酸盐的鉴别反应（通则 0301）。

1）取供试品溶液，滴加氯化钡试液，即生成白色沉淀；分离，沉淀在盐酸或硝酸中均不溶解。

2）取供试品溶液，滴加醋酸铅试液，即生成白色沉淀；分离，沉淀在醋酸铵试液或氢氧化钠试液中溶解。

3）取供试品溶液，加盐酸，不生成白色沉淀（与硫代硫酸盐区别）。

三、实训注意

（一）阿司匹林片的鉴别

加热水解后与三氯化铁试液反应：阿司匹林分子结构中无游离酚羟基，与三氯化铁试液不发生显色反应。但其水溶液加热（或较长时间放置，或加少量碱）水解后产生具有酚羟基的水杨酸，可与三氯化铁试液作用，生成紫堇色的配位化合物。

（二）盐酸普鲁卡因注射液的鉴别

1. 显氯化物的鉴别反应

（1）沉淀反应：本品在稀硝酸酸性中，与硝酸银试液反应生成白色凝乳状的氯化银沉淀。沉淀溶于氨试液，再加稀硝酸酸化后，沉淀复生成。

$$Cl^- + Ag^+ \longrightarrow AgCl \downarrow$$

$$AgCl + 2NH_3 \cdot H_2O \longrightarrow [Ag(NH_3)_2]^+ + 2H_2O + Cl^-$$

（2）氧化还原反应：本品与二氧化锰、硫酸加热产生氯气，氯气能使湿润的碘化钾淀粉试纸显蓝色。

$$2Cl^- + MnO_2 + 4H^+ \longrightarrow Mn^{2+} + 2H_2O + Cl_2 \uparrow$$

$$2I^- + Cl_2 \longrightarrow 2Cl^- + I_2$$

2. 芳香第一胺的反应　盐酸普鲁卡因分子结构中具有芳香第一胺，可发生重氮化-偶合反应。在盐酸溶液中与亚硝酸钠进行重氮化反应，生成的重氮盐再与碱性 β-萘酚偶合生成有色的偶氮染料。

（三）异烟肼片的鉴别

银镜反应：异烟肼分子中的酰肼基具有还原性，可与氨制硝酸银试液反应生成异烟酸和单质银沉淀，肼基则被氧化成氮气。

（四）维生素 C 泡腾片的鉴别

1. 与硝酸银试液反应　维生素 C 分子中具有连二烯醇的结构，有极强的还原性，可被硝酸银氧化为去氢维生素 C，同时产生黑色银沉淀。

2. 与二氯靛酚钠试液反应　2,6-二氯靛酚为一氧化性的染料，其氧化型在酸性介质中为玫瑰红色，碱性介质中为蓝色。当 2,6-二氯靛酚钠与维生素 C 作用后，被还原成无色的酚亚胺。

（五）维生素 B_1 片的鉴别

硫色素反应：维生素 B_1 在碱性溶液中，可被铁氰化钾氧化生成硫色素。硫色素溶于正丁醇（或异丁醇）中，显蓝色荧光。

（六）硫酸链霉素的鉴别

1. 坂口反应　本品水溶液加氢氧化钠试液，水解生成链霉胍。链霉胍中加入 8-羟基喹啉乙醇溶液（或 α-萘酚），再加次溴酸钠试液，生成橙红色化合物。此反应为链霉素水解产物链霉胍的特有反应。

2. 麦芽酚反应　链霉素在碱性溶液中两个苷键水解断键，其中生成的链霉糖经分子重排，使其环扩大一个碳原子，形成六元环，生成麦芽酚。麦芽酚可在微酸性条件下与硫酸铁铵（高铁离子）作用，生成紫红色配位化合物。

3. 显硫酸盐的鉴别反应

（1）与氯化钡反应：本品溶液与氯化钡试液反应，生成硫酸钡的白色沉淀；分离，沉淀在盐酸或硝酸中均不溶解。

$$SO_4^{2-} + Ba^{2+} \longrightarrow BaSO_4 \downarrow$$

（2）与醋酸铅反应：本品溶液与醋酸铅试液反应，生成硫酸铅白色沉淀；分离，沉淀在醋酸铵试液或氢氧化钠试液中溶解。

$$SO_4^{2-}+Pb^{2+}\longrightarrow PbSO_4\downarrow$$

$$PbSO_4+2NH_4Ac\longrightarrow Pb(Ac)_2+(NH_4)_2SO_4$$

$$PbSO_4+2NaOH\longrightarrow [PbO_2]^{2-}+Na_2SO_4+2H^+$$

四、实训思考

1. 试管壁上的银镜可用什么试剂洗涤？

2. 阿司匹林片水解反应鉴别时为何要滤过？加过量的稀硫酸后，析出的白色沉淀是什么物质？

任务二　中药制剂的鉴别

一、实训目的

1. 掌握牛黄解毒片、板蓝根颗粒、双黄连口服液的鉴别方法和基本原理。

2. 熟悉中药制剂鉴别的操作技术。

3. 能进行正确的记录和结果判断。

二、实训内容

（一）用品

1. 仪器　显微镜、研钵、量筒、试管、硅胶 G 薄层板、硅胶 H 薄层板、层析缸、三角漏斗、滤纸、紫外光灯、超声提取仪、分液漏斗、水浴锅、移液管、电子天平、容量瓶。

2. 试剂　冰片对照品、胆酸对照品、大黄对照药材、大黄素对照品、黄芩苷对照品、人工牛黄对照药材、板蓝根对照药材、亮氨酸对照品、精氨酸对照品、黄芩苷对照品、绿原酸对照品、连翘对照药材、1%香草醛硫酸溶液、三氯甲烷、二氯甲烷、乙醇、正己烷、环己烷、乙酸乙酯、甲醇、醋酸、10%硫酸乙醇、乙醚、盐酸、石油醚（30～60℃）、甲酸乙酯、甲酸、氨、丁酮、5%磷钼酸乙醇溶液、1%三氯化铁乙醇溶液、10%亚硫酸氢钠溶液、75%乙醇。

（二）方法和步骤

1. 牛黄解毒片

（1）取本品，置显微镜下观察：草酸钙簇晶大，直径为 60～140μm（大黄）。不规则碎块金黄色或橙黄色，有光泽（雄黄）。

（2）取本品 5 片，研细，加环己烷 10ml，充分振摇，放置 30 分钟，滤过，滤液作为供试品溶液。另取冰片对照品，加乙醇制成每 1ml 含 5mg 的溶液，作为对照品溶液。照薄层色谱法（通则 0502）试验，吸取供试品溶液 5μl，对照品溶液 2μl，分别点于同一硅胶 G 薄层板上，以二氯甲烷为展开剂，展开，取出，晾干。喷以 5%磷钼酸乙醇溶液在 105℃加热至斑点显色清晰。供试品色谱中，在与对照品色谱相应的位置上，显相同颜色的斑点。

（3）取本品 2 片，研细，加三氯甲烷 10ml 研磨，滤过，滤液蒸干，残渣加乙醇 0.5ml 使溶解，作为供试品溶液。另取胆酸对照品，加乙醇制成每 1ml 含 1mg 的溶液，作为对照品溶液。照薄层色谱法（通则 0502）试验，吸取上述两种溶液各 5μl，分别点于同一硅胶 G 薄层板上，以正己烷-乙酸乙酯-甲醇-醋酸(20∶25∶3∶2)的上层溶液为展开剂,展开,取出,晾干,喷以10%硫酸乙醇溶液,在105℃加热约10分钟,置紫外光灯(365nm)下检视。供试品色谱中,在与对照品色谱相应的位置上,显相同颜色的荧光斑点。

(4)取本品1片,研细,加甲醇20ml,超声处理15分钟,滤过,取滤液10ml,蒸干,残渣加水10ml使溶解,加盐酸1ml,加热回流30分钟,放冷,用乙醚振摇提取2次,每次20ml,合并乙醚液,蒸干,残渣加三氯甲烷2ml使溶解,作为供试品溶液。另取大黄对照药材0.1g,同法制成对照药材溶液。再取大黄素对照品,加甲醇制成每1ml含1mg的溶液,作为对照品溶液。照薄层色谱法(通则0502)试验,吸取上述三种溶液各4μl,分别点于同一以羧甲基纤维素钠为黏合剂的硅胶H薄层板上,以石油醚(30~60℃)-甲酸乙酯-甲酸(15∶5∶1)的上层溶液为展开剂,展开,取出,晾干,置紫外光灯(365nm)下检视。供试品色谱中,在与对照药材色谱相应的位置上,显相同的5个橙黄色荧光主斑点;在与对照品色谱相应的位置上,显相同的橙黄色荧光斑点;置氨蒸气中熏后,斑点变为红色。

(5)取本品4片,研细,加乙醚30ml,超声处理15分钟,滤过,弃去乙醚,滤渣挥尽乙醚,加甲醇30ml,超声处理15分钟,滤过,滤液蒸干,残渣加水20ml,加热使溶解,滴加盐酸调节pH至2~3,加乙酸乙酯30ml振摇提取,分取乙酸乙酯液,蒸干,残渣加甲醇1ml使溶解,作为供试品溶液。另取黄芩苷对照品,加甲醇制成每1ml含1mg的溶液,作为对照品溶液。照薄层色谱法(通则0502)试验,吸取上述两种溶液各5μl,分别点于同一以含4%醋酸钠的羧甲基纤维素钠溶液为黏合剂的硅胶G薄层板上,以乙酸乙酯-丁酮-甲酸-水(5∶3∶1∶1)为展开剂,展开,取出,晾干,喷以1%三氯化铁乙醇溶液。供试品色谱中,在与对照品色谱相应的位置上,显相同颜色的斑点。

(6)取本品20片(包衣片除去包衣),研细,加石油醚(30~60℃)-乙醚(3∶1)的混合溶液30ml,加10%亚硫酸氢钠溶液1滴,摇匀,超声处理5分钟,滤过,弃去滤液,滤纸及滤渣置90℃水浴上挥去溶剂,加三氯甲烷30ml,超声处理15分钟,滤过,滤液置90℃水浴上蒸至近干,放冷,残渣加三氯甲烷-甲醇(3∶2)的混合溶液1ml使溶解,离心,取上清液作为供试品溶液。另取人工牛黄对照药材20mg,加三氯甲烷20ml,加10%亚硫酸氢钠溶液1滴,摇匀,自"超声处理15分钟"起,同法制成对照药材溶液。照薄层色谱法(通则0502)试验,吸取上述两种溶液各2~10μl,分别点于同一硅胶G薄层板上,以石油醚(30~60℃)-三氯甲烷-甲酸乙酯-甲酸(20∶3∶5∶1)的上层溶液为展开剂,展开,取出,晾干,置日光及紫外光灯(365nm)下检视。供试品色谱中,在与对照药材色谱相应的位置上,显相同颜色的斑点及荧光斑点;加热后,斑点变为绿色。

2. 板蓝根颗粒　取本品2g,研细,加乙醇10ml,超声处理30分钟,滤过,滤液浓缩至2ml,作为供试品溶液。另取板蓝根对照药材0.5g,加乙醇20ml,同法制成对照药材溶液。再取亮氨酸对照品、精氨酸对照品,加乙醇制成每1ml各含0.1mg的混合溶液,作为对照品溶液。照薄层色谱法(通则0502)试验,吸取供试品溶液和对照品溶液各5~10μl、对照药材溶液2μl,分别点于同一硅胶G薄层板上,以正丁醇-冰醋酸-水(19∶5∶5)为展开剂,展开,取出,晾干,喷以茚三酮试液,在105℃加热至斑点显色清晰。供试品色谱中,在与对照药材色谱和对照品色谱相应的位置上,显相同颜色的斑点。

3. 双黄连口服液

(1)取本品1ml,加75%乙醇5ml,摇匀,作为供试品溶液。另取黄芩苷对照品、绿原酸对照品,分别加75%乙醇制成每1ml含0.1mg的溶液,作为对照品溶液。照薄层色谱法(通则0502)试验,吸取上述三种溶液各1~2μl,分别点于同一聚酰胺薄膜上,以醋酸为展开剂,展开,取出,晾干,置紫外光灯(365nm)下检视。供试品色谱中,在与黄芩苷对照品色谱相应的位置上,显相同颜色的斑点;在与绿原酸对照品色谱相应的位置上,显相同颜色的荧光斑点。

(2)取本品1ml[规格(1)和规格(2),每1ml含黄芩以黄芩苷($C_{12}H_{18}O_{11}$)计,不得少于10.0mg]或0.5ml[规格(3),每1ml含黄芩以黄芩苷($C_{12}H_{18}O_{11}$)计,不得少于20.0mg],加甲醇5ml,振摇使溶解,静置,取上清液,作为供试品溶液。另取连翘对照药材0.5g,加甲醇10ml,加热回流20分钟,滤过,滤液作为对照药材溶液。照薄层色谱法(通则0502)试验,吸取上述两种溶液各5μl,分别点于同一硅胶G薄层板上,以三氯甲烷-甲醇(5:1)为展开剂,展开,取出,晾干,喷以10%硫酸乙醇溶液,在105℃加热数分钟。供试品色谱中,在与对照药材色谱相应的位置上,显相同颜色的斑点。

三、实训注意

1. 薄层色谱法所用硅胶G和水的取量随玻板大小而异,一般比例为1:2或1:3。玻板要求光滑、平整,洗净后不附水珠,晾干,否则易使硅胶G脱落。涂布好的薄层硅胶G板,置水平台上于室温下晾干,在110℃烘30分钟活化,薄层板活化后,应放入干燥器中保存放冷备用,以免其吸收空气中的水分或其他气体,使活度降低。

2. 薄层色谱法点样时注意勿损伤薄层表面。点样斑点距底边2.0cm,样点直径为2~4mm,点样间距离为1.5~2.0cm。展开剂和展开缸中应无水,否则将影响薄层的活性和色谱效果。

四、实训思考

1. 薄层色谱法鉴别药物时,如何减少影响色谱效果的因素?

2. 薄层板在活化后,为什么必须保存于干燥器中?

(孔兴欣)

第三章

药物的杂质检查

ER-03章PPT

▲

导学情景 ∨ ···

情景描述:

　　药物中的杂质不仅引起疗效与稳定性下降,还会对人体健康造成严重的危害。例如在 2007 年发生的"甲氨蝶呤事件"里面,广西、上海部分医院的白血病患者出现下肢疼痛、行走困难等严重不良反应症状,事后查明是某药厂在生产"注射用甲氨蝶呤"过程中,工作人员违犯规定将硫酸长春新碱尾液混于甲氨蝶呤,导致多个批次的药品被污染,造成该起重大药品生产质量责任事故。由此可见,检查药物中的杂质是药物质量控制中一个不可缺少的环节。

学前导语:

　　在药物的生产和贮藏过程中,常常会有一些药物自身之外的物质引入到药物中,这些物质对药物的质量产生什么影响? 如何对这些物质进行检查? 本章将对杂质的来源、种类、检查原理与检查方法进行学习。

第一节　药物中的杂质

　　杂质是指存在于药物中的无治疗作用或影响药物的稳定性和疗效、甚至对人体健康有害的物质。由于在药物生产和贮存的过程中不可避免地引入杂质,为了确保药物安全性、有效性和稳定性,同时也为生产与流通领域的药品质量管理提供依据,必须对药物中的杂质进行检查。

一、药物纯度

　　药物纯度是指药物的纯净程度。药物所含杂质是影响药物纯度的主要因素,如果药物中杂质含量超过质量标准规定,可能会改变药物的外观性状与物理常数,甚至影响药物稳定性,降低活性、增加毒副作用。例如,葡萄糖中的 5-羟甲基糠醛可发生聚合导致变色,而且对人体横纹肌与内脏有损害;异烟肼中的游离肼是一种诱变剂与致癌剂;地高辛中的洋地黄毒苷毒性较地高辛大,且有蓄积作用。药物纯度必须综合外观性状、理化常数、杂质检查和含量测定等方面进行评定,杂质检查是药物纯度控制的一个主要手段。药品中的杂质是否能得到合理、有效控制,直接决定药品的质量可控性与安全性。

　　必须注意临床用药物的纯度与化学试剂的纯度是两个完全不同的概念,不能互相混淆,药用规

化学试剂的
分类

格与试剂规格是不一样的。化学试剂的纯度只从杂质可能对其使用产生的影响来限定（如某些化学反应），并未考虑杂质对生物体的生理及毒副作用；药物纯度则主要从用药安全、有效和药物稳定性等方面考虑。例如化学试剂级别的硫酸钡不需要检查可溶性钡盐，药用规格的硫酸钡则要进行酸溶性钡盐、重金属、砷盐等检查，如果存在可溶性钡盐将会导致医疗事故。因此，化学试剂不能代替药品在临床上使用。

二、杂质的来源

药物中的杂质主要来源于两个方面：一是由生产过程引入；二是由贮藏过程引入。

（一）生产过程引入的杂质

药物生产过程中当原料或辅料及试剂不纯时，或者反应不完全、反应中间体与副产物未能通过精制完全除去时，均会引入杂质。例如司可巴比妥钠在合成过程中会产生酰脲类与酰胺类的副产物；肾上腺素在配制注射液时，常加入抗氧剂焦亚硫酸钠和稳定剂 EDTA-2Na，在亚硫酸根的存在下，肾上腺素会生成无生理活性、无光学活性的肾上腺素磺酸。肾上腺素磺酸和 d-异构体的含量，均随贮存期的延长而增高，其生理活性成分肾上腺素则相应降低。

药物生产所用的试剂、溶剂、还原剂等可能会残留在产品中成为杂质。如地塞米松磷酸钠在生产过程中使用甲醇、乙醇和丙酮作为溶剂，可能残留在成品中；醋氯酚酸在制备时会引入正己烷、环己烷、丙酮、乙酸乙酯、甲醇、苯、N,N-二甲基甲酰胺等多种挥发性成分；胆影酸的生产工艺中用铁还原硝基而可能引入铁盐。

药物中存在低效、无效甚至具有毒性异构体和多晶型，对药物有效性和安全性也会产生影响，必须加以控制。例如，肾上腺素右旋体的升压作用仅为左旋体的 1/12；左氧氟沙星抗菌活性是外消旋体的 2 倍，是右旋体的 8~128 倍；驱虫药甲苯咪唑有 A、B、C 三种晶型，其中 C 晶型驱虫率约为 90%，B 晶型为 40%~60%，A 晶型驱虫率小于 20%。

此外，生产过程中使用的金属器皿、装置以及其他不耐酸、碱的金属工具，都可能使药物引入砷盐以及铅、铁、铜等金属杂质。

（二）贮藏过程引入的杂质

药物在贮藏过程中很容易受到环境相关因素的影响而引入杂质。例如在温度、湿度、日光、空气等外界条件影响下，或因微生物的作用，药物可发生水解、氧化、分解、异构化、晶型转变、聚合、潮解和发霉等变化，从而产生有关的杂质，不仅改变药物的外观性状，而且降低了药物的稳定性和质量，甚至失去疗效或对人体产生毒害。例如维生素 B_2 容易受到光线特别是紫外线的破坏；吲哚美辛因分子结构中有酰胺键，遇碱或酸易水解，遇光也会逐渐分解；维生素 C 在空气、光线与温度的影响下，分子中的内酯环可发生水解，并进一步脱羧生成糠醛聚合呈色。

有的杂质既可以由生产引入，也会因贮藏而引入。例如二羟基蒽醌既是银屑病治疗药物地蒽酚的制备原料，又是其贮藏过程中的氧化分解产物；水杨酸既是阿司匹林的合成原料，也是其水解的产物。

三、杂质的种类

（一）按来源分类

1. 一般杂质 一般杂质是指在自然界中分布较为广泛,在多种药物的生产和贮藏过程中容易引入的杂质,它们含量的高低与生产工艺水平密切相关,所以也常称为信号杂质;《中国药典》(2015年版)四部通则中规定了氯化物、硫酸盐、硫化物、硒、氟、氰化物、铁盐、重金属、砷盐、铵盐以及酸碱度、干燥失重、水分、炽灼残渣和有机溶剂残留量等项目的检查方法。

2. 特殊杂质 特殊杂质是指在特定药物的生产和贮藏过程中引入的杂质,也常称为有关物质,这类杂质随药物的不同而不同,如青蒿素中的脱水双氢青蒿素;甲硝唑中的 2-甲基-5-硝基咪唑;氢溴酸东莨菪碱中的颠茄碱等其他生物碱。

杂质按照来源除了分为一般杂质与特殊杂质以外,还可分为工艺杂质(包括合成中未反应完全的反应物及试剂、中间体、副产物等)、降解产物、从反应物及试剂中混入的其他外来杂质等。

（二）按性质分类

1. 毒性杂质 药物中的重金属(如铅、银、汞、铜、镉、铋、锡、锑等)、砷盐、残留溶剂均为毒性杂质,若过量存在会导致人体中毒,应严格控制其用量。

2. 信号杂质 信号杂质一般无毒,但其含量的多少可反映出药物的纯度情况。如果药物中信号杂质含量过多,提示该药的生产工艺或生产控制有问题。如氯化物、硫酸盐均属于信号杂质。

3. 无机杂质与有机杂质 无机杂质主要来源于药物生产涉及的仪器、原料、干燥试剂、反应试剂、配位体、催化剂、重金属、其他残留的金属、无机盐、助滤剂、活性炭等,均是已知物质,大部分属于一般杂质。

有机杂质主要包括合成中未反应完全的原料、中间体、副产物、降解产物等,可进一步分为特定杂质与非特定杂质。特定杂质在质量标准中单独进行控制,并规定了明确限度。如阿司匹林中检查的"游离水杨酸"与"有关物质";非特定杂质在质量标准中未单独列出,而且仅采用一个通用的限度进行控制。如阿司匹林中检查的"易炭化物"。

四、杂质的限量

（一）杂质限量的定义与计算方法

绝对纯净的药物是不存在的,因此药物的纯度是相对的,药物中的杂质也不可能完全除尽。药物中所存在的杂质,在不影响药物疗效和不影响药物使用安全的前提下,也没有必要完全除去。在保证药物质量可控和使用安全的前提下,综合考虑药物生产的可行性与产品的稳定性,允许药物中含有一定量的杂质。药物中所含杂质的最大允许量,叫作杂质限量。通常用百分之几来表示。例如《中国药典》(2015年版)中规定布洛芬炽灼残渣不得超过 0.1%。杂质的限量可用下式进行计算:

$$杂质限量 = \frac{杂质最大允许量}{供试品量} \times 100\% \qquad 式(3-1)$$

（二）杂质限量的检查

药物中杂质的控制方法一般分为两种：一种为限量检查法，另一种是定量测定法。限量检查法通常不要求测定其准确含量，只需检查杂质是否超过限量。进行限量检查时，主要采用对照法、灵敏度法和比较法。

《中国药典》
（2015 年版）
四部中收载的
限量检查方法
与特性检查法

1. 对照法　对照法在杂质检查中最为常见，系指取一定量供试品溶液与一定量被检杂质标准溶液，在相同条件下处理，比较反应结果，从而判断杂质含量是否超过限量。由于供试品（S）中所含杂质最大允许量可通过杂质标准溶液的浓度（c）和体积（V）的乘积求出，因此杂质限量（L）可以按照以下公式计算：

$$杂质限量 = \frac{标准溶液浓度 \times 标准溶液体积}{供试品量} \times 100\%$$

$$或\ L = \frac{c \times V}{S} \times 100\% \qquad\qquad 式（3\text{-}2）$$

对照法的注意事项：

（1）使用对照法必须遵循平行操作原则：供试管与对照管应使用配套的纳氏比色管；两管加入的试剂、反应温度、放置时间等均应一致；如药物本身有色，需进行消色处理；如样品液浑浊，可过滤后再进行反应。

（2）比色方法：供试管与对照管同置于白色背景下，从上而下观察两管的颜色。比浊方法：供试管与对照管同置于黑色背景下，从上而下观察两管的浊度。当供试管的颜色或浊度不超过对照管时，才为合格。

（3）检查结果不符合规定或在限度边缘时，供试管与对照管应各复检两份。

案例分析

案例 1：卡马西平中氯化物的检查

取本品 1.0g，加水 100ml，煮沸，放冷，滤过，取续滤液 50ml，依法检查，与标准氯化钠溶液（每 1ml 相当于 10μg 的 Cl）7.0ml 制成的对照液比较，不得更浓。求氯化物的限量。

解析：

$$L = \frac{c \times V}{S} \times 100\% = \frac{10 \times 10^{-6} \times 7.0}{1.0 \times \frac{1}{100} \times 50} \times 100\% = 0.014\%$$

案例 2：碳酸钙中的砷盐检查

取标准砷溶液 2.0ml（每 1ml 相当于 1μg As）制备砷斑，按照《中国药典》（2015 年版）的方法进行检查，规定含砷量不得超过 0.0004%，求碳酸钙供试品应取多少 g？

解析：

因为　　$L = \dfrac{c \times V}{S} \times 100\%$

所以　供试品应取重量为 $S = \dfrac{c \times V}{L} \times 100\% = \dfrac{1 \times 10^{-6} \times 2}{0.0004} \times 100\% = 0.5（g）$

2. 灵敏度法 系指向一定量供试品溶液中加入定量试剂,在一定反应条件下不得出现正反应,从而判断供试品中所含杂质是否符合限量规定。该法不需用杂质对照品溶液对比,一般可认为该法比对照法对杂质限量的要求更为严格。如硫酸吗啡中铵盐检查,取本品 0.20g,加氢氧化钠试液 5ml,加热 1 分钟,产生的蒸气不得使湿润的红色石蕊试纸即时变蓝。

3. 比较法 系指取一定量供试品依法检查,测定待检杂质的特定参数(如:吸光度、旋光度等)与规定的限量数值比较,不得更大。本法特点是不需要对照物质,只需准确测定杂质的吸光度、旋光度等参数(可计算出杂质的准确含量),与规定限量进行比较。例如维生素 B_2 中检查感光黄素,取本品 25mg,加无醇三氯甲烷 10ml,振摇 5 分钟,滤过,滤液照紫外-可见分光光度法,在 440nm 的波长处测定,吸光度不得过 0.016。

案例分析

案例:葡萄糖注射液中 5-羟甲基糠醛的检查

精密量取本品适量(约相当于葡萄糖 1.0g),置 100ml 量瓶中,用水稀释至刻度,摇匀,照紫外-可见分光光度法,在 284nm 的波长处测定,吸光度不得大于 0.32,已知 5-羟甲基糠醛的百分吸光系数 $E_{1cm}^{1\%}=1334$,求 5-羟甲基糠醛的限量。

解析:

$$c_{5\text{-羟甲基糠醛}}=\frac{A}{El}\times\frac{1}{100}=\frac{0.32}{1334\times1}\times\frac{1}{100}=2.4\times10^{-6}\text{g/ml}$$

$$L=\frac{c_{5\text{-羟甲基糠醛}}}{c_{供试}}\times100\%=\frac{2.4\times10^{-6}}{\frac{1}{100}}\times100\%=0.024\%$$

ER-3-3

药物的杂质限量检查

点滴积累 ∨

1. 杂质是指存在于药物中的无治疗作用或影响药物稳定性与疗效,甚至对人体健康有害的物质。药物中某些无毒,不影响疗效,但影响生产科学管理的物质也列入杂质的范围,如信号杂质。

2. 药物中的杂质主要由生产过程与贮藏过程引入。

3. 药物中所含杂质的最大允许量,叫做杂质限量。杂质限量的单位通常用百分之几表示。

4. 杂质检查法通常采用对照法、灵敏度法与比较法。

5. 对照法的杂质限量计算公式为:

$$杂质限量=\frac{标准溶液浓度\times标准溶液体积}{供试品量}\times100\%$$

第二节　一般杂质的检查

一般杂质是指在自然界中分布较广泛,在多种药物的生产和贮藏过程中容易引入的杂质,包括氯化物、硫酸盐、重金属、砷盐、铁盐等。《中国药典》(2015 年版)将一般杂质的检查方法收载于四部通则中,以避免相同的内容在正文的各个药品标准中重复出现。

一、氯化物的检查

药物生产过程中经常会使用盐酸、盐酸盐等含氯试剂,因此氯化物极易被引入到药物中。氯化物虽然对人体无害,但它能反映药物的纯度及生产过程是否正常,因此氯化物是一种信号杂质,在很多药物中都需要检查。

(一)检查原理

药物中微量的氯化物在硝酸酸性条件下与硝酸银反应,生成氯化银胶体微粒而显白色浑浊,与一定量的标准氯化钠溶液在相同条件下产生的氯化银浑浊程度进行比较,判断供试品中氯化物是否符合限量规定。

$$Cl^- + Ag^+ \longrightarrow AgCl\downarrow（白色）$$

(二)方法

除另有规定外,取各品种项下规定量的供试品,加水溶解使成 25ml(溶液如显碱性,可滴加硝酸使成中性),再加稀硝酸 10ml;溶液如不澄清,应滤过(滤纸事先用含有硝酸的水洗净其上的氯化物);置 50ml 纳氏比色管中,加水使成约 40ml,摇匀,即得供试品溶液。另取该品种项下规定量的标准氯化钠溶液(每 1ml 相当于 10μg 的 Cl),置 50ml 纳氏比色管中,加稀硝酸 10ml,加水使成 40ml,摇匀,即得对照溶液。于供试品溶液与对照溶液中,分别加入硝酸银试液 1.0ml,用水稀释使成 50ml,摇匀,在暗处放置 5 分钟,同置黑色背景上,从比色管上方向下观察,比较,即得。

(三)注意事项

1. 氯化物浓度以 50ml 中含 50~80μg 的 Cl 为宜。此范围内氯化物所显浑浊明显,便于比较。

2. 加硝酸可避免弱酸银盐,如碳酸银、磷酸银及氧化银沉淀的干扰,且可加速氯化银沉淀的生成并产生较好的乳浊。酸度以 50ml 供试溶液中含稀硝酸 10ml 为宜。

3. 供试品溶液如带颜色,除另有规定外,可采用内消色法。取两份供试品溶液,分别置 50ml 纳氏比色管中,一份中加硝酸银试液 1.0ml,摇匀,放置 10 分钟,如显浑浊,可反复滤过,至滤液完全澄清,再加规定量的标准氯化钠溶液与水适量使成 50ml,摇匀,在暗处放置 5 分钟,作为对照溶液;另一份中加硝酸银试液 1.0ml 与水适量使成 50ml,摇匀,在暗处放置 5 分钟,按上述方法与对照溶液比较,即得。

药物的消色处理

二、硫酸盐的检查

硫酸盐也是一种信号杂质,在很多药物中都需要检查。

(一) 检查原理

药物中微量的硫酸盐在稀盐酸酸性条件下与氯化钡反应,生成硫酸钡微粒呈白色浑浊,与一定量标准硫酸钾溶液在相同条件下产生硫酸钡浑浊程度进行比较,判定供试品硫酸盐是否符合限量规定。

$$SO_4^{2-} + Ba^{2+} \longrightarrow BaSO_4 \downarrow (白色)$$

(二) 方法

除另有规定外,取各品种项下规定量的供试品,加水溶解使成约 40ml(溶液如显碱性,可滴加盐酸使成中性);溶液如不澄清,应滤过;置 50ml 纳氏比色管中,加稀盐酸 2ml,摇匀,即得供试品溶液。另取该品种项下规定量的标准硫酸钾溶液(每 1ml 相当于 100μg 的 SO_4^{2-}),置 50ml 纳氏比色管中,加水使成约 40ml,加稀盐酸 2ml,摇匀,即得对照溶液。于供试品溶液与对照溶液中,分别加入 25% 氯化钡溶液 5ml,用水稀释至 50ml,充分摇匀,放置 10 分钟,同置黑色背景上,从比色管上方向下观察,比较,即得。

(三) 注意事项

1. 盐酸可防止碳酸钡或磷酸钡等弱酸形成钡盐沉淀对浑浊的影响。但酸度过大可使硫酸钡溶解,降低检查灵敏度;以 50ml 溶液中含 2ml 稀盐酸为宜。

2. 供试品溶液如带颜色,可采用内消色法。可取供试品溶液两份,分别置 50ml 纳氏比色管中,一份中加 25% 氯化钡溶液 5ml,摇匀,放置 10 分钟,如显浑浊,可反复滤过,至滤液完全澄清,再加规定量的标准硫酸钾溶液与水适量使成 50ml,摇匀,放置 10 分钟,作为对照溶液;另一份中加 25% 氯化钡溶液 5ml 与水适量使成 50ml,摇匀,放置 10 分钟,按上述方法与对照溶液比较,即得。

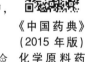

《中国药典》(2015 年版) 化学原料药物一般杂质检查实例

3. 如果药物在水中不易溶解,可加入适量的有机溶剂将药物溶解后再依法检查。例如硫酸普拉睾酮钠中硫酸盐的检查,先用丙酮-水(1∶1)溶解样品后检查。

三、铁盐的检查

微量铁盐的存在可能加速药物的氧化和降解,因而要控制铁盐的限量。《中国药典》(2015 年版)采用硫氰酸盐法进行铁盐的检查。

(一) 检查原理

铁盐在盐酸酸性条件下与硫氰酸盐作用,生成红色可溶性的硫氰酸铁配离子,与一定量标准铁溶液用同法处理后进行比色。

$$Fe^{3+} + 6SCN^- \longrightarrow [Fe(SCN)_6]^{3-}$$

(二) 方法

除另有规定外,取各品种项下规定量的供试品,加水溶解使成 25ml,移置 50ml 纳氏比色管中,加稀盐酸 4ml 与过硫酸铵 50mg,用水稀释使成 35ml 后,加 30% 硫氰酸铵溶液 3ml,再加水适量稀释成 50ml,摇匀;如显色,立即与标准铁溶液(每 1ml 相当于 10μg 的 Fe)一定量制成的对照溶液(取该品种项下规定量的标准铁溶液,置 50ml 纳氏比色管中,加水使成 25ml,加稀盐酸 4ml 与过硫酸铵 50mg,用水稀释使成 35ml,加 30% 硫氰酸铵溶液 3ml,再加水适量稀释成 50ml,摇匀)比较,即得。

（三）注意事项

1. 本法用硫酸铁铵[$FeNH_4(SO_4)_2 \cdot 12H_2O$]配制标准铁溶液,并加入硫酸防止铁盐水解,使易于保存。当 50ml 溶液中含 Fe^{3+} 为 5~90μg 时,溶液的吸光度与溶液呈良好线性关系。目视比色时以 50ml 溶液中含 10~50μg 的 Fe^{3+} 为宜。在此范围内,溶液的色泽梯度明显,易于区别。

2. 在盐酸酸性条件下反应,可防止 Fe^{3+} 的水解。经试验,以 50ml 溶液中含稀盐酸 4ml 为宜。

3. 加入氧化剂过硫酸铵即可将供试品中的 Fe^{2+} 氧化成 Fe^{3+},同时防止由于光线使硫氰酸铁还原或分解褪色。

4. 某些药物(如葡萄糖、糊精和硫酸镁等)在检查过程中需加硝酸处理。硝酸也可将 Fe^{2+} 氧化成 Fe^{3+}。因硝酸中可能含有亚硝酸,它能与硫氰酸根离子作用,生成红色亚硝酸硫氰化物,影响比色,所以剩下的硝酸必须加热煮沸除去。

5. 铁盐与硫氰酸根离子的反应为可逆反应,加入过量的硫氰酸铵,不仅可以增加生成的配位离子的稳定性,提高反应灵敏度,还能消除因 Cl^-、PO_4^{3-}、SO_4^{2-}、枸橼酸根离子等与铁盐形成配位化合物而引起的干扰。

6. 若供试液管与对照液管色调不一致,或所呈硫氰酸铁颜色较浅不便比较时,可分别移至分液漏斗中,各加正丁醇或异戊醇提取,分取醇层比色。因硫氰酸铁配位离子在正丁醇等有机溶剂中溶解度大,上述处理能增加颜色深度,同时也排除上述酸根阴离子的影响。

7. 一些金属离子可与 SCN^- 反应而干扰检查。如 Hg^{2+} 与 SCN^- 能生成离解度很低的 $Hg(SCN)_2$ 或 $[Hg(SCN)_4]^{2-}$,银、铜、钴、铋等离子能与硫氰酸根离子生成有色沉淀,在设计方法时应予以注意。

8. 某些有机物特别是具有环状结构的有机药物,在实验条件下不溶解或对检查有干扰,需灼烧破坏,使铁盐转化成 Fe_2O_3 留于残渣中,处理后再依法检查。

四、重金属的检查

重金属影响药物的稳定性及安全性。重金属系指在实验条件下能与硫代乙酰胺或硫化钠作用显色的金属杂质,如银、铅、汞、铜、镉、锡、锑、铋、锌、钴等。在药品生产过程中遇到铅的机会较多,铅在体内又易积蓄中毒,故检查时以铅为代表,以铅的限量表示重金属的限度。如需对某种特定的金属离子或上述方法不能检测到金属离子作限度要求,可采用原子吸收分光光度法或具有一定专属性的经典比色法(如药典已收载的铜、锌等杂质的检查法)。《中国药典》(2015 年版)中规定了第一法、第二法、第三法作为重金属的检查方法。

（一）第一法（硫代乙酰胺法）

本法适用于溶于水、稀酸和乙醇的药物,为最常用的方法。

1. **检查原理** 硫代乙酰胺在弱酸性条件下水解,产生硫化氢,与微量重金属离子生成黄色到棕黑色的硫化物均匀混悬液,与一定量标准铅溶液经同法处理后所呈颜色比较,判断供试品中重金属是否符合限量规定。

$$CH_3CSNH_2 + H_2O \xrightarrow{(pH\ 3.5)} CH_3CONH_2 + H_2S$$

$$Pb^{2+} + H_2S \longrightarrow PbS \downarrow + 2H^+$$

2. **方法** 除另有规定外,取25ml纳氏比色管三支,甲管中加标准铅溶液一定量与醋酸盐缓冲液(pH 3.5)2ml后,加水或各品种项下规定的溶剂稀释成25ml,乙管中加入按各品种项下规定的方法制成的供试品溶液25ml,丙管中加入与乙管相同重量的供试品,加配制供试品溶液的溶剂适量使溶解,再加与甲管相同量的标准铅溶液与醋酸盐缓冲液(pH 3.5)2ml后,用溶剂稀释成25ml;若供试品溶液带颜色,可在甲管中滴加少量的稀焦糖溶液或其他无干扰的有色溶液,使之与乙管、丙管一致;再在甲、乙、丙三管中分别加硫代乙酰胺试液各2ml,摇匀,放置2分钟,同置白纸上,自上向下透视,当丙管中显出的颜色不浅于甲管时,乙管中显示的颜色与甲管比较,不得更深。如丙管中显出的颜色浅于甲管,应取样按第二法重新检查。

3. **注意事项**

(1)本法标准铅溶液为每1ml相当于10μg的Pb^{2+}。适宜目视比色的浓度范围为每27ml溶液中含10~20μg的Pb^{2+},相当于标准铅溶液1~2ml。

(2)金属离子与硫化氢的呈色溶液受pH影响较大。当pH 3.0~3.5时,硫化铅沉淀较完全。酸度增大,重金属离子与硫化氢呈色变浅,甚至不显色。因此供试品若用强酸溶解,或在处理中用了强酸,在加入硫代乙酰胺试液前,应先加氨水至溶液对酚酞指示液显中性,再加pH 3.5醋酸盐缓冲液调节溶液的酸度。

(3)硫代乙酰胺试液需临用前配制。取硫代乙酰胺4g,加水使溶解成100ml,置冰箱中保存。临用前取混合液(由1mol/L氢氧化钠溶液15ml、水5.0ml以及甘油20ml组成)5.0ml,加上述硫代乙酰胺溶液1.0ml,置水浴上加热20秒,冷却,立即使用。

(4)供试品溶液如带颜色,应在加硫代乙酰胺试液前在对照溶液管中滴加少量稀焦糖溶液或其他无干扰的有色溶液,使之与供试品溶液管的颜色一致,然后再加硫代乙酰胺试液比色。如按以上方法仍不能使两管颜色一致时,应取样按第二法检查。

(5)供试品如含高铁盐,在弱酸性溶液中将会氧化硫化氢析出硫,产生浑浊,影响重金属检查。可先在各管中分别加入维生素 C 0.5~1.0g,使高铁离子还原为亚铁离子,再按上述方法检查。

(二) **第二法(灼烧后的硫代乙酰胺法)**

本法适用于难溶于水、稀酸或与水互溶有机溶剂(如乙醇)的有机药物,以及芳环、杂环药物。原因在于重金属与芳环、杂环药物形成较牢固的共价键,或者被不溶解的供试品包裹而无法游离出来,不能用第一法进行检查。此时需先将供试品炽灼破坏为重金属氧化物残渣,加入硝酸进一步破坏与蒸干后,加入盐酸转化为易溶于水的氯化物,再按第一法进行检查。

（三）第三法（硫化钠法）

本法适用于溶解于碱性水溶液而难溶于稀酸或在稀酸中立即生成沉淀的药物,如磺胺类、巴比妥类药物等。检查原理为在碱性介质中以硫化钠为显色剂,使 Pb^{2+} 生成 PbS 微粒的混悬液,与一定量标准铅溶液经同法处理后所呈颜色比较,判断供试品中重金属是否符合限量规定。

$$Pb^{2+}+S^{2-}\longrightarrow PbS\downarrow$$

五、砷盐的检查

砷盐多由药物生产过程所使用的无机试剂以及搪瓷反应容器引入,砷盐为毒性杂质,需严格控制其限量。《中国药典》(2015 年版)规定采用第一法和第二法检查药物中微量的砷盐。

（一）第一法（古蔡氏法）

1. 检查原理　金属锌与酸作用产生新生态的氢,与药物中微量砷盐反应生成具挥发性的砷化氢,遇溴化汞试纸,产生黄色至棕色的砷斑,与一定量标准砷溶液所生成的砷斑比较,判断供试品中砷盐是否符合限量规定。

$$As^{3+}+3Zn+3H^+\longrightarrow 3Zn^{2+}+AsH_3\uparrow$$
$$AsO_3^{3-}+3Zn+9H^+\longrightarrow 3Zn^{2+}+3H_2O+AsH_3\uparrow$$
$$AsH_3+3HgBr_2\longrightarrow 3HBr+As(HgBr)_3（黄色）$$
$$2As(HgBr)_3+AsH_3\longrightarrow 3AsH(HgBr)_2（棕色）$$
$$As(HgBr)_3+AsH_3\longrightarrow 3HBr+As_2Hg_3（黑色）$$

2. 方法　古蔡氏法砷盐检查装置见图 3-1。

测定时,于导气管 C 中装入醋酸铅棉花 60mg(装管高度为 60~80mm),再于旋塞 D 的顶端平面上放一片溴化汞试纸(试纸大小以能覆盖孔径而不露出平面外为宜),盖上旋塞盖 E 并旋紧,即得。

标准砷斑的制备:精密量取标准砷溶液 2ml,置 A 瓶中,加盐酸 5ml 与水 21ml,再加碘化钾试液 5ml 与酸性氯化亚锡试液 5 滴,在室温放置 10 分钟后,加锌粒 2g,立即将照上法装妥的导气管 C 密塞于 A 瓶上,并将 A 瓶置 25~40℃水浴中,反应 45 分钟,取出溴化汞试纸,即得。若供试品需经有机破坏后再行检查,则应取标准砷溶液代替供试品,照该品种项下规定方法同法处理后,依法制备标准砷斑。

供试品砷斑的制备:取照各品种项下规定方法制成的供试品溶液,置 A 瓶中,照标准砷斑的制备,自"再加碘化钾试液 5ml"起,依法操作。将生成的砷斑与标准砷斑比较,不得更深。

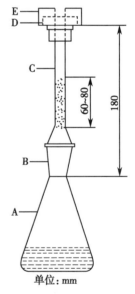

单位:mm

图 3-1　古蔡氏法砷盐检查装置
A. 100ml 标准磨口锥形瓶;B. 中空的标准磨口塞(上连导气管 C);C. 导气管;D. 具孔的有机玻璃旋塞;E. 具孔的有机玻璃旋塞盖

3. 注意事项

（1）用三氧化二砷配制储备液,临用前取储备液新鲜配制标准砷溶液,每 1ml 标准砷溶液相当于 1μg 的 As。《中国药典》(2015 年版)制备标准砷斑采用 2ml 标准砷溶液(相当 2 μg As),所得砷斑清晰,否则砷斑颜色过深或过浅,均影响比色的正确性。

（2）五价砷在酸性溶液中也能与金属锌作用生成砷化氢,但生成砷化氢的速度较三价砷慢,故在反应液中加入碘化钾及氯化亚锡将五价砷还原为三价砷,碘化钾被氧化生成的碘又可被氯化亚锡还原为碘离子,后者与反应中产生的锌离子能形成稳定的配位离子,有利于生成砷化氢的反应不断进行。

（3）碘化钾及氯化亚锡还可抑制锑化氢的生成,因锑化氢也能与溴化汞试纸作用生成锑斑。在实验条件下,100μg 锑存在也不干扰测定。氯化亚锡又可与锌作用,在锌粒表面形成锌锡齐,起去极化作用,从而使氢气均匀而连续地发生。

（4）锌粒及供试品中可能含有少量硫化物,在酸性溶液中能产生硫化氢气体,与溴化汞作用生成硫化汞的色斑,干扰试验结果,故用醋酸铅棉花吸收硫化氢。醋酸铅棉花用量约为 60mg,装管高度 60~80mm。醋酸铅棉花填充的松紧程度要适宜,使其既能免除硫化氢的干扰(100μg S 存在也不干扰测定),又可使砷化氢以适宜的速度通过。

（5）溴化汞试纸与砷化氢作用较氯化汞试纸敏感,但所呈砷斑不够稳定,在反应中应保持干燥及避光,并立即与标准砷斑比较。

（6）供试品若为硫化物、亚硫酸盐、硫代硫酸盐等,在酸性溶液中生成硫化氢或二氧化硫气体,与溴化汞作用生成黑色硫化汞或金属汞,干扰砷斑检查。应先加硝酸处理,使氧化成硫酸盐,除去干扰。

（7）供试品若为铁盐,能消耗碘化钾、氯化亚锡等还原剂,影响测定条件,并能氧化砷化氢干扰测定。如检查枸橼酸铁铵中砷盐,需先加酸性氯化亚锡试液,将高价铁离子还原为低价铁离子后再检查。

（8）多数环状结构的有机药物,因砷在分子中可能以共价键结合,要先进行有机破坏,否则检出结果偏低或难以检出。常用的有机破坏方法有碱破坏法和酸破坏法。

（二）第二法（二乙基二硫代氨基甲酸银法）

本法不仅可用于砷盐的限量检查,也可用于微量砷盐的含量测定。

1. 检查原理　利用金属锌与酸作用产生新生态氢,与微量砷盐反应生成具挥发性的砷化氢,还原二乙基二硫代氨基甲酸银(silver diethyldithiocarbamate,Ag-DDC),产生红色胶态银,同时在相同条件下使一定量标准砷溶液显色,用目视比色法或在 510nm 波长测定吸光度进行比较。

$$AsH_3 + 6\ (C_2H_5)_2N-C(=S)-S-Ag \rightleftharpoons 6Ag + As[(C_2H_5)_2N-C(=S)-S]_3 + 3\ (C_2H_5)_2N-C(=S)-SH$$

2. 方法　Ag-DDC 法检砷装置见图 3-2。

测定时,于导气管 C 中装入醋酸铅棉花约 60mg(装管高度约 80mm),并于 D 管中精密加入 Ag-DDC 试液 5ml。

标准砷对照溶液的制备:精密量取标准砷溶液 2ml,置 A 瓶中,加盐酸 5ml 与水 21ml,再加碘化钾试液 5ml 与酸性氯化亚锡试液 5 滴,在室温放置 10 分钟后,加锌粒 2g,立即将导气管 C 与 A 瓶密塞,并将 A 瓶置 25~40℃水浴中反应 45 分钟,取出 D 管,添加三氯甲烷至 5.0ml 刻度线,混匀,即得。若供试品需经有机破坏后再行检砷,则应取标准砷溶液代替供试品,照各品种项下规定方法同法处理后,依法制备标准砷对照溶液。

供试溶液的制备:取照各品种项下规定方法制成的供试品溶液,置 A 瓶中,照标准砷对照溶液的制备,自"再加碘化钾试液 5ml"起,依法操作。将供试溶液与对照溶液同置白色背景上,自 D 管上方向下观察、比较,供试溶液不得比标准砷对照溶液更深。必要时,可将所得溶液移至 1cm 吸收池中,以 Ag-DDC 试液为空白,在 510nm 波长处测定吸光度,供试溶液的吸光度不得大于标准砷对照溶液。

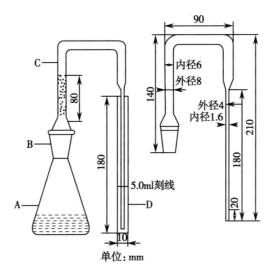

图 3-2 Ag-DDC 法砷盐检查装置
A. 100ml 标准磨口锥形瓶;B. 中空的标准磨口塞,
上连导气管 C;C. 导气管;D. 平底玻璃管

3. 注意事项

(1)本法适用于 As 含量在 1~10μg 范围内的砷盐检查。在此范围内,胶体银溶液 2 小时内显色稳定,重现性好,浓度梯度线性关系良好,可用于砷盐含量的测定。

(2)锑化物干扰的排除:锑化氢与 Ag-DDC 的反应灵敏度较低,反应液中加入 40%氯化亚锡溶液 3ml、15%碘化钾溶液 5ml 时,可抑制锑化氢生成,500μg 的锑也不干扰测定。

(3)Ag-DDC 试液的配制:取 Ag-DDC 0.25g,加三氯甲烷适量与三乙胺 1.8ml,加三氯甲烷至 100ml,搅拌使溶解,放置过夜,脱脂棉滤过,即得。本试液应置于棕色瓶内,密塞,置阴凉处保存。

▶ **课堂活动**

    1. 如何进行正确的比色与比浊?

    2. 如何在氯化物、硫酸盐、重金属、砷盐等的检查中遵循平行原则?

六、干燥失重测定法

    干燥失重系指药物在规定条件下,经干燥恒重后所减失的重量,以百分率表示。《中国药典》(2015 年版)凡例规定供试品连续两次干燥或炽灼后的重量差异在 0.3mg 以下即达到恒重。该法主要检查药物中的水分及其他挥发性物质,方法有常压恒温干燥法、减压干燥法与恒温减压干燥法、干燥剂干燥法。

    干燥失重按下式进行计算:

$$干燥失重(\%) = \frac{供试品减失的重量}{供试品取样量} \times 100\% \qquad 式(3-3)$$

(一)常压恒温干燥法

    本法适用于受热较稳定的药物,如对乙酰氨基酚、维生素 B_1、尼莫地平等。将供试品置于相同条件下已干燥至恒重的扁形称量瓶中,精密称定,在烘箱内于规定温度(一般为 105℃)下干燥至恒重,由减失的重量和取样量计算供试品的干燥失重。

(二)减压干燥法与恒温减压干燥法

    本法适用于熔点低、受热不稳定或难赶除水分的药物,如消旋山莨菪碱、酒石酸美托洛尔、地高辛、环丙沙星、布洛芬、肾上腺素等。使用减压干燥器(通常为室温)或恒温减压干燥箱(温度应按各品种项下的规定设置)。生物制品除另有规定外,温度 60℃)时,除另有规定外,压力应控制在 2.67kPa(20mmHg)以下,由减失的重量和取样量计算供试品的干燥失重。

(三)干燥剂干燥法

ER-3-6

干燥失重测定的注意事项

    本法适用于受热分解、或易于升华的供试品,如马来酸麦角新碱、硝酸异山梨醇、苯佐卡因等。将供试品置干燥器中,利用干燥器内的干燥剂吸收水分,干燥至恒重,由减失的重量和取样量计算供试品的干燥失重。常用的干燥剂有硅胶、硫酸和五氧化二磷等,吸水力依次为五氧化二磷>硅胶>硫酸,其中以硅胶最为常用。

七、水分测定法

    药物中的水分包括结晶水和吸附水。《中国药典》(2015 年版)收载了费休氏法、烘干法、减压干燥法、甲苯法、气相色谱法共五种水分测定方法,本章只介绍第一法(费休氏法)。费休氏法于 1935 年由 Karl Fisher 提出,具有操作简单、专属性强,准确性好等优点,可以准确地测定药物中的结晶水、吸附水和游离水。《中国药典》(2015 年版)收载的费休氏法分为容量滴定法和库仑滴定法。

（一）容量滴定法

1. 原理 费休氏法是非水溶液中的氧化还原滴定,采用的标准滴定液为费休氏试液,由一定比例的碘、二氧化硫、吡啶和甲醇组成。当碘氧化二氧化硫时,需要一定量的水参加反应,因此可根据消耗碘的量来测定水分的含量。

$$I_2 + SO_2 + H_2O \rightleftharpoons 2HI + SO_3$$

由于上述反应是可逆的,为使反应向右进行完全,必须用碱性物质将生成的酸吸收,以利反应定量进行。费休氏试液中无水吡啶能定量地吸收 HI 和 SO_3,形成氢碘酸吡啶和硫酸酐吡啶,但硫酸酐吡啶不稳定,可与水发生副反应,必须加入无水甲醇使其转变成稳定的甲基硫酸氢吡啶,因此最终滴定的总反应式为:

$$I_2 + SO_2 + H_2O + 3C_5H_5N + CH_3OH \longrightarrow 2C_5H_5N \cdot HI + C_5H_5N \cdot HSO_4CH_3$$

由总式可知碘、二氧化硫、水、吡啶、甲醇反应的摩尔比例为 1:1:1:3:1。无水吡啶与无水甲醇不仅参与反应,而且还起溶剂的作用。

2. 方法 测定前先标定费休氏滴定液:精密称取纯化水 10~30mg,用水分测定仪直接标定;或精密称取纯化水 10~30mg,置干燥具塞锥形瓶中,除另有规定外,加入无水甲醇适量,在避免空气中水分侵入的条件下,用费休氏试液滴定至溶液由浅黄色变为红棕色,或用电化学方法(如永停滴定法)指示终点;另做空白试验,按下式计算:

$$F = \frac{W}{A - B} \qquad \text{式(3-4)}$$

式中,F(费休氏试液的滴定度)为每 1ml 费休氏试液相当于水的重量,mg;W 为称取纯化水的重量,mg;A 为滴定液所消耗费休氏试液的体积,ml;B 为空白所消耗费休氏试液的体积,ml。

精密称取供试品适量(消耗费休氏试液 1~5ml),除另有规定外,溶剂为无水甲醇,用水分测定仪直接测定。或精密称取供试品适量,置干燥的具塞锥形瓶中,加溶剂适量,在不断振摇(或搅拌)下用费休氏试液滴定至溶液由浅黄色变为红棕色,或用永停滴定法指示终点;另做空白试验,按以下公式计算。

$$水分含量(\%) = \frac{(A - B)F}{W} \times 100\% \qquad \text{式(3-5)}$$

式中,A 为供试品所消耗费休氏试液的体积,ml;B 为空白所消耗费休氏试液的体积,ml;F 为每 1ml 费休氏试液相当于水的重量,mg;W 为供试品的重量,mg。

3. 注意事项

（1）费休氏试液可按照《中国药典》(2015 年版)四部通则收载的方法配制,也可使用稳定的市售产品。市售的费休氏试液可以是不含吡啶的其他碱化试剂,或不含甲醇的其他伯醇类等制成;也可以是单一的溶液或由两种溶液临用前混合而成。

（2）供试品取样量一般以消耗费休氏试液 1~5ml 为宜。费休氏试液的 F 值应在 4.0mg/ml 上下为宜,当 F 值降至 3.0mg/ml 以下时滴定终点不敏锐,不宜再用。

（3）使用仪器必须干燥,测定应在干燥处进行,空气湿度大或阴雨天时不宜操作。

（4）费休氏法不适用于测定氧化剂、还原剂以及能与试液生成水的药物，一些羰基化合物如活泼的醛、酮可与试剂中的甲醇反应，生成缩醛和水，也会干扰测定。这种情况下应该用其他方法测定。

案例分析

案例：乙琥胺的水分测定

精密称取本品0.6905g，置于干燥具塞锥形瓶中，加入无水甲醇5ml，充分振摇，用费休氏试液滴定至溶液由浅黄色变为红棕色，消耗试液2.05ml；另取无水甲醇5ml，按同法测定，消耗试液0.15ml。已知每1ml费休氏试液相当于3.52mg的水，求乙琥胺的水分含量（％）。

解析：

$$H_2O\% = \frac{(A-B) \times F}{W} \times 100\% = \frac{(2.05 - 0.15) \times 3.52}{0.6905 \times 1000} \times 100\% = 0.97\%$$

（二）库仑滴定法

1. 原理　本法仍以卡尔-费休氏（Karl-Fischer）反应为基础，应用永停滴定法测定水分。与容量滴定法相比，库仑滴定法中滴定剂碘不是从滴定管加入，而是由含有碘离子的阳极电解液电解产生。一旦所有的水被滴定完全，阳极电解液中就会出现少量过量的碘，使铂电极极化而停止碘的产生。根据法拉第定律，产生碘的量与通过的电量成正比，因此可以通过测量电量总消耗的方法来测定水分总量。本法主要用于测定含微量水分（0.0001%～0.1%）的供试品，特别适用于测定化学惰性物质如烃类、醇类和酯类中的水分。

2. 方法　于滴定杯加入适量费休氏试液，先将试液和系统中的水分预滴定除去，然后精密量取供试品适量（含水量约为0.5～5mg），迅速转移至滴定杯中，以永停滴定法指示终点，从仪器显示屏上直接读取供试品中水分的含量，其中每1mg水相当于10.72库仑电量。

八、炽灼残渣检查法

炽灼残渣是指有机药物或挥发性无机药物，加硫酸润湿，进行炭化和炽灼后产生的非挥发性无机杂质硫酸盐。炽灼残渣检查用于控制有机药物和挥发性无机药物中存在的非挥发性无机杂质。

（一）检查方法

取供试品1.0～2.0g或各品种项下规定的重量，置已炽灼至恒重的坩埚（如供试品分子结构中含有碱金属或氟元素，则应使用铂坩埚）中，精密称定，缓缓炽灼至完全炭化，放冷；除另有规定外，加硫酸0.5～1ml使湿润，低温加热至硫酸蒸气除尽后，在700～800℃炽灼使完全灰化，移置干燥器内，放冷至室温，精密称定后，再在700～800℃炽灼至恒重，即得。按下式计算炽灼残渣量。

$$炽灼残渣（\%） = \frac{残渣及坩埚重 - 空坩埚重}{供试品重} \times 100\% \qquad 式（3-6）$$

（二）注意事项

1. 供试品的取用量应根据炽灼残渣限量和称量误差决定。样品量过多，炭化和灰化时间太长；

样品量过少,称量误差增大。一般应使炽灼残渣量为 1~2mg,残渣限量一般为 0.1%~0.2%。当限量为 0.1%,取样量约 1g;限量为 0.05%,取样量约 2g;限量为 1% 以上者,取样量可在 1g 以下。

2. 为了避免供试品炭化时骤然膨胀逸出,可采用将坩埚斜置方式,缓缓加热,直至完全灰化(不产生烟雾)。在进行高温炉内炽灼操作前,务必蒸发除尽硫酸,以免硫酸蒸气腐蚀炉膛,造成漏电事故。除尽硫酸蒸气,应低温加热,以防温度过高导致供试品飞溅,从而影响测定的结果。含氟的药品对瓷坩埚有腐蚀,应采用铂坩埚。

3. 一些重金属(如铅)于高温下易挥发,故若需将炽灼残渣留作重金属检查,炽灼温度必须控制在 500~600℃。炽灼至恒重的第二次称重应在继续炽灼 30 分钟后进行。

九、易炭化物检查法

药物中存在的遇硫酸易炭化或易氧化而呈色的微量有机杂质,称为易炭化物。这类杂质多数结构未知,用硫酸呈色的方法可以简便地控制它们的总量。《中国药典》(2015 年版)中易炭化物的检查方法采用目视比色法。

(一)检查方法

取内径一致的比色管两支:甲管中加各品种项下规定的对照溶液 5ml;乙管中加硫酸 [含 H_2SO_4 94.5%~95.5%(g/g)] 5ml 后,分次缓缓加入规定量的供试品,振摇使溶解。除另有规定外,静置 15 分钟后,将甲乙两管同置白色背景前,平视观察,乙管中所显颜色不得较甲管更深。

(二)注意事项

1. 对照液主要有三类:①用"溶液颜色检查"项下的不同色调色号的标准比色液作为对照液;②由比色用氯化钴液、比色用重铬酸钾液和比色用硫酸铜液按规定方法配成的对照液;③高锰酸钾液。

2. 供试品如为固体,应先研成细粉。如需加热才能溶解时,可取供试品与硫酸混合均匀,加热溶解后,放冷,再移置比色管中。

十、残留溶剂测定法

药品中的残留溶剂系指在原料药物或辅料的生产中,以及在制剂制备过程中使用的,但在工艺过程中未能完全除去的有机溶剂。根据有机溶剂的毒性,国际上已统一将残留溶剂分为四类:第一类溶剂是应该避免使用的溶剂,毒性较大,一般为致癌物或危害环境的物质,共 5 种;第二类溶剂是应限制使用的溶剂,具有可逆毒性,对动物有非基因毒性致癌性,或不可逆的神经或致畸等毒性,共 27 种;第三类溶剂是毒性低,对人体危害较小的溶剂,共 27 种;第四类溶剂目前尚未有足够毒理学资料证明对人体有害,共 10 种。除另有规定外,第一类、第二类、第三类溶剂的残留限度应符合《中国药典》(2015 年版)的规定;对其他溶剂(包括第四类)应根据生产工艺的特点,制定相应的限度,使其符合产品规范、《药品生产质量管理规范》(GMP)或其他基本的质量要求。

ER-3-7

《中国药典》(2015 年版)收载的药品中常见残留溶剂及限度

（一）检测方法

《中国药典》（2015年版）按照四部通则中收载的气相色谱法测定药物中的残留溶剂。

1. 色谱柱的选择 色谱柱有毛细管柱与填充柱两种。除另有规定外，极性相似的同类色谱柱可互换使用。

残留溶剂测定中常用的色谱柱

2. 系统适用性试验

（1）用待测物的色谱峰计算，填充柱法的理论板数应大于1000；毛细管色谱柱的理论板数应大于5000。

（2）色谱图中，待测物色谱峰与其相邻的色谱峰的分离度应大于1.5。

（3）以内标法测定时，对照品溶液连续进样5次，所得待测物与内标物峰面积之比的相对标准偏差（*RSD*）应不大于5%；若以外标法测定，所得待测物峰面积的相对标准偏差（*RSD*）应不大于10%。

3. 供试品溶液的制备

（1）顶空进样法：该法通常用于挥发性大的组分。除另有规定外，精密称取供试品0.1~1g，通常以水为溶剂，非水溶性药物则可采用*N,N*-二甲基甲酰胺、二甲基亚砜或其他适宜的溶剂。根据各品种项下残留溶剂的限度进行配制，其浓度需满足系统定量测定的需要。供试品溶液置于顶空取样瓶中，在一定温度的水浴中加热，使残留溶剂挥发达到饱和，再取顶空气适量（通常为1ml）进样，测定。

（2）直接进样法：该法适用于沸点较高、顶空进样灵敏度不如直接进样的组分，如甲酰胺、2-甲氧基乙醇、2-乙氧基乙醇、乙二醇、*N*-甲基咯烷酮（在酸性环境中）等。精密称取供试品适量，加水或合适的有机溶剂使溶解。根据各品种项下残留溶剂的限度进行配制，其浓度需满足系统定量测定的需要。

4. 对照品溶液的制备 精密称取各品种项下规定检查的有机溶剂适量，采用与供试品溶液相同的方法制备对照品溶液。如用水作溶剂，应先将待测有机溶剂溶解在50%二甲基亚砜或*N,N*-二甲基甲酰胺溶液中，再用水逐步稀释。若为限度检查，根据残留溶剂的限度规定，确定对照品溶液的浓度；若为定量测定，为保证测定结果的准确性，应根据供试品中残留溶剂的实际残留量确定对照品溶液的浓度；通常对照品溶液的色谱峰面积不宜超过供试品溶液中对应的残留溶剂色谱峰面积的2倍。必要时，应重新调整供试品溶液或对照品溶液的浓度。

5. 测定与计算 被检查的有机溶剂数量不多，并且极性差异较小时，采用毛细管柱顶空进样等温法（第一法）；需要检查的有机溶剂数量较多并且极性差异较大时，采用毛细管柱顶空进样系统程序升温法（第二法）；溶液直接进样法（第三法）可采用填充柱，亦可采用适宜极性的毛细管柱。

进行残留溶剂限度检查，以内标法测定时，供试品溶液所得被测溶剂峰面积与内标峰面积之比不得大于对照品溶液的相应比值；以外标法测定时，供试品溶液所得被测溶剂峰面积不得大于对照品溶液的相应峰面积。进行残留溶剂定量测定，按内标法或外标法计算。

（二）注意事项

1. 顶空条件的选择

（1）应根据供试品中残留溶剂的沸点选择顶空平衡温度，并低于溶解供试品所用溶剂的沸点

10℃以下。对沸点较高的残留溶剂,通常选择较高的顶空平衡温度;但此时应兼顾供试品的热分解特性,尽量避免供试品产生的挥发性热分解产物对测定的干扰。

(2)顶空平衡时间一般为30~45分钟,以保证供试品溶液的气-液两相有足够的时间达到平衡。顶空平衡时间通常不宜过长,如超过60分钟,可能引起顶空瓶的气密性变差,导致定量准确性的降低。

(3)对照品溶液与供试品溶液必须使用相同的顶空条件。

2. 方法的验证　供试品中残留溶剂的测定法需经过标准添加回收率、气相色谱定性和定量的方法学验证,以保证测定的准确度与精密度。

3. 干扰峰的排除　供试品中的未知杂质或其挥发性热降解物易对残留溶剂的测定产生干扰。干扰作用包括在测定的色谱系统中未知杂质或其挥发性热降解物与待测物的保留值相同(共出峰);或热降解产物与待测物的结构相同(如甲氧基热裂解产生甲醇)。当测定的有机溶剂残留量超出限度,但未能确定供试品中是否有未知杂质或其挥发性热降解物对测定有干扰作用时,应通过试验排除干扰作用的存在。

4. 含氮碱性化合物的测定　普通气相色谱的不锈钢管路、进样器的衬管等对有机胺等含氮碱性化合物具有较强的吸附作用,致使其检出灵敏度降低,应采用惰性的硅钢材料或镍钢材料管路;采用溶液直接进样法测定时,供试品溶液应不呈酸性,以免待测物与酸反应后不易汽化。通常采用弱极性的色谱柱或经碱处理过的色谱柱分析含氮碱性化合物,如果采用胺分析专用柱进行分析,效果更好。对不宜采用气相色谱法测定的含氮碱性化合物,可采用其他方法如离子色谱法等测定。

5. 检测器的选择　检测器通常使用火焰离子化检测器(FID);对含卤素元素的残留溶剂如三氯甲烷等,采用电子捕获检测器(ECD)更易得到高的灵敏度。

十一、溶液颜色检查法

有色杂质可能在药物的生产过程中引入,也可能由贮藏过程产生。药物溶液的颜色是否正常可以反映药物的纯度。该法系将药物溶液的颜色与规定的标准比色液比较,或在规定的波长处测定其吸光度。《中国药典》(2015年版)收载了三种检查药物溶液颜色的方法。

(一)第一法(目视比色法)

除另有规定外,取各品种项下规定量的供试品,加水溶解,置于25ml纳氏比色管中,加水稀释至10ml。另取规定色调和色号的标准比色液10ml,置于另一25ml纳氏比色管中,两管同置白色背景上,自上而下透视,或同置白色背景前,平视观察,供试管呈现的颜色与对照管比较,不得更深。如供试管呈现的颜色与对照管的颜色深浅非常接近或色调不完全一致,使目视观察无法辨别两者的深浅时,应改用第三法(色差计法)测定,并将其测定结果作为判定依据。

标准比色液:制备比用重铬酸钾液(0.8000mg/ml,黄色)、比色用硫酸铜液(62.4mg/ml,蓝色)、比色用氯化钴液(59.5mg/ml,红色),按表3-1的比例制备各种色调的标准贮备液,然后用色调标准贮备液和水按表3-2的比例制备各种色调色号标准比色液。

表 3-1　各种色调标准贮备液的配制

色调	比色用氯化钴液/ml	比色用重铬酸钾液/ml	比色用硫酸铜液/ml	水/ml
绿黄色	–	27	15	58
黄绿色	1.2	22.8	7.2	68.8
黄色	4.0	23.3	0	72.7
橙黄色	10.6	19.0	4.0	66.4
橙红色	12.0	20.0	0	68.0
棕红色	22.5	12.5	20.0	45.0

表 3-2　各种色调色号标准比色液的配制表

色号	0.5	1	2	3	4	5	6	7	8	9	10
贮备液/ml	0.25	0.5	1.0	1.5	2.0	2.5	3.0	4.5	6.0	7.5	10.0
加水量/ml	9.75	9.5	9.0	8.5	8.0	7.5	7.0	5.5	4.0	2.5	0

（二）第二法

通过控制药物溶液在某波长处的吸光度来检查药物溶液的颜色。除另有规定外,取规定量的供试品,加水溶解使成 10ml,必要时滤过（除去不溶性杂质对吸光度测定的干扰）,滤液照紫外-可见分光光度法于规定波长处测定,吸光度不得超过规定值。

（三）第三法（色差计法）

通过色差计直接测定溶液的透射三刺激值（在给定的三色系统中与待测色达到色匹配所需要的三个原刺激量）,对其颜色进行定量表述和分析。供试品溶液与标准比色液之间的颜色差异,可以通过分别比较它们与水之间的色差值来测定,也可以通过直接比较它们之间的色差值来测定。

十二、溶液澄清度检查法

药物溶液的澄清程度既能反映微量不溶性杂质的存在情况,又能反映出药品的质量和生产的工艺水平,对于供制备注射液用原料药物的纯度检查尤为重要。澄清度检查法系将药品溶液与规定的浊度标准液相比较,用以检查溶液的澄清程度。

（一）第一法（目视法）

1. **检查原理**　药物溶液中存在分散的微细颗粒,当直线光通过溶液时,微细颗粒可引起光的散射,光的散射程度可以反映溶液浊度。本法通过比较供试品和浊度标准液的浊度,来判断供试品溶液澄清度是否符合规定。

乌洛托品在偏酸性条件下水解产生甲醛,甲醛与肼缩合生成不溶于水的甲醛腙白色混浊。利用该反应可制备浊度标准液的贮备液,临用前再按规定定量稀释。

$$(CH_2)_6N_4 + 6H_2O \longrightarrow 6HCHO + 4NH_3$$

$$HCHO+H_2N—NH_2 \longrightarrow H_2C=N—NH_2+H_2O$$

2. 方法 除另有规定外,取各品种项下规定量的供试品,在室温条件下,将用水稀释至一定浓度的供试品溶液与等量的浊度标准液分别置于配对的比浊用玻璃管(内径15～16mm,平底,具塞,以无色、透明、中性硬质玻璃制成)中,在浊度标准液制备后5分钟,在暗室内垂直同置于伞棚灯下,照度为1000lx,从水平方向观察、比较,以检查溶液的澄清度或其浑浊程度。除另有规定外,供试品溶解后应立即检视。

浊度标准贮备液配制:称取105℃干燥至恒重的硫酸肼1.00g,置100ml量瓶中,加水适量使溶解,必要时可在40℃的水浴中温热使溶解,并用水稀释至刻度,摇匀,放置4～6小时,待浊度稳定后,取此溶液和10.0%乌洛托品溶液等容量混合,摇匀,于25℃避光静置24小时,即得。浊度标准贮备液应置冷处避光保存,在2个月内使用,用前摇匀。

浊度标准原液配制:取浊度标准贮备液15.0ml,置1000ml量瓶中,加水稀释至刻度,摇匀。取适量,置1cm吸收池中,于550nm波长处测定,测得的吸光度应在0.12～0.15范围内。浊度标准原液应在48小时内使用,用前充分摇匀。

浊度标准液配制:临用时,取浊度标准原液与水按表3-3配制,充分摇匀,即得不同级号的浊度标准液。

表3-3 不同级别的浊度标准液

级号	0.5	1	2	3	4
浊度标准原液(ml)	2.5	5.0	10.0	30.0	50.0
水(ml)	97.5	95.0	90.0	70.0	50.0

3. 注意事项

(1)品种项下规定的"澄清"系指供试品溶液的澄清度与所用溶剂相同,或不超过0.5号浊度标准液的浊度。"几乎澄清"系指供试品溶液的浊度介于0.5号至1号浊度标准液的浊度之间。

(2)除另有规定外,应采用第一法进行检测。当第一法无法准确判定供试品与浊度标准液的澄清度差异时,改用第二法进行测定并以其测定结果进行判定。

(3)光线和温度对混悬液的形成有影响。阳光直射下形成的混悬液浊度较低,在自然光或荧光灯下形成的混悬液的浊度相近,在暗处形成的混悬液的浊度最高。在低温(1℃)反应不能进行,不产生沉淀;温度较高时形成的混悬液的浊度稍高。因此,规定25℃±1℃制备浊度标准贮备液。

(4)药物澄清度检查大多以水为溶剂,但也有用酸、碱或有机溶剂(如乙醇、甲醇、丙酮)作溶剂。

(5)有机酸的碱金属盐类药物强调用"新沸过的冷水",因为水中若溶有二氧化碳,将影响溶液的澄清度。

(6)供制备注射用原料药物大多在检查溶液澄清度的同时,也要检查溶液颜色,例如盐酸万古霉素的检查。

(二)第二法(浊度仪法)

供试品溶液的浊度可采用浊度仪测定。溶液中不同大小、不同特性的微粒物质包括有色物质均可使入射光产生散射,通过测定透射光或散射光的强度,可以检查供试品溶液的浊度。仪器测定模式通常有三种类型,透射光式、散射光式和透射光-散射光比较测量模式(比率浊度模式)。

点滴积累 ⋁

1. 一般杂质检查主要包括氯化物、硫酸盐、铁盐、重金属、砷盐、干燥失重、水分、炽灼残渣、易炭化物、溶液颜色、澄清度等项目。
2. 氯化物、硫酸盐、铁盐、重金属、砷盐的检查均属于对照法,操作时必须遵循平行原则,同时选择适当的实验条件消除干扰。
3. 干燥失重测定法分为常压恒温干燥法、减压干燥法、干燥剂干燥法。 恒重是指供试品连续两次干燥或炽灼后的重量差异在 0.3mg 以下。
4. 《中国药典》(2015 年版)主要采用费休氏法测定化学药物中的水分。
5. 炽灼残渣主要检查药物中的金属氧化物或无机盐类。
6. 《中国药典》(2015 年版)按照毒性程度将残留溶剂分成 4 类,测定方法均采用气相色谱法。

第三节 特殊杂质的检查

《中国药典》
(2015 年版)
特殊杂质的表示形式

药物中的特殊杂质是指特定药物在生产和贮存过程中引入的杂质,包括中间体、分解产物以及副产物等。《中国药典》(2015 年版)中药物的特殊杂质有具体化学名称、有关物质、易氧化物、不挥发物等多种表示形式。特殊杂质检查常用的方法包括:色谱分析法、光谱分析法、化学方法和物理方法。

一、色谱分析法

薄层色谱法检查特殊杂质

药物中的有机杂质,可能是已知的或未知的、挥发性的,其结构和性质往往与药物相近。如药物和杂质与某些试剂的反应相同或相似,或者它们的光谱特征相似,这就难以采用化学法和光谱法对杂质进行检查。由于色谱分析法具有高分离效能,可以利用药物与杂质的色谱性质的差异,对其进行有效分离和检测,因此在药物杂质检查尤其是对有关物质的检查中,色谱法是首选方法。

1. 薄层色谱法(TLC 法) TLC 法被许多国家药典用于药物中杂质的检查,具有设备简单、操作简便、分离速度快、灵敏度和分辨率较高等优点。常用的方法有:杂质对照法、供试品溶液自身稀释对照法、杂质对照品与供试品溶液自身稀释对照并用法、对照药物法。质量标准中应规定杂质的个数和限度。

(1)杂质对照品法:该法适用于已知杂质并能制备杂质对照品的情况。根据杂质限量,取供试品溶液和一定浓度的杂质对照品溶液,分别点样于同一薄层板上,展开、斑点定位。供试品溶液除主斑点外的其他斑点与相应的杂质对照品溶液或系列浓度杂质对照品溶液的相应主斑点进行比较,判断药物中杂质限量是否合格。

采用 TLC 法检查药物中的杂质时,为了确保药物与杂质有良好的分离,常需确认色谱系统的分离效能,可将杂质对照品用供试品的自身稀释对照溶液溶解制成混合对照溶液,也可将杂质对照品用待测组分的对照品溶液溶解制成混合对照溶液,混合对照溶液点样展开后的色谱图中,应显示两个清晰分离的斑点。

杂质对照品通常用来控制供试品中与之相同的杂质,但有时也用来控制有关物质。

(2)供试品溶液自身稀释对照法:适用于杂质结构不确定,或者杂质结构已知但没有杂质对照品的情况。该法仅限于杂质斑点的颜色与主成分斑点颜色相同或相近的情况下使用。先配制一定浓度的供试品溶液,然后将供试品溶液按限量要求稀释至一定浓度作为对照溶液,将供试品溶液和对照溶液分别点样于同一薄层板上,展开,斑点定位。供试品溶液所显杂质斑点与自身稀释对照溶液或系列浓度自身稀释对照溶液的相应主斑点比较,不得更深。还可采用杂质对照品或主成分的梯度浓度溶液比对,对杂质斑点进行半定量评估。

案例分析

案例:盐酸可乐定中有关物质的检查

取本品,加甲醇溶解并稀释制成每 1ml 含 10mg 的溶液,作为供试品溶液;精密量取适量,加甲醇稀释制成每 1ml 含 50μg 的溶液,作为对照溶液,照薄层色谱法试验,吸取上述两种溶液各 3μl,分别点于同一硅胶 G 薄层板上,以正丁醇-水-冰醋酸 [(4:5:1),振摇,静置分层后,取上层液滤过] 为展开剂,展开,晾干,喷以稀碘化铋钾试液后,立即轻轻喷洒 5% 亚硝酸钠溶液适量,供试品溶液如显杂质斑点,与对照溶液的主斑点比较,不得更深。 求盐酸可乐定中有关物质的限量。

解析: $$L = \frac{c_{杂质对照}}{c_{供试}} \times 100\% = \frac{50}{10 \times 1000} \times 100\% = 0.5\%$$

(3)杂质对照品与供试品溶液自身稀释对照并用法:当药物中存在多个杂质时,若已知杂质有对照品,则采用杂质对照品法检查,对于共存的未知杂质或没有对照品的杂质则同时采用供试品溶液自身稀释对照法检查。

(4)对照药物法:当没有合适的杂质对照品,或者供试品显示的杂质斑点颜色与主成分颜色有差异,难以判断限量时,可采用与供试品相同的药物作为对照(多采用该药物的对照品),对照药物中所含待检杂质需符合限量要求,且稳定性好。

2. 高效液相色谱法　高效液相色谱法具有分离效能高、专属性强和检测灵敏性好等优点,可以准确地测定各组分的峰面积,也是杂质检查的常用方法。采用高效液相色谱法检测杂质,《中国药典》(2015 年版)规定应按各品种项下要求,进行色谱系统适用性试验,以保证仪器系统达到杂质检查要求。检测方法有:外标法(杂质对照品法)、加校正因子的主成分自身对照测定法、不加校正因子的主成分自身对照法、面积归一化法。

(1)外标法(杂质对照品法):适用于有杂质对照品,而且进样量能够精确控制(以定量环或自动进样器进样)的情况。

方法:按照规定浓度配制杂质对照品溶液和供试品溶液,分别取一定量注入色谱仪,测定杂质对照品溶液和供试品溶液中杂质峰的相应峰面积,按外标法计算杂质的浓度。

(2)加校正因子的主成分自身对照法:该法适用于已知杂质的检查。通常以药物主成分为对照,利用杂质的校正因子校正供试品中杂质的实测峰面积,与规定的对照溶液主峰面积进行比较,判断杂质含量是否符合规定。本法的优点是既省去了杂质对照品,又考虑到杂质与主成分响应因子的不同所引起的测定误差,准确度较好。缺点是如果没有杂质对照品,杂质的定位必须采用相对保留时间。所以杂质相对于药物的相对保留时间也需一并载入各品种项下。

方法:将杂质对照品和药物对照品配制成一定浓度的杂质校正因子测定溶液,进行色谱分离与分析,按内标法(下式)计算出杂质相对于药物主成分的校正因子(f)。

$$校正因子(f) = \frac{A_S/c_S}{A_R/c_R} \qquad 式(3-7)$$

式中,A_S 为药物对照品的峰面积;A_R 为杂质对照品的峰面积;c_S 为药物对照品的浓度;c_R 为杂质对照品的浓度。

进行杂质检查时,将供试品溶液稀释成与杂质限量相对的溶液作为对照溶液,进样,调节检测灵敏度或进样量,使对照溶液的主成分色谱峰的峰高或其峰面积满足杂质限量测定要求。再取供试品溶液和对照溶液,分别进样,除另有规定外,供试品溶液的记录时间应为主成分色谱峰保留时间的 2 倍。测量供试品溶液色谱图中各杂质的峰面积,分别乘以相应的校正因子,与规定的对照溶液主成分峰面积比较,按照下式计算杂质含量。

$$c_X = f \times \frac{A_X}{A_S'/c_S'} \qquad 式(3-8)$$

式中,A_X 为供试品的峰面积或峰高;c_X 为供试品的浓度(mg/ml);A_S' 为对照溶液中药物的峰面积或峰高;c_S' 为对照溶液中药物的浓度(mg/ml);f 为校正因子。

(3)不加校正因子的主成分自身对照法:该法多在单一杂质含量较少、无法得到杂质对照品、杂质结构(吸收情况)与主成分相似,即杂质与主成分的响应因子基本相同的情况下使用。

方法:将供试品溶液稀释成与杂质限量相当的溶液作为对照溶液,调节检测灵敏度后,取供试品溶液和对照溶液,分别进样,除另有规定外,供试品溶液的记录时间应为主成分色谱峰保留时间的 2 倍。测量供试品溶液色谱中各杂质的峰面积,与规定的对照溶液主成分峰面积比较,计算杂质含量。

(4)面积归一化法:通常只适用于供试品中结构相似,相对含量较高且限度范围较宽的杂质含量的粗略考查。如异构体相对含量的检查。该法简便快捷,但在杂质结构与主成分结构相差较大时可能会有较大的定量误差。因此,《中国药典》(2015 年版)对本法的使用作了明确限定,除另有规定外,一般不宜用于微量杂质的检查。

方法:取供试品溶液适量,注入液相色谱仪,记录色谱图。测量各峰的面积和色谱图中除溶剂峰以外的总色谱峰面积,计算各杂质峰面积占总峰面积的百分率,应不得超过限量。

3. 气相色谱法 气相色谱法用来测定药物的挥发性特殊杂质,特别是药物中残留溶剂的检查,各国药典均规定采用气相色谱法。

方法:除了有与高效液相色谱法相同的杂质检查方法外,还有"标准溶液加入法"。将一定量的杂质对照品溶液精密加入到供试品溶液中,根据外标法或内标法测定杂质含量,再扣除加入的对照品溶液含量,即得供试品溶液中杂质的含量。

4. 毛细管电泳法 毛细管电泳法用于酶类、多肽等药物中杂质的检查。检查方法与高效液相色谱法相同。

▶ 课堂活动

1. 《中国药典》(2015 年版)中对特殊杂质有哪几种表述形式?
2. 供试品自身稀释对照法在杂质检查中适用于哪种情况?

《中国药典》(2015 年版)化学原料药物特殊杂质检查实例

二、光谱分析法

1. 紫外-可见分光光度法 利用药物与杂质紫外特征吸收的差异进行检查,如果药物在杂质的最大吸收波长处没有吸收,则可在此波长处测定样品溶液的吸光度,通过控制样品溶液的吸光度或透光率来控制杂质的量。也可利用杂质与试剂发生呈色反应,在可见光区,测定杂质的量。

2. 红外分光光度法 红外分光光度法在杂质检查中主要用于药物中无效或低效晶型的检查。某些多晶型药物由于其晶型结构不同,一些化学键的键长、键角等发生不同程度的变化,从而导致红外吸收光谱中某些特征峰的频率、峰形和强度出现差异,利用这些差异,可以检查药物中低效(或无效)的晶型杂质,结果可靠,方法简便。

3. 原子吸收分光光度法 原子吸收分光光度法是一种灵敏度很高的测定方法,广泛用于超微量金属元素的分析,在药物的杂质检查中,主要是用于重金属杂质的检查,通常采用标准加入法控制重金属杂质的限量:按各品种项下的规定,制备供试品溶液;另取等量的供试品,加入限度量的待测元素溶液,制成对照溶液,设对照溶液的读数为 a,供试品溶液的读数为 b,b 值应小于($a-b$)。例如维生素 C 中铁和铜的检查。

三、化学方法

当药物中杂质与药物的化学性质相差较大时,可选择合适的试剂,使之与杂质发生化学反应,产生颜色、沉淀或者气体,从而检查杂质的限量。该法除了对杂质进行半定量检查外,还可采用滴定法和重量法对杂质进行定量测定。

1. 显色反应检查法 本法系利用杂质与一定试剂反应产生颜色,通过比色法来控制杂质的限量。《中国药典》(2015 年版)规定:供试品在一定反应条件下不得产生某种颜色;或供试品与杂质对照品在相同条件下发生呈色反应后进行颜色比较(目视比色),供试品不得更深;也可用分光光度法测定供试品反应液的吸光度,不得超过规定值。例如氯硝柳胺中 2-氯-4-硝基苯胺和 5-氯水杨酸的检查。

2. 沉淀反应检查法 本法系利用杂质与一定试剂产生沉淀,通过比浊法控制杂质的限量,也可以采用重量法测定杂质的量。例如盐酸肼屈嗪中游离肼的检查。

3. 生成气体的检查法 当杂质与试剂反应产生气体时,采用相应的气体检查法来控制杂质的限量。例如对氨基水杨酸钠中硫化物的检查。

4. 滴定法 滴定剂只与杂质反应,以一定浓度的滴定液对药物中的杂质进行滴定,可以定量测定杂质。例如硫酸亚铁中高铁盐的检查。

四、物理性状检查法

1. 臭味和挥发性的差异 药物中如存在具有特殊气味的杂质,可由气味判断该杂质的存在。例如,麻醉乙醚的异臭检查:取供试品 10ml,置瓷蒸发皿中,使自然挥发,挥散完毕后,不得有异臭。药物具有挥发性,而杂质不易挥发。例如樟脑(合成)中不挥发物的检查时,对药物挥发后遗留的残渣称定重量,可控制不挥发性杂质。

2. 颜色的差异 某些药物自身无色,但从生产中引入了有色的相关物质,或其分解产物有颜色。采用检查供试品溶液颜色的方法,可以控制药物中有色杂质的量。例如,利用碘能溶于三氯甲烷中显紫红色的原理,可用于盐酸胺碘酮中游离碘的检查。

3. 溶解行为的差异 有的药物可溶于水、有机溶剂、酸或碱溶液中,而其杂质不溶;或者相反,杂质可溶而药物不溶。例如,高三尖杉酯碱如果吸湿水解或混有非酯碱杂质,用其配制注射液时,会出现难溶性的黏胶状物或小白点、假毛等。因此需检查溶液的澄清度:取供试品 10mg,加 0.1%酒石酸溶液 10ml 溶解后,溶液应澄清。

4. 旋光性的差异 比旋度(或旋光度)的数值可反映药物的纯度,限定光学异构体杂质的含量。手性药物一般需要测定比旋度。例如《中国药典》(2015 年版)规定黄体酮在乙醇中的比旋度为 +186°~+198°,如供试品的测定值不在此范围,则表明其纯度不符合要求。若药物本身没有旋光性,而其杂质有,则可通过限定药物溶液的旋光度值来控制相应杂质的量。例如硫酸阿托品中莨菪碱的检查规定:供试品水溶液(50mg/ml)的旋光度不得超过-0.4°。

点滴积累 �⎰

1. 特殊杂质的检查是根据杂质与药物在物理、化学以及物理化学性质上的差异,采用物理学、化学、光谱法与色谱法等分析方法进行检查。

2. 高效液相色谱法检查特殊杂质主要包括外标法(杂质对照品法)、加校正因子的主成分自身对照法、不加校正因子的主成分自身对照法、面积归一化法。

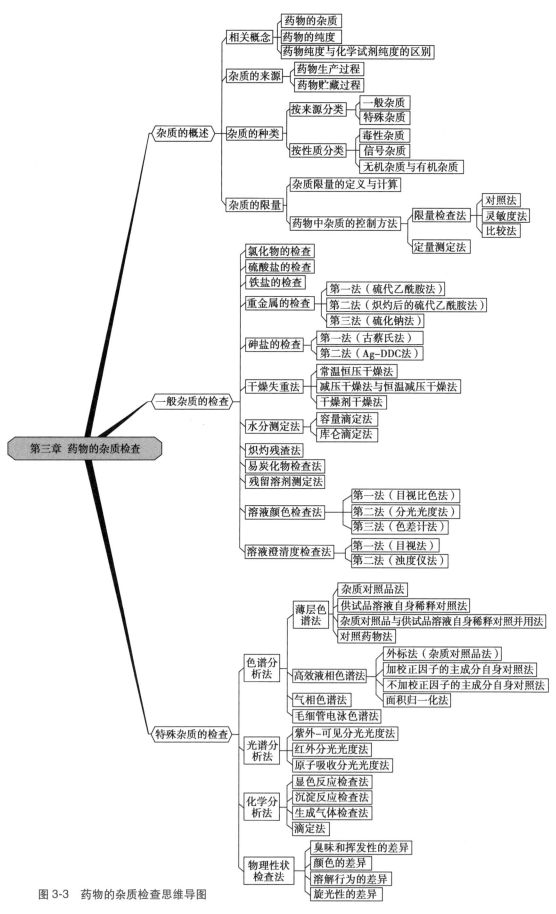

图 3-3 药物的杂质检查思维导图

目标检测

一、选择题

（一）单项选择题

1. 下列关于药物杂质的叙述正确的是（　　）

   A. 杂质可以完全除尽

   B. 杂质也具有一定的治疗作用

   C. 杂质的存在影响药物的纯度，但不会影响其稳定性

   D. 杂质的引入在药物生产与贮藏过程中不可避免

2. 葡萄糖中氯化物的检查属于哪种杂质限量检查方法（　　）

   A. 对照法　　　　　B. 灵敏度法　　　　　C. 比较法　　　　　D. 归一化法

3. 如果药物属于含芳环、杂环的有机药物，应采用何法检查重金属（　　）

   A. 第一法（硫代乙酰胺法）　　　　　　B. 第二法（炽灼后的硫代乙酰胺法）

   C. 第三法（硫化钠法）　　　　　　　　D. 第四法（古蔡氏法）

4. 溶液颜色检查中，若要配制黄色原液，则需选用哪一种试剂（　　）

   A. 重铬酸钾　　　　　B. 氯化钴　　　　　C. 硫酸铜　　　　　D. 氯化铁

5. 下面哪一种不是特殊杂质（　　）

   A. 肼　　　　　B. 肾上腺酮　　　　　C. 易炭化物　　　　　D. 对氨基苯甲酸

6. 下列描述哪一个是正确的比色方法（　　）

   A. 供试管与对照管同置白色背景下，从比色管上方向下观察

   B. 供试管与对照管同置白色背景下，从水平方向观察

   C. 供试管与对照管同置黑色背景下，从比色管上方向下观察

   D. 供试管与对照管同置白色背景下，从比色管下方向上观察

7. 砷盐的检查第二法又称为（　　）

   A. 二乙基二硫代氨基乙酸银法　　　　　B. 二乙基二硫代氨基甲酸银法

   C. 二甲基二硫代氨基甲酸银法　　　　　D. 二乙基二硫代氨基丙酸银法

8. 检查葡萄糖中的氯化物，取本品 0.60g，加水 25ml，加稀硝酸 10ml，依法检查，含重金属不得过 0.01%，应取 10μg/ml 的标准氯化钠溶液（　　）

   A. 6.0ml　　　　　B. 0.020ml　　　　　C. 0.0060ml　　　　　D. 0.20ml

9. 对干燥失重法的描述不正确的是（　　）

   A. 硅胶为常用的干燥剂

   B. 对受热不稳定的药物可采用减压干燥法

   C. 五氧化二磷可重复使用

   D. 硅胶可重复使用

10. 检查对乙酰氨基酚（扑热息痛）片剂中的硫酸盐杂质时，以何种标准溶液作为对照（　　）

A. 标准硫酸钾溶液　　　　　　　　　　　B. 标准氯化钠溶液

C. 标准硝酸铅溶液　　　　　　　　　　　D. 标准盐酸溶液

11. 用硝酸银试液作沉淀剂,进行药物中氯化物的检查时,为了调整溶液适宜的酸度和排除某些阴离子的干扰,应加入一定量的(　　)

A. 稀 HNO_3　　　　B. NaOH 试液　　　　C. 稀 H_2SO_4　　　　D. 稀 HCl

12. 用古蔡氏法检查药物中的砷盐时,能与砷化氢气体生成砷斑的是(　　)

A. 醋酸铅试纸　　　　B. 溴化汞试纸　　　　C. 氯化汞试纸　　　　D. 碘化汞试纸

13. 检查重金属时,若以硫代乙酰胺为显色剂,所用缓冲液及其 pH 为(　　)

A. 磷酸盐缓冲液,pH = 2.5　　　　　　　　B. 醋酸盐缓冲液,pH = 3.5

C. 醋酸盐缓冲液,pH = 4.5　　　　　　　　D. 醋酸盐缓冲液,pH = 5.5

14. 检查重金属时,为消除供试液颜色的干扰,可加入(　　)

A. 稀焦糖溶液　　　　B. 维生素 C　　　　C. 氯化钠　　　　D. 稀盐酸

15. 不属于一般杂质检查项目的的是(　　)

A. 氯化物　　　　B. 重金属　　　　C. 崩解度　　　　D. 砷盐

16. 古蔡氏法检查药物中的砷盐时,加入酸性氯化亚锡的作用是(　　)

A. 防止药物氧化　　　　　　　　　　　　B. 防止碘化钾氧化

C. 将 As^{3+} 氧化为 As^{5+}　　　　　　　　D. 将 As^{5+} 还原为 As^{3+}

17. 干燥剂干燥法适用于哪种类型的药物(　　)

A. 水分很难赶除的药物　　　　　　　　　B. 受热较稳定的药物

C. 熔点低的药物　　　　　　　　　　　　D. 易升华的药物

18.《中国药典》(2015 年版)检查硫酸阿托品中的莨菪碱,采用的方法是(　　)

A. 薄层色谱法　　　　　　　　　　　　　B. 紫外分光光度法

C. 旋光法　　　　　　　　　　　　　　　D. 高效液相色谱法

19. 药物中的重金属是指(　　)

A. 能与金属络合剂反应的金属　　　　　　B. 能与硫代乙酰胺试液反应显色的金属

C. 碱金属　　　　　　　　　　　　　　　D. 密度较大的金属

20. 铁盐检查法中使用的显色剂是(　　)

A. 过硫酸铵　　　　B. 稀盐酸　　　　C. 硫酸铁铵　　　　D. 硫氰酸铵

21. 易炭化物检查法中使用的显色剂是(　　)

A. 硫酸　　　　B. 盐酸　　　　C. 硝酸　　　　D. 冰醋酸

22. 水分测定法中使用的费休氏试液由碘、二氧化硫、吡啶和(　　)组成

A. 甲醛　　　　B. 甲酸　　　　C. 甲醇　　　　D. 甲烷

(二) 多项选择题

23.“信号杂质”是指(　　)

A. 氯化物　　　　　　　　B. 残留溶剂　　　　　　　　C. 重金属

D. 硫酸盐　　　　　　　　E. 砷盐

24. 下面选项属于砷盐检查方法的是( )

　　A. 硫氰酸法　　　　　　B. 巯基醋酸法　　　　C. 古蔡氏法

　　D. Ag-DDC法　　　　　　E. 白田道夫法

25. 属于特殊杂质的是( )

　　A. 肾上腺酮　　　　　　B. 重金属　　　　　　C. 肼

　　D. 对氨基苯甲酸　　　　E. 氯化物

26. 澄清度检查中的浊度标准贮备液由哪几种试剂制备而成( )

　　A. 硫酸肼　　　　　　　B. 甲醇　　　　　　　C. 丙酮

　　D. 香草醛　　　　　　　E. 乌洛托品

27. 干燥失重测定常用的干燥方法有( )

　　A. 恒温干燥　　　　　　B. 干燥剂干燥　　　　C. 减压恒温干燥

　　D. 减压室温干燥　　　　E. 冷冻干燥

28. 检查某药物中的氯化物,若药物本身有色,一般采用的方法为( )

　　A. 内消色法　　　　　　B. 外消色法　　　　　C. 薄层色谱法

　　D. 气相色谱法　　　　　E. 紫外-可见分光光度法

29. 干燥剂法常用的干燥剂有( )

　　A. 硝酸　　　　　　　　B. 硫酸　　　　　　　C. 五氧化二磷

　　D. 醋酸　　　　　　　　E. 硅胶

30. 在《中国药典》(2015年版)收录的"残留溶剂测定法"中,对第一类溶剂的描述正确的是( )

　　A. 毒性较大　　　　　　B. 对环境有害　　　　C. 尚无足够的毒理学资料

　　D. 尽量避免使用　　　　E. 具有致癌作用

二、问答题

1. 硫酸盐检查中加入盐酸的目的是什么?

2. 砷盐的检查中导气管中填充的醋酸铅棉花起什么作用?

3. 对药物进行铁盐检查时,若供试管与对照管色调不一致或在规定条件下加入硫氰酸铵后所呈颜色太浅而不能比较,应如何处理?

三、实例分析

1. 卡马西平有关物质的检查:取本品50mg,置50ml量瓶中,加甲醇25ml使溶解,用水稀释至刻度,摇匀,作为供试品溶液;精密量取1ml,置50ml量瓶中,用甲醇-水(1:1)稀释至刻度,摇匀,精密量取5ml,置50ml量瓶中,用甲醇-水(1:1)稀释至刻度,摇匀,作为对照品溶液。按照含量测定项下的色谱条件试验,精密量取对照品与供试品溶液各20μl,分别注入色谱仪,记录色谱图至主成分峰保留时间的6倍。供试品溶液色谱图中如有杂质峰,单个杂质峰面积不得大于对照溶液主峰面积,求卡马西平中有关物质的杂质限量。

2. 肾上腺素中酮体的检查:取本品 0.20g,置 100ml 量瓶中,加盐酸溶液(9→2000)溶解并稀释至刻度,摇匀,在 310nm 处测定吸光度不得超过 0.05。已知酮体的百分吸光系数为 435,求酮体的限量。

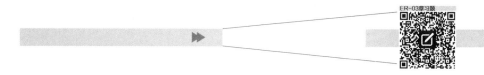

（曾煦欣）

实训情景三　药物杂质检查技术

任务一　葡萄糖的检查

一、实训目的

1. 掌握药物中一般杂质检查的操作及有关计算。

2. 熟悉葡萄糖原料药物的检查项目及方法。

3. 了解微生物限度检查法。

二、实训内容

（一）用品

1. **仪器**　旋光仪、酸度计、恒温水浴锅、纳氏比色管、恒温干燥箱、分析天平、高温电炉、坩埚、检砷瓶、培养皿等。

2. **试剂**　葡萄糖原料、氨试液、酚酞指示剂、氢氧化钠滴定液(0.02mol/)、1 号浊度标准液、稀硝酸、标准氢氧化钠溶液、硝酸银、稀盐酸、标准硫酸钾溶液、25%氯化钡溶液、碘试液、硫酸、磺基水杨酸溶液(1→5)、硫氰酸铵、硝酸、标准铁溶液、醋酸盐缓冲液(pH 3.5)、硫代乙酰胺试液、标准砷溶液、盐酸、碘化钾、酸性氯化亚锡、锌粒、醋酸铅棉花、溴化汞试纸、pH 7.0 的无菌氯化钠-蛋白胨缓冲液等。

（二）方法和步骤

1. **比旋度检查**　取本品约 10g,精密称定,置 100ml 量瓶中,加水适量与氨试液 0.2ml,溶解后,用水稀释至刻度,摇匀,放置 10 分钟,在 25℃时,依法测定(通则 0621),比旋度为+52.6°～+53.2°。

2. **酸度检查**　取本品 2.0g,加水 20ml 溶解后,加酚酞指示剂 3 滴与氢氧化钠滴定液(0.02mol/L) 0.20ml,应显粉红色。

3. **溶液的澄清度与颜色检查**　取本品 5.0g,加热水溶解后,放冷,用水稀释至 10ml,溶液应澄清无色;如显浑浊,与 1 号浊度标准液(通则 0902 第一法)比较,不得更浓;如显色,与对照液(取比色用氯化钴液 3.0ml,比色用重铬酸钾液 3.0ml 与比色用硫酸铜溶液 6.0ml,加水稀释成 50ml)1.0ml 加水稀释至 10ml 比较,不得更深。

4. **乙醇溶液的澄清度检查**　取本品 1.0g,加乙醇 20ml,置水浴上加热回流约 40 分钟,溶液应澄清。

5. 氯化物检查 取本品 0.60g,加水溶解使成 25ml,加稀硝酸 10ml;溶液如不澄清,应过滤;置 50ml 纳氏比色管中,加水使成约 40ml,摇匀,即得供试品溶液。取标准氯化钠溶液 6.0ml 置另一 50ml 纳氏比色管中,加稀硝酸 10ml,加水使成约 40ml,摇匀,即得对照溶液。分别向上述两支比色管中加入硝酸银 1.0ml,用水稀释至 50ml,摇匀,在暗处放置 5 分钟,同置黑色背景上,从比色管上方向下观察,供试溶液与对照溶液比较,不得更浓(0.01%)。

葡萄糖的氯化物检查

6. 硫酸盐检查 取本品 2.0g,加水溶解使成约 40ml;溶液如不澄清,应过滤;置 50ml 纳氏比色管中,加稀盐酸 2ml,摇匀,即得供试品溶液。取标准硫酸钾溶液 2.0ml 置另一 50ml 纳氏比色管中,加水使成约 40ml,加稀盐酸 2ml,摇匀,即得对照溶液。分别向上述两支比色管中加入 25%氯化钡溶液 5ml,用水稀释至 50ml,摇匀,放置 10 分钟,同置黑色背景上,从比色管上方向下观察,供试溶液与对照溶液比较,不得更浓(0.01%)。

7. 亚硫酸盐与可溶性淀粉的检查 取本品 1.0g,加水 10ml 溶解,加碘试液 1 滴,应即显黄色。

8. 干燥失重检查 取本品约 1g,置于 105℃干燥至恒重的扁型称量瓶中,精密称定。并将供试品平铺于瓶底,将称量瓶放入洁净的培养皿中,瓶盖半开或将瓶盖取下置称量瓶旁,放入恒温干燥箱内,在 105℃干燥 2 小时。取出后迅速盖好瓶盖,置干燥器内放冷至室温,迅速精密称重。再于 105℃干燥 1 小时,直至恒重,减失重量为 7.5%~9.5%。

9. 炽灼残渣 取本品 1.0~2.0g,置已炽灼至恒重的坩埚中,精密称定,缓缓炽灼至完全炭化,放冷,加硫酸 0.5~1ml 使湿润,低温加热至硫酸蒸气除尽后,在 700~800℃炽灼使完全灰化,移至干燥器内,放冷至室温,精密称定后,再在 700~800℃炽灼至恒重,计算限量,遗留残渣不得过 0.1%。

10. 蛋白质检查 取本品 1.0g,加水 10ml 溶解后,加磺基水杨酸溶液(1→5)3ml,不得发生沉淀。

11. 铁盐检查 取本品 2.0g,加水 20ml 溶解后,加硝酸 3 滴,缓慢煮沸 5 分钟,放冷,加水稀释制成 45ml,加硫氰酸铵溶液(30→100)3.0ml,摇匀,如显色,与标准铁溶液 2.0ml 用同法制成的对照溶液比较,不得更深(0.001%)。

12. 重金属检查 取 25ml 纳氏比色管 3 支,甲管(标准管)中加入 2.0ml 标准铅溶液与醋酸盐缓冲液(pH 3.5)2ml,加水使成 25ml,作为对照溶液;乙管(供试管)中加入本品 4.0g,加水 23ml 溶解后,加醋酸盐缓冲液(pH 3.5)2ml,作为供试溶液;丙管(标准加样管)中加入与乙管相同重量的供试品,加水适量使溶解,再加入与甲管相同量的标准铅溶液与醋酸盐缓冲液后,用水稀释成 25ml。分别向甲、乙、丙 3 管中加入硫代乙酰胺试液 2ml,摇匀,放置 2 分钟,同置白色背景下,自上向下透视比色,当丙管中显出的颜色不浅于甲管时,乙管中显示的颜色与甲管比较,不得更深(含重金属不得超过百万分之五)。如丙管中显出的颜色浅于甲管,应取样按第二法重新检查。

13. 砷盐检查

(1)检砷瓶的准备:测试前,先于导气管中装入醋酸铅棉花 60mg(装管高度为 60~80mm),再于旋塞的顶端平面上放一片溴化汞试纸(试纸大小以能覆盖导气管孔径而不露出平面外为宜),盖上旋塞盖并旋紧,即得。

葡萄糖的重金属检查

（2）标准砷斑的制备：精密量取标准砷溶液 2ml，置检砷瓶中，加盐酸 5ml 与水 21ml，再加碘化钾试液 5ml 与酸性氯化亚锡试液 5 滴，室温放置 10 分钟后，加锌粒 2g，立刻装上导气管，将检砷瓶置 25~40℃水浴中，反应 45 分钟，取出溴化汞试纸。

葡萄糖的砷盐检查

（3）供试品砷斑的制备：取本品 2.0g，置检砷瓶中，加水 5ml 溶解后，加稀硫酸 5ml 与溴化钾溴试液 0.5ml，置水浴上加热约 20 分钟，保持稍过量的溴存在，必要时再补加溴化钾溴试液适量，并随时补充蒸散的水分，放冷，加盐酸 5ml 与水适量使成 28ml，重复上述操作（自再加碘化钾试液 5ml 与酸性氯化亚锡试液 5 滴起，至反应 45 分钟），取出溴化汞试纸，将生成的砷斑与标准砷斑比较，不得更深（限量 0.001%）。

14. 微生物限度检查　取本品 10g，用 pH 7.0 的无菌氯化钠-蛋白胨缓冲液制成 1∶10 的供试液。

需氧菌总数、真菌和酵母菌总数：取供试溶液 1ml，依法检查（通则 1105 平皿法），每 1g 供试品中需氧菌总数不得超过 1000cfu，真菌和酵母菌总数不得超过 100cfu。

大肠埃希菌：取 1∶10 的供试溶液 10ml，依法检查（通则 1106），1g 供试品中不得检出。

三、实训注意

1. 限度检查应遵循平行操作原则，即供试品和对照管的实验条件应尽可能一致，包括实验用具的选择（如比色管刻度高低差异不应超过 2mm）、试剂的量取方法、操作顺序及反应时间等。

2. 比色、比浊前应将比色管内试剂充分混匀。比色方法是将两管同置白色背景上，从比色管上方向下观察，比较；比浊方法是将两管同置黑色背景上，从比色管上方向下观察，比较。使用过的比色管应及时清洗，注意不能用毛刷刷洗，可用重铬酸钾洗液浸泡。

3. 一般情况下供试品取样 1 份进行检查即可。如结果不符合规定或在限度边缘时，应对供试品和对照管各复检 2 份，方可判定。

4. 砷盐检查应注意以下几点

（1）新购置的检砷器在使用前应检查是否符合要求，同一套仪器应能辨别出标准砷溶液 1.5ml 与 2.0ml 所显砷斑的差异，使用的检砷器和试药应按本法作空白试验，均不得生成砷斑；

（2）不能用定性滤纸制备溴化汞试纸，因为会导致砷斑色暗、梯度不规律；

（3）检砷器的导气管应干燥；

（4）检砷器应不漏气，必要时可在各接头处涂少量融化的石蜡；

（5）砷斑遇光、热、湿气等即颜色变浅或褪色，因此，砷斑制成后应立即观察比较；

（6）锌粒的大小以通过一号筛为宜，锌粒太大时，用量应酌情增加。

5. 干燥失重的注意事项

（1）供试品颗粒较大或结块，应研细后干燥；

（2）称量时应尽量缩短称重时间，防止供试品吸收空气中的水分，特别是空气中湿度较大时，更须注意；

（3）如供试品采用其他方法干燥时，应严格按操作规程进行。

四、实训思考

1. 在氯化物、砷盐的检查中如何遵循平行原则？

2. 为什么在测定比旋度前需要向葡萄糖溶液中加入氨试液并放置 10 分钟？

任务二　药物中特殊杂质的检查

一、实训目的

1. 掌握比色法、薄层色谱法、紫外-可见分光光度法、旋光法、高效液相色谱法测定药物中特殊杂质的操作及有关计算。

2. 熟悉药物中特殊杂质检查的一般方法。

二、实训内容

（一）用品

1. 仪器　旋光仪、紫外分光光度计、高效液相色谱仪、十八烷基硅烷键合硅胶为填充剂的色谱柱（C_{18}柱）和硅胶薄层板等。

2. 试剂　葡萄糖注射液、肾上腺素、硫酸阿托品、阿司匹林、1%冰醋酸甲醇溶液、水杨酸对照品、乙腈-四氢呋喃-冰醋酸-水（20：5：5：70）流动相、硫酸肼、异丙醇-丙酮（3：2）、对二甲氨基苯甲醛试液、盐酸普鲁卡因、对氨基苯甲酸对照品、含1%庚烷磺酸钠的 0.05mol/L 磷酸二氢钾溶液（用磷酸调节至 pH 3.0）-甲醇（68：32）流动相、黄体酮、0.1mol/L 氢氧化钠甲醇溶液、甲醇-乙腈-水（25：35：40）流动相等。

（二）方法和步骤

1. 葡萄糖注射液中 5-羟甲基糠醛的检查（紫外-可见分光光度法）　精密量取本品适量（约相当于葡萄糖 1.0g），置 100ml 量瓶中，用水稀释至刻度，摇匀，照紫外-可见分光光度法（通则 0401），在 284nm 波长处测定，吸光度不得大于 0.32。

2. 肾上腺素中酮体的检查（紫外-可见分光光度法）　取本品，加盐酸（9→2000）制成每 1ml 中含 2.0mg 的溶液，照紫外-可见分光光度法（通则 0401），在 310nm 波长处测定，吸光度不得过 0.05。

3. 硫酸阿托品中莨菪碱的检查（旋光法）　取本品，按干燥品计算，加水溶解并制成每 1ml 中含 50mg 的溶液，依法测定（通则 0621），旋光度不得超过-0.40°。

4. 阿司匹林中游离水杨酸的检查（高效液相色谱法）　取本品约 0.1g，精密称定，置 10ml 量瓶中，加 1%冰醋酸的甲醇溶液适量，振摇使溶解，并稀释至刻度，摇匀，作为供试品溶液（临用新制）；取水杨酸对照品约 10mg，精密称定，置 100ml 量瓶中，加 1%冰醋酸的甲醇溶液适量使溶解，稀释至刻度，摇匀，精密量取 5ml，置 50ml 量瓶中，用 1%冰醋酸甲醇溶液稀释至刻度，摇匀，作为对照品溶液。照高效液相色谱法（通则 0512）试验。用十八烷基硅烷键合硅胶为填充剂（C_{18}色谱柱）；以乙腈-四氢呋喃-冰醋酸-水（20：5：5：70）为流动相，检测波长为 303nm。理论塔板数按水杨酸峰计算不低于 5000，阿司匹林峰与水杨酸峰的分离度应符合要求。立即精密量取供试品溶液与对照品溶液各 10μl，分别注入液相色谱仪，记录色谱图。供试品溶液色谱图中如有水杨酸峰保留时间一致的色谱峰，按外标法以峰面积计算，不得超过 0.1%。

5. 异烟肼中游离肼的检查(薄层色谱法) 取本品,加丙酮-水(1:1)溶解并稀释制成每1ml中约含100mg的溶液,作为供试品溶液;另取硫酸肼对照品加丙酮-水(1:1)溶解并稀释制成每1ml中约含0.08mg(相当于游离肼20μg)的溶液,作为对照品溶液;取异烟肼和硫酸肼各适量,加丙酮-水(1:1)溶解并稀释制成每1ml中分别含异烟肼100mg及硫酸肼0.08mg的混合溶液,作为系统适用性溶液。照薄层色谱法(通则0502)试验,吸取上述三种溶液各5μl,分别点于同一硅胶G薄层板上,以异丙醇-丙酮(3:2)为展开剂,展开,晾干,喷以乙醇制对二甲氨基苯甲醛试液,15分钟后检视。系统适用性溶液所显游离肼与异烟肼的斑点应完全分离,游离肼的R_f值约为0.75,异烟肼的R_f值约为0.56。在供试品溶液主斑点前方与对照品溶液斑点相应的位置上,不得显黄色斑点。

6. 盐酸普鲁卡因中对氨基苯甲酸的检查(高效液相色谱法) 取本品适量,精密称定,加水溶解并定量稀释制成每1ml中含0.2mg的溶液,作为供试品溶液;另取对氨基苯甲酸对照品适量,精密称定,加水溶解并定量稀释制成每1ml中含1μg的溶液,作为对照品溶液;取供试品溶液1ml和对照品溶液9ml混合均匀,作为系统适用性溶液。照高效液相色谱法(通则0512)试验,以十八烷基硅烷键合硅胶为填充剂(C_{18}色谱柱);以含1%庚烷磺酸钠的0.05mol/L磷酸二氢钾溶液(用磷酸调节至pH 3.0)-甲醇(68:32)为流动相;检测波长为279nm。取系统适用性试验溶液10μl,注入液相色谱仪,理论塔板数按对氨基苯甲酸峰计算不低于2000,普鲁卡因峰与对氨基苯甲酸峰的分离度应大于2.0。精密量取供试品溶液与对照品溶液各10μl,分别注入液相色谱仪,记录色谱图。供试品溶液色谱图中如有对氨基苯甲酸峰保留时间一致的色谱峰,按外标法以峰面积计算,不得过0.5%。

7. 黄体酮中有关物质的检查(高效液相色谱法)

(1)色谱条件与系统适用性试验:照高效液相色谱法(通则0512)测定。以辛烷基硅烷键合硅胶为填充剂;以甲醇-乙腈-水(25:35:40)为流动相;检测波长241nm。取本品25mg,置25ml量瓶中,加0.1mol/L氢氧化钠甲醇溶液10ml使溶解,置60℃水浴中保温4小时,放冷,用1mol/L盐酸溶液调至中性,用甲醇稀释至刻度,摇匀。取10μl注入液相色谱仪,调节流速使黄体酮峰的保留时间约为12分钟,黄体酮峰与相对保留时间约为1.1的降解产物峰的分离度应大于4.0。

(2)有关物质的检查:取本品适量,加甲醇溶解并稀释成每1ml中约含1mg的溶液,作为供试品溶液;精密量取1ml,置100ml量瓶中,加甲醇稀释至刻度,摇匀,作为对照溶液。按上述色谱条件,精密量取供试品溶液与对照溶液各10μl,分别注入液相色谱仪,记录色谱图至主成分峰保留时间的2倍,供试品溶液色谱图中如有杂质峰,单个杂质峰面积不得大于对照溶液主峰面积的0.5倍(0.5%),各杂质峰面积的和不得大于对照溶液主峰面积(1.0%)。供试品溶液色谱图中小于对照溶液主峰面积0.05倍的色谱峰忽略不计。

三、实训注意

1. 异烟肼经显色后呈棕橙色斑点,游离肼呈鲜黄色斑点,肼的检出灵敏度为0.1μg,控制的限量为0.02%。

2. 高效液相色谱法中流动相的配制应用色谱纯试剂与超纯水,使用前应用0.45μm微孔滤膜减压滤过并脱气处理。实验完毕后应用流动相冲洗色谱柱1小时,再用甲醇冲洗20分钟(最后色谱柱应在甲醇中保存)。

四、实训思考

1. 简要叙述本实验中几种特殊杂质的检查原理。

2. 高效液相色谱仪使用完毕后应将色谱柱保存在什么溶剂中?

(曾煦欣)

第四章

药典中常见定量分析方法概述

导学情景 ∨

情景描述：

　　药物剂量对治疗疾病至关重要，同一药品用量不同会出现不同的效果，剂量太小达不到有效的血药浓度，起不到治疗作用，剂量过大则容易引起中毒反应。有些药品因所治疾病不同，剂量也会有很大差异：例如阿司匹林用作解热镇痛药时每次 0.3～0.6g，用于治疗风湿性关节炎每次 0.6～1.0g，用于预防心肌梗死每次 0.05～0.1g，用于预防脑梗死时，每次 0.15～0.3g。

学前导语：

　　在药品生产过程中要严格控制药品成分的含量，以达到剂量准确，保证人民群众用药安全、有效。如何测定药品成分的含量？含量测定有哪些方法？原料药物与制剂的含量测定方法及计算是否相同？本章将结合《中国药典》（2015 年版），介绍药品常见定量分析方法及其计算，使学生掌握药品含量测定的知识与技能，为药品质量检测相应岗位打下基础。

　　药物定量分析是指运用化学、物理化学或生物化学的方法和技术，测定药品中有效成分或指标性成分的含量，它是评价药品质量、判断药物优劣的重要手段。药物定量分析可分为两大类，即基于化学或物理学原理的"含量测定"和基于生物学原理的"效价测定"。其中，效价测定法（包括微生物检定法、酶法、生物检定法）的方法建立与验证过程各具特殊性，本章将主要探讨基于化学或物理学原理的"含量测定"。对药物进行定量分析时，应按药品质量标准进行测定。

　　药物定量分析可选用化学分析法和仪器分析法。化学分析法包括重量分析法和容量分析法；仪器分析法包括电化学分析法、分光光度法和色谱法。对于化学原料药物的含量测定，由于其纯度较高、所含杂质较少，故强调测定结果的准确和重现，通常要求方法具有更高的准确度和精密度，因而首选容量分析法。对于药物制剂的含量测定，则因为制剂组成复杂、干扰物质多，且含量限度一般较宽，故更加强调方法的灵敏度和专属性，多采用具有分离能力的色谱分析法；在辅料不干扰测定时，也可采用光谱分析法。而对于药物制剂的常规检查，如溶出度、含量均匀度、释放度检查中药物的溶出量或含量的测定，由于分析样本量较大，限度也较宽，在辅料不干扰测定时选用光谱分析法。

　　随着仪器和检测技术的快速发展，仪器分析法的准确度和精密度越来越高，专属性也较强，尤其是色谱法对组分复杂、干扰成分较多品种的含量测定更显优势。国内外药典中应用仪器分析法进行药物含量测定日益普及。《中国药典》（2015 年版）中，现代分析技术得到进一步扩大应用。

第一节　容量分析法

一、基本原理

容量分析法是将一种已知准确浓度的溶液(滴定液)滴加到待测物质的溶液中,直到化学反应按计量关系完全作用为止,然后根据所用滴定液的浓度和体积计算出待测物质含量的一种分析方法,又称"滴定分析法"。

容量分析按化学反应类型不同分为酸碱滴定法、氧化还原滴定法、沉淀滴定法、配位滴定法等,在非水溶剂中进行的滴定称为非水溶液滴定法。

滴定分析法的仪器设备简单、易于操作、成本低、速度较快,其准确度和精密度都较高。在中外药典中广泛运用,尤其是原料药物的含量测定,原料药物纯度达到98.5%以上时首选容量分析法。

本章主要介绍几种在药物分析中常见的容量分析方法。

二、应用与实例

(一)酸碱滴定法

酸碱滴定法又称中和法,是以水溶液中的质子转移反应为基础的滴定分析法。酸碱滴定法在药品检验中的应用十分广泛,按滴定方式的不同,其操作方法可分为:

1. 直接滴定法　强酸、$c \cdot K_a \geq 10^{-8}$的弱酸、混合酸、多元酸都可用标准碱滴定液直接滴定;强碱、$c \cdot K_b \geq 10^{-8}$的弱碱都可用标准酸滴定液直接滴定。精密称取供试品适量,置于锥形瓶中,加入适当的溶剂使其溶解,加指示液数滴,用酸(碱)滴定液滴定至规定的突变颜色为终点。

2. 剩余滴定法　若药物难溶于水或有其他原因不宜采用直接滴定法时,可采用剩余滴定法,即精密称取供试品适量,置于锥形瓶中,加入适当的溶剂使其溶解,精密加入定量过量的酸(碱)滴定液待反应完全后,加指示液数滴,再用碱(酸)滴定液滴定至规定的突变颜色即为终点。

滴定分析中也可通过滴定过程中电位的变化情况判断终点,此方法称为电位滴定法。

实例 4-1　布洛芬含量测定

取本品约0.5g,精密称定,加中性乙醇(对酚酞指示液显中性)50ml溶解后,加酚酞指示液3滴,用氢氧化钠滴定液(0.1mol/L)滴定。每1ml氢氧化钠滴定液(0.1mol/L)相当于20.63mg的$C_{13}H_{18}O_2$。

解析:布洛芬的结构

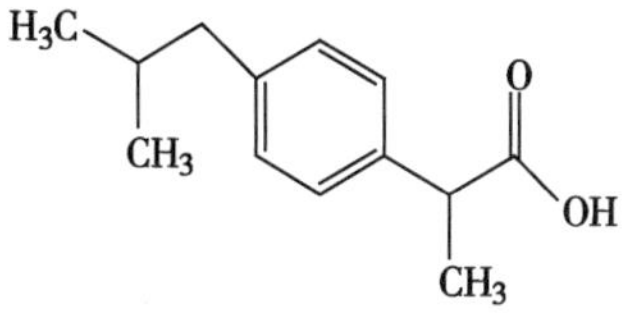

布洛芬因结构中含有羧基而显酸性,pK_a为5.2,能与氢氧化钠快速、完全反应生成盐。本法为直接滴定法。

实例 4-2　氯贝丁酯含量测定

取本品约 2g,精密称定,置锥形瓶中,加中性乙醇(对酚酞指示剂显中性)10ml 与酚酞指示液数滴,滴加氢氧化钠滴定液(0.1mol/L)至显粉红色,再精密加氢氧化钠滴定液(0.5mol/L)20ml,加热回流 1 小时至油珠完全消失,放冷,用新沸过的冷水洗涤冷凝管,洗液并入锥形瓶中,加酚酞指示液数滴,用盐酸滴定液(0.5mol/L)滴定,并将滴定的结果用空白试验校正。每 1ml 氢氧化钠滴定液(0.5mol/L)相当于 121.4mg 的 $C_{12}H_{15}ClO_3$。

解析:氯贝丁酯的结构

氯贝丁酯分子中不含酸性基团,不能用直接酸碱滴定法滴定,但氯贝丁酯含酯键,可在碱性溶液中定量水解,故可用剩余滴定法测定含量。此法可用于其他酯类药物测定。方法中"用氢氧化钠滴定液(0.1mol/L)滴定至粉红色"是为了中和氯贝丁酯中其他酸性杂质。

实例 4-3　丙戊酸钠含量测定

取本品约 0.5g,精密称定,加水 30ml 溶解后,加乙醚 30ml,照电位滴定法,用玻璃-饱和甘汞电极,用盐酸滴定液(0.1mol/L)滴定至 pH 4.5。每 1ml 盐酸滴定液(0.1mol/L)相当于 16.62mg 的 $C_8H_{15}NaO_2$。

解析:丙戊酸钠的结构

丙戊酸钠为强碱弱酸盐,在水溶液中呈碱性,本法为直接滴定法,但终点判断采用电位滴定法。

知识链接

《中国药典》(2015 年版)中有些品种采用以醇类为溶剂的氢氧化钠电位滴定法,该方法的应用范围为可溶于或略溶于醇类溶剂的品种。 一般醇类溶剂的加入量以 30~70ml 为宜,盐酸的加入量一般为 5ml 左右,对于那些分子结构中含有 2 分子盐酸的药物以及第一个突跃点已经足够大的样品也可以只加醇,不加盐酸(如盐酸氟桂利嗪等)。 该方法一般有两个突跃点,第一个突跃点是滴定游离酸根,第二个突跃点是滴定键合酸根。 因此在标准中说明了以第几个突跃点所消耗的体积计算,以避免误操作造成结果不准确(如盐酸洛贝林等)。

(二)非水溶液滴定法

非水溶液滴定法是在非水溶剂中进行滴定的方法。主要用来测定有机碱及其氢卤酸盐、磷酸盐、硫酸盐或有机酸盐,以及有机酸碱金属盐类药物的含量。也用于测定某些有机弱酸的含量。

以非水溶剂作为滴定介质,不仅能增大有机化合物的溶解度,而且能改变物质的
化学性质(例如酸碱性及其强度),使在水中不能进行完全的滴定反应能够顺利进
行,从而扩大了滴定分析的应用范围。本法在《中国药典》(2015 年版)含量测定方法
中仅用于酸碱非水溶液滴定,尤其是非水碱量法。

ER-4-1

非水溶剂的
种类

非水碱量法是用高氯酸滴定液(0.1mol/L)滴定碱性药物,主要用于含氮碱性有机药物及其氢
卤酸盐、硫酸盐、磷酸盐或有机酸盐的测定。这类药物碱性比较弱,一般在水溶液中用标准酸直接滴
定没有明显的突跃,终点难以观测,而使用冰醋酸作溶剂可提高药物的相对碱性强度,从而使滴定能
够顺利进行。

测定方法:除另有规定外,精密称取供试品适量[约消耗高氯酸滴定液(0.1mol/L)8ml],加冰醋
酸 10~30ml 使溶解,加各品种项下规定的指示液 1~2 滴,用高氯酸滴定液(0.1mol/L)滴定。终点颜
色应以电位滴定时的突跃点为准,并将滴定的结果用空白试验校正。

1. 有机弱碱的滴定 有机弱碱如胺类、生物碱类等,只要其在水溶液中的 $K_b \geq 10^{-10}$,都能在冰
醋酸介质中用高氯酸滴定液进行定量测定。如肾上腺素、尼可刹米的含量测定。对 $K_b < 10^{-10}$ 的极弱
碱,需使用冰醋酸-醋酐的混合溶液为介质,且随着醋酐用量的增加,滴定范围显著增大,如咖啡因。

2. 有机酸碱金属盐的滴定 由于有机酸的酸性较弱,其共轭碱(有机酸根)在冰醋酸中显较强
的碱性,故可用高氯酸滴定液直接滴定,以此法滴定有机酸的碱金属盐,既简便,又准确,应用较广,
如苯甲酸钠、水杨酸钠等。

3. 有机碱的氢卤酸盐的滴定 由于大多数有机碱难溶于水,且不太稳定,故常将有机碱与酸成
盐后再作药用,所用酸大多为氢卤酸,如盐酸麻黄碱、氢溴酸东莨菪碱等。由于氢卤酸的酸性较强,
可使滴定反应进行不完全,所以当用高氯酸滴定时应先加入一定量醋酸汞冰醋酸溶液,使形成难电
离的卤化汞,而氢卤酸盐则转变成可测定的醋酸盐,然后用高氯酸滴定,以结晶紫或其他适宜的指示
剂指示终点。

醋酸汞冰醋酸溶液用量按醋酸汞与氢卤酸的摩尔比(1:2)计算,可稍过量,一般加 3~5ml 以消
除氢卤酸的干扰,反应式如下:

$$2B \cdot HX + Hg(Ac)_2 = 2B \cdot HAc + HgX_2$$

知识链接

有机碱的氢卤酸盐的滴定由于加入醋酸汞具有一定毒性,《中国药典》(2015 年版)在氢卤酸盐原料
药物进行非水滴定时,采取改变溶剂使终点突跃增大的方法取代汞盐的使用。 通常可采用醋酸-醋酸酐
的溶剂组合,通过调整两者的比例,达到终点易于观察的要求,也可采用电位滴定的方法确定终点,如
盐酸二甲双胍、盐酸氯丙嗪的含量测定。

4. 有机碱的硫酸盐的滴定 由于硫酸的酸性强,用非水碱量法滴定有机碱的硫酸盐时,只能滴
定至 HSO_4^- 的程度,即在滴定过程中,SO_4^{2-} 作为共轭碱,只能吸收 1 个 H^+ 成 HSO_4^-。如硫酸阿托品和
硫酸奎宁的含量测定。

5. 有机碱的硝酸盐的滴定 此类药物滴定的产物为硝酸,可氧化破坏指示剂,因此只能用电位法指示终点。如硝酸毛果芸香碱的含量测定。

6. 有机碱的有机酸盐的滴定 冰醋酸或冰醋酸-醋酐的混合溶剂能增强有机碱的有机酸盐的碱性,因此可用高氯酸滴定液滴定,以结晶紫指示终点。如马来酸氯苯那敏(扑尔敏)、重酒石酸去甲肾上腺素等,其通式为 B·HA。滴定反应式如下:

$$B·HA+HClO_4 \rightarrow B·HClO_4+HA$$

实例 4-4 盐酸可乐定含量测定

取本品约 0.15g,精密称定,加冰醋酸 10ml 与醋酸汞试液 3ml,温热使溶解,放冷,加结晶紫指示液 1 滴,用高氯酸滴定液(0.1mol/L)滴定至溶液显蓝绿色,并将滴定结果用空白试验校正。每 1ml 高氯酸滴定液(0.1mol/L)相当于 26.66mg 的 $C_9H_9Cl_2N_3·HCl$。

解析:盐酸可乐定的结构

盐酸可乐定为有机碱的氢卤酸盐,加入醋酸汞是为了消除氢卤酸的干扰。由于冰醋酸的膨胀系数较大,所以若滴定样品和标定高氯酸滴定液时的温度差别超过 10℃ 时,应重新标定;若未超过 10℃ 时,则应对温度引起体积的改变进行校正。

$$N_1 = \frac{N_0}{1 + 0.0011(t_1 - t_0)} \qquad 式(4-1)$$

式中,0.0011 为冰醋酸的膨胀系数;t_0 为标定高氯酸滴定液时的温度;t_1 为滴定样品时的温度;N_0 为 t_0 时高氯酸滴定液的浓度;N_0 为 t_1 时高氯酸滴定液的浓度。

(三)氧化还原滴定法

氧化还原滴定法是建立在氧化还原反应基础上的一种滴定分析方法。根据所应用的氧化剂或还原剂不同,氧化还原滴定法有高锰酸钾法、重铬酸钾法、碘量法、铈量法、溴量法和亚硝酸钠法等。下面介绍在药物分析中运用较多的碘量法和亚硝酸钠滴定法。

1. 碘量法

(1)基本原理:碘量法是以碘作为氧化剂或以碘化物作为还原剂进行的氧化还原滴定分析方法。根据滴定方式的不同,碘量法分为直接碘量法和间接碘量法,间接碘量法又分为置换碘量法和剩余碘量法两种。

直接碘量法:直接碘量法是用碘滴定液直接滴定的方法。用于测定具有较强还原性的药物,I_2 作为氧化剂氧化被测定的药物,本身被还原为 I^-,可用淀粉指示剂指示终点,化学计量点后溶液中有多余的碘,与淀粉结合显蓝色;还可以利用碘自身的颜色指示终点,化学计量点后,溶液中稍过量的碘显黄色而指示终点。直接碘量法只能在酸性、中性及弱碱性溶液中进行。

剩余碘量法:剩余碘量法是在供试品中先加入一定量、过量的碘滴定液,待 I_2 与测定组分反应完全后,再用硫代硫酸钠滴定液滴定剩余的碘,根据与药物作用的碘的量来计算药物含量。

置换碘量法:置换碘量法主要用于强氧化剂的测定,如 $K_2Cr_2O_7$、H_2O_2 等。在供试品溶液中加入碘化钾,氧化剂将碘化钾氧化成碘,碘再用硫代硫酸钠滴定,用淀粉作指示剂。如《中国药典》(2015年版)硫代硫酸钠滴定液的标定即采用置换碘量法。

(2)应用:碘量法的测定范围广泛,可测定强还原性物质和强氧化性物质,如维生素 C、右旋糖酐20 葡萄糖注射液中的葡萄糖、制剂中的咖啡因等。使用碘量法应注意溶液酸度的控制、指示剂加入的时间、防止碘挥发和被空气氧化等。

实例 4-5 维生素 C 含量测定

取本品约 0.2g,精密称定,加新沸过的冷水 100ml 与稀醋酸 10ml 使溶解,加淀粉指示液 1ml,立即用碘滴定液(0.05mol/L)滴定,至溶液显蓝色并在 30 秒钟内不褪。每 1ml 碘滴定液(0.05mol/L)相当于 8.806mg 的 $C_6H_8O_6$。

解析:维生素 C 的结构

本法为直接碘量法。维生素 C 结构中具有连二烯醇结构,有较强的还原性,可用碘滴定液直接滴定。

实例 4-6 右旋糖酐20 葡萄糖注射液中葡萄糖的含量测定

精密量取本品 2ml,置碘瓶中,精密加碘滴定液(0.05mol/L)25ml,边振摇边滴加 NaOH 滴定液(0.1mol/L)50ml,在暗处放置 30 分钟,加稀硫酸 5ml,用硫代硫酸钠滴定液(0.1mol/L)滴定,至近终点时,加淀粉指示液 2ml,继续滴定至蓝色消失,并将滴定的结果用 0.12g(6%规格)或 0.20g(10%规格)的右旋糖酐20 做空白试验校正。每 1ml 碘滴定液(0.05mol/L)相当于 9.909mg 的 $C_6H_{12}O_6 \cdot H_2O$。

解析:本法为剩余碘量法。葡萄糖分子中的醛基有还原性,能在碱性条件下被 I_2 氧化成羧基。先加入一定量过量的碘滴定液,待反应完全后,用硫代硫酸钠滴定液滴定剩余的碘。

实例 4-7 葡萄糖酸锑钠的含量测定

取本品约 0.3g,精密称定,置具塞锥形瓶中,加水 100ml、盐酸 15ml 与碘化钾试液 10ml,密塞,振摇后,在暗处静置 10 分钟,用硫代硫酸钠滴定液(0.1mol/L)滴定,至近终点时,加淀粉指示液,继续滴定至蓝色消失,并将滴定的结果用空白试验校正。每 1ml 硫代硫酸钠滴定液(0.1mol/L)相当于 6.088mg 的锑(Sb)。

解析:本法为置换碘量法。葡萄糖酸锑钠将碘化钾氧化成碘,碘再用硫代硫酸钠滴定。

2. 亚硝酸钠滴定法

(1)基本原理:亚硝酸钠滴定法是利用亚硝酸钠在盐酸存在下可与具有芳香第一胺的化合物发生重氮化反应,定量生成重氮盐,根据滴定时消耗亚硝酸钠的量来计算药物含量的方法。《中国药典》(2015 年版)采用永停滴定法指示终点。

（2）应用：对于含有芳香第一胺或潜在芳香第一胺的化合物,可选用亚硝酸钠滴定法测定。

本法受滴定条件的影响很大,主要的滴定条件有：

1）酸的种类及浓度：重氮化反应的速度与酸的种类有关,在 HBr 中比在 HCl 中为快,在 HNO_3 或 H_2SO_4 中则较慢,但因 HBr 的价格较昂贵,故仍以 HCl 最为常用。

酸度高时反应速度快,因此加入过量的盐酸可加快反应的速度,可增加重氮盐在酸性溶液中的**稳定性**,同时可防止偶氮氨基化合物的形成。但酸的浓度也不可过高,否则将阻碍芳香第一胺的游**离**,反而影响重氮化反应的速度。

2）反应温度：重氮化反应的速度随温度升高而加快,但生成的重氮盐也能随温度的升高而加速分解。但若温度太高,可使亚硝酸逸失,因此选择在室温条件（10~30℃）下滴定。

3）滴定时加入溴化钾作为催化剂,以加快滴定反应的速度。

4）滴定的方式：插入铂-铂电极后,将滴定管尖端插入液面下约 2/3 处,一次将大部分亚硝酸钠滴定液在搅拌下迅速加入,在近终点时,将滴定管尖端提出液面,用少量水淋洗尖端,洗液并入溶液中,再缓缓滴定至终点。这样开始生成的 HNO_2 在剧烈搅动下,向四方扩散并立即与伯胺起反应,来不及逸失或分解,即可作用完全。近终点时,药物浓度极稀,滴定反应的速度变慢,所以应缓缓滴定。若使用自动永停终点仪,则直接将滴定管尖端和电极插入液面下,在磁力搅拌器搅拌下由仪器自动滴定。

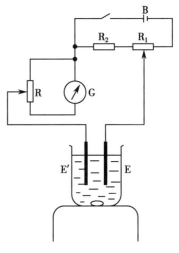

5）指示终点的方法：《中国药典》（2015 年版）采用永停滴定法指示终点。终点前,溶液中无亚硝酸,线路无电流通过；化学计量点后,溶液中有微量亚硝酸存在,电极即起氧化还原反应,电路中有电流通过,使电流计指针突然偏转,不再回复,即为终点。若用自动永停终点仪则可通过指示灯指示终点,终点时仪器指示灯亮,并发出蜂鸣声。永停滴定仪原理图见图 4-1。

图 4-1　永停滴定仪原理图

实例 4-8　盐酸克仑特罗含量测定

取本品约 0.25g,精密称定,置 100ml 烧杯中,加盐酸溶液（1→2）25ml 使溶解,再加水 25ml,照永停滴定法,用亚硝酸钠滴定液（0.05mol/L）滴定。每 1ml 亚硝酸钠滴定液（0.05mol/L）相当于 15.68mg 的 $C_{12}H_{18}C_{12}N_2O \cdot HCl$。

解析：盐酸克仑特罗的结构

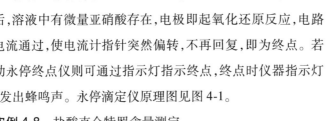

溴量法和铈量法

结构中含有芳香第一胺结构,故可用亚硝酸钠滴定法。

**容量分析法
测定药物含
量计算实例**

三、容量分析法中的有关计算

定量分析的结果是判断药品优劣的重要依据,计算方法因分析测定方法不同而异,原料药物与制剂含量表示方法也不同,原料药物的含量用百分含量表示,制剂的含量则用标示量的百分含量表示。

（一）原料药物的百分含量计算：

$$含量\ \% = \frac{m_{\mathrm{x}}}{m} \times 100\%$$ 式（4-2）

式中,m_{x} 为实测值;m 为供试品的重量。

（二）制剂标示量的百分含量计算：

$$标示量\ \% = \frac{每片（每支）实测量}{标示量} \times 100\%$$ 式（4-3）

若为片剂：

$$标示量\ \% = \frac{每片实测量}{标示量} \times 100\% = \frac{供试品中测得量 \times 平均片重（\mathrm{g}）}{供试品重（\mathrm{g}） \times 标示量} \times 100\%$$

若为注射剂：

$$标示量\ \% = \frac{每支实测量}{标示量} \times 100\% = \frac{供试品中测得量 \times 每支容量（\mathrm{ml}）}{供试品取样量（\mathrm{ml}） \times 标示量} \times 100\%$$

▶ **课堂活动**

若测定胶囊剂、乳剂等剂型标示量的百分含量，其计算公式应怎样变化?

（三）容量分析法测定原料药物及制剂含量的计算公式见表 4-1。

表 4-1 容量分析法测定原料药物及制剂含量的计算公式

方法	原料药物	制剂
直接滴定法	$含量\ \% = \dfrac{V \times T \times F}{m} \times 100\%$	片剂： $标示量\ \% = \dfrac{V \times T \times F \times \overline{W}}{m \times m_{\mathrm{S}}} \times 100\%$ 注射剂： $标示量\ \% = \dfrac{V \times T \times F \times 每支容量}{m \times m_{\mathrm{S}}} \times 100\%$
剩余滴定法	$含量\ \% = \dfrac{(V_0 - V) \times T \times F}{m} \times 100\%$	片剂： $标示量\ \% = \dfrac{(V_0 - V) \times T \times F \times \overline{W}}{m \times m_{\mathrm{S}}} \times 100\%$ 注射剂： $标示量\ \% = \dfrac{(V_0 - V) \times T \times F \times 每支容量}{m \times m_{\mathrm{S}}} \times 100\%$

式中:V 为供试品消耗滴定液的体积(ml);

V_0 为空白试验消耗滴定液的体积(ml);

T 为滴定度(mg/ml);

F 为滴定液的浓度校正因子,$F = \dfrac{滴定液实际浓度}{滴定液规定浓度}$;

m 为供试品的取样量(g 或 ml);

$\overline{W}$ 为平均片重(g);

m_S 为片剂或注射剂的标示量(g)。

知识链接

由于剩余滴定法测定药物含量时需应用到两种滴定液,因此计算时应注意各参数的滴定液种类,其中,V_0 为空白试验时消耗滴定液 B 的体积;V 为样品测定时消耗滴定液 B 的体积;F 为滴定液 B 的浓度校正因子;T 为滴定液 A 的滴定度。

实例 4-9 呋塞米原料药物含量测定

精密称取本品 0.4988g,加乙醇 30ml,微温使溶解,放冷,加甲酚红指示液 4 滴与麝香草酚蓝指示液 1 滴,用氢氧化钠滴定液(0.1003mol/L)滴定至溶液显紫红色,消耗氢氧化钠滴定液(0.1003mol/L)14.86ml;并将滴定结果用空白试验校正,消耗氢氧化钠滴定液(0.1003mol/L)0.05ml。每 1ml 氢氧化钠滴定液(0.1mol/L)相当于 33.07mg 的 $C_{12}H_{11}ClN_2O_5S$。按干燥品计算,含 $C_{12}H_{11}ClN_2O_5S$ 不得少于 99.0%。

解题思路:

$$直接滴定法 \rightarrow 公式:含量\% = \dfrac{V \times T \times F}{m} \times 100\%$$

$$V \rightarrow (14.86 - 0.05)ml;\quad T \rightarrow 33.07 \times 10^{-3}g/ml;\quad F \rightarrow \dfrac{0.1003mol/L}{0.1mol/L};\quad m \rightarrow 0.4988g$$

解:

$$含量\% = \dfrac{V \times T \times F}{m} \times 100\%$$

$$= \dfrac{(14.86 - 0.05) \times 33.07 \times 10^{-3} \times \dfrac{0.1003}{0.1}}{0.4988} \times 100\%$$

$$= 98.5\%$$

由于 98.5%<99.0%,故本品含量不合格。

(实际应用中,取样量应根据干燥失重结果扣除水分后按干燥品计算)

实例 4-10 司可巴比妥钠原料药物含量测定

精密称取本品 0.1043g,置 250ml 碘瓶中,加水 10ml,振摇使溶解,精密加溴滴定

ER-4-4

按干燥品计算药物含量实例

液(0.05mol/L)25ml,再加盐酸5ml,立即密塞并振摇1分钟,在暗处静置15分钟后,注意微开瓶塞,加碘化钾试液10ml,立即密塞,摇匀后,用硫代硫酸钠滴定液(0.1mol/L)滴定,至近终点时,加淀粉指示液,继续滴定至蓝色消失,并将滴定结果用空白试验校正。每1ml溴滴定液(0.05mol/L)相当于13.01mg的$C_{12}H_{17}N_2NaO_3$。按干燥品计算,含$C_{12}H_{17}N_2NaO_3$不得少于98.5%。已知样品消耗硫代硫酸钠滴定液(0.1012mol/L)17.20ml,空白实验消耗硫代硫酸钠滴定液(0.1012mol/L)25.02ml。

解题思路：

剩余滴定法 → 公式:含量 $\% = \dfrac{(V_0 - V) \times T \times F}{m} \times 100\%$

$V_0 \to 25.02\text{ml}; V \to 17.20\text{ml}; T \to 13.01 \times 10^{-3}\text{g/ml}$(溴滴定液);

$F \to \dfrac{0.1012\text{mol/L}}{0.1\text{mol/L}}$(硫代硫酸钠滴定液);$m \to 0.1043\text{g}$

解：

含量 $\% = \dfrac{(V_0 - V) \times T \times F}{m} \times 100\%$

$= \dfrac{(25.02 - 17.20) \times 13.01 \times 10^{-3} \times \dfrac{0.1012}{0.1}}{0.1043} \times 100\%$

$= 98.7\%$

由于98.7%>98.5%,故本品含量合格。

(实际应用中,取样量应根据干燥失重结果扣除水分后按干燥品计算)

实例4-11 甲苯磺丁脲片剂含量测定

取本品10片(规格0.5g),精密称定为5.9480g,研细,精密称取片粉0.5996g,加中性乙醇(对酚酞指示液显中性)25ml,微热使甲苯磺丁脲溶解,放冷,加酚酞指示液3滴,用氢氧化钠滴定液(0.1008mol/L)滴定至粉红色,消耗量18.47ml。每1ml氢氧化钠滴定液(0.1mol/L)相当于27.04mg的$C_{12}H_{18}N_2O_3S$。本品含甲苯磺丁脲($C_{12}H_{18}N_2O_3S$)应为标示量的95.0%~105%。试计算本品的标示量百分含量,并判断是否符合规定。

解题思路：

直接滴定法 → 片剂 → 公式:标示量 $\% = \dfrac{V \times T \times F \times \overline{W}}{m \times m_s} \times 100\%$

$V \to 18.47\text{ml}; T \to 27.04 \times 10^{-3}\text{g/ml}; F \to \dfrac{0.1008\text{mol/L}}{0.1\text{mol/L}};$

$\overline{W} \to \dfrac{5.9480\text{g}}{10}; m \to 0.5996\text{g}; m_s \to 0.5\text{g}$

解：

$$标示量\% = \frac{V \times T \times F \times \overline{W}}{m \times m_{s}} \times 100\%$$

$$= \frac{18.47 \times 27.04 \times 10^{-3} \times \dfrac{0.1008}{0.1} \times \dfrac{5.9480}{10}}{0.5996 \times 0.5} \times 100\%$$

$$= 99.9\%$$

本品含量合格。

实例 4-12　盐酸酚苄明注射液含量测定

精密量取本品(规格 1ml : 10mg)10ml,置水浴上蒸干,在 105℃ 干燥 30 分钟,放冷,加冰醋酸 10ml 与醋酸汞试液 5ml 溶解后,加结晶紫指示液 1 滴,用高氯酸滴定液(0.0503mol/L)滴定至溶液显蓝绿色,消耗高氯酸滴定液 5.93ml,空白试验消耗高氯酸滴定液 0.02ml。每 1ml 高氯酸滴定液 (0.05mol/L)相当于 17.02mg 的 $C_{18}H_{22}ClNO \cdot HCl$。本品应含盐酸酚苄明($C_{18}H_{22}ClNO \cdot HCl$)应为标示量的 90.0%～110.0%。试计算本品的标示量百分含量,并判断是否符合规定。

解题思路：

$$直接滴定法 \rightarrow 注射剂 \rightarrow 公式:标示量\% = \frac{V \times T \times F \times 每支容量}{m \times m_{s}} \times 100\%$$

$$V \rightarrow (5.93 - 0.02)\,ml;T \rightarrow 17.02mg/ml;F \rightarrow \frac{0.0503mol/L}{0.05mol/L};$$

$$每支容量 \rightarrow 1ml;m \rightarrow 10ml;m_{s} \rightarrow 10mg$$

解：

$$标示量\% = \frac{V \times T \times F \times 每支容量}{m \times m_{s}} \times 100\%$$

$$= \frac{(5.93 - 0.02) \times 17.02 \times \dfrac{0.0503}{0.05} \times 1}{10 \times 10} \times 100\%$$

$$= 101.2\%$$

本品含量合格。

点滴积累 ∨ ⋯⋯⋯⋯⋯⋯⋯⋯⋯⋯⋯⋯⋯⋯⋯⋯⋯⋯⋯⋯⋯⋯⋯⋯⋯⋯⋯⋯⋯⋯⋯⋯⋯⋯⋯⋯

1. 药物分析中的容量分析方法主要有酸碱滴定法、非水滴定法、氧化还原滴定法等。

2. 滴定方式有直接滴定和剩余滴定。

3. 容量分析多用于含量较高的原料药物的测定。

第二节　紫外-可见分光光度法

分光光度法是通过测定被测物质在特定波长处或一定波长范围内的吸光度或发光强度,对该物质进行定性和定量分析的方法。常用的技术包括紫外-可见分光光度法、红外分光光度法、荧光分光光度法和原子吸收分光光度法等。本节主要介绍在药品定量分析中应用广泛的紫外-可见分光光度法。

一、基本原理

单色光辐射穿过被测物质溶液时,在一定的浓度范围内被该物质吸收的量与该物质的浓度和液层的厚度(光路长度)成正比,其关系可以用朗伯-比尔定律表述如下:

$$A = \lg \frac{l}{T} = Ecl \qquad\qquad 式(4\text{-}4)$$

式中,A 为吸光度;T 为透光率;E 为吸收系数,常用的表示方法是 $E_{1cm}^{1\%}$,其物理意义为当溶液浓度为 1%(g/ml),液层厚度为 1cm 时的吸光度数值;c 为 100ml 溶液中所含物质的重量(按干燥品或无水物计算),g;l 为液层厚度,cm。

朗伯-比尔定律是紫外-可见分光光度法定量分析的依据,物质对光的选择性吸收波长,以及相应的吸收系数是该物质的物理常数。定量分析时,通常选择物质的最大吸收波长处测出吸光度,然后用对照品或吸收系数求算出被测物质的含量。

在一定条件下,物质的吸收系数是恒定的,且与入射光的强度、吸收池厚度及样品浓度无关。当已知某纯物质在一定条件下的吸收系数后,可用同样条件将该供试品配成溶液,测定其吸光度,即可由上式计算出供试品中该物质的含量。

▶ 课堂活动

某药物定量分析中,已测定出吸光度 A;已知吸收系数 $E_{1cm}^{1\%}$、液层厚度 l(cm),按照朗伯-比尔定律,如何计算溶液的浓度 c(g/100ml)?

二、应用与实例

有机化合物分子结构中如含有共轭体系、芳香环等发色基团,均可在紫外区(200~400nm)或可见光区(400~760nm)产生吸收。很多药物在可见光区本身并没有吸收,但在一定条件下加入显色试剂或经过处理显色后,即能对可见光产生吸收。

(一)测定方法

测定时,除另有规定外,应以配制供试品溶液的同批溶剂为空白对照,采用 1cm 的石英吸收池,在规定的吸收峰波长±2nm 以内测试几个点的吸光度,或由仪器在规定波长附近自动扫描测定,以核对供试品的吸收峰波长位置是否正确。除另有规定外,吸收峰波长应在该品种项下规定的波长±2nm 以内,并以吸光度最大的波长作为测定波长。一般供试品溶液的吸光度读数,以在 0.3~0.7 之间为宜。仪器的狭缝波带宽度应小于供试品吸收带的半高宽度的 1/10,否则测得的吸光度会偏低;狭缝宽度的选择,应以减小狭缝宽度时供试品的吸光度不再增大为准。由于吸收池和溶剂本身可能有空白吸收,因此测定供试品的吸光度后应减去空白读数,或由仪器自动扣除空白读数后再计算含量。

当溶液的 pH 对测定结果有影响时,应将供试品溶液的 pH 和对照品溶液的 pH 调成一致。

1. 对照品比较法　按各品种项下的方法,分别配制供试品溶液和对照品溶液,对照品溶液中所含被测成分的量应为供试品溶液中被测成分规定量的 100%±10%,所用溶剂也应完全一致,在规定的波长处测定供试品溶液和对照品溶液的吸光度后,按下式计算供试品中被测溶液的浓度:

$$c_X = \frac{A_X}{A_R} \times c_R \qquad\qquad 式(4\text{-}5)$$

式中,c_X 为供试品溶液的浓度;A_X 为供试品溶液的吸光度;c_R 为对照品溶液的浓度;A_R 为对照品溶液的吸光度。

实例 4-13 呋喃唑酮含量测定

避光操作。取本品约 20mg,精密称定,置 250ml 量瓶中,加 N,N-二甲基甲酰胺 40ml,振摇使溶解,用水稀释至刻度,摇匀;精密量取 10ml,置 100ml 量瓶中,用水稀释至刻度,摇匀,作为供试品溶液,照紫外-可见分光光度法,在 367nm 波长处测定吸光度;另取呋喃唑酮对照品,同法测定,计算,即得。

解析:本法为对照品比较法。

2. 吸收系数法 按各品种项下的方法配制供试品溶液,在规定的波长处测定其吸光度,再以该品种在规定条件下的吸收系数计算含量。用本法测定时,吸收系数通常应大于 100,并注意仪器的校正和检定。

实例 4-14 维生素 B_{12} 含量测定

避光操作。取本品,精密称定,加水溶解并定量稀释制成每 1ml 中约含 25μg 的溶液,作为供试品溶液,照紫外-可见分光光度法,在 361nm 波长处测定吸光度,按 $C_{63}H_{88}CoN_{14}O_{14}P$ 的吸收系数 $(E_{1cm}^{1\%})$ 为 207 计算,即得。

解析:本法为吸收系数法。

3. 比色法 供试品本身在紫外-可见光区没有强吸收,或在紫外光区虽有吸收但为了避免干扰或提高灵敏度,可加入适当的显色剂,使反应产物的最大吸收移至可见光区,这种测定方法称为比色法。

用比色法测定时,由于显色时影响显色深浅的因素较多,应取供试品与对照品或标准品同时操作。除另有规定外,比色法所用的空白系指用同体积的溶剂代替对照品或供试品溶液,然后依次加入等量的相应试剂,并用同样方法处理。在规定的波长处测定对照品和供试品溶液的吸光度后,按上述"1. 对照品比较法"计算供试品浓度。

当吸光度和浓度关系不呈良好线性时,应取数份梯度量的对照品溶液,用溶剂补充至同一体积,显色后测定各份溶液的吸光度,然后以吸光度与相应的浓度绘制标准曲线,再根据供试品的吸光度在标准曲线上查得其相应的浓度,并求出其含量。

实例 4-15 马来酸麦角新碱注射液含量测定

精密量取本品适量(约相当于马来酸麦角新碱 1.5mg),置 25ml 量瓶中,用水稀释至刻度,摇匀,精密量取 1ml,置具塞刻度试管中,精密加 1%酒石酸溶液 1ml 与对二甲氨基苯甲醛试液 4ml,摇匀,静置 5 分钟,照紫外-可见分光光度法,在 550nm 的波长处测定吸光度;另取马来酸麦角新碱对照品约 15mg,精密称定,置 250ml 量瓶中,加水适量使溶解并稀释至刻度,摇匀,同法测定。计算,即得。

解析:本法为比色法。马来酸麦角新碱虽然在紫外区有吸收,但测定其注射液含量时为了避免干扰,加入对二甲氨基苯甲醛与马来酸麦角新碱反应后显深蓝色,可在 550nm 波长处测定吸光度,对照品同法操作。

（二）仪器的校正和检定

为保证测量的精密度和准确度，所用仪器应按照国家计量检定规程或药典通则中的相应规定，定期进行校正检定。

1. **波长** 由于环境因素对机械部分的影响，仪器的波长经常会略有变动，因此除应定期对所用的仪器进行全面校正检定外，还应于测定前校正测定波长。常用汞灯中的较强谱线 237.83nm，253.65nm，275.28nm，296.73nm，313.16nm，334.15nm，365.02nm，404.66nm，435.83nm，546.07nm 与 576.96nm，或用仪器中氘灯的 486.02nm 与 656.10nm 谱线进行校正；钬玻璃在波长 279.4nm，287.5nm，333.7nm，360.9nm，418.5nm，460.0nm，484.5nm，536.2nm 与 637.5nm 处有尖锐吸收峰，也可作波长校正用，但因来源不同或随着时间的推移会有微小的变化，使用时应注意；近年来，常使用高氯酸钬溶液校正双光束仪器，以 10%高氯酸溶液为溶剂，配制含氧化钬（Ho_2O_3）4%的溶液，该溶液的吸收峰波长为 241.13nm，278.10nm，287.18nm，333.44nm，345.47nm，361.31nm，416.28nm，451.30nm，485.29nm，536.64nm 和 640.52nm。

仪器波长的允许误差为紫外光区±1nm，500nm 附近±2nm。

2. **吸光度的准确度** 可用重铬酸钾的硫酸溶液检定。取在 120℃ 干燥至恒重的基准重铬酸钾约 60mg，精密称定，用 0.005mol/L 硫酸溶液溶解并稀释至 1000ml，在规定的波长处测定并计算其吸收系数，并与规定的吸收系数比较，应符合表 4-2 中的规定。

表 4-2 分光光度计吸光度的检定

波长/nm	235（最小）	257（最大）	313（最小）	350（最大）
吸收系数（$E_{1cm}^{1\%}$）的规定值	124.5	144.0	48.6	106.6
吸收系数（$E_{1cm}^{1\%}$）的许可范围	123.0~126.0	142.8~146.2	47.0~50.3	105.5~108.5

3. **杂散光的检查** 可按表 4-3 所列的试剂和浓度，配制成水溶液，置 1cm 石英吸收池中，在规定的波长处测定透光率，应符合表 4-3 中的规定。

表 4-3 分光光度计杂散光的检查

试剂	浓度/%（g/ml）	测定用波长/nm	透光率/%
碘化钠	1.00	220	<0.8
亚硝酸钠	5.00	340	<0.8

（三）对溶剂的要求

含有杂原子的有机溶剂，通常均具有很强的末端吸收。因此，当做溶剂使用时，它们的使用范围均不能小于截止使用波长。例如甲醇、乙醇的截止使用波长为 205nm。另外，当溶剂不纯时，也可能增加干扰吸收。因此，在测定供试品前，应先检查所用的溶剂在供试品所用的波长附近是否符合要求，即将溶剂置 1cm 石英吸收池中，以空气为空白（即空白光路中不置任何物质）测定其吸光度。溶剂和吸收池的吸光度，在 220~240nm 范围内不得超过 0.40，在 241~250nm 范围内不得超过 0.20，在 251~300nm 范围内不得超过 0.10，在 300nm 以上时不得超过 0.05。

（四）吸收池

当吸收池中装入同一溶剂,在规定波长测定各吸收池的透光率,如透光率相差在0.3%以下者可配对使用,否则必须加以校正。石英比色皿适用于190~1100nm,玻璃比色皿适用于320~1100nm。

三、光谱学方法测定的有关计算

光谱学方法测定原料药物及制剂含量的计算公式见表4-4。

表 4-4　光谱学方法测定原料药物及制剂含量的计算公式

方法	原料药物	制剂
对照品比较法	$含量\% = \dfrac{c_R \times \dfrac{A_X}{A_R} \times D \times V}{m} \times 100\%$	片剂: $标示量\% = \dfrac{c_R \times \dfrac{A_X}{A_R} \times D \times V \times \overline{W}}{m \times m_S} \times 100\%$ 注射剂: $标示量\% = \dfrac{c_R \times \dfrac{A_X}{A_R} \times D \times V \times 每支容量}{m \times m_S} \times 100\%$
吸收系数法	$含量\% = \dfrac{\dfrac{A_X}{E_{1cm}^{1\%} \times 100} \times D \times V}{m} \times 100\%$	片剂: $标示量\% = \dfrac{\dfrac{A_X}{E_{1cm}^{1\%} \times 100} \times D \times V \times \overline{W}}{m \times m_S} \times 100\%$ 注射剂: $标示量\% = \dfrac{\dfrac{A_X}{E_{1cm}^{1\%} \times 100} \times D \times V \times 每支容量}{m \times m_S} \times 100\%$

式中,A_X 为供试品溶液的吸光度;　　　　c_R 为对照品溶液的浓度(g/ml);

A_R 为对照品溶液的吸光度;　　　　　　m 为供试品的取样量(g 或 ml);

D 为供试品的稀释倍数;　　　　　　　V 为供试品初次配制的体积(ml);

$E_{1cm}^{1\%}$ 为供试品的百分吸收系数;　　　$\overline{W}$ 为平均片重(g);

m_S 为片剂或注射剂的标示量(g)。

实例 4-16　对乙酰氨基酚原料药物含量测定

精密称取对乙酰氨基酚 0.0411g,置 250ml 量瓶中,加 0.4%氢氧化钠溶液 50ml 溶解后,加水至刻度,摇匀,精密量取 5ml,置 100ml 量瓶中,加 0.4%氢氧化钠溶液 10ml,加水至刻度,摇匀。照紫外-可见分光光度法,在 257nm 波长处测得吸光度为 0.582。按 $C_8H_9NO_2$ 的吸收系数($E_{1cm}^{1\%}$)为 715 计算对乙酰氨基酚的百分含量,并判断是否合格。本品按干燥品计算,含 $C_8H_9NO_2$ 应为 98.0%~102.0%。

解题思路:

$$吸收系数法 \rightarrow 原料药 \rightarrow 公式:含量\% = \dfrac{\dfrac{A_X}{E_{1cm}^{1\%} \times 100} \times D \times V}{m} \times 100\%$$

$$A_X \to 0.582; E_{1cm}^{1\%} \to 715; D \to \frac{100\text{ml}}{5\text{ml}}; V \to 250\text{ml}; m \to 0.0411\text{g}$$

注意：$\dfrac{A_X}{E_{1cm}^{1\%} \times 100} \to$ 计算出的 c_X 单位为 g/ml

解：

$$含量\% = \frac{\dfrac{A_X}{E_{1cm}^{1\%} \times 100} \times D \times V}{m} \times 100\%$$

$$= \frac{\dfrac{0.582}{715 \times 100} \times \dfrac{100}{5} \times 250}{0.0411} \times 100\%$$

$$= 99.0\%$$

本品含量合格。

实例 4-17　西咪替丁片含量测定

取本品(规格 0.2g)20 片，精密称定为 8.1035g，研细，精密称取 0.3072g，置 200ml 量瓶中，加盐酸溶液(0.9→1000)约 150ml，振摇使西咪替丁溶解后，再用上述溶剂稀释至刻度，摇匀，滤过，精密量取续滤液 2ml，置 200ml 量瓶中，用上述溶剂稀释至刻度，摇匀。照紫外-可见分光光度法，在 218nm 波长处测定吸光度为 0.585，$C_{10}H_{16}N_6S$ 的吸收系数($E_{1cm}^{1\%}$)为 774，计算西咪替丁标示量的百分含量，并判断是否合格。本品含西咪替丁($C_{10}H_{16}N_6S$)应为标示量的 93.0% ~ 107.0%。

解题思路：

吸收系数法 → 片剂 → 公式：$标示量\% = \dfrac{\dfrac{A_X}{E_{1cm}^{1\%} \times 100} \times D \times V \times \overline{W}}{m \times m_s} \times 100\%$

$$A_X \to 0.585; E_{1cm}^{1\%} \to 774; D \to \frac{200\text{ml}}{2\text{ml}}; V \to 200\text{ml};$$

$$\overline{W} \to \frac{8.1035\text{g}}{20}; m \to 0.3072\text{g}; m_s \to 0.2\text{g}$$

注意：$\dfrac{A_X}{E_{1cm}^{1\%} \times 100} \to$ 计算出的 c_X 单位为 g/ml

解：

$$标示量\% = \frac{\dfrac{A_X}{E_{1cm}^{1\%} \times 100} \times D \times V \times \overline{W}}{m \times m_s} \times 100\%$$

$$= \frac{\dfrac{0.585}{774 \times 100} \times \dfrac{200}{2} \times 200 \times \dfrac{8.1035}{20}}{0.3072 \times 0.2} \times 100\%$$

$$= 99.7\%$$

西咪替丁标示百分含量为99.7%,合格。

实例 4-18 甲氧苄啶注射液含量测定

精密量取本品(规格 2ml∶0.1g)1ml,置 25ml 量瓶中,用稀醋酸稀释至刻度,摇匀,精密量取 1ml 置 100ml 量瓶中,用稀醋酸稀释至刻度,摇匀,照紫外-可见分光光度法,在 271nm 波长处测定吸光度为 0.420。另精密称取甲氧苄啶对照品 0.051 34g,置 25ml 量瓶中,用稀醋酸稀释至刻度,精密量取 1ml 置 100ml 量瓶中,用稀醋酸稀释至刻度,摇匀,在 271nm 波长处测定吸光度为 0.416。计算甲氧苄啶标示量百分含量,并判断是否合格。本品含甲氧苄啶应为标示量的 95.0%~105.0%。

解题思路:

对照品比较法 → 注射剂 → 公式:标示量 % = $\dfrac{c_R \times \dfrac{A_X}{A_R} \times D \times V \times 每支容量}{m \times m_S} \times 100\%$

$c_R \to \dfrac{0.051\ 34g}{25ml} \times \dfrac{1ml}{100ml}$;$A_X \to 0.420$;$A_R \to 0.416$;$D \to \dfrac{100ml}{1ml}$;

$V \to 25ml$;每支容量 $\to 2ml$;$m \to 1ml$;$m_S \to 0.1g$

解:

$$标示量 \% = \frac{c_R \times \dfrac{A_X}{A_R} \times D \times V \times 每支容量}{m \times m_S} \times 100\%$$

$$= \frac{\dfrac{0.051\ 34}{25} \times \dfrac{1}{100} \times \dfrac{0.420}{0.416} \times \dfrac{100}{1} \times 25 \times 2}{1 \times 0.1} \times 100\%$$

$$= 103.7\%$$

甲氧苄啶的标示量百分含量为 103.7%,合格。

光谱学方法测定药物含量计算实例

点滴积累 ∨

1. 朗伯-比尔定律是分光光度法定量分析的依据。
2. 分光光度法应用于药物定量分析的测定方法有对照品比较法、吸收系数法、比色法、标准曲线法。
3. 仪器的校正和检定包括波长、吸光度的准确度、杂散光的检查。

第三节　色谱分析法

色谱分析法是现代分离分析的重要方法,以其高选择、高灵敏性在药典中得到广泛运用。在《中国药典》(2015 年版)中,使用的色谱法有高效液相色谱法、气相色谱法、离子色谱法等,尤其是高效液相色谱法在药物鉴别、杂质检查、含量测定等方面的运用更加普遍。本节主要介绍高效液相色谱法和气相色谱法。

一、高效液相色谱法

(一) 基本原理

高效液相色谱法是采用高压输液泵将规定的流动相泵入装有填充剂的色谱柱,对供试品进行分离测定的色谱方法。注入的供试品,由流动相带入色谱柱内,各组分在柱内被分离,并进入检测器检测,由积分仪或数据处理系统记录和处理色谱信号。

(二) 应用

1. 对仪器的一般要求和色谱条件 高效液相色谱仪由高压输液泵、进样器、色谱柱、检测器、积分仪或数据处理系统组成。其结构示意图如图4-2所示。

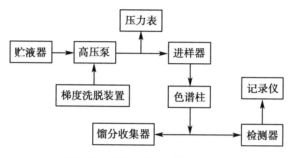

图4-2 高效液相色谱仪示意图

(1) 色谱柱:色谱柱内径一般为3.9~4.6mm,填充剂粒径为3~10μm。超高效液相色谱仪是适应小粒径(约2μm)填充剂的耐超高压、小进校量、低死体积、高灵敏度检测的高效液相色谱仪。

反相色谱柱:以键合非极性基团的载体为填充剂填充而成的色谱柱。常见的载体有硅胶、聚合物复合硅胶和聚合物等;常用的填充剂有十八烷基硅烷键合硅胶、辛基硅烷键合硅胶和苯基键合硅胶等。

正相色谱柱:用硅胶填充剂,或键合极性基团的硅胶填充而成的色谱柱。常用的填充剂有硅胶、氨基键合硅胶和氰基键合硅胶等。氨基键合硅胶和氰基键合硅胶也可用作反相色谱。

离子交换色谱柱:用离子交换填充剂填充而成的色谱柱。有阳离子交换色谱柱和阴离子交换色谱柱。

手性分离色谱柱:用手性填充剂填充而成的色谱柱。

色谱柱的内径与长度,填充剂的形状、粒径与粒径分布、孔径、表面积、键合基团的表面覆盖度、载体表面基团残留量,填充的致密与均匀程度等均影响色谱柱的性能,应根据被分离物质的性质来选择合适的色谱柱。

温度会影响分离效果,为改善分离效果可适当提高色谱柱的使用温度,但一般不宜超过60℃。

残余硅羟基未封闭的硅胶色谱柱,流动相的pH一般应在2~8之间。残余硅羟基已封闭的硅胶、聚合物复合硅胶或聚合物色谱柱可耐受更广泛pH的流动相,适合于pH小于2或大于8的流动相。

（2）检测器：最常用的检测器为紫外-可见分光检测器，包括二极管阵列检测器，其他常见的检测器有荧光检测器、蒸发光散射检测器、示差折光检测器、电化学检测器和质谱检测器等。

ER-4-6

HPLC 检测器的分类

紫外-可见分光检测器、荧光检测器、电化学检测器为选择性检测器，其响应值不仅与被测物质的量有关，还与其结构有关；蒸发光散射检测器和示差折光检测器为通用检测器，对所有物质均有响应，结构相似的物质在蒸发光散射检测器的响应值几乎仅与被测物质的量有关。

（3）流动相：反相色谱系统的流动相常用甲醇-水系统和乙腈-水系统，用紫外末端波长检测时，宜选用乙腈-水系统。流动相中应尽可能不用缓冲盐，如需用时，应尽可能使用低浓度缓冲盐。用十八烷基硅烷键合硅胶色谱柱时，流动相中有机溶剂一般不低于5%，否则易导致柱效下降、色谱系统不稳定。

正相色谱系统的流动相常用两种以上的有机溶剂，如二氯甲烷和正己烷等。

ER-4-7

HPLC 流动相溶剂的要求

品种正文项下规定的条件除填充剂种类、流动相组分、检测器类型不得改变外，其余如色谱柱内径与长度、填充剂粒径、流动相流速、流动相组分比例、柱温、进样量、检测器灵敏度等，均可适当改变，以达到系统适用性试验的要求。调整流动相组分比例时，当小比例组分的百分比例 $X \leqslant 33\%$ 时，允许改变范围为 $0.7X \sim 1.3X$；当 $X > 33\%$ 时，允许改变范围为 $X-10\% \sim X+10\%$。

当必须使用特定牌号的色谱柱方能满足分离要求时，可在该品种正文项下注明。

2. 系统适用性试验 色谱系统的适用性试验通常包括理论板数、分离度、灵敏度、拖尾因子和重复性等五个参数。

按各品种正文项下要求对色谱系统进行适用性试验，即用规定的对照品溶液或系统适用性试验溶液在规定的色谱系统进行试验，必要时，可对色谱系统进行适当调整，以符合要求。

（1）色谱柱的理论板数（n）：用于评价色谱柱的分离效能。由于不同物质在同一色谱柱上的色谱行为不同，采用理论板数作为衡量色谱柱效能的指标时，应指明测定物质，一般为待测物质或内标物质的理论板数。

在规定的色谱条件下，注入供试品溶液或各品种项下规定的内标物质溶液，记录色谱图，量出供试品主成分色谱峰或内标物质色谱峰的保留时间 t_R 和峰宽（W）或半高峰宽（$W_{h/2}$），按下式计算色谱柱的理论板数：

$$n = 16 \times \left(\frac{t_R}{W}\right)^2 \text{ 或 } n = 5.54 \times \left(\frac{t_R}{W_{h/2}}\right)^2 \qquad \text{式(4-6)}$$

（2）分离度（R）：用于评价待测物质与被分离物质之间的分离程度，是衡量色谱系统分离效能的关键指标。可以通过测定待测物质与已知杂质的分离度，也可以通过测定待测物质与某一指标性成分（内标物质或其他难分离物质）的分离度，或将供试品或对照品用适当的方法降解，通过测定待测物质与某一降解产物的分离度，对色谱系统分离效能进行评价与调整。

无论是定性鉴别还是定量测定,均要求待测物质色谱峰与内标物质色谱峰或特定的杂质对照色谱峰及其他色谱峰之间有较好的分离度。除另有规定外,待测物质色谱峰与相邻色谱峰之间的分离度应大于 1.5。分离度的计算公式为:

$$R = \frac{2 \times (t_{R_2} - t_{R_1})}{W_1 + W_2} \quad \text{或} \quad R = \frac{2 \times (t_{R_2} - t_{R_1})}{1.70 \times (W_{1,h/2} + W_{2,h/2})} \qquad \text{式(4-7)}$$

式中,t_{R_2} 为相邻两色谱峰中后一峰的保留时间;t_{R_1} 为相邻两色谱峰中前一峰的保留时间;W_1、W_2 及 $W_{1,h/2}$、$W_{2,h/2}$ 分别为此相邻两色谱峰的峰宽及半峰宽(图 4-3)。

(3)灵敏度:用于评价色谱系统检测微量物质的能力,通常以信噪比(S/N)来表示。通过测定一系列不同浓度的供试品或对照品溶液来测定信噪比。定量测定时,信噪比应不小于 10;定性测定时,信噪比应不小于 3。系统适用性试验中可以设置灵敏度实验溶液来评价色谱系统的检测能力。

(4)拖尾因子(T):用于评价色谱峰的对称性。拖尾因子计算公式为:

$$T = \frac{W_{0.05h}}{2d_1} \qquad \text{式(4-8)}$$

式中,$W_{0.05h}$ 为 5% 峰高处的峰宽;d_1 为峰顶在 5% 峰高处横坐标平行线的投影点至峰前沿与此平行线交点的距离(图 4-4)。

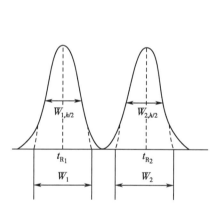

图 4-3 高效液相色谱图 Ⅰ

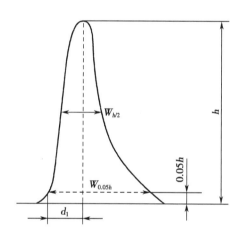

图 4-4 高效液相色谱图 Ⅱ

以峰高作定量参数时,除另有规定外,T 值应在 0.95~1.05 之间。

以峰面积作定量参数时,一般的峰拖尾或前伸不会影响峰面积积分,但严重拖尾会影响基线和色谱峰起止的判断和峰面积积分的准确性,此时应在品种正文项下对拖尾因子作出规定。

(5)重复性:用于评价色谱系统连续进样时响应值的重复性能。采用外标法时,通常取各品种项下的对照品溶液,连续进样 5 次,除另有规定外,其峰面积测量值的相对标准偏差应不大于 2.0%;采用内标法时,通常配制相当于 80%、100% 和 120% 的对照品溶液,加入规定量的内标溶液,配制成 3 种不同浓度的溶液,分别至少进样 2 次,计算平均校正因子,其相对标准偏差应不大于 2.0%。

3. 测定法

(1)内标法:按品种正文项下的规定,精密称(量)取对照品和内标物质,分别配成溶液,各精密量取适量,混合配成校正因子测定用的对照溶液。取一定量进样,记录色谱图。测量对照品和内标物质的峰面积或峰高,按下式计算校正因子:

$$校正因子(f) = \frac{A_S/c_S}{A_R/c_R}$$ 式(4-9)

式中,A_S为内标物质的峰面积或峰高;A_R为对照品的峰面积或峰高;c_S为内标物质的浓度;c_R为对照品的浓度。

再取各品种项下含有内标物质的供试品溶液,进样,记录色谱图,测量供试品中待测成分和内标物质的峰面积或峰高,按下式计算含量:

$$含量(c_X) = f \times \frac{A_X}{A'_S/c'_S}$$ 式(4-10)

式中,A_X为供试品的峰面积或峰高;c_X为供试品的浓度;A'_S为内标物质的峰面积或峰高;c'_S为内标物质的浓度;f为内标法校正因子。

采用内标法,可避免因供试品前处理及进样体积误差对测定结果的影响。

(2)外标法:按各品种项下的规定,精密称(量)取对照品和供试品,配制成溶液,分别精密取一定量,进样,记录色谱图,测量对照品溶液和供试品溶液中待测物质的峰面积(或峰高),按下式计算含量:

$$含量(c_X) = c_R \times \frac{A_X}{A_R}$$ 式(4-11)

式中,各符号意义同上。

由于微量注射器不易精确控制进样量,当采用外标法测定时,以手动进样器定量环或自动进样器进样为宜。

(3)加校正因子的主成分自身对照法:测定杂质含量时,可采用加校正因子的主成分自身对照法。在建立方法时,按各品种项下的规定,精密称(量)取待测物对照品和参比物质对照品各适量,配制待测物校正因子的溶液,进样,记录色谱图,按下式计算待测物的校正因子。

$$校正因子 = \frac{c_A/A_A}{c_B/A_B}$$ 式(4-12)

式中,c_A为待测物的浓度;A_A为待测物的峰面积或峰高;c_B为参比物质的浓度;A_B为参比物质的峰面积或峰高。

也可精密称(量)取主成分对照品和杂质对照品各适量,分别配制成不同浓度的溶液,进样,记录色谱图,绘制主成分浓度和杂质浓度对其峰面积的回归曲线,以主成分回归直线斜率与杂质回归直线斜率的比计算校正因子。

校正因子可直接载入各品种项下,用于校正杂质的实测峰面积。需作校正计算的杂质,通常以主成分为参比,采用相对保留时间定位,其数值一并载入各品种项下。

测定杂质含量时,按各品种项下规定的杂质限度,将供试品溶液稀释成与杂质限度相当的溶液,作为对照溶液;进样,记录色谱图,必要时,调节纵坐标范围(以噪声水平可接受为限)使对照溶液的主成分色谱峰的峰高约达满量程的10%~25%。除另有规定外,通常含量低于0.5%的杂质,峰面积的相对标准偏差(RSD)应小于10%;含量在0.5%~2%的杂质,峰面积的 RSD 应小于5%;含量大于2%的杂质,峰面积的 RSD 应小于2%。然后,取供试品溶液和对照溶液适量,分别进样。除另有规定外,供试品溶液的记录时间,应为主成分色谱峰保留时间的2倍,测量供试品溶液色谱图上各杂质的峰面积,分别乘以相应的校正因子后与对照溶液主成分的峰面积比较,计算各杂质含量。

(4)不加校正因子的主成分自身对照法:测定杂质含量时,若无法获得待测杂质的校正因子,或校正因子可以忽略,也可采用不加校正因子的主成分自身对照法。同上述(3)法配制对照溶液、进样调节纵坐标范围和计算峰面积的相对标准偏差后,取供试品溶液和对照溶液适量,分别进样。除另有规定外,供试品溶液的记录时间应为主成分色谱峰保留时间的2倍,测量供试品溶液色谱图上各杂质的峰面积并与对照溶液主成分的峰面积比较,依法计算杂质含量。

(5)面积归一化法:按各品种项下的规定,配制供试品溶液,取一定量进样,记录色谱图。测量各峰的面积和色谱图上除溶剂峰以外的总色谱峰面积,计算各峰面积占总峰面积的百分率。用于杂质检查时,由于仪器响应的线性限制,峰面积归一化法一般不宜用于微量杂质的检查。

(三)实例

实例 4-19 丙酸氯倍他索乳膏含量测定

色谱条件与系统适用性试验:用十八烷基硅烷键合硅胶为填充剂;以甲醇-水(65∶35)为流动相;检测波长为240nm。理论板数按丙酸氯倍他索峰计算不低于2000,丙酸氯倍他索峰与内标物质峰的分离度应符合要求。

内标溶液的制备:取醋酸氟轻松,加甲醇溶解并稀释制成每1ml中约含0.15mg的溶液,即得。

测定法:取本品适量(约相当于丙酸氯倍他索1mg),精密称定,置50ml量瓶中,精密加内标溶液5ml,加甲醇约30ml,置60℃水浴中加热5分钟,小心振摇使溶解,放冷,用甲醇稀释至刻度,摇匀,置冰浴中冷却2小时以上,取出后迅速滤过,取续滤液放至室温,作为供试品溶液,取20μl注入液相色谱仪,记录色谱图;另取丙酸氯倍他索对照品,精密称定,加甲醇溶液并定量稀释制成每1ml中约含0.2mg的溶液,精密量取该溶液5ml与内标溶液5ml,置50ml量瓶中,用甲醇稀释至刻度,摇匀,取20μl注入液相色谱仪,记录色谱图。按内标法以峰面积计算,即得。

解析:本法为内标法。

实例 4-20 茶苯海明片含量测定

色谱条件与系统适用性试验:用十八烷基硅烷键合硅胶为填充剂;以甲醇-三乙胺缓冲液(1∶1)为流动相;检测波长为225nm。取茶碱和茶苯海明,加流动相溶解并稀释制成每1ml中各约含20μg的溶液,取10μl注入液相色谱仪,记录色谱图,出峰顺序依次为茶碱、8-氯茶碱与苯海拉明,理论板数按苯海拉明峰计算不低于2000,茶碱峰与8-氯茶碱峰的分离度应符合要求。

测定法:取本品20片,精密称定,研细,精密称取适量(约相当于苯海拉明40mg),置100ml量瓶中,加流动相适量,超声使溶解,并用流动相稀释至刻度,摇匀,滤过,取续滤液作为供试品溶液,精密量取10μl注入液相色谱仪,记录色谱图;另取茶苯海明对照品,精密称定,加流动相溶解并定量稀释制成每1ml中约含0.4mg,同法测定。按外标法以峰面积分别计算茶苯海明与8-氯茶碱的含量,即得。

解析:本法为外标法。

二、气相色谱法

（一）基本原理

气相色谱法系采用气体为流动相（载气）流经装有填充剂的色谱柱进行分离测定的色谱方法。物质或其衍生物汽化后，被载气带入色谱柱进行分离，各组分先后进入检测器，用数据处理系统记录色谱信号。

（二）应用

气相色谱在《中国药典》（2015 年版）中主要用于溶剂残留量的检查、乙醇测定、挥发性杂质检查、维生素 E 及其制剂的含量测定。

1. 对仪器的一般要求　所用的仪器为气相色谱仪，由载气源、进样部分、色谱柱、柱温箱、检测器和数据处理系统等组成。进样部分、色谱柱和检测器的温度均应根据分析要求适当设定。

（1）载气源：气相色谱法的流动相为气体，称为载气，氦、氮和氢可用作载气，可由高压钢瓶或高纯度气体发生器提供，经过适当的减压装置，以一定的流速经过进样器和色谱柱；根据供试品的性质和检测器种类选择载气，除另有规定外，常用载气为氮气。

（2）进样部分：进样方式一般可采用溶液直接进样、自动进样或顶空进样。

溶液直接进样采用微量注射器、微量进样阀或有分流装置的汽化室进样；采用溶液直接进样或自动进样时，进样口温度应高于柱温 30~50℃，进样量一般不超过数微升；柱径越细，进样量应越少，采用毛细管柱时，一般应分流以免过载。

顶空进样适用于固体和液体供试品中挥发性组分的分离和测定。将固态或液态的供试品制成供试液后，置于密闭小瓶中，在恒温控制的加热室中加热至供试品中挥发性组分在液态和气态达至平衡后，由进样器自动吸取一定体积的顶空气注入色谱柱中。

（3）色谱柱：色谱柱为填充柱或毛细管柱。填充柱的材质为不锈钢或玻璃，内径为 2~4mm，柱长为 2~4m，内装吸附剂、高分子多孔小球或涂渍固定液的载体。粒径为 0.18~0.25mm、0.15~0.18mm 或 0.125~0.15mm。常用载体为经酸洗并硅烷化处理的硅藻土或高分子多孔小球，常用固定液有甲基聚硅氧烷、聚乙二醇等。毛细管柱的材质为玻璃或石英，内壁或载体经涂渍或交联固定液，内径一般为 0.25mm、0.32mm 或 0.53mm，柱长 5~60m，固定液膜厚 0.1~5.0μm，常用的固定液有甲基聚硅氧烷、不同比例组成的苯基甲基聚硅氧烷、聚乙二醇等。

新填充柱和毛细管柱在使用前需老化处理，以除去残留溶剂及易流失的物质，色谱柱如长期未用，使用前应老化处理，使基线稳定。

（4）柱温箱：由于柱温箱温度的波动会影响色谱分析结果的重现性，因此柱温箱控温精度应在 ±1℃，且温度波动小于每小时 0.1℃。温度控制系统分为恒温和程序升温两种。

（5）检测器：适合气相色谱法的检测器有火焰离子化检测器（FID）、热导检测器（TCD）、氮磷检测器（NPD）、火焰光度检测器（FPD）、电子捕获检测器（ECD）、质谱检测器（MS）等。火焰离子化检测器对碳氢化合物响应良好，适合检测大多数的药物；氮磷检测器对含氮、磷元素的化合物灵敏度高；火焰光度检测器对含磷、硫元素的化合物灵敏度高；电子捕获检测器适于含卤素的化合物；质谱检测器还能给出供试品某个成分相应的结构信息,可用于结构确证。除另有规定外,一般用火焰离子化检测器,用氢气作为燃气,空气作为助燃气。在使用火焰离子化检测器时,检测器温度一般应高于柱温,并不得低于150℃,以免水汽凝结,通常为250~350℃。

(6)数据处理系统:分为记录仪、积分仪以及计算机工作站等。各品种项下规定的色谱条件,除检测器种类、固定液品种及特殊指定的色谱柱材料不得改变外,其余如色谱柱内径、长度、载体牌号、粒度、固定液涂布浓度、载气流速、柱温、进样量、检测器的灵敏度等,均可适当改变,以适应具体品种并符合系统适用性试验的要求。一般色谱图约于30分钟内记录完毕。

2. 系统适用性试验 除另有规定外,应照高效液相色谱法项下的规定。

3. 测定法 内标法、外标法、面积归一化法和标准溶液加入法。

由于气相色谱法的进样量一般仅数微升,为减小进样误差,尤其当采用手工进样时,由于留针时间和室温等对进样量也有影响,故以采用内标法定量为宜;当采用自动进样器时,由于进样重复性的提高,在保证分析误差的前提下,也可采用外标法定量。当采用顶空进样时,由于供试品和对照品处于不完全相同的基质中,故可采用标准溶液加入法,以消除基质效应的影响;当标准溶液加入法与其他定量方法结果不一致时,应以标准加入法结果为准。

(三)实例

实例4-21 各种含乙醇制剂中乙醇的含量测定(20℃)

色谱条件与系统适用性试验:用直径为0.18~0.25mm的二乙烯苯-乙基乙烯苯型高分子多孔小球作为载体,柱温为120~150℃。理论板数按正丙醇峰计算应不低于700,乙醇峰与正丙醇峰的分离度应大于2.0。

校正因子测定:精密量取恒温至20℃无水乙醇4ml、5ml和6ml,分别置100ml量瓶中,分别精密加入恒温至20℃正丙醇(内标物质)5ml,用水稀释至刻度,摇匀(必要时可进一步稀释)。取上述三种溶液各适量,注入气相色谱仪,分别连续进样3次,测定峰面积,计算校正因子,所得校正因子的相对标准偏差不得大于2.0%。

测定法:精密量取恒温至20℃的供试品溶液适量(相当于乙醇约5ml),置100ml量瓶中,精密加入恒温至20℃的正丙醇5ml,用水稀释至刻度,摇匀(必要时可进一步稀释),取适量注入气相色谱仪,测定峰面积,按内标法以峰面积计算,即得。

解析: 本法为内标法。

实例4-22 林旦乳膏的含量测定

色谱条件与系统适用性试验:以5%苯基-95%甲基聚硅氧烷为固定液的毛细管柱为色谱柱,柱温为190℃,检测器为电子捕获检测器。理论板数按林旦峰计算应不低于5000,林旦峰与α-六六六峰间的分离度应大于3.0。

测定法:取本品适量(约相当于林旦10mg),精密称定,置100ml量瓶中,加丙酮溶解并稀释至刻度,摇匀(必要时用0.45μm微孔滤膜滤过),精密量取2ml,置50ml量瓶中,用环己烷稀释至刻度,摇匀,精密量取5ml,置100ml量瓶中,用环己烷稀释至刻度,摇匀,作为供试品溶液,精密量取1μl注入气相色谱仪,记录色谱图;另取林旦对照品约10mg,精密称定,置100ml量瓶中,加丙酮使溶解并稀释至刻度,摇匀,精密量取 2ml,置 50ml 量瓶中,用环己烷稀释至刻度,摇匀,精密量取 5ml,置 100ml 量瓶中,用环己烷稀释至刻度,摇匀,同法测定。按外标法以峰面积计算,即得。

解析:本法为外标法。

三、色谱联用技术及其应用简介

质谱法(MS)是在离子源中将分子解离成气态离子,测定生成离子的质量和强度(质谱),进行定性和定量分析的一种常用谱学分析方法。

(一) 液相色谱-质谱联用技术

高效液相色谱-质谱联用技术(LC-MS)将高分离能力、使用范围极广的液相色谱分离技术(包括高效毛细管电泳、毛细管高效液相色谱)与高灵敏、高专属的质谱技术结合起来,成为一种强有力、多用途的定性、定量分析工具。

目前,高效液相色谱-质谱联用技术在药学领域主要应用于:药物(包括生物大分子)结构信息的获取、分子质量的确定;药物质量控制(尤其是药物杂质、异构体、抗生素组分的分析,药物稳定性及降解产物研究);药物的体内过程分析、药物代谢产物研究、临床血药浓度检测、代谢组学、蛋白组学、高通量药物筛选研究等。

高效液相色谱-质谱联用仪器由高效液相色谱系统(进样系统)、色谱-质谱接口(离子源和真空接口)、质量分析器等部分组成,图 4-5 是 LC-MS 仪器的组成框架结构示意图。

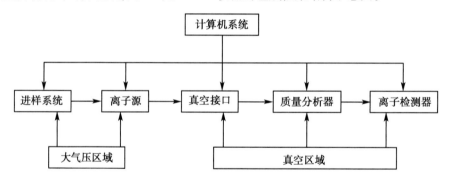

图 4-5 LC-MS 仪器的组成框架结构示意图

经进样系统引入的待测化合物,在离子源中生成各种气态正离子(或负离子);这些离子经真空接口进入质量分析器,按质荷比(m/z)分离后,被离子检测器检测,检测信号经转换、计算机系统处理后,获得待测化合物的质谱图;若待测样品经色谱分离后,被部分或全部的依次引入离子源时,将获得该待测样品的色谱图。

定量分析采用选择离子检测或选择反应检测、多反应检测等方式,通过测定某一特定离子或多个离子的丰度,并与已知标准物质的响应比较,质谱法可以实现高专属性、高灵敏度的定量分析。外标法和内标法是质谱常用的定量方法,内标法具有更高的准确度。

LC-MS 将液相色谱与质谱联用,特别适合组分复杂样品和微痕量样品的分离分析。对于一些成分复杂多样、分离提纯难度大的样品,使用液质联用技术不需要对样品进行烦琐和复杂的前处理,因此在中药成分分析、抗生素分析、体内药物分析等方面得到广泛应用。

实例 4-23 千里光中毒性成分阿多尼弗林碱的检查

千里光为近年来新发现的有严重肝、肾功能损害的毒性植物,国内多种中成药中含有千里光。经研究考证发现,中国产的千里光与国外报道的植物物种不同,中国产的千里光毒性成分阿多尼弗林碱含量极低,甚至检测不到。为合理利用国产资源,针对千里光中毒性成分无发色团、含量痕量的特点,《中国药典》(2015 年版)采用 LC-MS 方法对该毒性成分进行定量限量测定。

色谱、质谱条件与系统适用性试验:以十八烷基硅烷键合硅胶为填充剂;以乙腈-0.5%甲酸溶液(7:93)为流动相;采用单级四极杆质谱检测器,电喷雾离子化(ESI)正离子模式下选择质荷比(m/z)为 366 离子进行检测。理论板数按阿多尼弗林碱峰计算应不低于 8000。

校正因子测定:取野百合碱对照品适量,精密称定,加 0.5%甲酸溶液制成每 1ml 含 0.2μg 的溶液,作为内标溶液。

取阿多尼弗林碱对照品适量,精密称定,加 0.5%甲酸溶液制成每 1ml 含 0.1μg 的溶液,作为对照品溶液。精密量取对照品溶液 2ml,置 5ml 量瓶中,精密加入内标溶液 1ml,加 0.5%甲酸溶液至刻度,摇匀,吸取 2μl,注入液相色谱-质谱联用仪,计算校正因子。

测定法:取本品粉末(过三号筛)约 0.2g,精密称定,置具塞锥形瓶中,精密加入 0.5%甲酸溶液 50ml,称定重量,超声处理(功率 250W,频率 40kHz)40 分钟,放冷,再称定重量,用 0.5%甲酸溶液补足减失的重量,摇匀,滤过;精密量取续滤液 2ml 置 5ml 量瓶中,精密加入内标溶液 1ml,加 0.5%甲酸溶液至刻度,摇匀,吸取 2μl,注入液相色谱-质谱联用仪,测定,即得。

本品按干燥品计算,含阿多尼弗林碱($C_{18}H_{23}NO_7$)不得超过 0.004%。

(二)气相色谱-质谱联用技术(GC-MS)

《中国药典》(2015 年版)通则增订了中药材农药残留量测定法,其中包括了用气相色谱-质谱联用技术测定 74 种农残,为中药材农残测定确定了分析方法,具有更好的特异性和灵敏性。

气相色谱-质谱联法(GC-MS)将高效的气相色谱分离技术与能够提供丰富结构信息和专属性定量结果的质谱技术相结合,广泛应用于易挥发的或经衍生化处理后易挥发的有机物分析。GC-MS 法与 LC-MS 法互补,已成为药物研究、生产、临床检测的重要技术手段。

GC-MS 联用仪器由图 4-6 所示的各部分组成。

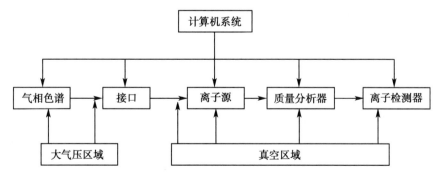

图 4-6 GC-MS 仪器的组成框架结构示意图

气相色谱仪在大气压下分离待测样品中的各组分;接口把气相色谱流出的各组分导入处于真空状态的质谱仪,起着气相色谱和质谱之间适配器的作用;质谱作为气相色谱的检测器,将分离后的各组分分别离子化、离子检测;计算机系统用于气相色谱、接口和质谱仪的控制,同时进行数据采集和处理。

操作时应注意选用高纯氦气作为载气;GC-MS 所用毛细管色谱柱应为 MS 专用柱。为防止质谱仪被污染,供试样品应采用非水溶剂溶解,浓度一般控制在 ppb 级。比较复杂的混合物样品一般不宜直接进样。

实例 4-24 《中国药典》(2015 年版)农药多残留量测定法-质谱法

气相色谱-串联质谱法

色谱条件 以 5%苯基甲基聚硅氧烷为固定液的弹性石英毛细管柱(30m×0.25mm×0.25μm 色谱柱)。进样口温度 240℃,不分流进样。载气为高纯氦气(He)。进样口为恒压模式,柱前压力为 146kPa。程序升温:初始温度 70℃,保持 2 分钟,先以每分钟 25℃升温至 150℃,再以每分钟 3℃升温至 200℃,最后以每分钟 8℃升温至 280℃,保持 10 分钟。

质谱条件 以三重四极杆串联质谱仪检测;离子源为电子轰击源(EI),离子源温度 230℃。碰撞气为氮气或氩气。质谱传输接口温度 280℃。质谱监测模式为多反应监测(MRM),为提高检测灵敏度,可根据保留时间分段监测各农药。

对照品贮备溶液的制备 精密称取农药对照品适量,根据各农药溶解性加乙腈或甲苯分别制成每 1ml 含 1000μg 的溶液,即得。

内标贮备溶液的制备 取氘代莠去津和氘代倍硫磷对照品适量,精密称定,加乙腈溶解并制成每 1ml 各含 1000μg 的混合溶液,即得。

混合对照品溶液的制备 精密量取上述各对照品贮备液适量,用含 0.05%醋酸的乙腈分别制成每 1L 含 100μg 和 1000μg 的两种溶液,即得。

内标溶液的制备 精密量取内标贮备溶液适量,加乙腈制成每 1ml 含 6μg 的溶液,即得。

基质混合对照品溶液的制备 取空白基质样品 3g,一式 6 份,同供试品溶液的制备方法处理至"置氮吹仪上于 40℃水浴浓缩至 0.4ml",分别加入混合对照品溶液(100μg/L)50μl、100μl,混合对照品溶液(1000μg/L)50μl、100μl、200μl、400μl,加乙腈定容至 1ml,涡旋混匀,用微孔滤膜滤过(0.22μm),取续滤液,即得系列基质混合对照品溶液。

供试品溶液的制备 药材或饮片取供试品,粉碎成粉末(过三号筛),取约 3g,精密称定,置 50ml 聚苯乙烯具塞离心管中,加入 1%冰醋酸溶液 15ml,涡旋使药粉充分浸润,放置 30 分钟,精密加入乙腈 15ml 与内标溶液 100μl,涡旋使混匀,置振荡器上剧烈振荡(500 次/min)5 分钟,加入无水硫酸镁与无水乙酸钠的混合粉末(4:1)7.5g,立即摇散,再置振荡器上剧烈振荡(500 次/min)3 分钟,于冰浴中冷却 10 分钟,离心(4000 转/min)5 分钟,取上清液 9ml,置已预先装有净化材料的分散固相萃取净化管[无水硫酸镁 900mg,N-丙基乙二胺(PSA)300mg,十八烷基硅烷键合硅胶 300mg,硅胶 300mg,石墨化炭黑 90mg]中,涡旋使充分混匀,再置振荡器上剧烈振荡(500 次/min)5 分钟使净化完全,离心(4000 转/min)5 分钟,精密吸取上清液 5ml,置氮吹仪上于 40℃水浴浓缩至 0.4ml,加乙腈定容至 1ml,涡旋混匀,用微孔滤膜(0.22μm)滤过,取续滤液,即得。

色谱学方法测定药物含量计算实例

测定法 精密吸取供试品溶液和基质对照品溶液各 1μl,注入气相色谱-串联质谱仪,按内标标准曲线法计算供试品中 74 种农药残留量。

四、色谱学方法测定的有关计算

色谱法测定原料药物及制剂含量的计算公式见表 4-5。

表 4-5　色谱法测定原料药物及制剂含量的计算公式

方法	原料药物	制剂
外标法	$含量\% = \dfrac{c_R \times \dfrac{A_X}{A_R} \times D \times V}{m} \times 100\%$	片剂: $标示量\% = \dfrac{c_R \times \dfrac{A_X}{A_R} \times D \times V \times \overline{W}}{m \times m_S} \times 100\%$ 注射剂: $标示量\% = \dfrac{c_R \times \dfrac{A_X}{A_R} \times D \times V \times 每支容量}{m \times m_S} \times 100\%$
内标法	$校正因子(f) = \dfrac{A_S/c_S}{A_R/c_R}$ $c_X = f \times \dfrac{A_X}{A'_S/c'_S}$ $含量\% = \dfrac{f \times \dfrac{A_X}{A'_S/c'_S} \times D \times V}{m} \times 100\%$	片剂: $标示量\% = \dfrac{f \times \dfrac{A_X}{A'_S/c'_S} \times D \times V \times \overline{W}}{m \times m_S} \times 100\%$ 注射剂: $标示量\% = \dfrac{f \times \dfrac{A_X}{A'_S/c'_S} \times D \times V \times 每支容量}{m \times m_S} \times 100\%$

式中,A_X 为供试品的峰面积或峰高;　　　c_X 为供试品的浓度(mg/ml);

A_R 为对照品的峰面积或峰高;　　　c_R 为对照品的浓度(mg/ml);

A_S 为对照溶液中内标物质的峰面积或峰高;

c_S 为对照溶液中内标物质的浓度(mg/ml);

A'_S 为供试品溶液中内标物质的峰面积或峰高;

c'_S 为供试品溶液中内标物质的浓度(mg/ml);

f 为校正因子;　　　D 为供试品的稀释倍数;

m 为供试品的取样量(g 或 ml);　　　V 为供试品初次配制的体积(ml);

$\overline{W}$ 为平均片重(g);　　　m_S 为片剂或注射剂的标示量(g)。

实例 4-25 头孢唑林钠含量测定

色谱条件与系统适用性试验:用十八烷基硅烷键合硅胶为填充剂;以磷酸氢二钠、枸橼酸溶液(取无水磷酸氢二钠 1.33g 与枸橼酸 1.12g,加水溶解并稀释成 1000ml)-乙腈(88:12)为流动相;检测波长为 254nm;头孢唑林峰的保留时间约为 7.5 分钟。头孢唑林峰和相邻杂质峰间的分离度应符合要求。

测定法:精密称取头孢唑林钠供试品 28.13mg,分别置 100ml 量瓶中,加 0.2% 氢氧化钠溶液

10ml 使溶解,静置 15~30 分钟,精密量取 5ml,置 10ml 量瓶中,用流动相稀释至刻度,摇匀,作为供试品溶液,分别取 10μl 注入液相色谱仪,测得峰面积为 2 634 858;另取头孢唑林对照品 25.13mg,置 100ml 量瓶中,加磷酸盐缓冲液(pH 7.0)5ml 溶解后,用流动相稀释至刻度,摇匀,精密量取 5ml,置 10ml 量瓶中,作为对照品溶液,同法测定,测定峰面积为 2 490 189,求供试品的百分含量。

解题思路:

外标法 → 原料药 → 公式:含量 $\% = \dfrac{c_R \times \dfrac{A_X}{A_R} \times D \times V}{m} \times 100\%$

$c_R \rightarrow \dfrac{25.13mg}{100ml} \times \dfrac{5ml}{10ml}$; $A_X \rightarrow 2\ 634\ 858$; $A_R \rightarrow 2\ 490\ 189$; $D \rightarrow \dfrac{10ml}{5ml}$; $V \rightarrow 100ml$; $m \rightarrow 28.13mg$

解:

$$
\begin{aligned}
含量 \% &= \dfrac{c_R \times \dfrac{A_X}{A_R} \times D \times V}{m} \times 100\% \\
&= \dfrac{\dfrac{25.13}{100} \times \dfrac{5}{10} \times \dfrac{2\ 634\ 858}{2\ 490\ 189} \times \dfrac{10}{5} \times 100}{28.13} \times 100\% \\
&= 94.5\%
\end{aligned}
$$

供试品的百分含量为 94.5%。

实例 4-26 复方醋酸地塞米松乳膏(规格 10g:7.5mg)醋酸地塞米松标示量百分含量测定

色谱条件与系统适用性试验:用十八烷基硅烷键合硅胶为填充剂;以甲醇-水(70:30)为流动相;检测波长为 240nm。理论板数按醋酸地塞米松峰计算不低于 2000,醋酸地塞米松峰、内标物质峰与相邻杂质峰的分离度应符合要求。

内标溶液的制备:取甲睾酮 0.0100g,置 50ml 量瓶中,用甲醇溶解并稀释至刻度,摇匀即得。

测定法:精密称取本品 1.8326g,置烧杯中,精密加内标溶液 5ml,加甲醇约 20ml,在 80℃ 水浴中加热搅拌使醋酸地塞米松溶解,在冰浴中冷却,待基质凝固后,滤过,基质再用甲醇提取两次,每次 10ml,滤过,合并 3 次滤液置同一 50ml 量瓶,用甲醇稀释至刻度,摇匀,置冰浴中冷却 2 小时以上,取出后迅速滤过,取续滤液作为供试品溶液,取 20μl 注入液相色谱仪,记录色谱图。测得数据如表 4-6 所示:

表 4-6 复方醋酸地塞米松乳膏高效液相检测结果

试样	峰面积
供试品	18 749 500
内标物	16 357 632

另精密称取醋酸地塞米松对照品 0.0128g,置 50ml 量瓶中,加甲醇溶解并稀释至刻度,摇匀;精密量取该溶液与内标溶液各 5ml,置 50ml 量瓶中,用甲醇稀释至刻度,摇匀,同法测定。测得数据如

表4-7所示：

表4-7　醋酸地塞米松对照品高效液相检测结果

试样	峰面积
对照品	18 234 570
内标物	16 359 828

按内标法以峰面积计算，求供试品的标示量百分含量。

解题思路：

内标法 → 乳膏剂 → 参照片剂 → 公式：校正因子$(f) = \dfrac{A_\text{S}/c_\text{S}}{A_\text{R}/c_\text{R}}$，

$A_\text{S} \to 16\ 359\ 828$；$c_\text{S} \to \dfrac{0.0100\text{g}}{50\text{ml}} \times \dfrac{50\text{ml}}{5\text{ml}}$；$A_\text{R} \to 18\ 234\ 570$；$c_\text{R} \to \dfrac{0.0128\text{g}}{50\text{ml}} \times \dfrac{50\text{ml}}{5\text{ml}}$

$$\text{标示量}\ \% = \dfrac{f \times \dfrac{A_\text{X}}{A'_\text{S}/c'_\text{S}} \times D \times V \times 每支规格}{m \times m_\text{S}} \times 100\%$$

$A_\text{X} \to 1\ 874\ 950$；$A'_\text{S} \to 16\ 357\ 632$；$c'_\text{S} \to c_\text{S}$；$D \to 1$（供试品没有稀释）；$V \to 50\text{ml}$；$\overline{W} \to 10\text{g}$；$m \to$ 1.8326g；$m_\text{S} \to 7.5\text{mg}$

解：

$$c_\text{S} = \dfrac{0.0100 \times 1000}{50} \times \dfrac{5}{50} = 0.0200(\text{mg/ml})；c_\text{R} = \dfrac{0.0128 \times 1000}{50} \times \dfrac{5}{50} = 0.0256(\text{mg/ml})$$

内标法校正因子$(f) = \dfrac{A_\text{S}/c_\text{S}}{A_\text{R}/c_\text{R}} = \dfrac{16\ 359\ 828/0.0200}{18\ 234\ 570/0.0256} = 1.1484$

$$\text{标示量}\ \% = \dfrac{f \times \dfrac{A_\text{X}}{A'_\text{S}/c'_\text{S}} \times D \times V \times 每支规格}{m \times m_\text{S}} \times 100\%$$

$$= \dfrac{1.1484 \times \dfrac{18\ 749\ 500}{16\ 357\ 632/0.0200} \times 1 \times 50 \times 10 \times 1000}{1.8326 \times 1000 \times 7.5} \times 100\%$$

$$= 95.8\%$$

供试品的标示量百分含量为95.8%。

ER-4-9

离子色谱法
和电感耦合
等离子体质
谱法

点滴积累 ∨ ....

1. 色谱法是药典中使用范围最广的一种定量分析方法，尤其是高效液相色谱法。

2. 药物定量分析常采用的色谱法有外标法、内标法、加校正因子的主成分自身对照法、不加校正因子的主成分自身对照法、面积归一法。尤其以外标法应用范围最广。

3. 《中国药典》（2015年版）对仪器有具体要求，包括色谱柱、流动相、检测器等项。进行测定前须进行系统适用性试验，包括理论板数、重复性、分离度、拖尾因子。以上都须符合药典各品种项下的规定。

第四节　分析方法的验证

药品质量标准分析方法验证的目的是证明采用的方法适合于相应检测要求。在建立药品质量标准时,分析方法需经验证;在药品生产工艺变更、制剂的组分变更、原分析方法进行修订时,则质量标准分析方法也需进行验证。方法验证的理由、过程和结果均应记载在药品质量标准起草说明或修订说明中。

验证的分析项目有:鉴别试验、限量或定量检查、原料药物或制剂中有效成分含量测定,以及制剂中其他成分(如防腐剂等,中药中其他残留物、添加剂等)的测定。药品溶出度、释放度等检查中,其溶出量等的测定方法也应进行必要验证。

ER-4-10

检验项目和
相应的验证
指标

验证指标有:准确度、精密度(包括重复性、中间精密度和重现性)、专属性、检测限、定量限、线性、范围和耐用性。在分析方法验证中,须采用标准物质进行试验。由于分析方法具有各自的特点,并随分析对象而变化,因此需要视具体方法拟订验证的指标。

一、准确度

准确度系指采用该方法测定的结果与真实值或参考值接近的程度,一般用回收率(%)表示。准确度应在规定的范围内测定。

1. 化学药含量测定方法的准确度　原料药物采用对照品进行测定,或用本法所得结果与已知准确度的另一个方法测定的结果进行比较。

制剂可在处方量空白辅料中,加入已知量被测物对照品进行测定。如不能得到制剂辅料的全部组分,可向待测制剂中加入已知量的被测物对照品进行测定,或用所建立方法的测定结果与已知准确度的另一种方法测定结果进行比较。

准确度也可由所测定的精密度、线性和专属性推算出来。

2. 化学药杂质定量测定的准确度　可向原料药物或制剂处方量空白辅料中加入已知量杂质进行测定。如不能得到杂质或降解产物对照品,可用所建立方法测定的结果与另一成熟的方法进行比较,如药典标准方法或经过验证的方法。在不能测得杂质或降解产物的校正因子或不能测得对主成分的相对校正因子的情况下,可用不加校正因子的主成分自身对照法计算杂质含量。应明确表明单个杂质和杂质总量相当于主成分的重量比(%)或面积比(%)。

3. 中药化学成分测定方法的准确度　可用对照品进行加样回收率测定,即向已知被测成分含量的供试品中再精密加入一定量的被测成分对照品,依法测定。用实测值与供试品中含有量之差,除以加入对照品量计算回收率。在加样回收试验中须注意对照品的加入量与供试品中被测成分含有量之和必须在标准曲线线性范围之内;加入对照品的量要适当,过小则引起较大的相对误差,过大则干扰成分相对减少,真实性差。

$$回收率\% = \frac{C-A}{B} \times 100\%$$
式(4-13)

式中,A 为供试品所含被测成分量;B 为加入对照品量;C 为实测值。

4. 校正因子的准确度　对色谱方法而言,绝对(或定量)校正因子是指单位面积的色谱峰代表的待测物质的量。待测定物质与所选定的参照物质的绝对校正因子之比,即为相对校正因子。相对校正因子计算法常应用于化学药有关物质的测定、中药材及其复方制剂中多指标成分的测定。

5. 数据要求　在规定范围内,取同一浓度(相当于 100% 浓度水平)的供试品,用至少测定 6 份样品的结果进行评价;或设计 3 种不同浓度,每种浓度分别制备 3 份供试品溶液进行测定,用 9 份样品的测定结果进行评价。对于化学药,一般中间浓度加入量与所取供试品中待测成分量之比控制在 1∶1 左右,建议高、中、低浓度对照品加入量与所取供试品中待测成分量之比控制在 1.2∶1,1∶1,0.8∶1 左右,应报告已知加入量的回收率(%),或测定结果平均值与真实值之差及其相对标准偏差或置信区间(置信度一般为 95%)。

对于中药,一般中间浓度加入量与所取供试品中待测定成分量之比控制在 1∶1 左右,建议高、中、低浓度对照品加入量与所取供试品中待测定成分量之比控制在 1.5∶1,1∶1,0.5∶1 左右,应报告供试品取样量、供试品中含有量、对照品加入量、测定结果和回收率(%)计算值,以及回收率(%)的相对标准偏差(RSD%)或置信区间。对于校正因子,应报告测定方法、测定结果和 RSD%。

样品中待测定成分含量和回收率限度关系可参考表 4-8。在基质复杂、组分含量低于 0.1% 及多成分等分析中,回收率限度可适当放宽。

表 4-8　样品中待测定成分含量和回收率限度

待测定成分含量	回收率限度（%）
100%	98~101
10%	95~102
1%	92~105
0.1%	90~108
0.01%	85~110
10μg/g(ppm)	80~115
1μg/g	75~120
10μg/kg(ppb)	70~125

二、精密度

精密度系指在规定的条件下,同一份均匀供试品,经多次取样测定所得结果之间的接近程度。精密度一般用偏差、标准偏差或相对标准偏差表示。

在相同条件下,由同一个分析人员测定所得结果的精密度称为重复性;在同一个实验室,不同时间由不同分析人员用不同设备测定结果之间的精密度,称为中间精密度;在不同实验室由不同分析人员测定所得结果之间的精密度,称为重现性。

含量测定和杂质的定量测定应考虑方法的精密度。

1. **重复性** 在规定范围内,取同一浓度(相当于100%浓度水平)的供试品,用至少测定6份的结果进行评价;或设计3种不同浓度,每种浓度分别制备3份供试品溶液进行测定,用9份样品的测定结果进行评价。

采用9份测定结果进行评价时,对于化学药,一般中间浓度加入量与所取供试品中待测成分量之比控制在1:1左右,建议高、中、低浓度对照品加入量与所取供试品中待测定成分量之比控制在1.2:1,1:1,0.8:1左右,对于中药,一般中间浓度加入量与所取供试品中待测定成分量之比控制在1:1左右,建议高、中、低浓度对照品加入量与所取供试品中待测定成分量之比控制在1.5:1,1:1,0.5:1左右。

2. **中间精密度** 考察随机变动因素如对不同日期、不同分析人员、不同仪器对精密度的影响,应设计方案进行中间精密度试验。

3. **重现性** 国家药品质量标准采用的分析方法,应进行重现性试验,如通过不同实验室检验获得重现性结果。协同检验的目的、过程和重现性结果均应记载在起草说明中。应注意重现性试验用样品质量的一致性及贮存运输中的环境对该一致性的影响,以免影响重现性结果。

4. **数据要求** 均应报告偏差、标准偏差、相对标准偏差或置信区间。样品中待测定成分含量和精密度可接受范围参考表4-9。在基质复杂、含量低于0.01%及多成分等分析中,精密度接受范围可适当放宽。

表 4-9 样品中待测定成分含量和精密度 RSD 可接受范围

待测成分含量	重复性（ RSD %）	重现性（ RSD %）
100%	1	2
10%	1.5	3
1%	2	4
0.1%	3	6
0.01%	4	8
$10\mu g/g(ppm)$	6	11
$1\mu g/g$	8	16
$10\mu g/kg(ppb)$	15	32

三、专属性

专属性系指在其他成分(如杂质、降解产物、辅料等)存在下,采用的分析方法能正确测定被测物的能力。鉴别反应、杂质检查和含量测定方法,均应考察其专属性。如方法专属性不强,应采用多种不同原理的方法予以补充。

1. **鉴别反应** 应能区分可能共存的物质或结构相似化合物。不含被测成分的供试品,以及结构相似或组分中的有关化合物,应均呈阴性反应。

2. **含量测定和杂质测定** 采用色谱法和其他分离方法,应附代表性图谱,以说明方法的专属性,并应标明各成分在图中的位置,色谱法中的分离度应符合要求。

在杂质对照品可获得的情况下,对于含量测定,试样中可加入杂质或辅料,考察测定结果是否受干扰,并可与未加杂质或辅料的试样比较测定结果。对于杂质检查,也可向试样中加入一定量的杂质,考察各成分包括杂质之间能否得到分离。

在杂质或降解产物不能获得的情况下,可将含有杂质或降解产物的试样进行测定,与另一个经验证了的方法或药典方法比较结果。也可用强光照射、高温、高湿、酸(碱)水解或氧化等方法进行加速破坏,以研究可能存在的降解产物和降解途径对含量测定和杂质测定的影响。含量测定方法应比对两种方法的结果,杂质检查应比对检出的杂质个数,必要时可采用光二极管阵列检测和质谱检测,进行峰纯度检查。

四、检测限

检测限系指试样中被测物能被检测出的最低量。药品的鉴别试验和杂质检查方法,均应通过测试确定方法的检测限。检测限仅作为限度试验指标和定性鉴别的依据,没有定量意义。常用的方法如下:

1. **直观法** 用已知浓度的被测物,试验出能被可靠地检测出的最低浓度或量。

2. **信噪比法** 用于能显示基线噪声的分析方法,即把已知低浓度试样测出的信号与空白样品测出的信号进行比较,计算出能被可靠地检测出的被测物质最低浓度或量。一般以信噪比为 3∶1 或 2∶1 时相应浓度或注入仪器的量确定检测限。

3. **基于响应值标准偏差和标准曲线斜率法** 按照下式计算:

$$LOD = 3.3 \times \frac{\delta}{S}$$
式(4-14)

式中,LOD 为检测限;δ 为响应值的偏差;S 为标准曲线的斜率。

δ 可以通过下列方法测得:①测定空白值的标准偏差;②标准曲线的剩余标准偏差或截距的标准偏差来代替。

4. **数据要求** 上述计算方法获得的检测限数据须用含量相近的样品进行验证。应附测定图谱,说明试验过程和检测限结果。

五、定量限

定量限系指试样中被测物能被定量测定的最低量,其测定结果应符合准确度和精密度要求。对微量或痕量药物分析、定量测定药物杂质和降解产物时,应确定方法的定量限。常用的方法如下:

1. **直观法** 用已知浓度的被测物,试验出能被可靠地定量测定的最低浓度或量。

2. **信噪比法** 用于能显示基线噪声的分析方法,即把已知低浓度试样测出的信号与空白样品测出的信号进行比较,计算出能被可靠地定量的被测物质的最低浓度或量。一般以信噪比为 10∶1 时相应浓度或注入仪器的量确定定量限。

3. 基于响应值标准偏差和标准曲线斜率法　按照下式计算：

$$LOQ = 10 \times \frac{\delta}{S} \qquad \qquad 式(4\text{-}15)$$

式中，LOQ 为检测限；δ 为响应值的偏差；S 为标准曲线的斜率。

δ 可以通过下列方法测得：①测定空白值的标准偏差；②采用标准曲线的剩余标准偏差或截距的标准偏差来代替。

4. 数据要求　上述计算方法获得的定量限数据须用含量相近的样品进行验证。应附测定图谱，说明测试过程和定量限结果，包括准确度和精密度验证数据。

六、线性

线性系指在设计的范围内，测定响应值与试样中被测物浓度呈比例关系的程度。应在规定的范围内测定线性关系。可用同一对照品贮备液经精密稀释，或分别精密称取对照品，制备一系列对照品溶液的方法进行测定，至少制备 5 份不同浓度的对照品溶液。以测得的响应信号对被测物的浓度作图，观察是否呈线性，再用最小二乘法进行线性回归。必要时，响应信号可经数学转换，再进行线性回归计算。或者可采用描述浓度-响应关系的非线性模型。

数据要求：应列出回归方程、相关系数和线性图（或其他数学模型）。

七、范围

范围系指分析方法能达到一定精密度、准确度和线性要求时的高低限浓度或量的区间。

范围应根据分析方法的具体应用及其线性、准确度、精密度结果和要求确定。原料药物和制剂含量测定，范围一般为测定浓度的 80%~120%；制剂含量均匀度检查，范围一般为测定浓度的 70%~130%，特殊剂型，如气雾剂和喷雾剂，范围可适当放宽；溶出度或释放度中的溶出量测定，范围一般为限度的±30%，如规定了限度范围，则应为下限的−20%至上限的+20%；杂质测定，范围应根据初步实际测定数据，拟订为规定限度的±20%。如果含量测定与杂质检查同时进行，用峰面积归一化法进行计算，则线性范围应为杂质规定限度的−20%至含量限度（或上限）的+20%。

八、耐用性

耐用性系指在测定条件有小的变动时，测定结果不受影响的承受程度，为所建立的方法用于日常检验提供依据。开始研究分析方法时，就应考虑其耐用性。如果测试条件要求苛刻，则应在方法中写明，并注明可以接受变动的范围，可以先采用均匀设计确定主要影响因素，再通过单因素分析等确定变动范围。典型的变动因素有：被测溶液的稳定性、样品的提取次数、时间等。高效液相色谱法中典型的变动因素有：流动相的组成和 pH、不同品牌或不同批号的同类型色谱柱、柱温、流速等。气相色谱法变动因素：不同品牌或批号的色谱柱、固定相、不同类型的担体、载气流速、柱温、进样口和检测器温度等。

经试验，测定条件小的变动应能满足系统适用性试验要求，以确保方法的可靠性。

点滴积累 ∨

1. 药品质量标准分析方法验证的目的是证明选择的方法适合于相应的检测要求。

2. 分析方法验证的内容有准确度、精密度（包括重复性、中间精密度和重现性）、专属性、检测限、定量限、线性、范围和耐用性等。

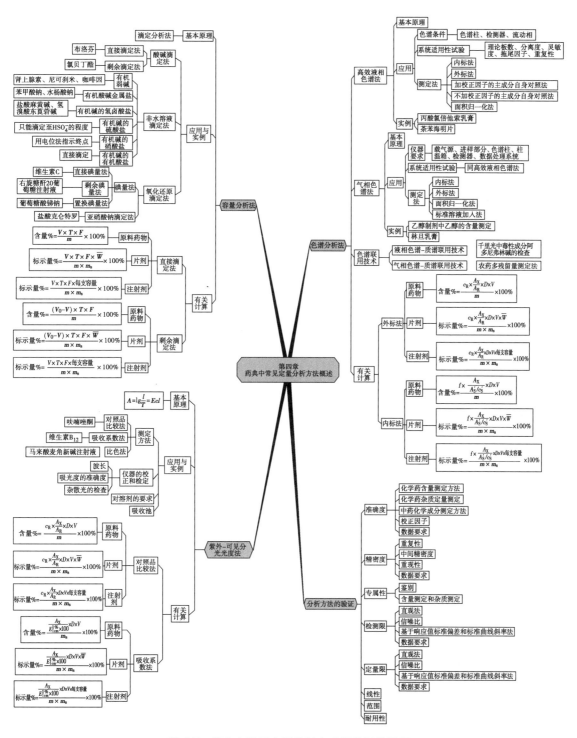

图 4-7　药典中常见定量分析方法概述思维导图

目标检测

一、选择题

（一）单项选择题

1. 直接碘量法测定的药物应是（　　）

 A. 氧化性药物   B. 还原性药物

 C. 中性药物   D. 无机药物

2. $NaNO_2$ 滴定法测定芳伯氨基化合物时，加入固体 KBr 的作用是（　　）

 A. 使重氮盐稳定   B. 防止偶氮氨基化合物形成

 C. 作为催化剂，加快重氮化反应速度   D. 使 $NaNO_2$ 滴定液稳定

3. 《中国药典》（2015 年版）对于含量在 98.5% 以上的原料药物进行含量测定时首选（　　）

 A. 紫外分光光度法   B. 高效液相色谱法

 C. 容量分析法   D. 液质联用

4. 紫外分光光度计常用的光源是（　　）

 A. 氘灯   B. 钨灯   C. 卤钨灯   D. Nernst 灯

5. 采用紫外-可见分光光度法测定药物含量时，配制待测溶液浓度的依据是（　　）

 A. 测得吸光度应尽量大   B. 吸光度应大于 1.0

 C. 吸光度应大于 0.7   D. 吸光度应在 0.3~0.7

6. 当溶液的厚度不变时，吸收系数的大小取决于（　　）

 A. 光的波长   B. 溶液的浓度

 C. 光线的强弱   D. 溶液的颜色

7. 色谱峰的拖尾因子在什么范围内符合要求（　　）

 A. 0.85~1.15   B. 0.90~1.10

 C. 0.95~1.05   D. 0.99~1.01

8. 对于十八烷基硅烷键合硅胶为固定相的反相色谱系统，流动相中有机溶剂的比例通常应不低于（　　）

 A. 5%   B. 10%

 C. 15%   D. 0.5%

9. 以下哪一项是《中国药典》（2015 年版）规定 HPLC 法采用的检测器（　　）

 A. 热导检测器   B. 氢火焰离子化检测器

 C. 氮磷检测器   D. 紫外分光光度计

10. 《中国药典》（2015 年版）检查残留有机溶剂采用（　　）

 A. 紫外-可见分光光度法   B. 荧光分析法

 C. 高效液相色谱法   D. 气相色谱法

（二）多项选择题

11. 紫外-可见分光光度法中,用对照品比较法测定药物含量时(　　　)

    A. 需已知药物的吸收系数

    B. 供试品溶液和对照品溶液的浓度应接近

    C. 供试品溶液和对照品溶液应在相同的条件下测定

    D. 可以在任何波长处测定

    E. 是《中国药典》(2015 年版)规定的方法之一

12. 剩余碘量法需用的滴定液有(　　　)

    A. 铬酸钾滴定液　　　　　　　B. 重铬酸钾滴定液

    C. 硫代硫酸钠滴定液　　　　　D. 硫氰酸钾滴定液

    E. 碘滴定液

13. 非水碱量法最常使用的试剂有(　　　)

    A. 冰醋酸　　　　　　　　　　B. 高氯酸

    C. 结晶紫　　　　　　　　　　D. 甲醇钠

    E. 醋酸酐

14. $NaNO_2$ 滴定法指示终点可用(　　　)

    A. 自身指示法　　　　　　　　B. 电位法

    C. 永停终点法　　　　　　　　D. KI-淀粉糊法

    E. KI-淀粉试纸法

15. 药物分析工作中常用的氧化还原滴定法有(　　　)

    A. 铈量法　　　　　　　　　　B. 溴量法

    C. 碘量法　　　　　　　　　　D. 银量法

    E. 酸量法

16. 紫外-可见分光光度法应用于含量测定的方法为(　　　)

    A. 吸收系数法　　　　　　　　B. 对照品对照法

    C. 计算分光光度法　　　　　　D. 内标法

    E. 内标加校正因子法

17. 用于校正紫外-可见分光光度计波长的物件为(　　　)

    A. 低荧光玻璃　　　　　　　　B. 钬玻璃

    C. 氘灯　　　　　　　　　　　D. 汞灯

    E. 高氯酸钬溶液

18. 《中国药典》(2015 年版)规定 GC 与 HPLC 的系统适用性试验内容包括(　　　)

    A. 分离度　　　　　　　　　　B. 拖尾因子

    C. 选择性因子　　　　　　　　D. 重复性

    E. 色谱柱的理论塔板数

19. GC 的进样方式有(　　)

　　A. 注射器进样　　　　　　　　B. 溶液直接进样

　　C. 气体进样　　　　　　　　　D. 顶空进样

　　E. 移液管进样

20.《中国药典》(2015 年版)规定测定吸光度时的要求为(　　)

　　A. 适宜的溶剂　　　　　　　　B. 空白试验

　　C. 校正波长　　　　　　　　　D. 合适的供试品溶液浓度

　　E. 选择合适的仪器狭缝宽度

二、问答题

1. 药物的容量分析方法有哪些?试比较直接滴定法和剩余滴定法含量计算的区别。

2. 简述分析方法验证的内容。

3. 简述分光光度计的校正和检定方法。

三、实例分析

1. 法莫替丁片含量测定

色谱条件与系统适用性试验:用十八烷基硅烷键合硅胶为填充剂;以醋酸盐缓冲液(取醋酸钠 13.6g,置 900ml 水中,用冰醋酸调节 pH 至 6.0±1.0,加水至 1000ml)-乙腈(93∶7)为流动相;检测波长为 270nm。流速为每分钟 1.5ml;柱温为 35℃。理论板数按法莫替丁峰计算不低于 5000,法莫替丁峰与相邻杂质峰的分离度应符合规定。

测定法:取本品 20 片,精密称定,研细,精密称取适量(约相当于法莫替丁 25mg),置 50ml 量瓶中,加甲醇适量,置冷水浴中超声使法莫替丁溶解,用磷酸盐缓冲液(取磷酸二氢钠 13.6g,置 900ml 水中,用 1mol/L 氢氧化钠溶液调节 pH 至 7.0±0.1,加水至 1000ml,摇匀,取 930ml 与乙腈 70ml 混合,即得)稀释至刻度,摇匀,滤过,精密量取续滤液 5ml,置 50ml 量瓶中,至刻度,摇匀,作为供试品溶液,精密量取 20μl 注入液相色谱仪,记录色谱图;另取法莫替丁对照品 25mg,精密称定,置 50ml 量瓶中,加甲醇适量溶解,用上述磷酸盐缓冲液稀释至刻度,摇匀,精密量取 5ml,置 50ml 量瓶中,用流动相稀释至刻度,摇匀,同法测定,以峰面积计算。本品含法莫替丁应为标示量的 90.0%~110.0%。

问题:(1)此法为高效液相色谱法的何种分析方法?

(2)列出本法涉及的所有计算公式。

2. 某药厂用高效液相色谱外标法测定头孢拉定的含量,取含头孢拉定为 94.1% 和含头孢氨苄为 2.3% 的对照品 35.30mg,溶解配制成 50ml,取 10μl 注入液相色谱仪,测得头孢拉定的峰面积为 13 872 520;头孢氨苄的峰面积为 355 565。另取头孢拉定供试品 35.88mg,配制成 50ml,取 10μl 注入液相色谱仪,测得头孢拉定的峰面积为 14 063 679;头孢氨苄的峰面积为 477 655。分别计算头孢拉定和头孢氨苄的百分含量。

3. 取标示量为 25mg 的盐酸氯丙嗪 20 片,除去糖衣后总重为 2.5030g,研细,精密称取 0.2418g,置 500ml 量瓶中,加溶剂[盐酸溶液(9→1000)]70ml,振摇使盐酸氯丙嗪溶解,用溶剂稀释至刻度,摇匀,滤过,精密量取续滤液 5ml,置 100ml 量瓶中,加溶剂稀释至刻度,摇匀,照紫外-可见分光光度法,在 254nm 波长处测得吸光度为 0.4510,按 $C_{17}H_{19}ClN_2S \cdot HCl$ 的吸收系数为 915 计算。

问题:(1)此法为紫外-可见分光光度法的何种分析方法?

(2)求该片剂的标示百分含量。

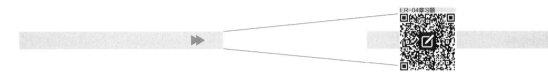

(郏枝花)

第五章

ER-05章PPT

药物制剂检验技术

导学情景 ∨

情景描述：

　　翻开《中国药典》，在正文项下映入我们眼帘的是各种药物及其制剂的分析内容，显然，原料药物与其制剂的分析有所不同，比如盐酸氯丙嗪，在鉴别项下原料药物采用了四种方法，片剂和注射液各采用了两种略有区别的方法；在检查项下，原料药物主要检查溶液的澄清度与颜色、有关物质、干燥失重、炽灼残渣，片剂主要检查有关物质、溶出度、重量差异，注射液主要检查 pH、有关物质及应符合注射剂项下有关的各项规定；在含量测定项下，原料药物采用了非水溶液滴定法，片剂和注射液采用了紫外-可见分光光度法。

学前导语：

　　临床使用的药物通常是由符合药物规格要求的各种原料，按照一定的生产工艺制备而成的制剂。其目的是为了更好地发挥药物的疗效，降低药物的毒性或副作用，便于使用、贮藏和运输。但由于药物制剂的组成复杂、制剂规格小等原因，使药物制剂的分析与原料药物的分析在分析内容、方法、标准要求等方面有所不同。本章重点阐述药物制剂检验的内容、方法、判断标准等。

第一节　一般制剂的分析

　　药物制剂分析是利用物理、化学或生物学测定方法对不同剂型的药物进行分析，以确定其是否符合质量标准的规定要求。药物制剂和原料药物的分析一样，主要包括的步骤有性状、鉴别、检查和含量测定，但在分析内容、方法、标准要求等方面有所不同。药物制剂的鉴别多采用与原料药物相似的方法，如果辅料有干扰，需对样品增加一些前处理过程，如提取、滤过、分离等以消除干扰，或采用其他方法。药物制剂的检查除检查杂质外，还要按《中国药典》(2015 年版)通则"制剂通则"的每一种剂型项下进行检查。药物制剂由于辅料的干扰等原因，其含量测定方法多采用具有分离能力的色谱法，或消除干扰后，再按原料药物的方法测定。《中国药典》(2015 年版)收载的药物剂型有 41 种。本节重点讨论片剂、注射剂、胶囊剂、糖浆剂、颗粒剂、散剂、栓剂、滴眼剂的分析。

ER-5-1

以盐酸氯丙嗪及其制剂为例解析原料药物与药物制剂分析的异同

一、片剂的分析

片剂系指原料药物与适宜的辅料制成的圆形或异形的片状固体制剂。可供内服、外用,是目前临床应用最广泛的剂型之一。《中国药典》(2015 年版)收载的片剂以口服普通片为主,另有含片、舌下片、口腔贴片、咀嚼片、分散片、可溶片、泡腾片、阴道片、阴道泡腾片、缓释片、控释片、肠溶片与口崩片等。

(一)性状

《中国药典》(2015 年版)规定:片剂外观应完整光洁,色泽均匀,有适宜的硬度和耐磨性。

(二)常规检查

片剂的常规检查项目有重量差异和崩解时限。除另有规定外,《中国药典》(2015 年版)规定:检查含量均匀度的片剂,一般不再进行重量差异检查;检查溶出度的片剂,一般不再进行崩解时限检查。

1. 重量差异　重量差异系指按规定方法测定每片的重量与平均片重之间的差异程度。片剂在生产过程中,由于颗粒的均匀度和流动性,以及工艺、设备和管理等原因,每片片剂的重量会有些差异。为了控制各片重量的一致性,保证用药剂量的准确,《中国药典》(2015 年版)规定片剂需检查重量差异。

检查法:取供试品 20 片,精密称定总重量,求得平均片重后,再分别精密称定每片的重量,每片重量与平均片重相比较(凡无含量测定的片剂或有标示片重的中药片剂,每片重量应与标示片重比较),超出重量差异限度的不得多于 2 片,并不得有 1 片超出限度 1 倍。《中国药典》(2015 年版)对重量差异的限度规定见表 5-1。

表 5-1　片剂的重量差异限度

平均片重或标示片重	重量差异限度
0.30g 以下	±7.5%
0.30g 及 0.30g 以上	±5%

《中国药典》(2015 年版)规定:糖衣片的片芯应检查重量差异并符合规定,包糖衣后不再检查重量差异。薄膜衣片应在包薄膜衣后检查重量差异并符合规定。

2. 崩解时限　片剂口服后,需经崩散、溶解,才能为机体吸收而达到治疗目的。因此《中国药典》(2015 年版)规定片剂需检查崩解时限。崩解时限系指口服固体制剂在规定条件下全部崩解溶散或成碎粒全部通过筛网(不溶性包衣材料或破碎的胶囊壳除外)所需的时间限度。

检查法:《中国药典》(2015 年版)采用升降式崩解仪检查。升降式崩解仪主要结构为一能升降的金属支架与下端镶有筛网的吊篮,并附有挡板。将吊篮通过上端的不锈钢轴悬挂于金属支架上,浸入 1000ml 烧杯中,并调节吊篮位置使其下降时筛网距烧杯底部 25mm,烧杯内盛有温度为 37℃±1℃的水,调节水位高度使吊篮上升至高点时筛网在水面下 15mm 处,升降的金属支架上下移动距离为 55mm±2mm,往返频率为每分钟 30~32 次。

　　除另有规定外,取供试品 6 片,分别置上述吊篮的玻璃管中,启动崩解仪进行检查,各片均应在规定时间内全部崩解。如有少量不能通过筛网,但已软化或轻质上漂且无硬芯者,可作符合规定论。如有 1 片不能完全崩解,应另取 6 片复试,均应符合规定。《中国药典》(2015 年版)对不同类型的片剂的崩解时限检查的规定见表 5-2。

表 5-2　《中国药典》(2015 年版)对不同类型片剂崩解时限检查的规定

片剂类型	介质	时间限度
普通片	水	15 分钟
含片	水	10 分钟
舌下片	水	5 分钟
口崩片	水	60 秒
可溶片	20℃±5℃ 的水	3 分钟
泡腾片	20℃±5℃ 的水	5 分钟
糖衣片	水	1 小时
肠溶片	盐酸溶液(9→1000)及 pH 6.8 磷酸盐缓冲液	应符合规定
结肠定位肠溶片	盐酸溶液(9→1000)及两种浓度的磷酸盐缓冲液	应符合规定
薄膜衣片	盐酸溶液(9→1000)	30 分钟(中药薄膜衣片,1 小时)

　　《中国药典》(2015 年版)规定:阴道泡腾片需检查发泡量,分散片需检查分散均匀性。

　　发泡量检查法:除另有规定外,取 25ml 具塞刻度试管(内径 1.5cm,若片剂直径较大,可改为内径 2.0cm)10 支,按规定精密加水 2.0ml 或 4.0ml,置 37℃±1℃ 水浴中 5 分钟后,各管中分别投入供试品 1 片,20 分钟内观察最大发泡量的体积,平均发泡体积应不少于 6ml,且少于 4ml 的不得超过 2 片。

　　分散均匀性检查法:照崩解时限检查法检查,不锈钢丝网的筛孔内径为 710μm,水温为 15~25℃;取供试品 6 片,应在 3 分钟内全部崩解并通过筛网。

　　3. 溶出度　溶出度系指活性药物从片剂、胶囊剂或颗粒剂等普通制剂在规定条件下溶出的速率和程度,在缓释制剂、控释制剂、肠溶制剂及透皮贴剂等制剂中也称释放度。固体制剂中的药物只有溶解之后,才能被机体吸收,而崩解只是药物溶出的最初阶段,还不能客观反映药物在体内溶出的全过程。药物在体内吸收的速度通常由溶解的快慢决定,因此,溶出度是片剂质量控制的一个重要指标。对难溶性的药物一般都应检查溶出度。

　　检查法:《中国药典》(2015 年版)对溶出度的测定收载有五种方法,即第一法(篮法)、第二法(桨法)、第三法(小杯法)、第四法(桨碟法)、第五法(转筒法),均采用溶出度测定仪测定。下面仅介绍常用的前三种方法。

　　第一法(篮法)　测定前,应对仪器装置进行必要的调试,使转篮底部距溶出杯的内底部 25mm±2mm。分别量取经脱气处理的溶出介质,置各溶出杯内,实际量取的体积与规定体积的偏差应不超过±1%,待溶出介质温度恒定在 37℃±0.5℃ 后,取供试品 6 片(粒、袋),分别投入 6 个干燥的转篮内,将转篮降入溶出杯中,注意供试品表面上不要有气泡,按各品种项下规定的转速启动仪器,计时;

至规定的取样时间(实际取样时间与规定时间的差异不得过±2%),吸取溶出液适量(取样位置应在转篮顶端至液面的中点,距溶出杯内壁不小于 10mm 处;须多次取样时,所量取溶出介质的体积之和应在溶出介质的 1%之内,如超过总体积的 1%时,应及时补充相同体积的温度为 37℃±0.5℃的溶出介质,或在计算时加以校正),立即用适当的微孔滤膜滤过,自取样至滤过应在 30 秒钟内完成,取澄清滤液,照该品种项下规定的方法测定,计算每片(粒、袋)的溶出量。

第二法(桨法) 桨法是使用搅拌桨取代第一法的转篮,测定时将供试品分别放入容器中,启动搅拌桨至规定的时间取样,取样位置应在桨叶顶端至液面的中点,距溶出杯内壁不小于 10mm 处。其余装置和要求与转篮法相同。

第三法(小杯法) 小杯法的操作容器为 250ml 的溶出杯,其余操作和要求同第二法。本法溶剂的体积较小,适用于药物含量较低的片剂溶出度的测定。

$$溶出度(Q) = \frac{溶出量}{标示量} \times 100\% \qquad 式(5-1)$$

结果判定 符合下述条件之一者,可判为符合规定:

(1)6 片(粒、袋)中,每片(粒、袋)的溶出量按标示量计算,均不低于规定限度(Q)。

(2)6 片(粒、袋)中,如有 1~2 片(粒、袋)低于 Q,但不低于 Q-10%,且其平均溶出量不低于 Q。

(3)6 片(粒、袋)中,有 1~2 片(粒、袋)低于 Q,其中仅有 1 片(粒、袋)低于 Q-10%,但不低于 Q-20%,且其平均溶出量不低于 Q 时,应另取 6 片(粒、袋)复试;初、复试的 12 片(粒、袋)中,有 1~3 片(粒、袋)低于 Q,其中仅有 1 片(粒、袋)低于 Q-10%,但不低于 Q-20%,且其平均溶出量不低于 Q。

以上结果判断中所示的 10%、20%是指相对于标示量的百分率(%)。

4. 含量均匀度 含量均匀度系指小剂量或单剂量的固体、半固体和非均相液体制剂的每片(个)含量符合标示量的程度。除另有规定外,片剂、硬胶囊剂、颗粒剂或散剂等,每一个单剂标示量小于 25mg 或主药含量小于每一个单剂重量 25%者;药物间或药物与辅料间采用混粉工艺制成的注射用无菌粉末;内充非均相溶液的软胶囊;单剂量包装的口服混悬液、透皮贴剂和栓剂等品种项下规定含量均匀度应符合要求的制剂,均应检查含量均匀度。复方制剂仅检查符合上述条件的组分,多种维生素或微量元素一般不检查含量均匀度。凡检查含量均匀度的制剂,一般不再检查重(装)量差异。

检查法:除另有规定外,取供试品 10 个,照各品种项下规定的方法,分别测定每一个单剂量以标示量为 100 的相对含量 X,求其均值 $\overline{X}$ 和标准差 S 以及标示量与均值之差的绝对值 A。

$$S = \sqrt{\frac{\Sigma(X_i - \overline{X})^2}{n-1}} \qquad 式(5-2)$$

$$A = |100 - \overline{X}| \qquad 式(5-3)$$

结果判断 如 A+2.2S≤L,则供试品的含量均匀度符合规定;若 A+S>L,则不符合规定;若 A+2.2S>L,且 A+S≤L,则应另取供试品 20 个复试。根据初、复试结果,计算 30 个单剂的均值 $\overline{X}$、标准差 S 和标示量与均值之差的绝对值 A。再按下述公式计算并判定。

当 $A \leqslant 0.25L$ 时,若 $A^2+S^2 \leqslant 0.25L^2$,则供试品的含量均匀度符合规定;若 $A^2+S^2>0.25L^2$ 则不符合规定。

当 $A>0.25L$ 时,若 $A+1.7S \leqslant L$,则供试品的含量均匀度符合规定;若 $A+1.7S>L$,则不符合规定。

上述公式中 L 为规定值。除另有规定外,L 为 15.0。如该品种项下规定含量均匀度的限度为±20% 或其他数值时,应将上述各判断式中的 15.0 改为 20.0 或其他相应的数值,但各判断式中的系数不变。

当各品种正文项下含量限度规定的上下限的平均值(T)大于 100.0(%)时,若 $\overline{X}<100.0$,则 $A=100-\overline{X}$;若 $100.0 \leqslant \overline{X} \leqslant T$,则 $A=0$;若 $\overline{X}>T$,则 $A=\overline{X}-T$,同上法计算,判定结果,即得。当 $T<100.0(\%)$ 时,应在正文中规定 A 的计算方法。

▶▶ **课堂活动**

在《中国药典》(2015 年版)吡哌酸片检查项下的内容有:有关物质、溶出度、其他(符合片剂项下有关的各项规定),请问"其他"包括哪些检查内容?

（三）含量测定

1. 片剂中常用辅料的干扰及排除　片剂中除含主药外,通常还加入一些辅料(如糊精、蔗糖、乳糖、硫酸钙、碳酸钙、硬脂酸镁、滑石粉等)。辅料的存在有时会对片剂的测定产生干扰,因此除可考虑采用其他方法避免干扰外,还可根据辅料的性质和特点排除其干扰。

(1)糖类的干扰和排除:糊精、蔗糖、乳糖等是片剂常用的辅料。其中乳糖为还原糖,而糊精、蔗糖虽为非还原糖,但其水解产生的葡萄糖为还原糖,可以被强氧化剂(如高锰酸钾、溴酸钾等)氧化为葡萄糖酸,所以用强还原剂测定主药的含量时,会使含量测定结果偏高。如《中国药典》(2015 年版)中硫酸亚铁原料药物的含量测定采用高锰酸钾法,而硫酸亚铁片的含量测定则采用铈量法。这是由于高锰酸钾是强氧化剂,它既可以氧化亚铁离子,又可以将片剂中的还原糖氧化成酸,所以硫酸亚铁片的含量测定就不能用高锰酸钾法,而采用氧化电位稍低的硫酸铈作为滴定剂,硫酸铈不能氧化葡萄糖,故消除干扰。

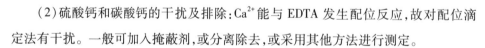

ER-5-2

硫酸亚铁、硫酸亚铁片含量测定方法

(2)硫酸钙和碳酸钙的干扰及排除:Ca^{2+} 能与 EDTA 发生配位反应,故对配位滴定法有干扰。一般可加入掩蔽剂,或分离除去,或采用其他方法进行测定。

(3)硬脂酸镁的干扰及排除:硬脂酸镁中的 Mg^{2+} 能与 EDTA 发生配位反应,而硬脂酸镁是弱碱,也能消耗高氯酸,故对配位滴定法和非水溶液滴定法有干扰。

在配位滴定中,Mg^{2+} 与 EDTA 发生配位反应的条件是 pH>9.7,故可调节酸碱度,选用合适的指示剂或用掩蔽剂消除干扰。在非水溶液滴定中,若主药为脂溶性药物,可采用有机溶剂(如三氯甲烷、丙酮或乙醚等)提取主药再进行测定;若主药为水溶性药物,可经酸化或碱化后再用有机溶剂提取后测定;若片剂中含主药量很少时,可采用溶解、滤过后,用紫外-可见分光光度法测定含量,以消除硬脂酸镁的干扰。

(4)滑石粉等的干扰及排除:片剂中若有滑石粉、硫酸钙、硬脂酸镁、淀粉等,因其均不易溶于水及有机溶剂,使溶液产生浑浊,所以当采用紫外-可见分光光度法、比色法、比浊法及旋光法等测定片剂中主药的含量时,会产生干扰。可根据主药的溶解性确定排除干扰的方法。一般对水溶性的主药,可将片粉加水溶解后,滤过,除去干扰物;不溶于水的主药,可利用其能溶于有机溶剂而干扰物不溶于有机溶剂的特点,用有机溶剂提取主药,滤过分离后,再依法测定。

综合上述,在考虑辅料对片剂含量测定的干扰与排除时,应注意下列几个因素:①辅料的理化性质:应根据辅料的性质和特点,采取相应的措施消除其干扰。②辅料与主药含量的配比:主药量大,辅料量小时,干扰影响较小,甚至可以忽略不计;如果主药量小,辅料量大,则干扰影响就大。③测定主药方法的选择:测定方法的专属性强,辅料的干扰就小;主药量很少时,可选用灵敏度高的测定方法,如比色法、紫外-可见分光光度法及色谱法等。

2. 实例

实例 5-1　盐酸丙米嗪片(规格 2mg)含量测定

盐酸丙米嗪含量测定方法

取本品 20 片,除去糖衣,精密称定,研细,精密称取适量(约相当于盐酸丙米嗪 75mg),置 250ml 量瓶中,加盐酸溶液(9→1000)约 80ml,振摇使盐酸丙米嗪溶解,用盐酸溶液(9→1000)稀释至刻度,摇匀,滤过,精密量取续滤液 5ml,置 100ml 量瓶中,用盐酸溶液(9→1000)稀释至刻度,摇匀,照紫外-可见分光光度法,在 251nm 的波长处测定吸光度,按盐酸丙米嗪($C_{19}H_{24}N_2 \cdot HCl$)的吸收系数($E_{1cm}^{1\%}$)为 264 计算,即得。含盐酸丙米嗪应为标示量的 93.0%~107.0%。

解析:(1)盐酸丙米嗪为有机碱性药物,抗抑郁药。其原料药物采用非水溶液滴定法,片剂由于主药含量低,且含辅料硬脂酸镁对非水溶液滴定法有干扰,所以采用灵敏度更高的紫外-可见分光光度法。

(2)在分析时,一般取片剂 10 片或 20 片,研细,取适量,按规定方法测定含量,这样使取样更具有代表性,以平均片重计算每片所含主药的量更具有可比性。

(3)本品为包糖衣片。除去糖衣的方法有:①含有疏水性药品的糖衣片可先用乙醇洗去糖衣层,再用无水乙醇洗一次,用滤纸吸去乙醇后置硅胶干燥器中干燥;②含有亲水性药品的糖衣片用刀片小心削去糖衣层,不能刮去片芯,挑选完整的片剂作供试品用;③包糖衣的肠溶衣片剂,可先用水洗去糖衣层后,用滤纸吸去水,置硅胶干燥器中干燥。

(4)本品的辅料不能完全溶于水,可使溶液浑浊,故对紫外-可见分光光度法产生干扰,一般用定性滤纸或垂熔玻璃漏斗滤过。用滤纸滤过时,为保证滤过前后药物的浓度一致,应弃去初滤液,取续滤液。滤过使用的漏斗、滤纸,收集滤液的容器也应是干燥的。用垂熔玻璃漏斗滤过,可以经过洗涤取全量。

(5)**计算公式**

$$\text{标示量}\% = \frac{\dfrac{A_X}{E_{1cm}^{1\%} \times 100} \times D \times V \times \overline{W}}{m \times m_s} \times 100\% \qquad \text{式}(5\text{-}4)$$

式中,A_X 为吸光度;$E_{1cm}^{1\%}$ 为百分吸收系数;V 为供试品溶液初次配制的体积(ml);D 为稀释倍数;$\overline{W}$ 为平均片重(g);m 为供试品取样量(g);m_s 为标示量(g)。

实例5-2 盐酸美克洛嗪片(规格25mg)含量测定

取本品20片,精密称定,研细,精密称取适量(约相当于盐酸美克洛嗪0.2g),置分液漏斗中,加水50ml,振摇,分别加三氯甲烷50ml、20ml与20ml提取3次,合并三氯甲烷液,置水浴上蒸发至剩10~15ml,放冷,加冰醋酸15ml、醋酐5ml、醋酸汞试液5ml与喹哪啶红指示液2滴,用高氯酸滴定液(0.1mol/L)滴定至红色消失,并将滴定结果用空白试验校正。每1ml高氯酸滴定液(0.1mol/L)相当于23.19mg的盐酸美克洛嗪($C_{25}H_{27}ClN_2 \cdot 2HCl$)。含盐酸美克洛嗪应为标示量的90.0%~110.0%。

解析:(1)盐酸美克洛嗪为有机碱性药物,抗组胺药。其原料药物采用非水溶液滴定法,而片剂中由于含辅料硬脂酸镁,对非水溶液滴定法有干扰,故需排除干扰后再测定。

盐酸美克洛嗪含量测定方法

(2)盐酸美克洛嗪极微溶于水,易溶于三氯甲烷,而辅料硬脂酸镁不易溶于三氯甲烷,故用与水互不相溶的三氯甲烷提取,消除辅料的干扰,再采用与原料药物相同的非水溶液滴定法测定。

(3)计算公式

$$标示量\% = \frac{(V-V_0) \times T \times F \times \overline{W}}{m \times m_S} \times 100\% \qquad 式(5-5)$$

式中,V 为供试品消耗滴定液的体积(ml);V_0 为空白试验消耗滴定液的体积(ml);T 为滴定度(mg/ml);$\overline{W}$ 为平均片重(g);F 为高氯酸滴定液浓度校正因子;m 为供试品取样量(g);m_S 为标示量(g)。

二、注射剂的分析

注射剂系指原料药物或与适宜的辅料制成的供注入体内的无菌制剂。注射剂可分为注射液、注射用无菌粉末与注射用浓溶液。

(一)性状

《中国药典》(2015年版)规定:溶液型注射液应澄清;除另有规定外,混悬型注射液原料药物粒度应控制在15μm以下,含15~20μm(间有个别20~50μm)者,不应超过10%,若有可见沉淀,振摇时应容易分散均匀。乳状液型注射液应稳定,不得有相分离现象。静脉用乳状液型注射液中90%的乳滴的粒度应在1μm以下,不得有大于5μm的乳滴。

(二)常规检查

1. 装量 为保证单剂量注射液的注射用量不少于标示量,以达到临床用药剂量的要求,需对单剂量注射液及注射用浓溶液的装量进行检查。

检查法:供试品标示装量为不大于2ml者,取供试品5支(瓶),2ml以上至50ml者取供试品3支(瓶)。开启时注意避免损失,将内容物分别用相应体积的干燥注射器及注射针头抽尽,然后缓慢连续地注入经标化的量入式量具内(量具的大小应使待测体积至少占其额定体积的40%,不排尽针头中的液体),在室温下检视。测定油溶液、乳状液或混悬液时,应先加温(如有必要)摇匀,再用干燥注射器及注射针头抽尽后,同前法操作,放冷(加温时),检视,每支(瓶)的装量均不得少于其标示量。

标示装量为 50ml 以上的注射液和注射用浓溶液,照《中国药典》(2015 年版)通则"最低装量检查法"检查,应符合规定。

2. 装量差异　为保证药物含量的均匀性,保证临床用药剂量的准确,需对注射用无菌粉末进行装量差异检查。凡规定检查含量均匀度的注射用无菌粉末,一般不进行装量差异检查。

检查法:取供试品 5 瓶(支),除去标签、铝盖,容器外壁用乙醇擦净,干燥,开启时注意避免玻璃屑等异物落入容器中,分别迅速精密称定;容器为玻璃瓶的注射用无菌粉末,首先小心开启内塞,使容器内外气压平衡,盖紧后精密称定。然后倾出内容物,容器用水或乙醇洗净,在适宜条件干燥后,再分别精密称定每一容器的重量,求出每瓶(支)的装量与平均装量。每瓶(支)装量与平均装量相比较(如有标示装量,则与标示装量相比较),应符合规定。如有 1 瓶(支)不符合规定,应另取 10 瓶(支)复试,均应符合规定。《中国药典》(2015 年版)对注射用无菌粉末装量差异限度的规定见表 5-3。

表 5-3　注射用无菌粉末装量差异限度

平均装量	装量差异限度
0.05g 及 0.05g 以下	±15%
0.05g 以上至 0.15g	±10%
0.15g 以上至 0.50g	±7%
0.50g 以上	±5%

3. 可见异物　可见异物是指存在于注射剂、眼用液体制剂和无菌原料药物中,在规定条件下目视可以观测到的不溶性物质,其粒径或长度通常大于 50μm。注射液中若有不溶性微粒,使用后可能引起静脉炎、过敏反应,较大的微粒甚至可以堵塞毛细血管。因此需对注射液进行可见异物检查。可见异物的检查按照《中国药典》(2015 年版)通则"可见异物检查法"进行,有灯检法和光散射法。一般常用灯

ER-5-5

边学边练:可见异物检查

检法,也可采用光散射法检查。灯检法不适用的品种,如用深色透明容器包装或液体色泽较深(一般深于各标准比色液 7 号)的品种可选用散射法。现主要介绍常用的灯检法。

灯检法使用装有日光灯的伞棚式装置,背景用不反光的黑色绒布。无色透明容器包装的无色供试品溶液的检查,光照度应为 1000~1500lx;透明塑料容器包装或用棕色透明容器包装的供试品溶液或有色供试品溶液的检查,光照度应为 2000~3000lx;混悬型供试品或乳状液的检查,光照度应增加至约 4000lx。

检查法:除另有规定外,取供试品 20 支(瓶),除去容器标签,擦净容器外壁,必要时将药液转移至洁净透明的适宜容器内;将供试品置遮光板边缘处,在明视距离(指供试品至人眼的清晰观测距离,通常为 25cm),手持容器颈部,轻轻旋转和翻转容器(但应避免产生气泡),使药液中可能存在的可见异物悬浮,分别在黑色和白色背景下目视检查,重复观察,总检查时限为 20 秒。供试品装量每支(瓶)在 10ml 及 10ml 以下的,每次检查可手持 2 支(瓶)。50ml 或 50ml 以上大容量注射液按直、横、倒三步法旋转检视。供试品溶液中有大量气泡产生影响观察时,需静置足够时间至气泡消失后检查。

《中国药典》(2015年版)规定,供试品中不得检出金属屑、玻璃屑、长度超过2mm的纤维、最大粒径超过2mm的块状物以及静置一定时间后轻轻旋转时肉眼可见的烟雾状微粒沉积物、无法计数的微粒群或摇不散的沉淀,以及在规定时间内较难计数的蛋白质絮状物等明显可见异物。供试品中如检出点状物、2mm以下的短纤维和块状物等微细可见异物,除另有规定外,溶液型静脉用注射液初试如检出可见异物的供试品超过2支(瓶),不符合规定;如1支(瓶)检出,应另取20支(瓶)同法检查,初、复试40支(瓶)超过1支(瓶)检出,不符合规定。溶液型非静脉用注射液初试如2支(瓶)以上检出,不符合规定;如1~2支(瓶)检出,应另取20支(瓶)同法检查,初、复试40支(瓶)超过2支(瓶)检出,不符合规定。

"发丝门"事件

4. 不溶性微粒　不溶性微粒的检查是在可见异物检查符合规定后,检查静脉用注射液(溶液型注射液、注射用无菌粉末、注射用浓溶液)及供静脉注射用无菌原料药物中不溶性微粒的大小和数量。照《中国药典》(2015年版)通则"不溶性微粒检查法"中光阻法和显微计数法检查(除另有规定外,一般先采用光阻法,当光阻法测定结果不符合规定或供试品不适于用光阻法测定时,应采用显微计数法进行测定,并以显微计数法的测定结果作为判断依据),标示量为100ml或100ml以上的静脉注射液,除另有规定外,光阻法为每1ml中含10μm及10μm以上的微粒不得过25粒,含25μm及25μm以上的微粒不得超过3粒,而显微计数法分别为12粒、2粒。标示量为100ml以下的静脉注射液,除另有规定外,光阻法为每个供试品容器中含有10μm及10μm以上的微粒不得过6000粒,含25μm及25μm以上的微粒不得超过600粒,而显微计数法分别为3000粒、300粒。

5. 渗透压摩尔浓度　除另有规定外,静脉输液及椎管注射用注射液按各品种项下的规定,照《中国药典》(2015年版)通则"渗透压摩尔浓度测定法"测定,应符合规定。

6. 重金属及有害元素残留量　除另有规定外,中药注射剂照《中国药典》(2015年版)通则"铅、镉、砷、汞、铜测定法"测定,按各品种项下每日最大使用量计算,铅不得超过12μg,镉不得超过3μg,砷不得超过6μg,汞不得超过2μg,铜不得超过150μg。

"刺五加"事件

7. 无菌、细菌内毒素或热原　分别照《中国药典》(2015年版)通则"无菌检查法""细菌内毒素检查法""热原检查法"检查,应符合规定。

▶▶ **课堂活动**

在《中国药典》(2015年版)维生素B₂注射液检查项下的内容有:pH、其他(应符合注射剂项下有关的各项规定),请问"其他"需要做哪些检查内容?

(三)含量测定

1. 注射剂中常见附加剂的干扰及排除　注射剂在生产过程中除主药和溶剂外,还要加入附加剂,如抗氧剂、等渗调节剂、助溶剂、抑菌剂等。目的是为了保证药液的稳定,减少对人体组织的刺激,抑制细菌生长等。这些附加剂有时会对药物的含量测定产生干扰,需予以排除。

(1)抗氧剂的干扰及排除:具有还原性药物的注射剂,常需加入抗氧剂以增加药物的稳定性。常用的抗氧剂有亚硫酸钠、亚硫酸氢钠、焦亚硫酸钠、硫代硫酸钠、维生素C等。这些抗氧剂均具有

较强的还原性,主要对氧化还原滴定法及亚硝酸钠滴定法测定注射液含量时有干扰。排除干扰的方法有以下几种:

1)加入掩蔽剂消除干扰:当注射液中含有亚硫酸钠、亚硫酸氢钠、焦亚硫酸钠等抗氧剂,如采用碘量法、铈量法或亚硝酸钠滴定法测定注射剂中的主药时,会产生干扰,使测定结果偏高,可加入丙酮或甲醛使其生成加成物,从而排除干扰。

维生素 C 注
射液含量测
定方法

$$Na_2S_2O_5 + H_2O \longrightarrow 2NaHSO_3$$

$$\begin{matrix} H_3C \\ H_3C \end{matrix} C=O \ + \ NaHSO_3 \longrightarrow \begin{matrix} H_3C \\ H_3C \end{matrix} C \begin{matrix} OH \\ SO_3Na \end{matrix}$$

$$HCHO \ + \ NaHSO_3 \longrightarrow \begin{matrix} H \\ H \end{matrix} C \begin{matrix} OH \\ SO_3Na \end{matrix}$$

$$HCHO \ + \ Na_2SO_3 + H_2O \longrightarrow \begin{matrix} H \\ H \end{matrix} C \begin{matrix} OH \\ SO_3Na \end{matrix} + NaOH$$

例如维生素 C 注射液的含量测定,《中国药典》(2015 年版)采用碘量法。为提高维生素 C 注射液的稳定性,在制备时需加入还原性更强的亚硫酸氢钠作抗氧剂,防止维生素 C 氧化变质,故在测定时加入丙酮作掩蔽剂,以消除亚硫酸氢钠的干扰。

▶▶ 课堂活动

当采用氧化性较强的氧化剂(如高锰酸钾)作滴定液时,能否以甲醛作掩蔽剂消除抗氧剂(如焦亚硫酸钠)的干扰?

2)加酸使抗氧剂分解:亚硫酸钠、亚硫酸氢钠、焦亚硫酸钠、硫代硫酸钠在强酸作用下均能分解,产生二氧化硫气体,经加热可全部逸出,除去干扰。

$$Na_2S_2O_5 + H_2O \longrightarrow 2NaHSO_3$$

$$NaHSO_3 + HCl \longrightarrow NaCl + H_2SO_3$$

$$H_2SO_3 \xrightarrow{\triangle} SO_2 \uparrow + H_2O$$

$$Na_2S_2O_3 + 2HCl \longrightarrow 2NaCl + H_2S_2O_3$$

$$H_2S_2O_3 \longrightarrow H_2SO_3 + S \downarrow$$

$$H_2SO_3 \xrightarrow{\triangle} SO_2 \uparrow + H_2O$$

盐酸普鲁卡因
胺注射液含量
测定方法

例如盐酸普鲁卡因胺注射液的含量测定,《中国药典》(2015 年版)采用亚硝酸钠滴定法,由于加入亚硫酸氢钠作抗氧剂可产生干扰,因此加入盐酸,使抗氧剂分解,并且盐酸也参与滴定反应,故消除干扰。

3)加入弱氧化剂:一些弱氧化剂如过氧化氢或硝酸,能氧化亚硫酸盐和亚硫酸氢盐,而不能氧化被测物,也不消耗滴定液,故以此排除抗氧剂的干扰。

$$Na_2SO_3 + H_2O_2 \longrightarrow Na_2SO_4 + H_2O$$

$$NaHSO_3 + H_2O_2 \longrightarrow NaHSO_4 + H_2O$$

$$Na_2SO_3 + 2HNO_3 \longrightarrow Na_2SO_4 + H_2O + 2NO_2 \uparrow$$

$$2NaHSO_3 + 4HNO_3 \longrightarrow Na_2SO_4 + 2H_2O + H_2SO_4 + 4NO_2 \uparrow$$

（2）等渗溶液的干扰及排除：注射剂中常用的等渗调节剂是氯化钠。氯化钠中的氯离子和钠离子分别对银量法和离子交换法测定主药含量时产生干扰，应设法排除。

例如复方乳酸钠注射液中含有氯化钠，当用离子交换法测定乳酸钠含量时，氯化钠会干扰测定。

用强酸性阳离子交换树脂处理时：

$R-SO_3H+CH_3CHOHCOONa \longrightarrow R-SO_3Na+CH_3CHOHCOOH$

$R-SO_3H+NaCl \longrightarrow R-SO_3Na+HCl$

用氢氧化钠滴定液滴定时：

$CH_3CHOHCOOH+NaOH \longrightarrow CH_3CHOHCOONa+H_2O$

$HCl+NaOH \longrightarrow NaCl+H_2O$

因此，必须另用银量法测得氯化钠的含量，再从离子交换法中所消耗的氢氧化钠物质的量中减去氯化钠所消耗的硝酸银物质的量，从而求得供试品中主药的含量。

（3）助溶剂的干扰及排除：在注射液中为增加主药溶解度，且使注射液比较稳定，常需加入助溶剂。助溶剂的存在可能会对主药的含量测定产生干扰。

例如葡萄糖酸钙注射液，因加入氢氧化钙等作助溶剂，故干扰配位滴定法。为排除氢氧化钙的干扰，常在制备过程中控制钙盐的用量。《中国药典》（2015年版）规定添加入的钙盐按钙（Ca）计算，不得超过葡萄糖酸钙中含有钙量的5.0%。

（4）溶剂水的干扰及排除：注射液一般以水作溶剂，故当采用非水溶液滴定法测定主药时有干扰，必须先除去水后，再进行测定。如果主药对热稳定，测定前，可在水浴上加热蒸发或在105℃下干燥，除去水分后，再按非水溶液滴定法测定，如乳酸钠注射液的含量测定；如果主药遇热易分解，则在适当的pH条件下，用有机溶剂提取后，再按原料药物的方法进行测定。

（5）溶剂油的干扰及排除：对于脂溶性的药物，一般将其注射液配成油溶液，且油溶液进行肌内注射时，可以延长作用时间。注射用油溶液，我国多采用麻油、茶油或核桃油，植物油中往往含有固醇和三萜类等物质，对主药的含量测定常有干扰。消除干扰的方法有：

1）用有机溶剂稀释：对主药含量较高，而测定方法中规定取样量较少的注射液，经有机溶剂稀释后，可使油溶液对测定的影响减至最小。例如己酸羟孕酮注射液为油溶液，《中国药典》（2015年版）规定精密量取注射液适量，加甲醇溶解并稀释至浓度为原来的$\frac{1}{1250}$或$\frac{1}{625}$，再用反相高效液相色谱法测定其含量。

2）用有机溶剂提取后再测定：加入有机溶剂，将主药从油溶液中提取出来，再按不同方法测定。例如黄体酮注射液，先用乙醚溶解，再用甲醇分次提取黄体酮，然后采用高效液相色谱法测定含量。

综上所述，测定注射剂含量时，注射剂含主药量大，附加剂不干扰测定者，可按原料药物相同的方法测定，也可直接蒸干后，用重量法测定；注射剂含主药量较小，若采用与原料药物相同的方法，会消耗更多的供试品，可选用微量、灵敏的方法；若附加剂对主药的含量测定有干扰时，应排除干扰后再进行测定。

2. 实例　氢溴酸烯丙吗啡注射液(规格 1ml∶10mg)含量测定

精密量取本品 20ml,加氨试液 5ml,用异丙醇-三氯甲烷(1∶3)提取 5 次,每次 15ml,提取液分别用同一份水 7ml 洗涤,静置待分层后,分取三氯甲烷液,置锥形瓶中,合并提取液,置水浴上蒸干,加无水乙醇 2ml,蒸干后,再加无水乙醇 2ml,蒸干至无乙醇臭,放冷,加三氯甲烷 20ml、冰醋酸 30ml、醋酐 3ml 与结晶紫指示液 2 滴,用高氯酸滴定液(0.1mol/L)滴定至溶液显纯蓝色,并将滴定的结果用空白试验校正。每 1ml 高氯酸滴定液(0.1mol/L)相当于 39.23mg 的 $C_{19}H_{21}NO_3 \cdot HBr$。含氢溴酸烯丙吗啡应为标示量的 95.0%~105.0%。

氢溴酸烯丙吗啡含量测定方法

解析:(1)本法采用非水溶液滴定法。氢溴酸烯丙吗啡注射液中溶剂水对非水溶液滴定有干扰,因烯丙吗啡易溶于有机溶剂,在水中几乎不溶,且对热比较稳定,故采取先提取再蒸干后采用和原料药物相同的方法测定。

(2)计算公式

$$标示量\% = \frac{(V-V_0) \times T \times F \times 每支容量}{m \times m_S} \times 100\% \qquad 式(5-6)$$

式中,V 为供试品消耗滴定液的体积(ml);V_0 为空白试验消耗滴定液的体积(ml);T 为滴定度(mg/ml);F 为高氯酸滴定液浓度校正因子;m 为供试品取样量(g);m_S 为标示量(g)。

三、胶囊剂的分析

胶囊剂系指原料药物或与适宜辅料充填于空心胶囊或密封于软质囊材中制成的固体制剂。

(一) 性状

《中国药典》(2015 年版)规定:胶囊剂应整洁,不得有黏结、变形、渗漏或囊壳破裂现象,并应无异臭。

(二) 常规检查

1. 装量差异　胶囊剂在生产过程中,由于空胶囊容积、粉末的流动性以及工艺、设备等原因,可引起胶囊剂内容物装量的差异。为了控制各粒装量的一致性,保证用药剂量的准确,需对胶囊剂进行装量差异的检查。凡规定检查含量均匀度的胶囊剂,一般不再进行装量差异的检查。

检查法:除另有规定外,取供试品 20 粒(中药取 10 粒),分别精密称定重量,倾出内容物(不得损失囊壳),硬胶囊囊壳用小刷或其他适宜的用具拭净;软胶囊或内容物为半固体或液体的硬胶囊囊壳用乙醚等易挥发性溶剂洗净,置通风处使溶剂挥尽,再分别精密称定囊壳重量,求出每粒内容物的装量与平均装量。每粒装量与平均装量相比较(有标示装量的胶囊剂,每粒装量应与标示装量比较),超出装量差异限度的不得多于 2 粒,并不得有 1 粒超出限度 1 倍。《中国药典》(2015 年版)对胶囊剂装量差异限度的规定见表 5-4。

表 5-4　胶囊剂的装量差异限度

平均装量	装量差异限度
0.30g 以下	±10%
0.30g 或 0.30g 以上	±7.5%(中药±10%)

2. 崩解时限　胶囊剂的崩解是药物溶出及被人体吸收的前提,而囊壳常因囊材的质量、久贮或与药物接触等原因,影响溶胀或崩解。因此胶囊剂需检查崩解时限。凡规定检查溶出度或释放度的胶囊剂,可不进行崩解时限检查。

胶囊剂的崩解时限按片剂的崩解时限法检查,如果胶囊漂浮于液面,应加挡板,硬胶囊应在 30分钟内全部崩解;软胶囊应在 1 小时内全部崩解。如有 1 粒不能全部崩解,应另取 6 粒,按规定方法复试,均应符合规定。软胶囊剂可改在人工胃液中进行检查。

3. 微生物限度　以动物、植物、矿物质来源的非单体成分制成的胶囊剂,生物制品胶囊剂,照《中国药典》(2015 年版)通则"非无菌产品微生物限度检查":微生物计数法和控制菌检查及非无菌药品微生物限度标准检查,应符合规定。规定检查杂菌的生物制品胶囊剂,可不进行微生物限度检查。

（三）含量测定

不加辅料的胶囊剂,其含量测定基本按原料药物的含量测定方法进行;加入辅料的胶囊剂,由于其辅料与片剂的辅料十分相似,故在含量测定中,排除胶囊剂辅料干扰的方法可参照片剂分析中所采用的方法,其含量测定亦基本按片剂的含量测定方法进行。

实例 5-3　诺氟沙星胶囊(规格 0.1g)含量测定

取本品的细粉适量(约相当于诺氟沙星 125mg),精密称定,置 500ml 量瓶中,加 0.1mol/L 盐酸溶液 10ml 使溶解后,用水稀释至刻度,摇匀,滤过,精密量取续滤液 5ml,置 50ml 量瓶中,用流动相稀释至刻度,摇匀,精密量取 20μl 注入液相色谱仪,记录色谱图;另取诺氟沙星对照品,同法测定。按外标法以峰面积计算供试品中诺氟沙星 $C_{16}H_{18}FN_3O_3$ 的含量。含诺氟沙星应为标示量的 90.0%~110.0%。

解析:(1)本法采用高效液相色谱法。

(2)含量测定所用的供试品是取装量差异检查合格的内容物,取样方法与装量差异检查的取样方法相同。

(3)计算公式

$$标示量\% = \frac{c_R \times \dfrac{A_X}{A_R} \times V \times D \times 平均囊重}{m \times m_S} \times 100\% \qquad 式(5\text{-}7)$$

式中,A_X 为供试品峰面积;A_R 为对照品的峰面积;c_R 为对照品的浓度(mg/ml);V 为供试品初次配制的体积(ml);D 为供试品的稀释倍数;m 为供试品的质量(g);m_S 为标示量(g)。

四、糖浆剂的分析

糖浆剂系指含有原料药物的浓蔗糖水溶液。

（一）性状

《中国药典》(2015 年版)规定除另有规定外,糖浆剂应澄清。在贮藏期间不得有发霉、酸败、产生气体或其他变质现象,允许有少量摇之易散的沉淀。

（二）常规检查

糖浆剂除按各品种项下规定检查相对密度、pH 等项目外,还应检查装量和微生物限度,以保证用药的安全、剂量的准确。装量和微生物限度分别照《中国药典》（2015 年版）通则"最低装量检查法""非无菌产品微生物限度"检查,应符合规定。

（三）含量测定

1. 附加剂对测定的干扰及排除 糖浆剂除主药外,还含有蔗糖、水以及其他适宜的附加剂。附加剂的存在有可能对药物的含量测定产生干扰,需予以排除。蔗糖主要对氧化还原滴定法有干扰,而水主要对非水溶液滴定法有干扰,排除干扰的方法可分别参照片剂和注射剂分析中所采用的方法。

2. 实例 枸橼酸哌嗪糖浆（规格 1000ml：160g）含量测定

用内容量移液管精密量取本品 5ml,置 50ml 量瓶中,用少量水洗出移液管内壁的附着液,洗液并入量瓶中,用水稀释至刻度,摇匀,精密量取 10ml,置 150ml 烧杯中,加三硝基苯酚试液 70ml,搅拌,加热,至上层溶液澄清,放冷,1 小时后,用 105℃ 恒重的垂熔玻璃坩埚滤过,沉淀用哌嗪的三硝基苯酚衍生物($C_4H_{10}N_2 \cdot 2C_6H_3N_3O_7$)的饱和溶液洗涤数次后,在 105℃ 干燥至恒重,精密称定,沉淀的重量与 0.4487 相乘,即得供试量中含有枸橼酸哌嗪[$(C_4H_{10}N_2)_3 \cdot 2C_6H_8O_7 \cdot 5H_2O$]的重量。本品含枸橼酸哌嗪应为 14.4%～17.6%（g/ml）。

解析:（1）本法采用重量法测定。

（2）枸橼酸哌嗪原料药物采用非水溶液滴定法,糖浆剂含有水分干扰测定,故采用主药与试剂生成沉淀、附加剂无反应的方法消除附加剂的干扰。

$$（3）系数 0.4487 = \frac{\frac{1}{3} \times 枸橼酸哌嗪相对分子质量}{三硝基苯酚哌嗪相对分子质量} = \frac{\frac{1}{3} \times 732.74}{544.4} \qquad 式（5-8）$$

（4）计算公式

$$标示量\% = \frac{m \times 0.4487 \times \frac{50}{10}}{5 \times m_S} \times 100\% \qquad 式（5-9）$$

式中,m 为沉淀的重量（g）;m_S 为标示量（g）。

五、颗粒剂的分析

颗粒剂系指原料药物与适宜的辅料混合制成具有一定粒度的干燥颗粒状制剂。

（一）性状

《中国药典》（2015 年版）规定:颗粒剂应干燥,颗粒均匀,色泽一致,无吸潮、软化、结块、潮解等现象。

（二）常规检查

1. 粒度 为确保颗粒剂粒径的均一性,不使颗粒因受潮结块,或在运输和贮藏中粉碎而影响质量,因此颗粒剂需进行粒度检查。

检查法:除另有规定外,照《中国药典》(2015 年版)通则"粒度和粒度分布测定法"第二法双筛分法检查,不能通过一号筛与能通过五号筛的总和不得超过 15%。

2. 干燥失重 除另有规定外,化学药品和生物制品颗粒剂照《中国药典》(2015 年版)通则"干燥失重测定法"测定,于 105℃ 干燥(含糖颗粒应在 80℃ 减压干燥)至恒重,减失重量不得超过 2.0%。

3. 溶化性 除另有规定外,可溶颗粒和泡腾颗粒需检查溶化性,均不得有异物,中药颗粒还不得有焦屑。混悬颗粒以及已规定检查溶出度或释放度的颗粒剂可不进行溶化性检查。

可溶颗粒检查法:取供试品 10g(中药单剂量包装取 1 袋),加热水 200ml,搅拌 5 分钟,立即观察,可溶颗粒应全部溶化或轻微浑浊。

泡腾颗粒检查法:取供试品 3 袋,将内容物分别转移至盛有 200ml 水的烧杯中,水温为 15~25℃,应迅速产生气体而成泡腾状,5 分钟内颗粒均应完全分散或溶解在水中。

4. 装量差异 单剂量包装的颗粒剂需检查装量差异,应符合规定。凡规定检查含量均匀度的颗粒剂,一般不再进行装量差异的检查。

检查法:取供试品 10 袋(瓶),除去包装,分别精密称定每袋(瓶)内容物的重量,求出每袋(瓶)内容物的装量与平均装量。每袋(瓶)装量与平均装量相比较〔凡无含量测定的颗粒剂或有标示装量的颗粒剂,每袋(瓶)装量应与标示装量比较〕,超出装量差异限度的颗粒剂不得多于 2 袋(瓶),并不得有 1 袋(瓶)超出装量差异限度 1 倍。《中国药典》(2015 年版)对颗粒剂装量差异限度的规定见表 5-5。

表 5-5 颗粒剂的装量差异限度

平均装量或标示装量	装量差异限度
1.0g 及 1.0g 以下	±10%
1.0g 以上至 1.5g	±8%
1.5g 以上至 6.0g	±7%
6.0g 以上	±5%

5. 装量 多剂量包装的颗粒剂,照《中国药典》(2015 年版)通则"最低装量检查法"检查,应符合规定。

6. 水分 中药颗粒剂照《中国药典》(2015 年版)通则"水分测定法"测定,除另有规定外,水分不得超过 8.0%。

7. 微生物限度 以动物、植物、矿物质来源的非单体成分制成的颗粒剂,生物制品颗粒剂,照《中国药典》(2015 年版)通则"非无菌产品微生物限度检查":微生物计数法和控制菌检查法及非无菌药品微生物限度标准检查,应符合规定。规定检查杂菌的生物制品颗粒剂,可不进行微生物限度检查。

(三)含量测定

颗粒剂中的附加剂的干扰与排除及含量测定方法可参照胶囊剂分析中所采用的方法。

实例 5-4 头孢氨苄颗粒(规格 125mg)含量测定

取装量差异项下的内容物,混合均匀,精密称取适量(约相当于头孢氨苄 0.1g),置 100ml 量瓶中,加流动相[水-甲醇-3.86%醋酸钠溶液-4%醋酸溶液(742∶240∶15∶3)]适量,充分振摇,使头孢氨苄溶解,再加流动相稀释至刻度,摇匀,滤过,精密量取续滤液 10ml,置 50ml 量瓶中,用流动相稀释至刻度,摇匀,取 10μl 注入液相色谱仪,记录色谱图;另取头孢氨苄对照品适量,同法测定。按外标法以峰面积计算出供试品中头孢氨苄($C_{16}H_{17}N_3O_4S$)的含量。本品含头孢氨苄应为标示量的 90.0%~110.0%。

解析:(1)本法为高效液相色谱法。

(2)颗粒剂的取样是取装量或装量差异检查合格的内容物,取样方法与装量或装量差异检查取样方法相同。

(3)计算公式

$$标示量\% = \frac{c_R \times \dfrac{A_X}{A_R} \times V \times D \times 平均装量}{m \times m_S} \times 100\% \qquad 式(5\text{-}10)$$

式中,A_X 为供试品峰面积;A_R 为对照品的峰面积;c_R 为对照品的浓度(mg/ml);V 为供试品初次配制的体积(ml);D 为供试品的稀释倍数;m 为供试品的质量(g);m_S 为标示量(g)。

六、散剂的分析

散剂系指原料药物或与适宜的辅料经粉碎、均匀混合制成的干燥粉末状制剂。

(一)性状

《中国药典》(2015 年版)规定:散剂应干燥、疏松、混合均匀、色泽一致。

(二)常规检查

1. 粒度 除另有规定外,化学药局部用散剂和用于烧伤或严重创伤的中药局部用散剂及儿科用散剂,应照下述方法检查,应符合规定。

检查法:取供试品 10g,精密称定,照《中国药典》(2015 年版)通则"粒度和粒度分布测定法"第二法单筛分法测定。化学药散剂通过七号筛(中药通过六号筛)的粉末重量,不得少于 95%。

2. 外观均匀度 为控制散剂在生产中混合不匀,色泽不一致,影响药物的质量,散剂需进行外观均匀度检查,应符合规定。

检查法:取供试品适量,置光滑纸上,平铺约 5cm²,将其表面压平,在明亮处观察,应色泽均匀,无花纹与色斑。

3. 水分 中药散剂照《中国药典》(2015 年版)通则"水分测定法"测定,除另有规定外,不得过 9.0%。

4. 干燥失重 化学药和生物制品散剂,除另有规定外,取供试品,照《中国药典》(2015 年版)通则"干燥失重测定法"测定,在 105℃干燥至恒重,减失重量不得过 2.0%。

5. 装量差异 单剂量包装的散剂,照下述方法检查,应符合规定。凡规定检查含量均匀度的化学药和生物制品散剂,一般不再进行装量差异的检查。

检查法:除另有规定外,取供试品 10 袋(瓶),分别精密称定每袋(瓶)内容物的重量,求出内容物的装量与平均装量。每袋(瓶)装量与平均装量相比较[凡有标示装量的散剂,每袋(瓶)装量应与标示装量相比较],超出装量差异限度的散剂不得多于 2 袋(瓶),并不得有 1 袋(瓶)超出装量差异限度的 1 倍。散剂的装量差异限度见表 5-6。

表 5-6 散剂的装量差异限度

平均装量或 标示装量	装量差异限度 (中药、化学药)	装量差异限度 (生物制品)
0.1g 及 0.1g 以下	±15%	±15%
0.1g 以上至 0.5g	±10%	±10%
0.5g 以上至 1.5g	±8%	±7.5%
1.5g 以上至 6.0g	±7%	±5%
6.0g 以上	±5%	±3%

6. 装量 除另有规定外,多剂量包装的散剂,照《中国药典》(2015 年版)通则"最低装量检查法"检查,应符合规定。

7. 无菌 除另有规定外,用于烧伤[除程度较轻的烧伤(Ⅰ°或浅Ⅱ°外)]、严重创伤或临床必须无菌的局部用散剂,照《中国药典》(2015 年版)通则"无菌检查法"检查,应符合规定。

8. 微生物限度 除另有规定外,照《中国药典》(2015 年版)通则"非无菌产品微生物限度检查":微生物计数法和控制菌检查法及非无菌药品微生物限度标准检查,应符合规定。凡规定进行杂菌检查的生物制品散剂,可不进行微生物限度检查。

(三)含量测定

散剂中附加剂的干扰与排除及含量测定方法可参照胶囊剂分析中所采用的方法。

实例 5-5 牛磺酸散(规格 0.4g)含量测定

取装量差异项下的内容物,混合均匀,精密称取适量(约相当于牛磺酸 0.2g),加水 25ml,振摇使主成分溶解,用氢氧化钠滴定液(0.1mol/L)调节 pH 至 7.0,加入预先调节 pH 至 9.0 的甲醛溶液 15ml,摇匀,再用氢氧化钠滴定液(0.1mol/L)滴定 pH 至 9.0,并持续 30 秒钟,以加入甲醛溶液后所消耗的氢氧化钠滴定液(0.1mol/L)的量(ml)计算。每 1ml 氢氧化钠滴定液(0.1mol/L)相当于 12.52mg 的牛磺酸($C_2H_7NO_3S$)。本品含牛磺酸应为标示量的 90.0%~110.0%。

解析:(1)本法为置换酸碱滴定法。

(2)散剂的取样是取装量差异检查合格的内容物,取样方法与装量差异检查相同。

(3)计算公式

$$标示量\% = \frac{T \times V \times F \times 平均装量}{m \times m_S} \times 100\% \qquad 式(5-11)$$

式中,T 为滴定度(mg/ml);V 为供试品消耗滴定液的体积(ml);F 为氢氧化钠滴定液浓度校正因子;m 为供试品取样量(g);m_S 为标示量(g)。

七、栓剂的分析

栓剂系指原料药物与适宜基质制成供腔道给药的固体制剂。栓剂因施用腔道的不同,分为直肠栓、阴道栓和尿道栓。

（一）性状

《中国药典》(2015 年版)规定:栓剂中的原料药物与基质应混合均匀,其外形应完整光滑,放入腔道后应无刺激性,应能融化、软化或溶化,并与分泌液混合,逐渐释放出药物,产生局部或全身作用;应有适宜的硬度,以免在包装或贮藏时变形。

（二）常规检查

1. 重量差异　照下述方法检查,应符合规定。

检查法:取供试品 10 粒,精密称定总重量,求得平均粒重后,再分别精密称定每粒的重量。每粒重量与平均粒重相比较(有标示粒重的中药栓剂,每粒重量应与标示粒重比较),超出重量差异限度的不得多于 1 粒,并不得超出限度 1 倍。《中国药典》(2015 年版)对栓剂重量差异的限度规定见表 5-7。

表 5-7　栓剂的重量差异限度

平均粒重或标示粒重	重量差异限度
1.0g 及 1.0g 以下	±10%
1.0g 以上至 3.0g	±7.5%
3.0g 以上	±5%

2. 融变时限　栓剂放入腔道后,在适宜温度下应能溶化、软化或溶散,与分泌物混合逐渐释放药物,才能产生局部或全身作用。为控制栓剂质量,保证疗效,《中国药典》(2015 年版)规定对栓剂进行融变时限检查,应符合规定。缓释栓剂应进行释放度检查,不再进行融变时限检查。

检查法:融变时限检查采用仪器装置见《中国药典》(2015 年版)(通则 0922)。取供试品 3 粒,在室温放置 1 小时后,分别放在 3 个金属架的下层圆板上,装入各自的套筒内,并用挂钩固定。除另有规定外,将上述装置分别垂直浸入盛有不少于 4L 的 37.0℃±0.5℃ 水的容器中,其上端位置应在水面下 90mm 处。容器中装一转动器,每隔 10 分钟在溶液中翻转该装置一次。

结果判定　除另有规定外,脂肪性基质的栓剂 3 粒均应在 30 分钟内全部融化、软化或触压时无硬芯;水溶性基质的栓剂 3 粒均应在 60 分钟内全部溶解。如有 1 粒不符合规定,应另取 3 粒复试,均应符合规定。

3. 微生物限度　除另有规定外,照《中国药典》(2015 年版)通则"非无菌产品微生物限度检查":微生物计数法和控制菌检查法及非无菌药品微生物限度标准检查,应符合规定。

（三）含量测定

1. 基质的干扰与排除　栓剂在生产过程中,需加入如可可豆脂、甘油明胶、聚乙二醇等油脂性或亲水性基质。这些基质的存在,往往包住主药,干扰主药的含量测定,应予以排除。排除干扰的方法有以下几种:

（1）加热液化后直接测定：某些药物可加入适宜的溶剂，在水浴上加热，使基质液化后，选用合适的方法进行测定。本法适用于对热稳定的药物。

（2）溶解基质后测定：选用可溶解基质的适宜有机溶剂如乙醚、三氯甲烷等溶解后直接测定；或加入有机溶剂后，滤过，再进行测定。

（3）滤除基质后测定：将制剂加热液化，选用适宜的溶剂溶解主药，然后放冷，基质重新凝固，滤除，再对主药进行测定。

（4）两相提取：供试品用与水不相溶的有机溶剂加热溶解，冷却后，用水或酸性溶液直接提取被测成分后测定。

（5）灼烧法：金属类药物，经灼烧后，基质成为二氧化碳和水逸去，而主药可成金属氧化物，可称重后换算，或将残渣溶于酸中，再用配位滴定法进行含量测定。

2. 实例　双氯芬酸钠栓（规格 50mg）含量测定

取本品 10 粒，精密称定，水浴温热融化，在不断搅拌下冷却至室温，精密称取适量（约相当于双氯芬酸钠 50mg），置 100ml 量瓶中，加水适量，在 50～60℃ 水浴中振摇使溶解后，放冷，加水至刻度，摇匀，滤过，精密量取续滤液 5ml，置分液漏斗中，精密加水 20ml，摇匀，加石油醚（60～90℃）20ml，振摇，静置，分取水层，滤过，精密量取续滤液 5ml，置 50ml 量瓶中，用 50% 乙醇溶液稀释至刻度，照紫外-可见分光光度法，在 282nm 的波长处测定吸光度，按双氯芬酸钠（$C_{14}H_{10}Cl_2NNaO_2$）的吸收系数（$E_{1cm}^{1\%}$）为 415 计算，即得。含双氯芬酸钠应为标示量的 90.0%～110.0%。

解析：（1）双氯芬酸钠栓采用紫外-可见分光光度法测定，而其原料药物为非水溶液滴定法。

（2）利用双氯芬酸钠易溶于乙醇、在水中略溶、在石油醚中不溶的特点，与基质分离后测定。

（3）计算公式

$$标示量\% = \frac{\dfrac{A_X}{E_{1cm}^{1\%}\times 100}\times D\times V\times \overline{W}}{m\times m_S}\times 100\%$$
式（5-12）

式中，A 为吸光度；$E_{1cm}^{1\%}$ 为百分吸收系数；D 为稀释倍数；V 为供试品初次配制的体积（ml）；$\overline{W}$ 为平均栓重（g）；m 为供试品取样量（g）；m_S 为标示量（g）。

▶▶ **课堂活动**

柳氮磺吡啶栓（0.5g）含量测定

取本品 10 粒，精称，切碎，混匀，精密称取适量（约相当于柳氮磺吡啶 0.15g），置 200ml 量瓶中，加 0.1mol/L 氢氧化钠溶液 20ml，置热水浴中，振摇使柳氮磺吡啶溶解，放冷，用水稀释至刻度，摇匀，滤过，精密量取续滤液 2ml，置 200ml 量瓶中，加醋酸-醋酸钠缓冲液（pH 4.5）20ml，用水稀释至刻度，以水作空白，照紫外-可见分光光度法，在 359nm 的波长处测定吸光度，按柳氮磺吡啶（$C_{18}H_{14}N_4O_5S$）的吸收系数（$E_{1cm}^{1\%}$）为 658 计算，即得。本品含柳氮磺吡啶应为标示量的 90.0%～110.0%。

讨论：（1）排除基质干扰的方法？

（2）写出含量测定的计算公式。

八、滴眼剂的分析

滴眼剂系指由药物与适宜辅料制成的供滴入眼内的无菌液体制剂。可分为水性或油性溶液、混悬液或乳状液。

(一)常规检查

1. 可见异物 除另有规定外,滴眼剂照《中国药典》(2015 年版)通则"可见异物检查法"中滴眼剂项下的方法检查,应符合规定。

2. 装量 除另有规定外,单剂量包装的眼用液体制剂照下述方法检查,应符合规定。

检查法:取供试品 10 个,将内容物分别倒入经标化的量入式量筒(或适宜容器)内,检视,每个装量与标示装量相比较,均不得少于其标示量。

多剂量包装的眼用制剂,照《中国药典》(2015 年版)通则"最低装量检查法"检查,应符合规定。

除另有规定外,含饮片原粉的滴眼剂和混悬型的滴眼剂需检查粒度,照下述方法检查,粒度应符合规定。

检查法:取液体型供试品强烈振摇,立即量取适量(或相当于主药 $10\mu g$)置于载玻片上,共涂 3 片,照《中国药典》(2015 年版)通则"粒度和粒度分布测定法"第一法测定,每个涂片中大于 $50\mu m$ 的粒子不得过 2 个(含饮片原粉的除外),且不得检出大于 $90\mu m$ 的粒子。

3. 沉降体积比 混悬型滴眼剂需检查沉降体积比,应符合规定。

检查法:除另有规定外,用具塞量筒量取供试品 50ml,密塞,用力振摇 1 分钟,记下混悬物的开始高度 H_0,静置 3 小时,记下混悬物的最终高度 H,按式(5-13)计算沉降体积比,应不低于 0.90。

$$沉降体积比 = H/H_0 \qquad\qquad 式(5\text{-}13)$$

4. 渗透压摩尔浓度 照《中国药典》(2015 年版)通则"渗透压摩尔浓度测定法"检查,应与泪液等渗。

5. 无菌 照《中国药典》(2015 年版)通则"无菌检查法",应符合规定。

(二)含量测定

滴眼剂除主药外,还含有附加剂如抗氧剂、等渗调节剂、抑菌剂等,与注射剂相似,因此其附加剂的干扰与排除及含量测定方法可参照注射剂分析所采用的方法。

实例 5-6 色甘酸钠滴眼液(规格 8ml:0.16g)含量测定

精密量取本品 2ml,置 100ml 量瓶中,用磷酸盐缓冲液(pH 5.8)稀释至刻度,摇匀;精密量取 5ml,置 100ml 量瓶中,用磷酸盐缓冲液(pH 5.8)稀释至刻度,摇匀。照紫外-可见分光光度法,在 326nm 的波长处测定吸光度,按色甘酸钠($C_{23}H_{14}Na_2O_{11}$)的吸收系数($E_{1cm}^{1\%}$)为 164 计算,即得。本品含色甘酸钠应为标示量的 90.0% ~ 110.0%。

解析:(1)本法为紫外-可见分光光度法。

(2)计算公式

$$标示量\% = \frac{\dfrac{A}{E_{1cm}^{1\%}} \times D \times 每支容量}{m \times m_{\mathrm{S}}} \times 100\% \qquad\qquad 式(5\text{-}14)$$

式中,A 为吸光度;$E_{1cm}^{1\%}$ 为百分吸收系数;D 为稀释倍数;m 为供试品取样量(g);m_S 为标示量(g)。

知识链接

1. 复方制剂分析的特点 复方制剂是指含有两种或两种以上有效成分的制剂。 在对复方制剂进行分析时,不仅要考虑到各类剂型中的附加剂对测定有效成分的影响,而且还必须考虑到复方制剂中所含有的有效成分之间的相互干扰。 因此,复方制剂的分析较原料药物、单方制剂的分析更为复杂。 近年来,随着新技术和新方法的推广使用,光谱法、色谱法等逐渐应用于复方制剂分析中,为复方制剂的分析提供了灵敏、准确、简便、快速的分析方法。

2. 复方制剂分析的方法

(1)不经分离,直接测定制剂中主要成分。

(2)经分离后,测定制剂中主要成分的含量:若各有效成分之间互相干扰,可经适当处理或分离后测定。

(3)只测定制剂中少数主要成分的含量:复方制剂中有时有多种成分,难以逐个测定,或者有些成分目前尚无合适的测定方法,故某些复方制剂在质量标准中规定只测少数主要成分的含量,但选用的方法应不受其他各成分的干扰。

点滴积累 $\bigvee$

1. 药物制剂与原料药的分析相比更为复杂。

2. 片剂分析的步骤是:性状、鉴别、常规检查(重量差异、崩解时限、溶出度、含量均匀度)、杂质检查、含量测定。

3. 注射剂分析的步骤是:性状、鉴别、常规检查(装量、装量差异、可见异物、不溶性微粒、渗透压摩尔浓度、无菌、细菌内毒素或热原)、杂质检查、含量测定。

4. 辅料对片剂的测定产生干扰主要有:①糖类对氧化还原滴定法有干扰;②硫酸钙和碳酸钙对配位滴定法有干扰;③硬脂酸镁对配位滴定法和非水溶液滴定法有干扰;④滑石粉、硫酸钙、硬脂酸镁、淀粉等对紫外-可见分光光度法、比色法、比浊法及旋光法等有干扰。

5. 注射剂中的抗氧剂主要对氧化还原滴定法有干扰,排除干扰的方法主要有:①加入掩蔽剂;②加酸使抗氧剂分解;③加入弱氧化剂。

第二节 制药用水的分析

水是药物生产过程中用量大、使用广的一种辅料,用于生产过程及药物制剂的制备。《中国药典》(2015 年版)收载的制药用水,因其使用的范围不同而分为饮用水、纯化水、注射用水及灭菌注射用水。

饮用水又称原水,为天然水经净化处理所得的水。《中国药典》(2015 年版)规定饮用水可作为药材净制时的漂洗、制药用具的粗洗用水。除另有规定外,也可作为饮片的提取溶剂。饮用水质量必须符合中华人民共和国国家标准《生活饮用水卫生标准》(GB 5749-2006)。

纯化水为饮用水经蒸馏法、离子交换法、反渗透法或其他适宜的方法制备的制药用水。不含任何附加剂,其质量应符合纯化水项下的规定。纯化水可作为配制普通药物制剂的溶剂或试验用水;可作为中药注射剂、滴眼剂等灭菌制剂所用饮片的提取溶剂;口服、外用制剂配制用溶剂或稀释剂;非灭菌制剂用器具的精洗用水。也可作非灭菌制剂所用饮片的提取溶剂。纯化水不得用于注射剂的配制与稀释。

注射用水为纯化水经蒸馏所得的水,应符合细菌内毒素试验要求。注射用水可作为配制注射剂、滴眼剂等的溶剂或稀释剂及容器的精洗。

灭菌注射用水为注射用水按照注射剂生产工艺制备所得。不含任何添加剂。主要用于注射用灭菌粉末的溶剂或注射剂的稀释剂。

纯化水、注射用水及灭菌注射用水质量应符合《中国药典》(2015年版)中有关的各项规定。

一、饮用水的分析

(一) 性状

饮用水为无色的澄清液体;无异臭,无味,无肉眼可见物。

(二) 检查

我国《生活饮用水卫生标准》(GB5749-2006)中规定饮用水的检查有常规检查和非常规检查,但在实际工作中对饮用水的检查主要有色度、浑浊度、臭和味、肉眼可见物、酸碱度、余氯、细菌总数、总大肠菌群等。

1. 色度　饮用水的颜色可由带色有机物(主要是腐殖质)、金属或高色度的工业废水造成。水色大于15度时,多数人用杯子喝水时即可察觉。故规定对饮用水进行色度检查,不得超过15度。

检查法:取50ml透明的水样于比色管中(如水样色度过高,则可取少量水样,加纯水稀释后比色,将结果乘以稀释倍数),另取比色管11支,分别加入铂-钴标准溶液0ml、0.50ml、1.00ml、1.50ml、2.00ml、2.50ml、3.00ml、3.50ml、4.00ml、4.50ml和5.00ml,加纯化水稀释至刻度,摇匀,配制成色度为0度、5度、10度、15度、20度、25度、30度、35度、40度、45度和50度的标准色列,将水样与铂-钴标准色列比较。如水样与标准色列的色调不一致,即为异色,可用文字描述。

2. 浑浊度　水浑浊度是指悬浮于水中的胶体颗粒产生的散射现象,表示水中悬浮物和胶体物对光线透过时的阻碍程度。降低浑浊度对除去某些有害物质、细菌、病毒,提高消毒效果,确保供水安全等方面都有积极的作用。故规定对饮用水进行浑浊度检查。

检查法:取水样,用浊度仪测定,不得超过3度。

3. 臭和味　异臭和异味可使人产生厌恶感,出现异常臭味可能是水质污染信号。故规定对饮用水进行异臭和异味检查。

检查法:取100ml水样,置于250ml锥形瓶中,振摇后从瓶口嗅水的气味,与此同时,取少量水样放入口中(此水样应对人体无害),不要咽下,品尝水的味道,然后将上述锥形瓶内水样加热至开始沸腾,立即取下锥形瓶,稍冷后同法嗅气和尝味,均不得有异臭、异味。

4. 肉眼可见物　指饮用水不应含有沉淀物及肉眼可见的水生生物和令人厌恶的物质。故规定对饮用水进行肉眼可见物检查。

检查法:将水样摇匀,在光线明亮处迎光直接观察,不得有肉眼可见物。

5. 酸碱度　饮用水酸度过低可腐蚀管道影响水质,过高又可析出溶解性盐类并降低消毒效果。故规定对饮用水进行酸碱度检查。检查法:以玻璃电极为指示电极、饱和甘汞电极为参比电极的酸度计测定,pH 应为 6.5~8.5。

6. 余氯　余氯是指氯投入水中后,除了与水中细菌、微生物、有机物、无机物等作用消耗一部分氯量外,还剩下一部分氯量,这部分氯量叫作余氯。如果出厂水没有氯或加氯量不够,在管网里就可能使细菌、大肠埃希菌等微生物大量繁殖,影响管网水质,因此在供水管网中必须保证一定的余氯量。

检查法:取水样,用余氯分析仪测定,出厂水应不小于 0.3mg/L,管网末梢水应不小于 0.05mg/L。

7. 细菌总数、总大肠菌群　细菌总数系指 1ml 水在普通琼脂培养基中经 37℃ 培养 24 小时后生长的细菌菌落数。水体污染越严重,水的细菌总数越多。总大肠菌群系指一群需氧及兼性厌氧的,在 37℃ 生长时能使乳糖发酵、在 24 小时内产酸产气的革兰阴性无芽孢杆菌。总大肠菌群既包括存在于人及动物粪便的大肠菌群,也包括存在于其他环境中的大肠菌群。细菌总数、总大肠菌群是评价饮用水水质的重要指标,规定细菌总数不得超过 100cfu/ml,不得检出总大肠菌群。

某地"4·11"饮用水苯超标事件

检查法:以无菌操作方法用灭菌吸管吸取 1ml 充分混匀的水样,注入灭菌平皿中,倾注约 15ml 已融化并冷却到 45℃ 的营养琼脂培养基,并立即旋摇平皿,使水样与培养基充分混匀。每次检验时应作一平行接种,同时另用一个平皿只倾注营养琼脂培养基作为空白对照。待冷却凝固后,翻转平皿,使底面向上,置于 36℃±1℃ 培养箱内培养 48 小时,进行菌落计数,即为水样 1ml 中的细菌总数。总大肠菌群采用多管发酵法或滤膜法测定。

二、纯化水的分析

(一)性状

纯化水为无色的澄清液体;无臭。

(二)检查

1. 酸碱度　系检查在制备和贮藏时引入的酸或碱杂质,如二氧化碳、氨、盐酸等。《中国药典》(2015 年版)采用酸碱指示剂法来控制限量。

检查法:取本品 10ml,加甲基红指示液 2 滴,不得显红色;另取 10ml,加溴麝香草酚蓝指示液 5 滴,不得显蓝色。

2. 硝酸盐　主要由原料引入。《中国药典》(2015 年版)采用比色法检查。

检查法:取本品 5ml 置试管中,于冰浴中冷却,加 10% 氯化钾溶液 0.4ml 与 0.1% 二苯胺硫酸溶液 0.1ml,摇匀,缓缓滴加硫酸 5ml,摇匀,将试管于 50℃ 水浴中放置 15 分钟,溶液产生的蓝色与标准硝酸盐溶液[取硝酸钾 0.163g,加水溶解并稀释至 100ml,摇匀,精密量取 1ml,加水稀释成 100ml,再精密量取 10ml,加水稀释成 100ml,摇匀,即得(每 1ml 相当于 1μgNO₃)]0.3ml,加无硝酸盐的水 4.7ml,用同一方法处理后的颜色比较,不得更深(0.000 006%)。

3. 亚硝酸盐　主要由原料引入。《中国药典》(2015 年版)采用比色法检查。

检查法:取本品 10ml,置纳氏管中,加对氨基苯磺酰胺的稀盐酸溶液(1→100)1ml 与盐酸萘乙二胺溶液(0.1→100)1ml,产生的粉红色,与标准亚硝酸盐溶液[取亚硝酸钠 0.750g(按干燥品计算),加水溶解,稀释至 100ml,摇匀,精密量取 1ml,加水稀释成 100ml,摇匀,再精密量取 1ml,加水稀释成 50ml,摇匀,即得(每 1ml 相当于 1μg NO₂)]0.2ml,加无亚硝酸盐的水 9.8ml,用同一方法处理后的颜色比较,不得更深(0.000 002%)。

4. 氨　由原料、制备及贮藏时引入。《中国药典》(2015 年版)采用比色法检查。

检查法:取本品 50ml,加碱性碘化汞钾试液 2ml,放置 15 分钟;如显色,与氯化铵溶液(取氯化铵 31.5mg,加无氨水适量使溶解并稀释成 1000ml)1.5ml,加无氨水 48ml 与碱性碘化汞钾试液 2ml 制成的对照液比较,不得更深(0.000 03%)。

5. 电导率　电导率是物质传送电流的能力,是电阻率的倒数。水的电导率是衡量水质的一个很重要的指标,它能反映出水中存在的电解质的程度。水越纯净,电导率就越小,反之亦然。《中国药典》(2015 年版)采用电导率仪测定。

检查法:取本品用电导率仪测定,测得的电导率值不得大于限度值(表 5-8),则判为符合规定。

表 5-8　不同温度下纯化水电导率的限度值

温度(℃)	0	10	20	25	30	40	50	60	70	75	80	90	100
电导率(μS/cm)	2.4	3.6	4.3	5.1	5.4	6.5	7.1	8.1	9.1	9.7	9.7	9.7	10.2

6. 易氧化物　指易氧化的有机杂质,它们主要由原料引入。《中国药典》(2015 年版)采用灵敏度法检查。

检查法:取本品 100ml,加稀硫酸 10ml,煮沸后,加高锰酸钾滴定液(0.02mol/L)0.10ml,再煮沸 10 分钟,粉红色不得完全消失。

7. 不挥发物　指无机盐类,如碱金属、碱土金属的氯化物、硫酸盐等。《中国药典》(2015 年版)采用重量法进行检查。

检查法:取本品 100ml,置 105℃ 干燥至恒重的蒸发皿中,在水浴上蒸干,并在 105℃ 干燥至恒重,遗留残渣不得过 1mg。

8. 重金属　主要在生产过程中引入。《中国药典》(2015 年版)采用重金属检查法中第一法检查。

检查法:取本品 100ml,加水 19ml,蒸发至 20ml,放冷,加醋酸盐缓冲液(pH 3.5)2ml 与水适量使成 25ml,加硫代乙酰胺试液 2ml,摇匀,放置 2 分钟,与标准铅溶液 1.0ml 加水 19ml 用同一方法处理后的颜色比较,不得更深(0.000 01%)。

9. 微生物限度　主要生产和贮藏过程中引入。《中国药典》(2015 年版)采用非无菌产品微生物限度检查。

检查法:取本品,采用薄膜过滤法处理后,照《中国药典》(2015年版)通则"非无菌产品微生物限度检查":微生物计数法中"计数培养基适用性检查"的胰酪大豆胨琼脂培养基的适用性检查方法进行,试验菌株为铜绿假单胞菌和枯草芽孢杆菌。每1ml供试品中需氧菌总数不得过100cfu。

三、注射用水的分析

《中国药典》(2015年版)对注射用水的质量要求有严格规定。其性状及对杂质硝酸盐、亚硝酸盐、电导率、总有机碳、不挥发物、重金属的检查和限量均与纯化水相同。但在酸碱度、氨和微生物限度的检查方面比纯化水要求严格,酸碱度以酸度计测定pH应为5.0~7.0;氨的检查规定为50ml注射用水中含氨量限度是0.000 02%,且对照用氯化铵溶液改为1.0ml;微生物限度检查取注射用水不少于100ml,100ml供试品中需氧菌总数不得超过10cfu。另外增加了细菌内毒素检查,每1ml中含内毒素量应小于0.25EU。

四、灭菌注射用水的分析

《中国药典》(2015年版)对灭菌注射用水的质量要求与注射用水相比更加严格。性状及对酸碱度、硝酸盐、亚硝酸盐、氨、电导率、不挥发物、重金属、细菌内毒素的检查和限量与注射用水基本相同,除增加了对氯化物、硫酸盐、钙盐、二氧化碳、易氧化物等杂质的检查外,还增加了应符合注射剂项下有关的各项规定。

点滴积累　╲

1. 制药用水因其使用的范围不同而分为饮用水、纯化水、注射用水及灭菌注射用水。
2. 尽管检查的项目有所不同,但按照饮用水、纯化水、注射用水、灭菌注射用水的顺序,质量要求越来越严。

第三节　药用辅料、药包材的质量分析

一、药用辅料的质量分析

药用辅料系指生产药品和调配处方时使用的赋形剂和附加剂;是除活性成分或前体以外,在安全性方面已进行了合理的评估,并且包含在药物制剂中的物质。在作为非活性物质时,药用辅料除了赋形、充当载体、提高稳定性外,还具有增溶、助溶、调节释放等重要功能,是可能会影响到制剂的质量、安全性和有效性的重要成分。因此药用辅料的质量同样关系到药品的质量,必须加以严格控制。下面介绍几种常见药用辅料的分析,见表5-9至表5-12。

（一）液体制剂中辅料的检查

表 5-9 液体制剂中常见辅料的分析

名称	鉴别	检查	含量测定
三氯叔丁醇	(1)碘仿反应 (2)红外光谱法	酸度、溶液澄清度、氯化物、水分、炽灼残渣	银量法
大豆油		过氧化物、不皂化物、水分、重金属、棉籽油、砷盐、脂肪酸组成	
山梨酸	(1)溴试液反应 (2)紫外-可见分光光度法 (3)红外光谱法	乙醇溶液的澄清度与颜色、醛、水分、炽灼残渣、重金属	中和法
无水亚硫酸钠	(1)亚硫酸盐的鉴别反应 (2)钠盐的鉴别反应	溶液的澄清度与颜色、硫代硫酸盐、铁盐、锌、重金属、硒、砷盐	碘量法
甘油	红外光谱法	酸碱度、颜色、氯化物、硫酸盐、醛与还原性物质、脂肪酸与脂类、易炭化物、糖、有关物质、水分、炽灼残渣、铁盐、重金属、铵盐、砷盐	中和法
丙二醇	(1)气相色谱法 (2)红外光谱法	酸度、氯化物、硫酸盐、有关物质、氧化性物质、还原性物质、水分、炽灼残渣、重金属、砷盐	气相色谱法
甲基纤维素	(1)硫酸-蒽酮反应 (2)1%水溶液加热产生沉淀,冷却沉淀溶解 (3)形成韧性膜现象 (4)水溶液加硫酸水解后发生茚三酮反应 (5)水溶液加热产生浑浊	酸碱度、黏度、干燥失重、炽灼残渣、重金属、砷盐	甲氧基、乙氧基与羟丙氧基测定法
亚硫酸氢钠	(1)亚硫酸氢盐的鉴别反应 (2)钠盐的鉴别反应	溶液澄清度与颜色、硫代硫酸盐、铁盐、重金属、砷盐	碘量法
苯甲酸钠	(1)红外光谱法 (2)钠盐与苯甲酸盐的鉴别反应	酸碱度、溶液澄清度与颜色、氯化物、硫酸盐、邻苯二甲酸、干燥失重、重金属、砷盐	非水溶液滴定法
单糖浆		相对密度	
枸橼酸	(1)红外光谱法 (2)枸橼酸盐的鉴别反应	溶液澄清度与颜色、氯化物、硫酸盐、草酸盐、易炭化物、水分、炽灼残渣、钙盐、铁盐、重金属、砷盐	中和法
氢氧化钠	钠盐的鉴别反应	碱度、溶液澄清度与颜色、氯化物、硫酸盐、钾盐、铝盐与铁盐、重金属	中和法
浓氨溶液	与盐酸的反应	氯化物、硫酸盐、碳酸盐、易氧化物、不挥发物、吡啶与相关物质、铁盐、重金属	中和法

续表

名称	鉴别	检查	含量测定
盐酸	(1)氯化物的鉴别反应 (2)与浓氨的反应 (3)石蕊试纸变红	游离氯或溴、溴化物或碘化物、硫酸盐、亚硫酸盐、炽灼残渣、铁盐、重金属、砷盐	中和法
倍他环糊精	(1)碘试液反应 (2)高效液相色谱法 (3)红外光谱法	酸碱度、溶液的澄清度与颜色、氯化物、杂质吸光度、还原糖、环己烷、干燥失重、炽灼残渣、重金属、微生物限度	高效液相色谱法
甜菊素	薄层层析	酸度、杂质吸光度、干燥失重、炽灼残渣、重金属、砷盐	中和法
琼脂	(1)形成凝胶的反应 (2)与碘液反应 (3)与碱性酒石酸铜反应	淀粉、凝胶、干燥失重、灰分、水中不溶物、吸水力、酸不溶性灰分、重金属、砷盐、杂质、微生物限度	
稀盐酸	(1)氯化物的鉴别反应 (2)石蕊试纸变红	游离氯或溴、溴化物或碘化物、硫酸盐、亚硫酸盐、炽灼残渣、铁盐、重金属、砷盐	中和法
焦亚硫酸钠	(1)与碘试液及硫酸盐的反应 (2)钠盐的火焰反应	酸度、氯化物、溶液的澄清度与颜色、硫代硫酸盐、铁盐、重金属、砷盐	碘量法
聚山梨酯80	(1)加碱煮沸酸化显乳白色浑浊 (2)溴试液反应 (3)加水呈胶状物 (4)与硫氰酸钴铵的反应	酸碱度、颜色、乙二醇与二甘醇、环氧乙烷与二氧六烷、冻结试验、水分、炽灼残渣、重金属、砷盐、脂肪酸组成	
蔗糖	(1)水解后的氧化反应 (2)红外光谱法	溶液的颜色、硫酸盐、还原糖、炽灼残渣、钙盐、重金属	
精制玉米油		脂肪酸组成、不皂化物、微生物限度	
醋酸	(1)石蕊试纸变红 (2)醋酸盐的鉴别反应	氯化物、硫酸盐、甲酸与易氧化物、不挥发物、乙醛、还原物质、重金属	中和法

案例分析

案例:

2006年4月中旬,广州某医院陆续有患者因使用某药厂生产的"亮菌甲素注射液"出现了肾衰竭等严重症状,先后有13名患者死亡,5月,该药厂的亮菌甲素注射液被认定为假药,全国紧急查封。 调查结果显示这是一起由于"亮菌甲素注射液"中所含的二甘醇中毒导致死亡的事件,真正的原因是该药处方中的辅料之一丙二醇被工业二甘醇所替代。 由于该药厂检验关口对辅料检验的失控,致使假的丙二醇(二甘醇)堂而皇之地进入了生产,进而畅通无阻地走向市场,夺取生命。

分析:

此次事件除了药品生产企业对原辅料入口把关不严外，检验关口有不可推卸的责任。假辅料进厂后唯一能够被发现的机会就是原辅料的检验，从当时《中国药典》（2005 年版）丙二醇的质量标准中我们可以看出，在全部检验项目中，只有鉴别项下"红外光谱"是用来确认丙二醇的。由于该药厂化验室不具备《红外光谱图集》，且无一人能看懂红外光谱图，就使这项唯一能判定真伪的检验形同虚设了。如果检验部门能够真正履行职责，严格按标准操作规程检验，尤其对辅料质量加以重视，这次悲剧或许可以避免。这个案例说明了辅料检测在药品质量控制中的重要性。

（二）固体制剂中辅料的检查

表 5-10　固体制剂中常见辅料的分析

名称	鉴别	检查	含量测定
乙基纤维素	(1)形成韧性膜现象 (2)红外光谱法	黏度、酸碱度、氯化物、乙醛、干燥失重、炽灼残渣、重金属、砷盐	甲氧基、乙氧基与羟丙氧基测定法
二氧化钛	呈色反应	酸碱度、水中溶解物、酸中溶解物、钡盐、锑盐、铁盐、干燥失重、炽灼失重、重金属、砷盐	配位滴定法
玉米朊	(1)醋酸铅试液的反应 (2)与氢氧化钠、硫酸铜试液的反应 (3)与硝酸、氨水反应 (4)电泳法	己烷可溶性物、干燥失重、炽灼残渣、重金属、微生物限度	氮测定法
红氧化铁	铁盐的鉴别反应	水中可溶物、酸中不溶物、炽灼失重、钡盐、铅、砷盐	碘量法
乳糖	(1)与硫酸铜试液的反应 (2)高效液相色谱法 (3)红外光谱法	酸度、溶液的澄清度与颜色、有关物质、杂质吸光度、蛋白质、干燥失重、水分、炽灼残渣、重金属、砷盐、微生物限度	高效液相色谱法
黄氧化铁	铁盐的鉴别反应	水中可溶物、酸中不溶物、炽灼失重、钡盐、铅、砷盐	碘量法
羟丙甲纤维素	(1)硫酸-蒽酮反应 (2)形成韧性膜现象 (3)形成浆状物及产生絮凝温度	酸碱度、黏度、水中不溶物、干燥失重、炽灼残渣、重金属、砷盐	甲氧基测定法及羟丙氧基测定法
糊精	与碘试液的反应	酸度、还原糖、干燥失重、炽灼残渣、重金属、铁盐、微生物限度	
棕氧化铁	铁盐的鉴别反应	水中可溶物、酸中不溶物、钡盐、铅、砷盐	碘量法
硬脂酸	气相色谱法	溶液的颜色、水溶性酸、中性脂肪或蜡、炽灼残渣、镍、重金属	气相色谱法

续表

名称	鉴别	检查	含量测定
硬脂酸镁	(1)气相色谱法 (2)镁盐的鉴别反应	酸碱度、氯化物、硫酸盐、干燥失重、铁盐、镉盐、镍盐、重金属、硬脂酸与棕榈酸相对含量、微生物限度	配位滴定法
硫酸钙	钙盐与硫酸盐的鉴别反应	酸碱度、氯化物、碳酸盐、炽灼失重、铁盐、重金属、砷盐	配位滴定法
紫氧化铁	铁盐的鉴别反应	水中可溶物、酸中不溶物、炽灼失重、钡盐、铅、砷盐	碘量法
黑氧化铁	铁盐的鉴别反应	水中可溶物、酸中不溶物、炽灼失重、钡盐、铅、砷盐	碘量法
微晶纤维素	(1)与氯化锌碘试液的反应 (2)黏度测定法	酸碱度、水中溶解物、氯化物、醚中溶解物、淀粉、电导率、干燥失重、炽灼残渣、重金属、砷盐	
羧甲淀粉钠	(1)与碘试液显色反应 (2)钠盐的鉴别反应	酸碱度、氯化钠、乙醇酸钠、干燥失重、铁盐、重金属	非水溶液滴定法

案例分析

案例：2012年4月15日，中央电视台"每周质量报告"栏目在其调查报道《胶囊里的秘密》中，曝光一些企业用生石灰处理皮革废料，熬制成工业明胶，卖给一些药用胶囊生产企业，最终流入药品企业，进入消费者腹中。经检测，有国内9家药厂的13个批次药品所用胶囊重金属铬含量超标，超标最高达90多倍，"毒胶囊"事件由此引爆。

分析：现行版《中国药典》规定，生产药用胶囊所用的原料明胶应使用动物的皮、骨等作为原料，严禁使用制革厂鞣制后的任何皮革废料，且规定铬是药用明胶必须检测的重金属之一，重金属铬的含量不得超过百万分之二。显然该事件中涉及的企业没有按照现行版《中国药典》规定生产、检验。

（三）膏类基质用辅料的分析

表5-11 膏类基质用辅料的分析

名称	鉴别	检查	含量测定
十二烷基硫酸钠	(1)钠盐的鉴别反应 (2)硫酸盐的鉴别反应	碱度、氯化钠、硫酸钠、未酯化醇、重金属、总醇量	
月桂氮䓬酮	(1)羟肟酸铁反应 (2)红外光谱法	酸碱度、己内酰胺与有关物质、溴化物、炽灼残渣、重金属	气相色谱法
石蜡	(1)焰色反应 (2)加硫产生臭气	酸碱度、易炭化物、硫化物、稠环芳烃	
白凡士林	(1)加碘溶液显色反应 (2)红外光谱法	颜色、杂质吸光度、锥入度、酸碱度、有机酸、异性有机物与炽灼残渣、固定油与脂肪和松香、重金属、砷盐、硫化物、多环芳香烃	

续表

名称	鉴别	检查	含量测定
羊毛脂	加三氯甲烷、醋酐和硫酸显色反应	酸碱度、氯化物、易氧化物、乙醇中不溶物、干燥失重、炽灼残渣	
黄凡士林		颜色、杂质吸光度、锥入度、酸碱度、有机酸、异性有机物与炽灼残渣、硫化物、油脂和树脂、重金属、砷盐	
聚乙二醇400	(1)加盐酸、氯化钡和磷钼酸生成沉淀 (2)加硫氰酸钾、硝酸钴、二氯甲烷的显色反应	平均分子量、酸度、溶液的澄清度与颜色、乙二醇与二甘醇和三甘醇、环氧乙烷和二氧六环、甲醛、炽灼残渣、重金属、砷盐	
聚丙烯酸树脂（Ⅱ、Ⅲ）	红外光谱法	黏度、酸度、干燥失重、重金属、砷盐	
聚丙烯酸树脂（Ⅳ）	红外光谱法	黏度、溶液的颜色、干燥失重、炽灼残渣、重金属、砷盐	
聚甲丙烯酸铵酯（Ⅰ、Ⅱ）	红外光谱法	黏度、有关物质、干燥失重、炽灼残渣、重金属、砷盐	
蔗糖硬脂酸酯	(1)萃取后与蒽酮试液的反应 (2)气相色谱法	干燥失重、脂肪酸组成、游离蔗糖、炽灼残渣、重金属、砷盐、含单酯量	

（四）其他辅料的分析

表5-12 其他辅料的分析

名称	鉴别	检查	含量测定
卡波姆	(1)加氢氧化钠成凝胶 (2)加酸碱指示剂的显色反应 (3)加氢氧化钠和氯化钙生成沉淀 (4)红外光谱法	酸度、残留溶剂、丙烯酸、干燥失重、重金属、炽灼残渣、黏度	中和法
白陶土	铝盐的鉴别反应	氯化物、硫酸盐、酸中溶解物、炽灼失重、砂粒、铁盐、重金属、砷盐	

二、药包材的质量分析

药包材即直接与药品接触的包装材料和容器,系指药品生产企业生产的药品和医疗机构配制的制剂所使用的直接与药品接触的包装材料和容器。作为药品的一部分,药包材本身的质量、安全性、使用性能以及药包材与药物之间的相容性对药品质量有着十分重要的影响。药包材是由一种或多种材料制成的包装组件组合而成,应具有良好的安全性、适应性、稳定性、功能性、保护性和便利性,在药品的包装、贮藏、运输和使用过程中起到保护药品质量、安全、有效、实现给药目的（如气雾剂）的作用。药包材的检验依据是国家食品药品监督管理总局 2015 年第 164 号公告发布了 YBB 00032005—2015《钠钙玻璃输液瓶》等 130 项直接接触药品的包装材料和容器国家标准。该标准主要分析项目包括物理性能检查、化学性能检查和生物性能检查三方面。下面介绍几种常见药包材的分析,见表 5-13。

表 5-13　包装材料的质量分析

名称	检查项目
中硼硅玻璃安瓿	①外观;②鉴别;③121℃颗粒耐水性;④98℃颗粒耐水性;⑤内表面耐水性;⑥耐酸性与耐碱性;⑦内应力;⑧圆跳动;⑨折断力;⑩砷、锑、铅、镉浸出量
口服固体药用高密度聚乙烯瓶	①外观;②鉴别;③密封性;④振荡试验;⑤水蒸气渗过量;⑥炽灼残渣;⑦溶出物试验;⑧微生物限度;⑨异常毒性
药用铝箔	①外观;②针孔度;③阻隔性能;④黏合层热合强度;⑤保护层黏合性;⑥保护层耐热性;⑦黏合剂涂布量差异;⑧开卷性能;⑨破裂强度;⑩荧光物质;⑪挥发物;⑫溶出性试验;⑬微生物限度;⑭异常毒性
聚氯乙烯固体药用硬片	①外观;②鉴别;③物理性能;④氯乙烯单体含量;⑤溶出物试验;⑥微生物限度;⑦异常毒性;⑧钡
纸盒	①外观;②规格及尺寸;③文字图案印刷;④加工质量
纸箱的分析	①材质;②外观;③文字图案;④印刷质量;⑤加工质量;⑥规格尺寸
标签的分析	①材质;②外观;③文字图案;④规格尺寸;⑤印刷质量

点滴积累　∨

1. 药用辅料的质量同样关系到药品的质量,必须加以严格控制。
2. 药包材的检验依据是 2015 年国家食品药品监督管理总局发布的 130 项直接接触药品的包装材料和容器国家标准。该标准主要分析项目包括物理性能检查、化学性能检查和生物性能检查三方面。

第四节　药物稳定性试验

稳定性试验的目的是考察原料药物或药物制剂在温度、湿度、光线的影响下随时间变化的规律,为药品的生产、包装、贮存、运输条件提供科学依据,同时通过试验建立药品的有效期。

一、药品的留样考察

药品的留样考察是药品质量控制的重要环节之一,原辅料、半成品及成品均需作留样考察。

（一）留样室管理办法

1. 留样室采用专人管理,非经专管人同意,其余人员不得入内。

2. 留样室建立温湿度检查制度,每天登记一次。

3. 进入留样室的样品应建立台账。

4. 除正常留样观察需动用的样品外,其余的留样样品的动用需经质检部负责人或其指定的人员批准,过期留样样品的处置要经质检部同意。

5. 留样室应采取避光措施,防止阳光直晒,应阴凉、干燥、通风,并保持室内清洁卫生。

6. 低温留样室出入注意关门,保持室内温度,同时也要注意制冷设备是否正常运行,以免造成不制冷或制冷过度的现象。

（二）留样管理办法

1. 留样包装应与市售品一致,贮藏场所的环境温度、湿度与产品标签所述一致。

2. 每盒（瓶）留样均应贴上留样证,注明:品名、规格、留样日期和抽样人等。

3. 各种留样均应保存至规定的留样期限。一般药品留样保存期限为有效期后 1 年,自生产之日起开始计算;中间产品为 3 个月;原辅料为半年;中药材等特殊药品为半年。

4. 留样由质检部专人保管,并建立留样台账,定期登记清理。

5. 留样应按品种、批号、年份分类存放,留样室的温、湿度应予以记录。

6. 当接到用户投诉产品质量问题,检验结果作仲裁分析或生产出现异常等情况需动用留样进行分析时,应随时能够调用留样。

7. 期满后的留样,作废弃处理。

（三）产品留样考察规定

1. 化验完毕,仓库质量监督员收到质量控制（QC）发放的检验报告单,在仓库进行留样,按照规定的留样量留取样品,留样样品应有代表性。

2. 产品留样考察分一般留样与稳定性留样两种。一般留样样品只留样,无特殊情况基本上不考察,只有当质量管理部认为有必要时,以书面下达考察命令。稳定性考察留样按规定进行考察检测。

3. 所有产品均应留样。稳定性考察品种于每季分别抽取正常生产 3 个连续批号（新药品种抽取 5 个连续批号）作为稳定性考察样品。

4. 稳定性考察一般以贮藏条件观察为主,新的样品进行留样考察,质量管理部认为有必要时可选择高温高湿条件进行加速试验,加速试验通常以 37~40℃恒温,75%相对湿度,考察 3 个月。于4~8℃保存的产品,可在温度 25℃±2℃,相对湿度 60%±10%的条件下进行,时间为 6 个月药品,留样期限为有效期后 1 年。

5. 稳定性考察测试间隔时间为:第 1 年,每隔 3 个月考察一次,1 年后每隔半年考察一次,至考察期满为止;新药留样考察品种在 1 个月、3 个月、6 个月各考察一次,以后每隔半年考察一次,至考察期满为止。考察测试项目除按质量标准全部检验外可另增内控项目,加速试验的考察方案,另行制订。

6. 产品稳定性考察方案由质量管理部会同生产技术部制订,报副总经理批准后,由质量部负责实施。

7. 留样考察室应及时填写留样考察记录,每季度对每一品种的留样考察情况进行汇总,并作文字小结,经质量部负责人审核后分别报送副总经理、生产部、销售部及有关车间。

8. 留样考察期间,若发现样品在有效期内质量发生变化,应立即填写留样贮藏期间质量变化通知单,通知部门负责人并报告总经理、副总经理、生产技术部、销售部和有关车间,同时对变质产品留样进行复查,对查出的变质产品,应按照成品销售记录和产品批号,查明销售去向,主动予以回收处理。

9. 留样考察期间,要认真研究产品质量情况及影响产品质量的原因,提出改进产品质量的意见和建议,对暂时不能解决的问题可作为下一步质量攻关课题。同时,要负责研究产品质量标准的指标设置和检测方法技术,为修订产品质量标准和检验方法提供依据。

10. 用于留样考察的留样数量,一般留样考察品种,应不少于一次全部检验用量的 3 倍;质量不稳定的产品、新产品等重点留样考察品种按不少于全部检验数量的 5 倍量。

11. 在每个样品的规定复测日之前 3 天通知相关化验员,并给予足够的留样样品,作好测试前的准备。

12. 化验员复测完毕,应去管理员处在台账上登记、签名,保存测试原始记录归档。多余样品归还管理员,管理员再放入留样室内。

13. 留样管理员应对留样室的留样程序、清洁及留样样品的使用与收回负责。

（四）原辅料、半成品及成品的留样观察办法

1. 经 QC 中心化验室检验的原辅料、半成品在检验结束后,应将规定数量的样品送留样室留样。

2. 原辅料、半成品与成品质量出现异常,或质检部、生产部认为有必要时抽留样检测。

3. 工艺用水不留样。

4. 留样数量应为检验量的 3 倍。

二、药物稳定性试验

（一）稳定性试验的基本要求

1. 影响因素试验、加速试验与长期试验　影响因素试验适用于原料药物的考察,用一批原料药物进行。加速试验与长期试验适用于原料药物与药物制剂,要求用 3 批供试品进行。

2. 原料药物供试品应是一定规模生产的,供试品量相当于制剂稳定性试验所要求的批量,原料药物合成工艺路线、方法、步骤应与大生产一致。药物制剂供试品应是放大试验的产品(如片剂或胶囊剂至少应为 10 000 片或 10 000 粒,特殊剂型、特殊品种所需数量根据具体情况灵活掌握),其处方和生产工艺应与大生产一致。

3. 供试品的质量标准应与临床前研究及临床试验和规模生产所使用的供试品质量标准一致。

4. 加速试验与长期试验所用的容器包装应与上市产品一致。

5. 研究药物稳定性,要采用专属性强、准确、精密、灵敏的药物分析方法与有关物质(含降解产物及其他变化所生成的产物)的检查方法,并对方法进行验证,以保证药物稳定性结果的可靠性。

（二）原料药物的稳定性试验

1. 影响因素试验　此项试验是在比加速试验更激烈的条件下进行。其目的是探讨药物的固有稳定性,了解影响其稳定性的因素及可能的降解途径与降解产物,为制剂生产工艺、包装、贮藏条件与建立降解产物的分析方法提供科学依据。供试品可以用一批原料药物进行,将供试品置适宜的开口容器中(如称量瓶或培养皿),摊成≤5mm 厚的薄层,疏松原料药物摊成≤10mm 厚的薄层,进行以下试验:

（1）高温试验:供试品开口置适宜的密封洁净容器中,60℃温度下放置 10 天,于第 5 天和第 10

天取样,按稳定性重点考察项目进行检测。若供试品含量低于规定限度则在40℃条件下同法进行试验。若60℃无明显变化,不再进行40℃试验。

(2)高湿度试验:供试品开口置恒湿密闭容器中,在25℃分别于相对湿度90%±5%条件下放置10天,于第5天和第10天取样,按稳定性重点考察项目要求检测,同时准确称量试验前后供试品的重量,以考察供试品的吸湿潮解性能。若吸湿增重5%以上,则在相对湿度75%±5%条件下,同法进行试验;若吸湿增重5%以下,且其他考察项目符合要求,则不再进行此项试验。恒湿条件可在密闭容器如干燥器下部放置饱和盐溶液,根据不同相对湿度的要求,可以选择 NaCl 饱和溶液(相对湿度75%±1%,15.5~60℃)、KNO_3 饱和溶液(相对湿度92.5%,25℃)。

(3)强光照射试验:供试品开口放在装有日光灯的光照箱或其他适宜的光照装置内,于照度为4500lx±500lx 的条件下放置10天,于第5和第10天取样,按稳定性重点考察项目进行检测,特别要注意供试品的外观变化。

2. 加速试验　此项试验是在加速条件下进行的。其目的是通过加速药物的化学或物理变化,探讨药物的稳定性,为制剂设计、包装、运输及贮藏提供必要的资料。供试品要求3批,按市售包装,在温度40℃±2℃、相对湿度75%±5%的条件下放置6个月。所用设备应能控制温度±2℃,相对湿度±5%,并能对真实温度与湿度进行监测。在试验期间第1个月、2个月、3个月、6个月末分别取样一次,按稳定性重点考察项目检测。在上述条件下,如6个月内供试品经检测不符合制订的质量标准,则应在中间条件下即在温度30℃±2℃、相对湿度65%±5%的情况下(可用 Na_2CrO_4 饱和溶液,30℃,相对湿度64.8%)进行加速试验,时间仍为6个月。

3. 长期试验　长期试验是在接近药物的实际贮藏条件下进行。其目的是为控制药物的有效期提供依据。供试品3批,市售包装,在温度25℃±2℃、相对湿度60%±10%的情况下放置12个月,每3个月取样一次,分别于0个月、3个月、6个月、9个月、12个月取样,按稳定性重点考察项目进行检测。12个月以后,仍需继续考察,分别于18个月、24个月、36个月,取样进行检测。将结果与0个月比较,以确定药物的有效期。由于实验数据的分散性,一般应按95%可信限进行统计分析,得出合理的有效期。如3批统计分析结果差别较小,则取其平均值为有效期,若差别较大,则取其最短的为有效期。如果数据表明,测定结果变化很小,说明药物是很稳定的,则不作统计分析。对温度特别敏感的药物,长期试验可在温度6℃±2℃的条件下放置12个月,按上述时间要求进行检测,12个月以后,仍需按规定继续考察,制订在低温贮藏条件下的有效期。

(三)制剂的稳定性试验

药物制剂稳定性研究,首先应查阅原料药物稳定性有关资料,特别了解温度、湿度、光线对原料药物稳定性的影响,并在处方筛选与工艺设计过程中,根据主药与辅料的性质,参考原料药物的试验方法,进行影响因素试验、加速试验与长期试验。

1. 影响因素试验　药物制剂进行此项试验的目的是考察制剂处方的合理性与生产工艺及包装条件。供试品用1批进行,将供试品如片剂、胶囊剂、注射剂(注射用无菌粉末如为西林瓶装,不能打开瓶盖,以保持严封的完整性),除去外包装,置适宜的开口容器中,进行高温试验、高湿度试验与强光照射试验,试验条件、方法、取样时间与原料药物相同,重点考察项目见表5-14。

2. 加速试验　试验方法、要求及设备与原料药物相同。注意乳剂、混悬剂、软膏剂、乳膏剂、糊剂、凝胶剂、眼膏剂、栓剂、气雾剂、泡腾片及泡腾颗粒宜直接采用温度30℃±2℃、相对湿度65%±5%的条件进行试验,其他要求与上述相同。对于包装在半透性容器中的药物制剂,则应在温度40℃±2℃、相对湿度25%±2%的条件(可用$CH_3COOK \cdot 1.5H_2O$饱和溶液)进行试验。

3. 长期试验　试验方法、要求及设备与原料药物相同。注意有些药物制剂还应考察临用时配制和使用过程中的稳定性。原料药物及主要剂型的重点考察项目见表5-14。

表5-14　原料药物及主要剂型的重点考察项目

剂型	稳定性重点考察项目	剂型	稳定性重点考察项目
原料药物	性状、熔点、含量、有关物质、吸湿性及根据品种性质选择的考察项目	口服混悬剂	性状、含量、沉降体积比、有关物质、再分散性
片剂	性状、含量、有关物质、崩解时限或溶出度或释放度	散剂	性状、含量、粒度、有关物质、外观均匀度
胶囊剂	性状、含量、有关物质、崩解时限或溶出度或释放度、水分,软胶囊要检查内容物有无沉淀	气雾剂	递送剂量均一性、微粒子剂量、有关物质、每瓶总揿次、喷出总量、喷射速率
注射剂	性状、含量、pH、可见异物、不溶性微粒、有关物质,应考察无菌	吸入制剂	递送剂量均一性、微细粒子剂量
栓剂	性状、含量、融变时限、有关物质	喷雾剂	每瓶总揿次、每喷喷量、每喷主药含量、递送速率和递送总量、微细粒子总量
软膏剂	性状、均匀性、含量、粒度、有关物质	颗粒剂	性状、含量、粒度、有关物质、溶化性或溶出度或释放度
乳膏剂	性状、均匀性、含量、粒度、有关物质、分层现象	贴剂(透皮贴剂)	性状、含量、释放度、有关物质、黏附力
糊剂	性状、均匀性、含量、粒度、有关物质	冲洗剂、洗剂、灌肠剂	性状、含量、有关物质、分层现象(乳状型)、分散性(混悬型)、冲洗剂应考察无菌
凝胶剂	性状、均匀性、含量、有关物质、粒度,乳胶剂应检查分层现象	搽剂、涂剂、涂膜剂	性状、含量、有关物质、分层现象(乳状型)、分散性(混悬型),涂膜剂还应考察成膜性
眼用制剂	如为溶液,应考察性状、可见异物、含量、pH、有关物质;如为混悬液,还应考察粒度、再分散性;洗眼剂还应考察无菌度;眼丸剂应考察粒度与无菌度	耳用制剂	性状、含量、有关物质,耳用散剂、喷雾剂与半固体制剂分别按相关剂型要求检查
丸剂	性状、含量、有关物质、溶散时限	鼻用制剂	性状、含量、pH、有关物质,鼻用散剂、喷雾剂与半固体制剂分别按相关剂型要求检查
糖浆剂	性状、含量、澄清度、有关物质、相对密度、pH	口服乳剂	性状、含量、分层现象、有关物质
口服液溶剂	性状、含量、澄清度、有关物质		

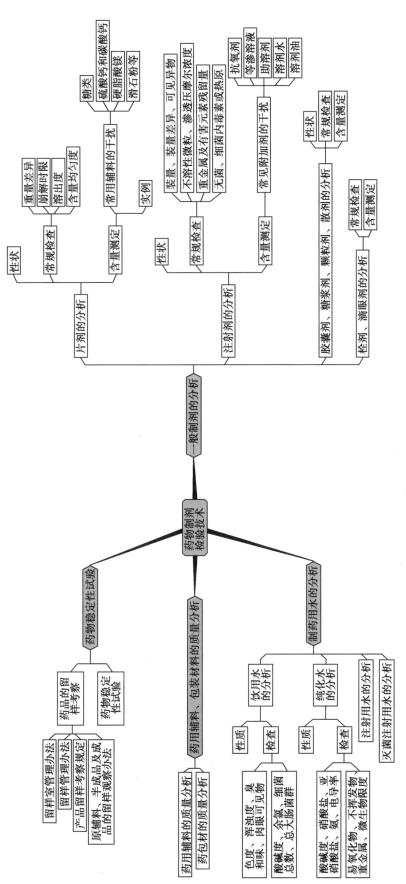

图 5-1 药物制剂检验技术思维导图

点滴积累 ∨

1. 一般药品留样保存期限为有效期后 1 年，自生产之日起开始计算；中间产品为 3 个月；原辅料为半年；中药材等特殊药品为半年。

2. 稳定性考察测试间隔时间为：第 1 年，每隔 3 个月考察一次，1 年后每隔半年考察一次，至考察期满为止；新药留样考察品种在 1 个月、3 个月、6 个月各考察一次，以后每隔半年考察一次，至考察期满为止。

3. 药物稳定性试验包括影响因素试验、加速试验与长期试验。

4. 影响因素试验主要进行高温试验、高湿度试验和强光照射试验。

目标检测

一、选择题

（一）单项选择题

1. 注射用水与纯化水质量检查相比较，增加的检查项目是（　　）

    A. 亚硝酸盐　　　　　　　B. 氨　　　　　　　　C. 微生物限度　　　　D. 细菌内毒素

2. 片重在 0.3g 或 0.3g 以上的片剂的重量差异限度为（　　）

    A. ±7.5%　　　　　　　　B. ±5.0%　　　　　　　C. ±6.0%　　　　　　D. ±7.0%

3. 片剂中应检查的项目有（　　）

    A. 可见异物　　　　　　　　　　　　B. 检查生产和贮藏过程中引入的杂质

    C. 应重复原料药物的检查项目　　　D. 含量均匀度和重量差异检查应同时进行

4. 药物制剂的崩解时限测定可被下列哪项试验代替（　　）

    A. 重量差异检查　　　　　　　　　　B. 含量均匀度检查

    C. 溶出度测定　　　　　　　　　　　D. 含量测定

5. 片剂溶出度的检查操作中，溶出液的温度应恒定在（　　）

    A. 30℃±0.5℃　　　　　B. 36℃±0.5℃　　　　C. 37℃±0.5℃　　　D. 39℃±0.5℃

6. 《中国药典》（2015 年版）规定，凡检查含量均匀度的制剂可不进行（　　）

    A. 崩解时限检查　　　　　　　　　　B. 溶出度检查

    C. 重量差异检查　　　　　　　　　　D. 脆碎度检查

7. 单剂量固体制剂含量均匀度的检查是为了（　　）

    A. 控制小剂量固体制剂、单剂中含药量的均匀度

    B. 避免辅料造成的影响

    C. 严格含量测定的可信度

    D. 避免制剂工艺的影响

8. 含量均匀度检查判别式（$A+2.2S \leqslant 15.0$）中 A 表示（　　）

    A. 初试中以 100 表示的标示量与测定均值之差

B. 初试中以 100 表示的标示量与测定均值之差的绝对值

C. 复试中以 100 表示的标示量与测定均值之差

D. 复试中以 100 表示的标示量与测定均值之差的绝对值

9. 糖类辅料对下列哪种定量方法可产生干扰(　　)

　A. 酸碱滴定法　　　　　　　　　　　　B. 非水溶液滴定法

　C. 氧化还原滴定法　　　　　　　　　　D. 配位滴定法

10. 下列物质中对配位滴定法产生干扰的是(　　)

　A. 硫代硫酸钠　　　B. 硬脂酸镁　　　C. 滑石粉　　　D. 乳糖

11. 下列物质中对离子交换法产生干扰的是(　　)

　A. 葡萄糖　　　B. 滑石粉　　　C. 糊精　　　D. 氯化钠

12. 下列物质中不属于抗氧剂的是(　　)

　A. 硫酸钠　　　B. 亚硫酸氢钠　　　C. 硫代硫酸钠　　　D. 焦亚硫酸钠

13. 为了消除注射液中抗氧剂焦亚硫酸钠对测定的干扰,可在测定前加入(　　)使焦亚硫酸钠分解

　A. 丙酮　　　B. 中性乙醇　　　C. 甲醛　　　D. 盐酸

14. 含量测定时受水分影响的方法是(　　)

　A. 紫外分光光度法　　B. 非水溶液滴定法　　C. 配位滴定法　　D. 氧化还原滴定法

15. 平均装样量在 1.0g 以上至 1.5g 的单剂量包装的颗粒剂,装量差异限度为(　　)

　A. ±10%　　　B. ±8%　　　C. ±7%　　　D. ±6%

16. 稳定性考察第 1 年每隔(　　)个月考察一次

　A. 1　　　B. 2　　　C. 3　　　D. 4

17. 新药稳定性考察测试间隔时间为(　　)

　A. 1 个月、3 个月、6 个月、1 年　　　　　B. 3 个月、6 个月、1 年

　C. 1 个月、6 个月、1 年　　　　　　　　D. 1 个月、6 个月、2 年

18. 一般品种留样考察数量应不少于一次全检量的(　　)

　A. 1 倍　　　B. 2 倍　　　C. 3 倍　　　D. 4 倍

(二) 多项选择题

19. 注射用水与纯化水质量检查相比较,下列哪些项目要求更严格(　　)

　A. 亚硝酸盐　　　　　　B. 酸碱度　　　　　　C. 重金属

　D. 氨　　　　　　　　　E. 微生物限度

20. 在纯化水杂质检查方法中,用比色法检查的有(　　)

　A. 硝酸盐　　　　　　B. 氯化物　　　　　　C. 重金属

　D. 氨　　　　　　　　E. 不挥发物

21. 药物制剂分析中,下列说法中不正确的有(　　)

　A. 杂质检查项目与原料药物的检查项目相同

　B. 杂质检查项目与附加剂的检查项目相同

C. 杂质检查主要是检查制剂生产、贮藏过程中引入的杂质

D. 不再进行杂质检查

E. 除杂质检查外还应进行制剂学方面的检查

22. 片剂中应检查的项目有(　　)

    A. 重量差异　　　　　　　　　　　　　B. 装量差异

    C. 崩解时限　　　　　　　　　　　　　D. 不溶性微粒

    E. 制剂在生产和贮藏过程中引入的杂质

23. 关于含量均匀度的检查,下列说法中正确的是(　　)

    A. 对于小剂量的制剂,需要进行含量均匀度检查

    B. 含量均匀度是指制剂每片(个)含量偏离标示量的程度

    C. 凡是测定含量均匀度制剂可不再进行重量差异检查

    D. 含量均匀度检查所用方法和含量测定方法必须相同

    E. 除片剂和注射剂外,其他不需要进行含量均匀度检查

24. 用氧化还原法测定主药含量时会使测定结果偏高的是(　　)

    A. 糊精　　　　　　　　B. 蔗糖　　　　　　　　C. 麦芽糖

    D. 硬脂酸镁　　　　　　E. 滑石粉

25. 药物制中含有的硬脂酸镁,主要干扰的含量测定方法有(　　)

    A. 亚硝酸钠法　　　　　　B. 非水溶液滴定法　　　　C. 配位滴定法

    D. 氧化还原滴定法　　　　E. 酸碱滴定法

26. 下列测定方法中,主要受滑石粉、硫酸钙、淀粉等水中不易溶解的附加剂的影响的是(　　)

    A. 分光光度法　　　　　　B. 气相色谱法　　　　　　C. 纸色谱法

    D. 比旋度法　　　　　　　E. 比浊法

27. 《中国药典》(2015 年版)规定注射液的检查项目包括(　　)

    A. 热原　　　　　　　　B. 无菌　　　　　　　　C. 不溶性微粒

    D. 可见异物　　　　　　E. 装量

28. 排除注射剂分析中抗氧剂的干扰,可以采用的方法有(　　)

    A. 加入甲醛或丙酮为掩蔽剂　B. 有机溶剂稀释法　　　C. 加碱后加热水解

    D. 加酸后加热　　　　　　　E. 加弱氧化剂

29. 胶囊剂常规检查的项目有(　　)

    A. 粒度　　　　　　　　B. 装量差异　　　　　　C. 崩解时限

    D. 溶出度　　　　　　　E. 微生物限度

30. 原料药物稳定性考察试验项目包括(　　)

    A. 影响因素试验　　　　B. 加速试验　　　　　　C. 长期试验

    D. 高温试验　　　　　　E. 高湿度试验

二、问答题

1. 请查资料举例说明对药用辅料及包装材料质量控制的重要性？

2. 简述片剂含量测定过程中常见辅料的干扰及排除方法。

3. 简述注射剂中抗氧剂的干扰及排除方法。

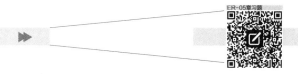

（商传宝）

实训情景四 常见制剂检验技术

任务一 片剂重量差异及崩解时限检查

一、实训目的

1. 掌握片剂重量差异及崩解时限检查的方法和判断标准。

2. 熟练使用分析天平、崩解仪。

3. 培养正确操作、仔细观察、认真记录的良好习惯。

二、实训内容

（一）用品

1. **仪器** 称量瓶、分析天平、崩解仪、弯头或平头手术镊。

2. **试剂** 维生素 B_1 片、纯化水。

（二）方法与步骤

1. **维生素 B_1 片重量差异检查** 取空称量瓶,精密称定重量;再取供试品 20 片,置此称量瓶中,精密称定。两次称量值之差即为 20 片供试品的总重量。从已称定总重量的 20 片供试品中,依次用镊子取出 1 片,所减少的重量即为每片的重量。

重量差异
检查

2. **维生素 B_1 片崩解时限检查** 采用升降式崩解仪检查。将吊篮通过上端的不锈钢轴悬挂于金属支架上,浸入 1000ml 烧杯中,并调节吊篮位置使其下降时筛网距烧杯底部 25mm,烧杯内盛有温度为 37℃±1℃ 的水,调节水位高度使吊篮上升时筛网在水面下 15mm 处,除另有规定外,取供试品 6 片,分别置上述吊篮的玻璃管中,每管各加一片,立即启动崩解仪进行检查,升降的金属支架上下移动距离为 55mm±2mm,往返频率为每分钟 30~32 次。各片均应在 15 分钟内全部崩解。如有 1 片不能完全崩解,应另取 6 片复试,均应符合规定。

崩解时限
检查

三、实训注意

1. 平均片重 0.30g 以下的片剂用精度 0.1mg 的分析天平;平均片重 0.30g 或 0.30g 以上的片剂用精度 1mg 的分析天平。

2. 在重量差异检查称量前后,均应仔细查对药片数。称量过程中,勿用手直接接触供试品,用平头镊子拿取片剂。已取出的药品,不得再放回供试品原包装容器内。易吸潮的片剂需置于称量瓶中,尽快称量。

3. 遇有检出超出重量差异限度的药片,宜另器保存,供必要时复核用。

4. 平均片重保留三位有效数字。修约至两位有效数字,选择重量差异限度。

5. 在崩解时限检查过程中,烧杯内的水温应保持在 37℃±1℃。

6. 崩解时限每检查一次后,应清洗吊篮的玻璃内壁及筛网、挡板等,并重新更换水或规定的介质。

四、实训思考

1. 进行片剂重量差异检查和崩解时限检查有何意义?

2. 崩解时限测定时应注意哪些问题?

（商传宝）

任务二　装量差异检查

一、实训目的

1. 掌握注射用无菌粉末及胶囊剂装量差异检查的步骤、结果计算和判断标准。

2. 熟练使用分析天平。

二、实训内容

（一）用品

1. 仪器　分析天平、干燥器、称量瓶、小毛刷、剪刀或刀片、弯头或平头手术镊。

2. 试剂　注射用青霉素钠、诺氟沙星胶囊、维生素 E 软胶囊、乙醚、纯化水、乙醇。

（二）方法与步骤

1. 注射用无菌粉末装量差异检查　取注射用青霉素钠 5 瓶,除去标签(若为纸标签,用水润湿后除去纸屑;若为直接在玻璃上印字标签,用适当有机溶剂擦除字迹),容器外壁用乙醇擦净,置干燥器内放置 1~2 小时,等干燥后,除去铝盖,分别编号,依次放于固定位置。

轻扣橡皮塞或安瓿颈,使其上附着的粉末全部落下,开启容器(注意避免玻璃屑等异物落入容器中),分别迅速精密称定每瓶的重量,倾出内容物,容器用水、乙醇洗净,依次放回原固定位置,在适宜条件干燥后,再分别精密称定每一容器的重量,即可求出每一瓶的装量和平均装量。

2. 胶囊剂装量差异检查

（1）硬胶囊:取诺氟沙星胶囊 20 粒,分别精密称定每粒重量后,取开囊帽,倾出内容物(不得损失囊壳),用小毛刷或其他适宜用具将囊壳(包括囊体和囊帽)内外拭净,并依次精密称定每一囊壳重量,即可求出每粒内容物的装量和平均装量。

（2）软胶囊：取维生素 E 软胶囊20粒,分别精密称定每粒重量后,依次放置于固定位置;分别用剪刀或刀片划破囊壳,倾出内容物（不得损失囊壳）,用乙醚等易挥发性溶剂洗净,置通风处使溶剂自然挥尽,再依次精密称定每一囊壳重量,即可求出每粒内容物的装量和平均装量。

三、实训注意

1. 平均装量 0.15g 及其以下的粉针剂用精度 0.1mg 分析天平;平均装量 0.15g 以上的粉针剂用精度 1mg 分析天平;平均装量 0.3g 以下的胶囊剂用精度 0.1mg 分析天平;平均装量 0.3g 或 0.3g 以上的胶囊剂用精度 1mg 分析天平。

2. 开启安瓿装粉针时,应避免玻璃屑落入或溅失;开启橡皮塞铝盖玻璃瓶装粉针时,应先稍稍打开橡皮内塞使瓶内外的气压平衡,再盖紧后称重。

3. 用水、乙醇洗涤倾去内容物后的容器时,慎勿将瓶外编号的字迹擦掉,以免影响称量结果;并将空容器与原橡皮塞或安瓿颈部配对放于原固定位置。

4. 空容器的干燥,一般可用 60~70℃ 加热 1~2 小时,也可在干燥器内干燥较长时间。

5. 称量空容器时,应注意瓶身与瓶塞（或折断的瓶颈部分）的配对。

6. 每粒胶囊的两次称量中,应注意编号顺序以及囊体和囊帽的对号,不得混淆。

7. 洗涤软胶囊壳应用与水不混溶又易挥发的有机溶剂,其中以乙醚最好。挥散溶剂时,应在通风处使自然挥散,不得加热或长时间置干燥处,以免囊壳失水。

8. 在称量前后,均应仔细查对胶囊数。称量过程中,应避免用手直接接触供试品。已取出的胶囊,不得再放回供试品原包装容器内。

四、实训思考
在注射用无菌粉末及胶囊剂装量差异检查时应注意哪些问题?

（商传宝）

任务三　溶出度检查

一、实训目的
1. 掌握用篮法测定片剂溶出度的操作步骤、结果计算和判断标准。
2. 熟练使用溶出度测定仪、紫外-可见分光光度计。
3. 培养正确操作、仔细观察、认真记录的良好习惯。

二、实训内容
（一）用品

1. **仪器**　溶出度测定仪、紫外-可见分光光度计、超声波清洗机、烧杯、过滤器（孔径不得大于 0.8μm）、取样器、量筒。

2. **试剂**　维生素 B_2 片、冰醋酸、4%氢氧化钠溶液、纯化水。

（二）方法与步骤

1. **仪器的调试**

（1）溶出度测定仪每次使用前应检查仪器是否水平,转动轴是否垂直;调节使转篮底部距溶出杯的内底部25mm±2mm;检查转篮旋转时与溶出杯的垂直轴在任一点的偏离均不得大于2mm;检查转篮旋转时摆动幅度不得偏离轴心的±1.0mm;检查篮轴运转时整套装置应保持平稳,均不能产生明显的晃动或振动(包括仪器装置所放置的环境);检测仪器的实际转速与其仪器的电子显示的数据是否一致,稳速误差不得超过±4%。

（2）调节水浴的温度应能使溶出杯中溶出介质的温度保持在37.0℃±0.5℃。

2. 溶出介质的配制和脱气　以冰醋酸18ml与4%氢氧化钠溶液108ml用水配成3600ml溶液,用超声波清洗机超声脱气备用。

3. 维生素B₂片溶出度的测定　分别量取600ml溶出介质注入到每个溶出杯内,加温使溶出介质温度保持在37.0℃±0.5℃。取供试品6片,分别投入6个转篮内,将转篮降入容器内,转篮速度为每分钟100转,开始计时。经20分钟时,取溶液10ml,滤过,取续滤液,照紫外-可见分光光度法,在444nm的波长处测定吸光度,按维生素B₂($C_{17}H_{20}N_4O_6$)的吸收系数($E_{1cm}^{1\%}$)为323计算每片的溶出量。限度(Q)为标示量的75%。

三、实训注意

1. 溶出介质必须经脱气处理,气体的存在对测定可产生干扰。

2. 应保持水浴箱中水位略高于溶出杯内液面高度,否则将影响试验结果。

3. 在达到该品种规定的溶出时间(实际取样时间与规定时间的差异不得过±2%)时,应在仪器开动的情况下取样。自6杯中完成取样,时间应在1分钟以内。取样位置应在转篮的顶端至液面的中点,并距溶出杯内壁10mm处。自取样至滤过应在30秒内完成。

4. 测定时,除另有规定外,每个溶出杯中只允许投入供试品1片,不得多投。并应注意投入转篮中心位置。

5. 实验结束后,应用水冲洗篮轴、篮体或搅拌桨,转篮必要时可用水或其他溶剂超声处理、洗净。

6. 计算公式　$\text{标示量}\% = \dfrac{\dfrac{A_X}{E_{1cm}^{1\%} \times 100} \times V}{m_S} \times 100\%$

式中,A_X为吸光度;V为溶出介质体积;$E_{1cm}^{1\%}$为百分吸收系数;m_S为标示量。

四、实训思考

1. 溶出度的测定主要针对哪些药物?

2. 测定溶出度时必须严格控制哪些实验条件?

3. 测定用的溶剂为什么需要脱气? 在测定中转篮底部、顶部为什么不得附有气泡?

（商传宝）

任务四　含量均匀度检查

一、实训目的

1. 掌握片剂含量均匀度的测定方法、结果计算和判断标准。

2. 熟练使用紫外-可见分光光度计。

3. 培养正确操作、仔细观察、认真记录的良好习惯。

二、实训内容

（一）用品

1. **仪器** 量瓶（50ml）、乳钵、漏斗、滤纸、烧杯（50ml）、紫外-可见分光光度计。

2. **试剂** 醋酸泼尼松龙片、无水乙醇。

（二）方法与步骤

取醋酸泼尼松龙片 1 片，置乳钵中，加无水乙醇适量，研磨，使醋酸泼尼松龙片溶解，用无水乙醇定量转移至 50ml 量瓶中，用无水乙醇稀释至刻度，摇匀，滤过，精密量取续滤液适量，用无水乙醇定量稀释制成每 1ml 中含醋酸泼尼松龙 10μg 的溶液，照紫外-可见分光光度法，在 243nm 的波长处测定吸光度，按醋酸泼尼松龙（$C_{23}H_{30}O_6$）的吸收系数（$E_{1cm}^{1\%}$）为 370 计算含量。照上述方法再分别测定另外 9 片的含量。

三、实训注意

1. 供试品的主药必须溶解完全，必要时可用乳钵研磨或超声处理，促使溶解，并定量转移至量瓶中。

2. 测定时溶液必须澄清，如滤过不清，可离心后，取澄清液测定。

3. 用紫外-可见分光光度法测定含量均匀度时，所用溶剂需一次配够，当用量较大时，即使是同批号的溶剂，也应混合均匀后使用。

4. 每片的标示含量

$$X = \frac{每片的实际含量}{标示量} \times 100 = \frac{\dfrac{A_X}{E_{1cm}^{1\%} \times 100} \times D}{m_S} \times 100$$

式中，X 为每片以标示量为 100 的相对含量；A_X 为吸光度；D 为稀释的倍数；$E_{1cm}^{1\%}$ 为百分吸收系数；m_S 为标示量。

四、实训思考

1. 含量均匀度一般测定哪些药物？

2. 测定药物含量均匀度有什么意义？

（商传宝）

任务五 药物中水分的测定

一、实训目的

1. 掌握费休法测定药物中水分的步骤、方法和计算。

2. 熟练使用水分测定仪。

3. 了解费休试液保管的方法。

二、实训内容

（一）用品

1. **仪器** 分析天平、水分测定仪、称量瓶。

2.试剂　注射用头孢曲松钠、纯化水、费休试液、甲醇。

（二）方法与步骤

1.费休试液的标定　精密称取纯化水 10~30mg，用水分测定仪直接标定。标定应取 3 份以上，3 次连续标定结果应在±1%以内，以平均值作为费休试液的滴定度。

2.注射用头孢曲松钠中水分的测定　精密称取注射用头孢曲松钠适量（约消耗费休试液 1~5ml），以无水甲醇为溶剂，用水分测定仪直接测定。

三、实训注意

1.本实验采用水分测定法中的费休法。

2.费休试剂是毒性试剂，若接触到皮肤或眼睛应立即用大量水冲洗并视受损情况决定是否接受医生治疗。

3.标定及测定中所用仪器均应洁净干燥（玻璃仪器须在 120℃至少干烤 2 小时，于干燥器内备用），并能避免空气中水分的侵入。

4.试液的标定、贮存及水分测定操作均应在避光、干燥环境处进行。

5.测定完毕后，将费休试液移入贮存瓶中密闭保存，需用甲醇清洗滴定管、滴定池和电极，且将甲醇浸没滴定电极的滴头，以防滴头被析出结晶所堵塞。

6.水分含量计算公式

$$水分含量(\%) = \frac{(A-B)F}{m} \times 100\%$$

式中，A 为供试品所消耗费休试液的体积（ml）；B 为空白所消耗费休试液的体积（ml）；F 为每 1ml 费休试液相当于水的重量（mg）；m 为供试品的质量（mg）。

四、实训思考

1.注射用头孢曲松钠为什么需进行水分的检查？

2.用费休试剂可以测定哪些类型药物中所含的水分？

（商传宝）

任务六　硬脂酸镁的分析

一、实训目的

1.熟悉硬脂酸镁分析的内容及方法。

2.熟练使用气相色谱仪。

3.培养正确操作、仔细观察、认真记录的良好习惯。

二、实训内容

（一）用品

1.仪器　圆底烧瓶、分液漏斗、滤纸、量瓶（50ml）、扁形称量瓶、分析天平（精度 0.1mg）、纳氏比色管、锥形瓶（100ml）、气相色谱仪、恒温水浴锅、真空干燥箱、酸式滴定管。

2.试剂　硬脂酸镁、乙醚（无过氧化物）、稀硝酸、纯化水、氨试液、氯化铵试液、磷酸氢二钠试液、氢氧化钠试液、碘试液、溴麝香草酚蓝指示液、盐酸滴定液(0.1mol/L)、硝酸银试液、标准氯化钠溶液、氯化钡试液、标准硫酸钾溶液、稀盐酸、标准铁溶液、过硫酸铵、30%硫氰酸铵溶液、硫酸、硝酸、稀醋酸、醋酸盐缓冲液(pH 3.5)、三氟化硼的甲醇溶液、正庚烷、饱和氯化钠溶液、无水硫酸钠、棕榈酸甲酯、硬脂酸甲酯、正丁醇、无水乙醇、浓氨溶液、氨-氯化铵缓冲液(pH 10.0)、乙二胺四乙酸二钠滴定液(0.05mol/L)、铬黑 T 指示剂、锌滴定液(0.05mol/L)。

(二)方法和步骤

1. 性状　本品为白色轻松无砂性的细粉;微有特臭;与皮肤接触有滑腻感。本品在水、乙醇或乙醚中不溶。

2. 鉴别

(1)取本品 5.0g,置圆底烧瓶中,加无过氧化物乙醚 50ml、稀硝酸 20ml 与水 20ml,加热回流至完全溶解,放冷,移至分液漏斗中,振摇,放置分层,将水层移入另一分液漏斗中;用水提取乙醚层 2 次,加水 4ml,合并水层;用无过氧化物乙醚 15ml 清洗水层,将水层移入 50ml 量瓶中,加水稀释至刻度,摇匀,作为供试品溶液,应显镁盐的鉴别反应。

1)加氨试液,即生成白色沉淀;滴加氯化铵试液,沉淀溶解;再加磷酸氢二钠试液 1 滴,振摇,即生成白色沉淀。分离,沉淀在氨试液中不溶。

2)加氢氧化钠试液,即生成白色沉淀。分离,沉淀分成两份,一份中加过量的氢氧化钠试液,沉淀不溶;另一份中加碘试液,沉淀转化成红棕色。

(2)在硬脂酸与棕榈酸相对含量检查项下记录的色谱图中,供试品溶液色谱中两主峰的保留时间应分别与对照品溶液两主峰的保留时间一致。

3. 检查

(1)酸碱度:取本品 1.0g,加水 20.0ml,水浴上加热 1 分钟并时时振摇,放冷,滤过,取续滤液 10.0ml,加溴麝香草酚蓝指示液 0.05ml,用盐酸滴定液(0.1mol/L)或氢氧化钠滴定液(0.1mol/L)滴定至溶液颜色发生变化,滴定液用量不得过 0.05ml。

(2)氯化物:量取鉴别(1)项下的供试品溶液 1.0ml,依法检查(通则 0801),与标准氯化钠溶液 10.0ml 制成的对照液比较,不得更浓(0.10%)。

(3)硫酸盐:取鉴别(1)项下的供试品溶液 1.0ml,依法检查(通则 0802),与标准硫酸钾溶液 6.0ml 制成的对照液比较,不得更浓(0.6%)。

(4)干燥失重:取本品 1g,置已称定至恒重的扁形称量瓶中,精密称定,再在 80℃ 干燥至恒重,由减失的重量和取样量计算供试品的干燥失重,减失重量不得 5.0%。

(5)铁盐:取本品 0.50g,炽灼灰化后,加稀盐酸 5ml 与水 10ml,煮沸,放冷,滤过,滤液加过硫酸铵 50mg,用水稀释成 35ml,加 30%硫氰酸铵溶液 3ml,加水适量稀释成 50ml,摇匀,与标准铁溶液 5.0ml 用同一方法制成的对照液比较,不得更深(0.01%)。

(6)镉盐:取本品 0.05g 两份,精密称定,分别置高压消解罐中,一份中加硝酸 2ml 消化后,定量转移至 100ml 量瓶中,加水稀释至刻度,摇匀,作为供试品溶液;另一份中精密加入标准镉溶液(精密量取镉单元素标准溶液适量,用水定量稀释制成每 1ml 中含镉 0.3μg 的溶液)0.5ml,同法操作,作为对照品溶液。照原子吸收分光光度法(通则 0406 第二法),在 228.8nm 的波长处分别测定吸光度,计算,应符合规定(0.0003%)。

(7)镍盐:取本品 0.05g 两份,精密称定,分别置高压消解罐中,一份中加硝酸 2ml 消化后,定量转移至 10ml 量瓶中,加水稀释至刻度,摇匀,作为供试品溶液;另一份中精密加入标准镍溶液(精密量取镍单元素标准溶液适量,用水定量稀释制成每 1ml 中含镍 0.5μg 的溶液)0.5ml,同法操作,作为对照品溶液。照原子吸收分光光度法(通则 0406 第二法),在 232.0nm 的波长处分别测定吸光度,计算,应符合规定(0.0005%)。

(8)重金属:取本品 2.0g,缓缓炽灼至完全炭化,放冷,加硫酸 0.5~1.0ml,使恰润湿,低温加热至硫酸除尽,加硝酸 0.5ml,蒸干,至氧化氮蒸气除尽后,放冷,在 500~600℃ 炽灼使完全灰化,放冷,加盐酸 2ml,置水浴上蒸干后加水 15ml 与稀醋酸 2ml,加热溶解后,放冷,置纳氏比色管中,加醋酸盐缓冲液(pH 3.5)2ml 与水适量使成 25ml,依法检查(通则 0821 第二法),含重金属不得过百万分之十五。

(9)硬脂酸与棕榈酸相对含量:取本品 0.1g,精密称定,置锥形瓶中,加三氟化硼的甲醇溶液[取三氟化硼一水合物或二水合物适量(相当于三氟化硼 14g),加甲醇溶解并稀释至 100ml,摇匀]5ml,摇匀,加热回流 10 分钟使溶解,从冷凝管加正庚烷 4ml,再回流 10 分钟,冷却后加饱和氯化钠溶液 20ml,振摇,静置使分层,将正庚烷层通过装有无水硫酸钠 0.1g(预先用正庚烷洗涤)的玻璃柱,作为供试品溶液。照气相色谱法试验。用聚乙二醇 20M 为固定相的毛细管柱,起始温度 70℃,维持 2 分钟,以每分钟 5℃ 的速率升温至 240℃,维持 5 分钟;进样口温度为 220℃,检测器温度为 260℃。分别称取棕榈酸甲酯与硬脂酸甲酯对照品适量,加正庚烷制成每 1ml 中分别约含 15mg 与 10mg 的溶液,取 1μl 注入气相色谱仪,棕榈酸甲酯峰与硬脂酸甲酯峰的分离度应大于 3.0。精密量取供试品溶液 1ml,置 100ml 量瓶中,用正庚烷稀释至刻度,摇匀,取 1μl 注入气相色谱仪,调节检测灵敏度,使棕榈酸甲酯峰与硬脂酸甲酯峰应能检出。再取供试品溶液 1μl 注入气相色谱仪,记录色谱图,按下式面积归一化法计算硬脂酸镁中硬脂酸在脂肪酸中的百分含量。

$$硬脂酸百分含量(\%) = \frac{A}{B} \times 100\%$$

式中,A 为供试品中硬脂酸甲酯的峰面积;B 为供试品中所有脂肪酸酯的峰面积。

同法计算硬脂酸镁中棕榈酸在总脂肪酸中的百分含量。硬脂酸相对含量不得低于 40%,硬脂酸与棕榈酸相对含量的总和不得低于 90%。

(10)微生物限度:取本品,依法检查(通则 1105 与通则 1106),每 1g 供试品中需氧菌总数不得过 1000cfu、真菌和酵母菌总数不得过 100cfu,不得检出大肠埃希菌。

4. 含量测定　取本品约 0.2g,精密称定,加正丁醇-无水乙醇(1∶1)溶液 50ml,加浓氨溶液 5ml 与氨-氯化铵缓冲液(pH 10.0)3ml,再精密加入乙二胺四乙酸二钠滴定液(0.05mol/L)25ml 与铬黑 T 指示剂少许,混匀,在 40~50℃ 水浴上加热至溶液澄清,用锌滴定液(0.05mol/L)滴定至溶液自蓝色转变为紫色,并将滴定的结果用空白试验校正。每 1ml 乙二胺四乙酸二钠滴定液(0.05mol/L)相当于 1.215mg 的 Mg。

三、实训注意

1. 本品是以硬脂酸镁（$C_{36}H_{70}MgO_4$）与棕榈酸镁（$C_{32}H_{62}MgO_4$）为主要成分的混合物。按干燥品计算，含 Mg 应为 4.0%~5.0%。

2. 含量测定的计算公式为：

$$含量\% = \frac{(V_空 - V_供) \times F \times T}{m} \times 100\%$$

式中，$V_空$ 为空白试验消耗锌滴定液（0.05mol/L）的体积（ml）；$V_供$ 为供试品试验消耗锌滴定液（0.05mol/L）的体积（ml）；F 为校正因子；T 为硫酸滴定液（0.05mol/L）滴定度（mg）；m 为称取样品的质量（g）。

四、实训思考

1. 硬脂酸镁作为赋形剂常对哪些分析方法产生影响？应如何消除其影响？

2. 如何计算干燥失重？

（商传宝）

任务七 明胶空心胶囊的分析

一、实训目的

1. 熟悉明胶空心胶囊分析的内容及方法。

2. 熟练使用原子吸收分光光度仪。

3. 培养正确操作、仔细观察、认真记录的良好习惯。

二、实训内容

（一）用品

1. 仪器 红色石蕊试纸、木板、表面皿、干燥器、恒温水浴锅、玻璃管、圆柱形砝码、崩解仪、烧杯（100ml）、具塞锥形瓶、平氏黏度计、长颈圆底烧瓶、分液漏斗、量瓶（50ml、100ml、250ml）、气相色谱仪、顶空瓶（20ml）、注射器、真空干燥箱、称量瓶、分析天平（精度 0.1mg）、坩埚、硫酸、聚四氟乙烯消解罐、原子吸收分光光度仪。

2. 试剂 明胶空心胶囊、重铬酸钾试液、稀盐酸、鞣酸试液、钠石灰、滑石粉、硝酸镁饱和溶液、磷酸、碳酸氢钠、冷凝管、0.05mol/L 碘溶液、量筒（100ml）、氯化钡试液、标准硫酸钾溶液、稀盐酸、乙醚、羟苯甲酯、羟苯乙酯、羟苯丙酯、羟苯丁酯、甲醇、0.02mol/L 醋酸胺、正己烷、氯乙醇、硝酸、2%硝酸溶液。

（二）方法和步骤

1. 性状 本品呈圆筒状，系由可套合和锁合的帽和体两节组成的质硬且有弹性的空囊。囊体应光洁，色泽均匀，切口平整，无变形，无异臭。本品分为透明（两节均不含遮光剂）、半透明（仅一节含遮光剂）、不透明（两节均含遮光剂）三种。

2. 鉴别

（1）取本品 0.25g，加水 50ml，加热使溶化，放冷，摇匀，取溶液 5ml，加重铬酸钾试液-稀盐酸

(4:1)数滴,即产生橘黄色絮状沉淀。

(2)取鉴别(1)项下的溶液1ml,加水50ml,摇匀,加鞣酸试液数滴,即产生浑浊。

(3)取本品约0.3g,置试管中,加钠石灰少许,产生的气体能使湿润的红色石蕊试纸变蓝色。

3. 检查

(1)松紧度:取本品10粒,用拇指与示指轻捏胶囊两端,旋转拨开,不得有黏结、变形或破裂,然后装满滑石粉,将帽、体套合并锁合,逐粒于1m的高度处直坠于厚度为2cm的木板上,应不漏粉;如有少量漏粉,不得超过1粒。如超过,应另取10粒复试,均应符合规定。

(2)脆碎度:取本品50粒,置表面皿中,放入盛有硝酸镁饱和溶液的干燥器内,置25℃±1℃恒温24小时,取出,立即分别逐粒放入直立在木板(厚度2cm)上的玻璃管(内径为24mm,长为200mm)内,将圆柱形砝码(材质为聚四氟乙烯,直径为22mm,重20g±0.1g)从玻璃管口处自由落下,视胶囊是否破裂,如有破裂,不得超过5粒。

(3)崩解时限:取本品6粒,装满滑石粉,照崩解时限检查法(通则0921)胶囊剂项下的方法,加挡板进行检查,各粒均应在10分钟内全部溶化或崩解。如有1粒不能全部溶化或崩解,应另取6粒复试,均应符合规定。

(4)黏度:取本品4.50g,置已称定重量的100ml烧杯中,加温水20ml,置60℃水浴中搅拌使溶化;取出烧杯,擦干外壁,加水使胶液总重量达到下列计算式的重量(含干燥品15.0%),将胶液搅匀后倒入干燥的具塞锥形瓶中,密塞,置40℃±0.1℃水浴中,约10分钟后,移至平氏黏度计内,照黏度测定法(通则0633第一法,毛细管内径为2.0mm),于40℃±0.1℃水浴中测定,本品运动黏度不得低于60mm²/s。

$$胶液总重量(g)=\frac{(1-干燥失重)\times4.50\times100}{15.0}$$

(5)亚硫酸盐(以SO₂计):取本品5.0g,置长颈圆底烧瓶中,加热水100ml使溶化,加磷酸2ml与碳酸氢钠0.5g,即时连接冷凝管,加热蒸馏,用0.05mol/L碘溶液15ml为接收液,收集馏出液50ml,用水稀释至100ml,摇匀,量取50ml,置水浴上蒸发,随时补充水适量,蒸至溶液几乎无色,用水稀释至40ml,照硫酸盐检查法(通则0802)检查,如显浑浊,与标准硫酸钾溶液3.75ml制成的对照液比较,不得更浓(0.01%)。

(6)对羟基苯甲酸酯类:取本品约0.5g,精密称定,置已加热水30ml的分液漏斗中,振摇使溶解,放冷,精密加乙醚50ml,小心振摇,静置分层,精密量取乙醚层25ml,置蒸发皿中,蒸干乙醚,用流动相转移至5ml量瓶中并稀释至刻度,摇匀,作为供试品溶液;另精密称取羟苯甲酯、羟苯乙酯、羟苯丙酯、羟苯丁酯对照品各25mg,置同一250ml量瓶中,加流动相溶解并稀释至刻度,摇匀,精密量取上述溶液5ml置25ml量瓶中,用流动相稀释至刻度,摇匀,作为对照品溶液。照高效液相色谱法(通则0512)试验。用十八烷基硅烷键合硅胶为填充剂;以甲醇-0.02mol/L醋酸胺(58:42)为流动相;检测波长为254nm。理论板数按羟苯乙酯峰计算应不低于1600。精密量取供试品溶液与对照溶液各10μl,分别注入液相色谱仪,记录色谱图;供试品溶液如出现与对照品溶液相应的峰,按外标法以峰面积计算,含羟苯甲酯、羟苯乙酯、羟苯丙酯与羟苯丁酯的总量不得过0.05%。(此项适用于以羟

苯甲酯类作为抑菌剂的工艺)

(7)氯乙醇:取本品适量,剪碎,称取 2.5g,置具塞锥形瓶中,加正己烷 25ml,浸渍过夜,将正己烷液移至分液漏斗中,精密加水 2ml,振摇提取,取水溶液作为供试品溶液。另取氯乙醇适量,精密称定,加正己烷溶液溶解并定量稀释成每 1ml 中约含 22μg 的溶液,精密量取 2ml,置盛有正己烷 24ml 的分液漏斗中,精密加水 2ml,振摇提取,取水溶液作为对照溶液。照气相色谱法(通则 0521)试验,用 10%聚乙二醇柱,在柱温 110℃下测定。供试品溶液中氯乙醇峰面积不得大于对照溶液峰面积。(此项适用于环氧乙烷灭菌的工艺)

(8)环氧乙烷:取本品约 2.0g,精密称定,置 20ml 顶空瓶中,精密加 60℃的水 10ml,密封,不断振摇使溶解,作为供试品溶液;取外部干燥的 100ml 量瓶,加水约 60ml,加瓶塞,称重,用注射器注入环氧乙烷对照品约 0.3ml,不加瓶塞,振摇,盖好瓶塞,称重,前后两次称重之差即为溶液中环氧乙烷的重量,用水稀释至刻度,摇匀,精密量取适量,用水定量稀释制成每 1ml 中约含 2μg 的溶液,精密量取 1ml,置 20ml 顶空瓶中,精密加水 9ml,密封,作为对照品溶液;照残留溶剂测定法(通则 0861 第二法)试验,用 5%甲基聚硅氧烷或聚乙二醇为固定液(或其他性质近似的固定液)的毛细管柱,柱温 45℃,顶空瓶平衡温度为 80℃,平衡时间为 15 分钟。取供试品溶液与对照品溶液分别顶空进样,记录色谱图。供试品溶液中环氧乙烷的峰面积不得大于对照品溶液主峰面积(0.0001%)。(此项适用于环氧乙烷灭菌的工艺)

(9)干燥失重:取本品 1.0g,置已干燥恒重的称量瓶(铝盒、不锈钢盒)中,将帽、体分开,在 105℃干燥 6 小时,移至干燥器中,放冷至室温,精密称定。减失重量应为 12.5%~17.5%。

(10)炽灼残渣:取本品 1.0g,精确至 0.1mg,置已炽灼恒重的坩埚中,缓缓炽灼至完全炭化,放冷至室温,加硫酸 0.5~1ml 使湿润,低温加热至硫酸蒸气除尽后在 600℃炽灼使完全灰化恒重,移至干燥器内,放冷至室温,精密称定,遗留残渣分别不得过 2.0%(透明)、3.0%(半透明)与 5.0%(不透明)。

(11)铬:取本品 0.5g,置聚四氟乙烯消解罐内,加硝酸 5~10ml,混匀,浸泡过夜,盖上内盖,旋紧外套,置适宜的微波消解炉内,进行消解。消解完全后,取消解内罐置电热板上缓缓加热至红棕色蒸气挥尽并近干,用 2%硝酸转移至 50ml 量瓶中,并用 2%硝酸稀释至刻度,摇匀,作为供试品溶液。同法制备试剂空白溶液;另取铬单元素标准溶液,用 2%硝酸稀释制成每 1ml 含铬 1.0μg 的铬标准贮备液,临用时,分别精密量取铬标准贮备液适量,用 2%硝酸溶液稀释制成每 1ml 含铬 0~80ng 的对照品溶液。取供试品溶液与对照品溶液,以石墨炉为原子化器,照原子吸收分光光度法(通则 0406 第一法),在 357.9nm 的波长处测定,计算,即得。含铬不得过百万分之二。

(12)重金属:取炽灼残渣项下遗留的残渣,依法检查(通则 0821 第二法),含重金属不得过百万分之四十。

(13)微生物限度:取本品,依法检查(通则 1105 与通则 1106),每 1g 供试品中需氧菌总数不得过 1000cfu、真菌和酵母菌总数不得过 100cfu,不得检出大肠埃希菌;每 10g 供试品中不得检出沙门菌。

三、实训注意

1. 性状检查的条件　将胶囊平放于装有 30~40W 日光灯的毛玻璃灯检台上，由 1.0 及以上视力者（含矫正视力），以 30cm 的距离进行检查。

2. 干燥失重、炽灼残渣检查所用的天平为精度 0.1mg 分析天平。

四、实训思考

1. 为什么要对明胶空心胶囊中所含亚硫酸盐进行检查？

2. 对明胶空心胶囊中铬检查的原因是什么？

（商传宝）

第六章

典型药物分析

ER-06章PPT

第一节 芳酸及其酯类药物分析

导学情景 ∨

情景描述：

BTV 新闻报道，消化道出血不是小事，病死率约为 4.4%～11%，住院的上消化道出血的患者当中有 1/3 是由于长期服用阿司匹林等药物引起的，这些药物引起的消化道出血，出血量非常大，出血时间比较长。

学前导语：

阿司匹林是一种历史悠久的解热镇痛药。由于口服后易吸收，在全身组织分布广，作用强，阿司匹林在临床上被广泛用于发热、头痛、神经痛、肌肉痛、风湿热、急性风湿性关节炎等的治疗。阿司匹林为什么会引起消化道出血呢？这与它的结构、性质和产生的杂质有关。本节我们将带领同学们学习芳酸及其酯类药物的结构、性质和杂质检查等内容。

一、典型药物结构与性质

芳酸及其酯类药物系指结构中既含有苯环，又含有羧基及其他取代基的化合物。本类药物按结构特征可分为苯甲酸类、水杨酸类和其他芳酸类三种类型。《中国药典》(2015 年版) 收载的本类药物主要有苯甲酸及其钠盐、羟苯乙酯、丙磺舒、泛影酸、水杨酸、阿司匹林、对氨基水杨酸钠、贝诺酯、双氯酚酸钠、布洛芬、吲哚美辛、氯贝丁酯等。本节重点介绍阿司匹林及其片剂、布洛芬及其片剂的质量分析。

（一）苯甲酸类

本类药物均为固体，具有一定的熔点，能溶于氢氧化钠溶液。除苯甲酸钠能溶于水外，其他药物在水中均微溶或几乎不溶，苯甲酸在乙醇、三氯甲烷或乙醚中易溶；丙磺舒在丙酮中溶解，在乙醇或三氯甲烷中略溶。苯甲酸类典型药物的结构与性质见表 6-1。

表 6-1　苯甲酸类典型药物的结构与性质

药物	结构式	结构与性质
苯甲酸(钠) (benzoic acid and sodium benzoate)		(1)羧基:具有较强的酸性,可用于含量测定,如苯甲酸含量测定用直接酸碱滴定法;苯环上的羧基还可以与三氯化铁试液作用,生成在水中溶解度小的有色铁盐,可用于鉴别,如苯甲酸钠的铁盐为赭色,丙磺舒的铁盐为米黄色。 (2)特殊基团:某些药物因结构特殊,在一定条件下可发生分解,其分解产物具有特殊理化性质,可用于鉴别,如含硫的丙磺舒受热分解生成硫酸盐,含碘的泛影酸加热分解产生碘蒸气。 (3)苯环和特征官能团:可产生紫外和红外吸收,可用于鉴别和含量测定
羟苯乙酯 (ethylparaben)		
丙磺舒 (probenecid)		
泛影酸 (diatrizoic acid)		

(二) 水杨酸类

本类药物均为固体,除对氨基水杨酸钠易溶于水外,其他药物在水中微溶或几乎不溶。水杨酸在乙醇或乙醚中易溶;阿司匹林在乙醇中易溶;贝诺酯在沸乙醇中易溶。水杨酸类典型药物的结构与性质见表 6-2。

丙磺舒、泛影酸的鉴别方法

水杨酸类药物结构特征及性质

表 6-2　水杨酸类典型药物的结构与性质

药物	结构式	结构与性质
水杨酸 (salicylic acid)		(1)羧基:具有较强的酸性,易溶于氢氧化钠溶液或碳酸钠溶液,可用于鉴别和含量测定,如水杨酸和阿司匹林含量测定用直接酸碱滴定法。

续表

药物	结构式	结构与性质
阿司匹林 （aspirin）		（2）酯键：本类药物部分分子结构中具有酯键，在一定条件下可水解生成酚羟基和羧酸，可用于鉴别，如阿司匹林。 （3）酚羟基：本类药物分子结构中具有游离的酚羟基或潜在的酚羟基，可与三氯化铁试液作用，生成紫色或紫堇色的配位化合物，可用于鉴别。 （4）苯环和特征官能团：可产生紫外和红外吸收，可用于鉴别和含量测定。 （5）芳香第一胺：对氨基水杨酸钠结构中具有芳香第一胺，贝诺酯水解产物结构中也具有芳香第一胺，可发生重氮化-偶合反应，生成粉红色到猩红色的沉淀，可用于鉴别和含量测定
对氨基水杨酸钠 （sodium aminosalicylate）		
贝诺酯 （benorilate）		

对氨基水杨酸钠、贝诺酯的鉴别方法

（三）其他芳酸类

本类药物除双氯酚酸钠略溶于水外，其他药物在水中几乎不溶。布洛芬在乙醇、丙酮、三氯甲烷或乙醚中易溶；氯贝丁酯在乙醇、丙酮、三氯甲烷、乙醚或石油醚中易溶；吲哚美辛在丙酮中溶解，在甲醇、乙醇、三氯甲烷或乙醚中略溶。其他芳酸类典型药物的结构与性质见表6-3。

表 6-3　其他芳酸类典型药物的结构与性质

药物	结构式	结构与性质
双氯芬酸钠 （diclofenac sodium）		（1）羧基：具有较强的酸性，易溶于氢氧化钠溶液或碳酸钠溶液，可用于鉴别和含量测定，如布洛芬、吲哚美辛含量测定用直接酸碱滴定法，双氯芬酸钠含量测定用非水滴定法。 （2）酯键：氯贝丁酯分子结构中含酯键，易水解生成羧酸和乙醇，可用于鉴别。 （3）脂肪酸及其酯：氯贝丁酯分子结构中含酯键还可以与盐酸羟胺及三氯化铁试液作用，可生成有色的异羟肟酸铁，可用于鉴别。
布洛芬 （ibuprofen）		

续表

药物	结构式	结构与性质
吲哚美辛（indo-metacin）	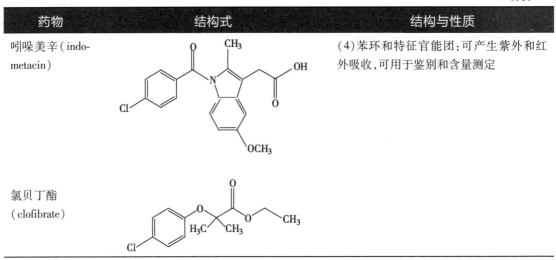	（4）苯环和特征官能团：可产生紫外和红外吸收，可用于鉴别和含量测定
氯贝丁酯（clofibrate）		

▶▶ **课堂活动**

如何用一种试剂区别苯甲酸、阿司匹林和水杨酸？

二、实例分析

（一）阿司匹林及其制剂的分析

阿司匹林（aspirin）是一种历史悠久的解热镇痛药。用于普通感冒或流行性感冒引起的发热，也用于缓解轻至中度疼痛如头痛、关节痛、偏头痛、牙痛、肌肉痛、神经痛、痛经。

1. 性状　阿司匹林为白色结晶或结晶性粉末；无臭或微带醋酸臭，味微酸；遇湿气即缓缓水解。在乙醇中易溶，在三氯甲烷或乙醚中溶解，在水或无水乙醚中微溶；在氢氧化钠溶液或碳酸钠溶液中溶解，但同时分解。

2. 鉴别

（1）三氯化铁反应：取本品约 0.1g，加水 10ml，煮沸，放冷，加三氯化铁试液 1 滴，即显紫堇色。

反应式：

解析：阿司匹林分子结构中无游离的酚羟基，不能直接与三氯化铁试液反应，但结构中含有潜在的酚羟基，水解后产生的水杨酸含游离的酚羟基，可与三氯化铁试液反应，生成紫堇色配位化合物。

（2）水解反应：取本品约 0.5g，加碳酸钠试液 10ml，煮沸 2 分钟后，放冷，加过量的稀硫酸，即析出白色沉淀，并发生醋酸的臭气。

反应式:

$$\text{(2-乙酰氧基苯甲酸)} + Na_2CO_3 \xrightarrow[\triangle]{水解} \text{(水杨酸钠)} + CH_3COONa + CO_2\uparrow$$

$$2\,\text{(水杨酸钠)} + H_2SO_4 \longrightarrow 2\,\text{(水杨酸)}\downarrow + Na_2SO_4$$

$$2CH_3COONa + H_2SO_4 \longrightarrow 2CH_3COOH + Na_2SO_4$$

阿司匹林红外光吸收图谱

解析: 阿司匹林分子结构中含有酯键,在碱性溶液中加热水解生成水杨酸钠及醋酸钠,放冷后用稀硫酸酸化,析出白色的水杨酸沉淀,并产生醋酸的臭气。

(3)红外光谱法:本品的红外光吸收图谱应与对照的图谱(红外光谱集5图)一致。

阿司匹林分子中含有羧基、酯键及邻位取代苯环,它们都可在红外光谱中产生特征吸收峰,峰的归属见表6-4。

表6-4　阿司匹林红外光谱中特征峰归属

波数（cm^{-1}）	振动类型	归属
3300~2300	ν_{O-H}	羟基
1760,1695	$\nu_{C=O}$	羧基
1610,1580	$\nu_{C=C}$	苯环
1310,1190	ν_{C-O}	酯基
750	δ_{C-H}	邻位取代苯环

3. **检查**　阿司匹林是以水杨酸为原料,在硫酸的催化下,用醋酐乙酰化制得。

$$\text{(水杨酸)} \xrightarrow[50\sim60℃]{(CH_3CO)_2O\,,\,H_2SO_4} \text{(乙酰水杨酸)} + CH_3COOH$$

在合成过程中,乙酰化不完全会引入水杨酸,同时生成副产物醋酸苯酯、水杨酸苯酯及乙酰水杨酸苯酯等,储藏过程中也可能水解产生醋酸和水杨酸杂质。除需检查"干燥失重""炽灼残渣"和"重金属"等一般杂质外,还应检查以下特殊杂质。

(1)溶液的澄清度:取本品0.50g,加温热至约45℃的碳酸钠试液10ml溶解后,溶液应澄清。

解析: 该项目主要检查碳酸钠中的不溶物,控制阿司匹林原料药物中无羧基的特殊杂质的量。其原理是利用药物与杂质在溶解行为上的差异,检查碳酸钠试液中不溶物。阿司匹林分子结构中含羧基,可溶于碳酸钠试液;而无羧基杂质苯酚、醋酸苯酯、水杨酸苯酯及乙酰水杨酸苯酯等不溶于碳酸钠试液。

(2)游离水杨酸:临用新制。取本品约 0.1g,精密称定,置 10ml 量瓶中,加 1% 冰醋酸甲醇溶液适量,振摇使溶解,并稀释至刻度,摇匀,作为供试品溶液;取水杨酸对照约 10mg,精密称定,置 100ml 量瓶中,用 1% 冰醋酸甲醇溶液适量使溶解并稀释至刻度,摇匀,精密量取 5ml,置 50ml 量瓶中,用 1% 冰醋酸甲醇溶液适量使溶解并稀释至刻度,摇匀,作为对照溶液。照高效液相色谱法(通则 0512)试验。用十八烷基硅烷键合硅胶为填充剂;以乙腈-四氢呋喃-冰醋酸-水(20∶5∶5∶70)为流动相;检测波长为 303nm。理论板数按水杨酸峰计算不低于 5000,阿司匹林峰与水杨酸峰的分离度应符合要求。立即精密量取供试品溶液、对照品溶液各 10μl,分别注入液相色谱仪,记录色谱图。供试品溶液色谱图如有与水杨酸峰保留时间一致的色谱峰,按外标法以峰面积计算,不得过 0.1%。

ER-6-5

阿司匹林制剂中水杨酸的检查

解析:该项检查系控制阿司匹林中的游离水杨酸的量。水杨酸对人体有毒性,其分子中所含的酚羟基易被氧化,在空气中被逐渐氧化成一系列醌型有色化合物如淡黄、红棕甚至深棕色,而使成品变色,因而需加以控制。

知识链接

阿司匹林中水杨酸检查杂质限量的计算

上述游离水杨酸检查是采用限量检查法:

已知:对照液浓度为:$c = \dfrac{10}{100} \times \dfrac{5}{50}(mg/ml)= 0.01$(mg/ml)

供试品量为: $S = \dfrac{0.1}{10} \times 10 \times 10^{-3} \times 10^3(mg)= 0.1$(mg)

根据杂质限量的计算公式: $L = \dfrac{c \times V}{S} \times 100\%$

得阿司匹林中游离水杨酸的杂质限量为: $L = \dfrac{0.01 \times 10 \times 10^{-3}}{0.1} \times 100\% = 0.1\%$

所以阿司匹林中游离水杨酸按外标法以峰面积计算,不得过 0.1%。

---

(3)易炭化物:取本品 0.5g,依法检查(通则 0842),与对照液(取比色用氯化钴液 0.25ml、比色用重铬酸钾液 0.25ml、比色用硫酸铜液 0.40ml,加水使成 5ml)比较,不得更深。

解析:该项检查系控制药物中遇硫酸易炭化或氧化而呈色的微量有机杂质的量。

此外,阿司匹林片和肠溶片检查需照《中国药典》(2015 年版)溶出度与释放度测定法(通则 0931 第一法)测定溶出度。

(4)有关物质:取本品约 0.1g,置 10ml 量瓶中,加 1% 冰醋酸甲醇溶液适量,振摇使溶解,并稀释至刻度,摇匀,作为供试品溶液;精密量取 1ml,置 200ml 量瓶中,用 1% 冰醋酸甲醇溶液稀释至刻度,摇匀,作为对照溶液;精密量取对照溶液 1ml,置 10ml 量瓶中,用 1% 冰醋酸甲醇溶液稀释至刻度,摇匀,作为灵敏度试验溶液。照高效液相色谱法(通则 0512)试验。以十八烷基硅烷键合硅胶为填充剂;以乙腈-四氢呋喃-冰醋

ER-6-6

阿司匹林有关物质 HPLC 检查色谱图

酸-水（20∶5∶5∶70）为流动相 A，乙腈为流动相 B，按表6-5进行线性梯度洗脱；检测波长为276nm。阿司匹林峰的保留时间约为8分钟，理论板数按阿司匹林峰计算不低于5000，阿司匹林峰与水杨酸峰分离度应符合要求。分别精密量取供试品溶液、对照溶液、灵敏度试验溶液及水杨酸检查项下的水杨酸对照品溶液各 10μl，注入液相色谱仪，记录色谱图。供试品溶液色谱图中如显杂质峰，除水杨酸峰外，其他各杂质峰面积的和不得大于对照溶液主峰面积（0.5%）。供试品溶液色谱图中任何小于灵敏度试验溶液主峰面积的峰可忽略不计。

表6-5　阿司匹林线性梯度洗脱

时间（分钟）	流动相 A（%）	流动相 B（%）
0	100	0
60	20	80

解析：该项检查系控制阿司匹林中相关杂质的限量。

4. 含量测定

（1）阿司匹林原料药物的测定

1）测定原理：阿司匹林的分子结构中具有游离的羧基，显酸性，可与碱成盐。《中国药典》（2015 年版）采用直接酸碱滴定法测定阿司匹林含量。以标准碱滴定液直接滴定。反应式如下：

酸碱滴定法
测定阿司匹
林含量

2）测定方法：取本品约 0.4g，精密称定，加中性乙醇（对酚酞指示液显中性）20ml 溶解后，加酚酞指示液3滴，用氢氧化钠滴定液（0.1mol/L）滴定。每 1ml 氢氧化钠滴定液（0.1mol/L）相当于18.02mg 的阿司匹林（$C_9H_8O_4$）。

计算

$$含量\% = \frac{V \times T \times F}{m} \times 100\% \qquad 式(6-1)$$

式中，m 为供试品的取样量（g）；V 为消耗氢氧化钠滴定液的体积（ml）；T 为滴定度（mg/ml）；F 为氢氧化钠滴定液的浓度校正因子。

解析：①中性乙醇为溶剂：阿司匹林在乙醇中易溶，在水中微溶，同时为防止阿司匹林酯键在滴定时水解，致使测定结果偏高，故选用中性乙醇为溶剂；②酚酞为指示剂：阿司匹林显弱酸性，用氢氧化钠滴定时化学计量点偏碱性，故选用酚酞为指示剂；③乙醇对酚酞显微酸性，故临用前需用氢氧化钠中和后使用；④为防止局部碱性过大使阿司匹林水解，在滴定时应不断振摇并稍快进行；⑤如供试品中所含水杨酸超过规定限度时，不宜用直接酸碱滴定法测定，否则测定结果偏高。

（2）阿司匹林片的含量测定：由于阿司匹林片在制备过程中加入了少量酒石酸或枸橼酸作稳定剂，同时，在制备或贮存过程中阿司匹林的酯键还可能水解产生水杨酸和醋酸，这些酸性物质的存在

会影响直接酸碱滴定法测定的结果。因此,《中国药典》(2015 年版)采用高效液相色谱法外标法测定含量,操作如下:

1)色谱条件与系统适用性试验:以十八烷基硅烷键合硅胶为填充剂;以乙腈-四氢呋喃-冰醋酸-水(20∶5∶5∶70)为流动相;检测波长为 276nm。理论板数按阿司匹林峰计算不低于 3000,阿司匹林峰与水杨酸峰分离度应符合要求。

2)测定方法:取本品 20 片,精密称定,充分研细,精密称取细粉适量(约相当于阿司匹林 10mg),置 100ml 量瓶中,用 1%冰醋酸甲醇溶液强烈振摇使阿司匹林溶解,并用 1%冰醋酸甲醇溶液稀释至刻度,摇匀,滤膜滤过;精密量取续滤液 10μl,注入液相色谱仪,记录色谱图。另取阿司匹林对照品适量,精密称定,加 1%冰醋酸甲醇溶液振摇使溶解并定量稀释制成每 1mg 中约含 0.1mg 的溶液,同法测定。按外标法以峰面积计算,即得。

3)含量计算

$$标示量\% = \frac{c_R \times \dfrac{A_X}{A_R} \times D \times V \times \overline{W}}{m \times m_S} \times 100\% \qquad 式(6-2)$$

式中,c_R 为对照品的浓度(mg/ml);A_X 为供试品的峰面积或峰高;A_R 为对照品的峰面积或峰高;D 为供试品的稀释倍数;V 为供试品初次配制的体积(ml);$\overline{W}$ 为平均片重;m 为供试品的取样量(g);m_S 为片剂的标示量(g)。

解析:《中国药典》(2015 年版)收载的阿司匹林制剂有阿司匹林片、阿司匹林肠溶片、阿司匹林肠溶胶囊、阿司匹林泡腾片及阿司匹林栓,均采用高效液相色谱法测定含量。

(二)布洛芬及其制剂的分析

布洛芬(ibuprofen)是非甾体抗炎药。用于风湿性关节炎、骨关节炎、急性痛风、轻度至中度的疼痛及各种原因引起的发热。

1. 性状　布洛芬为白色结晶性粉末;稍有特异臭。在乙醇、丙酮、三氯甲烷或乙醚中易溶,在水中几乎不溶;在氢氧化钠或碳酸钠试液中易溶。

2. 鉴别

(1)紫外-可见分光光度法:取本品,加 0.4%氢氧化钠溶液制成每 1ml 中含 0.25mg 的溶液,照紫外-可见分光光度法(通则 0401)测定,在 265 与 273nm 波长处有最大吸收,在 245 与 271nm 波长处有最小吸收,在 259nm 波长处有一肩峰。

解析:布洛芬分子结构中具有取代苯环和羧基,其紫外吸收光谱具有一定的特征性,可用于鉴别。

(2)本品的红外光吸收图谱应与对照的图谱(光谱集 943 图)一致。

解析:布洛芬分子结构中具有取代苯环和羧基,其红外光谱中将出现相应的特征吸收峰,《中国药典》(2015 年版)采用红外光谱法鉴别本品。

3. 检查　布洛芬除需检查"氯化物""干燥失重""炽灼残渣"和"重金属"等一般杂质外,还需检查有关物质。

有关物质:取本品,加三氯甲烷制成每 1ml 中含 100mg 的溶液,作为供试品溶液;精密量取适量,加三氯甲烷稀释成每 1ml 中含 1.0mg 的溶液,作为对照溶液。照薄层色谱法(通则 0502)试验,吸取上述两种溶液各 5μl,分别点于同一硅胶 G 薄层板上,以正己烷-乙酸乙酯-冰醋酸(15∶5∶1)为展开剂,展开,晾干,喷以 1% 高锰酸钾的稀硫酸溶液,在 120℃ 加热 20 分钟,置紫外光灯(365nm)下检视。供试品溶液如显杂质斑点,与对照溶液的主斑点比较,不得更深。

解析:采用薄层色谱法,以自身浓度稀释对照检查,限度为 1.0%。

4. 含量测定

(1)布洛芬原料药物的含量测定

1)测定原理:布洛芬的分子结构中具有游离的羧基,显酸性,可与碱成盐。《中国药典》(2015 年版)采用直接酸碱滴定法测定布洛芬含量。以标准碱滴定液直接滴定。

2)测定方法:取本品约 0.5g,精密称定,加中性乙醇(对酚酞指示液显中性)50ml 溶解后,加酚酞指示液 3 滴,用氢氧化钠滴定液(0.1mol/L)滴定。每 1ml 氢氧化钠滴定液(0.1mol/L)相当于 20.63mg 的 $C_{13}H_{18}O_2$。

计算

$$含量\% = \frac{V \times T \times F}{m} \times 100\% \qquad 式(6\text{-}3)$$

式中,m 为供试品的取样量(g);V 为消耗氢氧化钠滴定液的体积(ml);T 为滴定度(mg/ml);F 为氢氧化钠滴定液的浓度校正因子。

(2)布洛芬片的含量测定:由于布洛芬片剂的辅料对酸碱滴定结果有影响,所以《中国药典》(2015 年版)采用高效液相色谱法测定布洛芬片的含量。

1)色谱条件与系统适用性试验:以十八烷基硅烷键合硅胶为填充剂;以醋酸钠缓冲液(取醋酸钠 6.13g,加水 750ml 使溶解,用冰醋酸调节 pH 至 2.5)-乙腈(40∶60)为流动相;检测波长为 263nm。理论板数按布洛芬峰计算应不低于 2500。

2)测定方法:取布洛芬片 20 片(糖衣片应除去包衣),精密称定,研细,精密称取适量(约相当于布洛芬 50mg),置 100ml 量瓶中,加甲醇适量,振摇使布洛芬溶解,用甲醇稀释至刻度,摇匀,滤过,精密量取续滤液 20μl 注入液相色谱仪,记录色谱图;另取布洛芬对照品 25mg,精密称定,置 50ml 量瓶中,加甲醇 2ml 使溶解,用甲醇稀释至刻度,摇匀,同法测定。按外标法以峰面积计算,即得。

3)含量计算

$$标示量\% = \frac{c_R \times \dfrac{A_X}{A_R} \times D \times V \times \overline{W}}{m \times m_S} \times 100\% \qquad 式(6\text{-}4)$$

式中,c_R 为对照品的浓度(mg/ml);A_X 为供试品的峰面积或峰高;A_R 为对照品的峰面积或峰高;D 为供试品的稀释倍数;V 为供试品初次配制的体积(ml);$\overline{W}$ 为平均片重;m 为供试品的取样量(g);m_S 为片剂的标示量(g)。

解析:《中国药典》(2015 年版)收载的布洛芬制剂有布洛芬片、布洛芬口服溶液、布洛芬胶囊、布洛芬混悬滴剂、布洛芬缓释胶囊及布洛芬糖浆剂,含量测定均采用高效液相色谱法。

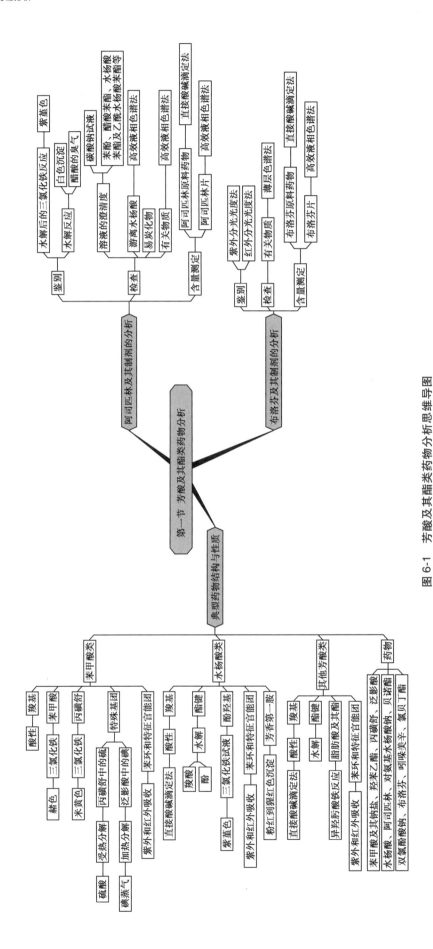

图 6-1　芳酸及其酯类药物分析思维导图

点滴积累 ∨

1. 芳酸及其酯类药物结构中羧基具有酸性，苯环具有紫外吸收特性。芳环上的羟基可以发生三氯化铁反应，用于鉴别及含量测定。

2. 阿司匹林属于水杨酸类药物，水解产生水杨酸可与三氯化铁显色，用于鉴别；特殊杂质需检查游离水杨酸；《中国药典》2015 年版收载的原料及制剂分别采用直接酸碱滴定法和高效液相色谱法测定含量。

3. 布洛芬为苯乙酸衍生物，羧基具有酸性；《中国药典》2015 年版收载的原料及制剂分别采用直接酸碱滴定法和高效液相色谱法测定含量。

目标检测

一、选择题

（一）单项选择题

1. 苯甲酸的钠盐水溶液与三氯化铁试液作用产生（　　）

　　A. 紫红色　　　　　　　B. 米黄色沉淀　　　　　C. 赭色沉淀　　　　　D. 猩红色沉淀

2. 丙磺舒的钠盐水溶液与三氯化铁试液作用，生成（　　）

　　A. 紫堇色　　　　　　　B. 紫红色　　　　　　　C. 米黄色沉淀　　　　D. 赭色沉淀

3. 鉴别水杨酸及其盐类，最常用的试液是（　　）

　　A. 碘化钾　　　　　　　B. 碘化汞钾　　　　　　C. 三氯化铁　　　　　D. 硫酸亚铁

4. 取某药物适量，加 Na_2CO_3 试液，加热煮沸 2 分钟，加过量的稀 H_2SO_4，即析出白色沉淀，并发出醋酸的臭气。该药物应为（　　）

　　A. 水杨酸　　　　　　　B. 苯甲酸钠　　　　　　C. 对氨基水杨酸钠　　D. 阿司匹林

5. 阿司匹林片的含量测定，《中国药典》（2015 年版）采用（　　）

　　A. 两步酸碱滴定法　　　　　　　　B. 水解酸碱滴定法

　　C. 高效液相色谱法　　　　　　　　D. 直接酸碱滴定法

6. 阿司匹林肠溶片的含量测定，《中国药典》（2015 年版）采用（　　）

　　A. 直接酸碱滴定法　　　　　　　　B. 高效液相色谱法

　　C. 紫外-可见分光光度法　　　　　　D. 红外光谱法

7. 直接酸碱滴定法测定阿司匹林原料药含量时，采用酚酞作为指示剂的原因是（　　）

　　A. 乙醇对酚酞显中性

　　B. 酚酞属于酸性区域的指示剂

　　C. 阿司匹林显弱酸性，用氢氧化钠滴定时化学计量点偏酸性

　　D. 阿司匹林显弱酸性，用氢氧化钠滴定时化学计量点偏碱性

8. 直接酸碱滴定法测定阿司匹林原料药含量时，用中性乙醇作溶剂的目的为（　　）

　　A. 增加其酸性　　　　　　　　　　B. 防止阿司匹林水解

C. 消除空气中二氧化碳的影响　　　D. 便于观察终点

9. 可以采用重氮化-偶合反应鉴别的药物是(　　)

　　A. 丙磺舒　　　　　　B. 苯甲酸　　　　　　C. 阿司匹林　　　　　D. 对氨基水杨酸钠

10. 阿司匹林中杂质检查包括溶液的澄清度和水杨酸的检查,其中溶液的澄清度检查是利用(　　)

　　A. 药物与杂质溶解行为的差异　　　　B. 药物与杂质旋光性的差异

　　C. 药物与杂质颜色的差异　　　　　　D. 药物与杂质臭味及挥发性的差异

(二) 多项选择题

11. 能与三氯化铁试液产生颜色反应的药物有(　　)

　　A. 水杨酸　　　　　　　　B. 丙磺舒　　　　　　　　C. 苯甲酸

　　D. 阿司匹林　　　　　　　E. 对氨基水杨酸钠

12. 不需要检查游离水杨酸的药物有(　　)

　　A. 阿司匹林　　　　　　　B. 布洛芬片　　　　　　　C. 丙磺舒

　　D. 阿司匹林片　　　　　　E. 布洛芬

13. 阿司匹林溶液澄清度的检查是控制(　　)

　　A. 无羧基特殊杂质限量　　B. 水杨酸的限量　　　　　C. 苯酚限量

　　D. 醋酸苯酯与水杨酸苯酯限量　E. 乙酰水杨酸苯酯限量

14. 属于水杨酸类的药物有(　　)

　　A. 水杨酸　　　　　　　　B. 阿司匹林　　　　　　　C. 贝诺酯

　　D. 布洛芬　　　　　　　　E. 氯贝丁酯

二、问答题

1.《中国药典》(2015 年版)鉴别丙磺舒的方法有哪些?

2. 布洛芬及其片剂的含量测定方法分别是什么?

三、计算题

精密称取阿司匹林供试品 0.4020g,加中性乙醇 20ml,溶解后,加酚酞指示液 3 滴,用氢氧化钠滴定液(0.1005mol/L)滴定至终点,消耗 22.15ml。每 1ml 氢氧化钠滴定液(0.1mol/L)相当于 18.02mg 的 $C_9H_8O_4$。求阿司匹林的含量。

(刘　燕)

第二节　胺类药物分析

导学情景 $\vee$

情景描述:

长江日报报道,某某诊所给患者进行青霉素静脉注射时,出现青霉素过敏反应,护士取掉输液,并用肾上腺素 1mg 进行抢救,但由于其所用肾上腺素过期,患者经抢救无效死亡。

学前导语：

　　肾上腺素是由肾上腺髓质分泌的主要激素，属于胺类结构的药物，具有升压、强心和抗休克的作用，临床上主要用于心脏停搏的急救，过敏性休克、支气管哮喘等的治疗，过期的肾上腺素肯定是不能用于抢救的，这与它的结构、性质和产生的杂质有什么关系呢？　本章我们将带领同学们学习胺类药物的结构、性质、杂质检查和含量测定等内容。

一、典型药物结构与性质

　　胺类药物的涉及面较广，根据化学结构，胺类药物可分为脂肪胺类、芳胺类、芳烃胺类和磺酰胺类等四大类。本节重点讨论芳胺类药物中的对氨基苯甲酸酯类和酰胺类、芳烃胺类药物中的苯乙胺类药物的质量分析方法。《中国药典》（2015 年版）收载的本类药物主要的有对氨基苯甲酸酯类的苯佐卡因、盐酸普鲁卡因和盐酸丁卡因等；酰胺类的对乙酰氨基酚、盐酸利多卡因和盐酸布比卡因等；苯乙胺类的肾上腺素、盐酸异丙肾上腺素和盐酸多巴胺等。本节重点介绍盐酸普鲁卡因及其制剂、对乙酰氨基酚及其制剂、肾上腺素及其制剂的质量分析。

ER-6-8

对氨基苯甲酸酯类药物的结构特征及性质

（一）芳胺类

1. 对氨基苯甲酸酯类　本类药物分子中都具有对氨基苯甲酸酯的基本结构，结构通式为：

　　本类药物的游离碱多为碱性油状液体或低熔点固体，难溶于水，可溶于有机溶剂。其盐酸盐均系白色结晶性粉末，具有一定的熔点，易溶于水和乙醇，难溶于有机溶剂。典型药物结构与性质见表6-6。

表 6-6　对氨基苯甲酸酯类典型药物的结构与性质

药物	结构式	结构与性质
苯佐卡因（benzocaine）		（1）芳香第一胺：可发生重氮化-偶合反应，可用于鉴别，盐酸丁卡因除外；可发生重氮化反应或亚硝基化反应，可用于含量测定。
盐酸普鲁卡因（procaine hydrochloride）		（2）酯键：可发生水解反应，尤其是药物受光、热或碱性条件的影响，更易促进其水解。盐酸普鲁卡因胺的酰胺键也可发生水解反应。
盐酸普鲁卡因胺（procainamide hydrochloride）		（3）叔氮原子：具弱碱性，能与生物碱沉淀剂发生沉淀反应，其碱性较弱，含量测定采用非水滴定法，苯佐卡因除外

药物	结构式	结构与性质
盐酸丁卡因 （tetracaine hydrochloride）	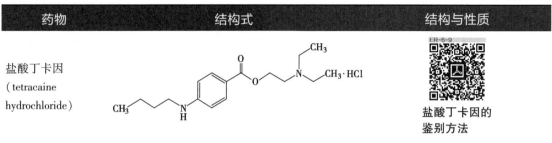	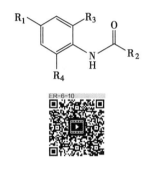（此处为ER-6-9二维码） 盐酸丁卡因的鉴别方法

2. 酰胺类　本类药物分子结构具有芳酰氨基,结构通式为:

酰胺类药物的结构特征及性质

本类药物多为白色结晶或结晶性粉末,游离碱难溶于水,其盐酸盐易溶于水和乙醇。典型药物结构与性质见表6-7。

表 6-7　酰胺类典型药物的结构与性质

药物	结构式	结构与性质
对乙酰氨基酚 （paracetamol）		（1）酰胺键:可发生水解反应,其水解反应速度,对乙酰氨基酚相对比较快,醋氨苯砜也可发生;利多卡因和布比卡因在酰氨基邻位存在两个甲基,由于空间位阻影响,较难水解,所以其盐的水溶液比较稳定。
盐酸利多卡因 （lidocaine hydrochloride）		（2）潜在的芳香第一胺:对乙酰氨基酚在酸性溶液中易水解为芳香第一胺的化合物,并显芳香第一胺特性反应;盐酸利多卡因与盐酸布比卡因由于不易水解,不显该反应。
盐酸布比卡因 （bupivacaine hydrochloride）		（3）酚羟基:对乙酰氨基酚具有酚羟基,与三氯化铁发生显色反应

续表

药物	结构式	结构与性质
醋氨苯砜 （acedapsone）		

盐酸利多卡因、盐酸布
比卡因的鉴别方法

（二）苯乙胺类

本类药物为拟肾上腺素类药物,基本结构为苯乙胺,结构通式为:

多数在苯环上有 1~2 个酚羟基取代,其中肾上腺素、盐酸异丙肾上腺素和盐酸多巴胺分子结构中苯环的 3、4 位上都有 2 个邻位酚羟基,与儿茶酚类似,都属于儿茶酚胺类药物。典型药物结构与性质见表 6-8。

表 6-8　苯乙胺类典型药物的结构与性质

药物	结构式	结构与性质
肾上腺素 （adrenaline）		（1）酚羟基:本类药物分子结构中具有邻苯二酚（或苯酚）结构,可与重金属离子配位呈色;露置空气中或遇光、热易氧化,色渐变深,在碱性溶液中更易氧化变色。
盐酸异丙肾上腺素 （isoprenaline hydrochloride）		（2）烃胺结构:显弱碱性。其游离碱难溶于水,易溶于有机溶剂,其盐可溶于水。
重酒石酸去甲肾上腺素（noradrenaline bitartrate）		（3）手性碳原子:多数药物分子结构中具有手性碳原子,具有旋光性。 （4）苯环和特征官能团:可产生紫外和红外吸收,可用于鉴别
盐酸多巴胺 （dopamine hydrochloride）		

续表

药物	结构式	结构与性质
盐酸去氧肾上腺素（phenylephrine hydrochloride）	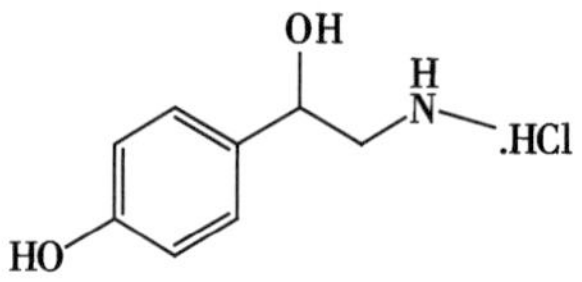	

▶▶ 课堂活动

　　盐酸肾上腺素注射液放置或过期可能会变为淡红色，为什么？

二、实例分析

（一）盐酸普鲁卡因及其制剂的分析

　　盐酸普鲁卡因（procaine hydrochloride）为常用的局部麻醉药，是对氨基苯甲酸和二乙氨基乙醇的酯与盐酸形成的盐。

　　1. **性状**　盐酸普鲁卡因为白色结晶或结晶性粉末，易溶于水，在乙醇中略溶，在三氯甲烷中微溶，在乙醚中几乎不溶。

　　熔点（通则0612第一法）为154～157℃。

　　2. **鉴别**

　　（1）水解反应：取本品约0.1g，加水2ml溶解后，加10%氢氧化钠溶液1ml，即生成白色沉淀；加热，变成油状物，继续加热，产生的蒸气能使湿润的红色石蕊试纸变为蓝色；热至油状物消失后，放冷，加盐酸酸化，即析出白色沉淀；此沉淀可溶于过量的盐酸。

　　反应式：

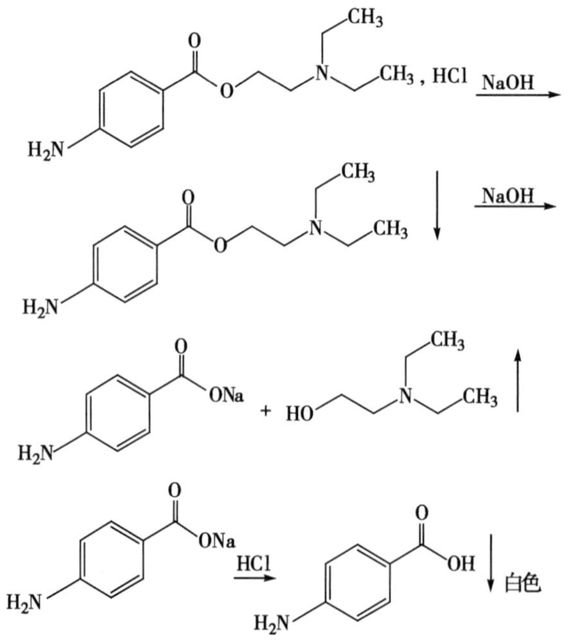

解析:盐酸普鲁卡因是强酸弱碱盐,遇氢氧化钠试液即游离出普鲁卡因白色沉淀,该沉淀熔点低,受热成为油状物,继续加热酯键发生水解,产生具有挥发性的二乙氨基乙醇和对氨基苯甲酸钠。二乙氨基乙醇具碱性能使湿润的红色石蕊试纸变为蓝色。含有对氨基苯甲酸钠的水溶液放冷后,加盐酸酸化,生成对氨基苯甲酸的白色沉淀,加入过量的盐酸,生成其盐酸盐而溶解。

ER-6-12
盐酸普鲁卡因红外光吸收图谱

(2)红外光谱法:本品的红外光吸收图谱应与对照的图谱(光谱集397图)一致。盐酸普鲁卡因分子结构中存在芳伯氨基、苯环、酯基等基团,其红外光谱中显示相应的吸收峰。特征峰的归属见表6-9。

表6-9 盐酸普鲁卡因红外光谱中特征峰归属

波数(cm^{-1})	振动类型	归属
3315,3200	ν_{NH_2}	伯胺
2585	ν_{NH^+}	氨基
1692	$\nu_{C=O}$	羰基
1645	ν_{N-H}	氨基
1604,1520	$\nu_{C=C}$	苯环
1271,1170,1115	ν_{C-O}	酯基

(3)氯化物的反应:盐酸普鲁卡因中含有氯离子,按《中国药典》(2015年版)的方法:本品的水溶液显氯化物鉴别(1)的反应(通则0301)

取供试品溶液,加稀硝酸使成酸性后,滴加硝酸银试液,即生成白色凝乳状沉淀;分离,沉淀加氨试液即溶解,再加稀硝酸酸化后,沉淀复生成。

(4)芳香第一胺反应:取供试品约50mg,加稀盐酸1ml,必要时缓缓煮沸使溶解,放冷,加0.1mol/L亚硝酸钠溶液数滴,加与0.1mol/L亚硝酸钠溶液等体积的1mol/L脲溶液,振摇1分钟,滴加碱性β-萘酚试液数滴,生成粉红到猩红色的沉淀。反应式如下:

解析: 此反应又称重氮化-偶合反应,用于鉴别芳香第一胺,收载于《中国药典》(2015 年版)(通则 0301)项下。盐酸普鲁卡因具有芳伯氨基,在盐酸介质中与亚硝酸钠作用,生成重氮盐,重氮盐进一步与 β-萘酚偶合,生成有色偶氮化合物。

3. 检查 盐酸普鲁卡因的杂质检查除需检查"溶液的澄清度""干燥失重""炽灼残渣""铁盐"及"重金属"等一般杂质外,还应检查以下特殊杂质。

(1)酸度检查:取本品 0.40g,加水 10ml 溶解后,加甲基红指示液 1 滴,如显红色,加氢氧化钠滴定液(0.02mol/L)0.2ml,应变为橙色。

解析: 盐酸普鲁卡因在生产过程中的氧化、酯化、成盐等反应都需要在酸性条件下进行,可能会引入酸性杂质;在贮藏过程中,可能会水解生成对氨基苯甲酸,故药典规定要进行酸度检查。盐酸普鲁卡因注射液进行 pH 检查,检查方法:pH 应为 3.5~5.0(通则 0631)。

(2)对氨基苯甲酸的检查:取本品,精密称定,加水溶解并定量稀释制成每 1ml 中含 0.2mg 的溶液,作为供试品溶液;另取对氨基苯甲酸对照品,精密称定,加水溶解并定量制成每 1ml 中含 1μg 的溶液,作为对照品溶液;取供试品溶液 1ml 与对照品溶液 9ml 混合均匀,作为系统适用性试验溶液。照高效液相色谱法(通则 0512)试验,用十八烷基硅烷键合硅胶为填充剂;以含 0.1%庚烷磺酸钠的 0.05mol/L 磷酸二氢钾溶液(用磷酸调节 pH 至 3.0)-甲醇(68:32)为流动相;检测波长为 279nm。取系统适用性试验溶液 10μl,注入液相色谱仪,理论板数按对氨基苯甲酸峰计算不低于 2000,盐酸普鲁卡因峰和对氨基苯甲酸峰的分离度大于 2.0。精密量取供试品溶液与对照品溶液各 10μl,分别注入液相色谱仪,记录色谱图。供试品溶液色谱图中如有与对氨基苯甲酸保留时间一致的色谱峰,按外标法以峰面积计算,不得超过 0.5%。

解析: 盐酸普鲁卡因分子结构中有酯键,可发生水解反应,特别是注射液在制备过程中,受灭菌温度、时间、溶液 pH 及贮藏时间等因素的影响,易水解生成对氨基苯甲酸和二乙氨基乙醇。对氨基苯甲酸可进一步脱羧转化为苯胺,疗效下降、毒性增加。因此,《中国药典》(2015 年版)规定盐酸普鲁卡因原料及制剂均需检查对氨基苯甲酸;盐酸普鲁卡因注射液检查的有关物质包含了对氨基苯甲酸和其他杂质。

ER-6-13

盐酸普鲁卡因注射液中有关物质检查

此外,盐酸普鲁卡因注射液还需进行"渗透压摩尔浓度""细菌内毒素"及"注射剂项下有关的各项规定(通则 0102)"等项目的检查。

4. 含量测定

(1)盐酸普鲁卡因原料药物的含量测定

1)测定原理:盐酸普鲁卡因中因含有芳香第一胺,可在酸性溶液中与亚硝酸钠定量反应,生成重氮盐,《中国药典》(2015 年版)采用亚硝酸钠法中的重氮化滴定法进行含量测定,采用永停滴定法指示终点。

ER-6-14

永停滴定法

2)测定方法:取本品约 0.6g,精密称定,照永停滴定法(通则 0701),在 15~25℃,用亚硝酸钠滴定液(0.1mol/L)滴定。每 1ml 亚硝酸钠滴定液(0.1mol/L)相当于 27.28mg 的盐酸普鲁卡因($C_{13}H_{20}N_2O_2 \cdot HCl$)。

知识链接

亚硝酸钠滴定法的测定条件

　　重氮化反应的速度受多种因素的影响，亚硝酸钠滴定液及反应生成的重氮盐也不够稳定，因此在测定中应注意以下主要条件：

　　（1）加入适量溴化钾加快反应速度：在测定中一般向供试溶液中加入适量溴化钾（《中国药典》2015 年版规定加入 2g），使重氮化反应速度加快。

　　（2）加过量盐酸加速反应：1mol 的芳胺需与 2mol 的盐酸作用，但实际测定时往往加入过量的盐酸，有利于：①重氮化反应速度加快；②重氮盐在酸性溶液中稳定；③防止生成偶氮氨基化合物，而影响测定结果。

　　（3）室温（10~30℃）条件下滴定：通常温度高，重氮化反应速度快。但温度太高，可使亚硝酸逸失，并可使重氮盐分解；而低温时反应太慢，所以一般在室温下进行。

　　（4）滴定速度：先快后慢。滴定开始时，反应中含有大量的被测物，反应速度较快。为了避免滴定过程中亚硝酸挥发和分解，滴定时将滴定管尖端插入液面下约 2/3 处，一次将大部分亚硝酸钠滴定液在搅拌条件下迅速加入，使其尽快与芳香第一胺反应。然后将滴定管尖端提出液面，用少量水淋洗尖端，再缓缓滴定。在近终点时，因尚未反应的药物的浓度极稀，反应极慢，须在每滴 1 滴或半滴亚硝酸钠后，搅拌 1~5 分钟，再确定终点是否真正到达。这种滴定方式可以缩短滴定时间，也不影响结果。

ER-6-15

盐酸普鲁卡因亚硝酸钠滴定法

$$含量\% = \frac{V \times T \times F}{m} \times 100\% \qquad\qquad 式(6\text{-}5)$$

　　式中，m 为供试品的取样量（g）；V 为消耗氢氧化钠滴定液的体积（ml）；T 为滴定度（mg/ml）；F 为亚硝酸钠滴定液的浓度校正因子。

　　（2）盐酸普鲁卡因注射液的含量测定：《中国药典》（2015 年版）采用高效液相色谱法外标法测定含量，操作如下：

　　1）色谱条件与系统适用性试验：用十八烷基硅烷键合硅胶为填充剂；以含 0.1% 庚烷磺酸钠的 0.05mol/L 磷酸二氢钾溶液（用磷酸调节 pH 至 3.0）-甲醇（68∶32）为流动相；检测波长为 290nm，理论板数按普鲁卡因峰计算不低于 2000。普鲁卡因峰与相邻杂质峰的分离度应符合要求。

　　2）测定方法：精密量取本品适量，用水定量稀释制成每 1ml 中含盐酸普鲁卡因 0.02mg 的溶液，作为供试品溶液，精密量取 10μl 注入液相色谱仪，记录色谱图；另取盐酸普鲁卡因对照品，精密称定，加水溶解并定量稀释制成每 1ml 中含盐酸普鲁卡因 0.02mg 的溶液，同法测定。按外标法以峰面积计算，即得。

　　计算

$$标示量\% = \frac{c_R \times \dfrac{A_X}{A_R} \times D \times V \times 每支容量}{m \times m_S} \times 100\% \qquad\qquad 式(6\text{-}6)$$

　　式中，c_R 为对照品的浓度（mg/ml）；A_X 为供试品的峰面积或峰高；A_R 为对照品的峰面积或峰高；

D 为供试品的稀释倍数;V 为供试品初次配制的体积(ml);m 为供试品的取样量(ml);m_S 为注射剂的标示量(g)。

解析:《中国药典》(2015 年版)收载的盐酸普鲁卡因制剂有盐酸普鲁卡因注射液和注射用盐酸普鲁卡因,注射用盐酸普鲁卡因含量测定方法同盐酸普鲁卡因。

(二)对乙酰氨基酚及其制剂的分析

对乙酰氨基酚(paracetamol)属苯胺类的解热镇痛药,具有较强解热镇痛作用,但无抗炎抗风湿的作用。《中国药典》(2015 年版)收载的对乙酰氨基酚制剂有片剂、咀嚼片、泡腾片、注射液、栓剂、胶囊、颗粒、滴剂及凝胶 9 种剂型。

1. 性状 对乙酰氨基酚为白色结晶或结晶性粉末;无臭。在热水或乙醇中易溶,在丙酮中溶解,在水中略溶。

2. 鉴别

(1)三氯化铁反应:本品的水溶液加三氯化铁试液,即显蓝紫色。

解析:对乙酰氨基酚具有酚羟基,可与三氯化铁试液反应显蓝紫色。

(2)芳香第一胺反应:取本品约 0.1g,加稀盐酸 5ml,置水浴中加热 40 分钟,放冷;取 0.5ml,滴加亚硝酸钠试液 5 滴,摇匀,用水 3ml 稀释后,加碱性 β-萘酚试液 2ml 振摇,即显红色。

解析:对乙酰氨基酚是具有潜在芳香第一胺的药物,在盐酸酸性介质中受热水解生成芳香第一胺,可发生重氮化-偶合反应。

(3)红外光谱法:本品的红外光吸收图谱应与对照的图谱(光谱集 131 图)一致。

解析:对乙酰氨基酚有酰氨基、酚羟基和苯环,其红外光谱有相应的特征吸收,《中国药典》(2015 年版)采用红外光谱法鉴别。

▶▶ 课堂活动

鉴别盐酸普鲁卡因、盐酸丁卡因和对乙酰氨基酚的方法有哪些?

3. 检查 对乙酰氨基酚是以对硝基氯苯为原料,经水解后制得对硝基酚,经还原生成对氨基酚,再经乙酰化后制得;也可以以苯酚为原料经亚硝化和还原反应制得对氨基酚。在生产中可能引入特殊杂质。因此,《中国药典》(2015 年版)规定本品除检查"酸度""氯化物""硫酸盐""干燥失重""炽灼残渣"和"重金属"等一般杂质外,还需检查以下项目。

(1)乙醇溶液的澄清度与颜色:取本品 1.0g,加乙醇 10ml 溶解后,溶液应澄清无色;如显浑浊,与 1 号浊度标准液(通则 0902 第一法)比较,不得更浓;如显色,与棕红色 2 号或橙红色 2 号标准比色液(通则 0902 第一法)比较,不得更深。

解析:对乙酰氨基酚原料药物的生产工艺中使用铁粉作为还原剂,可能带入成品中,致使乙醇溶液产生浑浊。中间体对氨基酚的有色氧化产物在乙醇中显橙红色或棕红色。

(2)对氨基酚及有关物质:临用新制。取本品适量,精密称定,加溶剂[甲醇-水(4∶6)]制成每 1ml 中约含 20mg 的溶液,作为供试品溶液;取对氨基酚对照品适量,精密称定,加上述溶剂溶解并制成每 1ml 中约含对氨基酚 0.1mg 的溶液,作为对照品溶液;精密量取对照品溶液与供试品溶液各

1ml,置同一 100ml 量瓶中,用上述溶剂稀释至刻度,摇匀,作为对照溶液。照高效液相色谱法(通则 0512)试验。用辛烷基硅烷键合硅胶为填充剂;以磷酸盐缓冲溶液(取磷酸氢二钠 8.95g、磷酸二氢钠 3.9g,加水溶解至 1000ml,加 10% 四丁基氢氧化铵溶液 12ml)-甲醇(90∶10)为流动相;检测波长为 245nm;柱温为 40℃。理论板数按对乙酰氨基酚峰计算不低于 2000,对氨基酚峰与对乙酰氨基酚峰的分离度应符合要求。精密量取供试品溶液与对照品溶液各 20μl,分别注入液相色谱仪,记录色谱图至主成分峰保留时间的 4 倍,供试品溶液的色谱图中如有与对照品溶液中对氨基酚保留时间一致的色谱峰,按外标法以峰面积计算,含对氨基酚不得超过 0.005%,其他杂质峰面积均不得大于对照品溶液中对乙酰氨基酚的峰面积的 0.1(0.1%),其他各杂质峰面积的和不得大于对照溶液中对乙酰氨基酸峰面积的 0.5(0.5%)。

解析:由于对乙酰氨基酚的生产工艺路线较多,而不同的生产工艺路线引入的杂质也不同,对乙酰氨基酚在合成过程中,由于乙酰化不完全或因贮藏不当发生水解,均可引入对氨基酚。对氨基酚毒性较大,且易被氧化变色而影响成品质量并引入进一步的杂质,所以要严格加以控制。因此,《中国药典》(2015 年版)规定检查"对氨基酚及有关物质",采用高效液相色谱法,以控制对氨基酚、邻乙酰基对乙酰氨基酚、偶氮苯、氧化偶氮苯、苯醌和醌亚胺等中间体、副产物及分解产物等有关物质的量。

ER-6-16

对乙酰氨基酚有关物质检查色谱图

此外,对乙酰氨基酚片、胶囊和颗粒检查需照《中国药典》(2015 年版)溶出度与释放度测定法(通则 0931 第一法方法)测定溶出度。

(3)对氯苯乙酰胺:临用新制。取对氨基酚及有关物质项下的供试品溶液作为供试品溶液;另取对氯苯乙酰胺对照品和对乙酰氨基酚对照品适量,精密称定,加溶剂[甲醇-水(4∶6)]溶解并制成每 1ml 中约含对氯苯乙酰胺 1μg 与对乙酰氨基酚 20μg 的混合溶液,作为对照品溶液。照高效液相色谱法(通则 0512)试验。用辛烷基硅烷键合硅胶为填充剂;以磷酸盐缓冲溶液(取磷酸氢二钠 8.95g、磷酸二氢钠 3.9g,加水溶解至 1000ml,加 10% 四丁基氢氧化铵溶液 12ml)-甲醇(60∶40)为流动相;检测波长为 245nm;柱温为 40℃。理论板数按对乙酰氨基酚峰计算不低于 2000,对氯苯乙酰胺峰与对乙酰氨基酚峰的分离度应符合要求。精密量取供试品溶液与对照品溶液各 20μl,分别注入液相色谱仪,记录色谱图,按外标法以峰面积计算,含对氯苯乙酰胺不得超过 0.005%。

4. 含量测定

(1)对乙酰氨基酚原料药物的含量测定

1)测定原理:对乙酰氨基酚结构中有苯环,在 0.4% 氢氧化钠溶液中,于 257nm 波长处有最大吸收。《中国药典》(2015 年版)采用紫外-可见分光光度法中的吸收系数法测定其原料、片剂、咀嚼片、栓剂、胶囊及颗粒剂的含量。以对乙酰氨基酚原料含量测定为例。

2)测定方法:取本品约 40mg,精密称定,置 250ml 量瓶中,加 0.4% 氢氧化钠溶液 50ml 溶解后,加水至刻度,摇匀,精密量取 5ml 置 100ml 量瓶中,加 0.4% 氢氧化钠溶液 10ml,加水至刻度,摇匀,按照紫外-可见分光光度法(通则 0401),在 257nm 波长处测定吸光度,按对乙酰氨基酚($C_8H_9NO_2$)

的吸收系数($E_{1cm}^{1\%}$)为715计算,即得。

计算

$$含量\% = \frac{\dfrac{A_X}{E_{1cm}^{1\%} \times 100} \times D \times V}{m} \times 100\% \qquad 式(6-7)$$

式中,A_X为供试品溶液的吸光度;$E_{1cm}^{1\%}$为供试品的百分吸收系数;V为供试品初次配制的体积(ml);D为供试品的稀释倍数;m为供试品的取样量(g)。

(2)对乙酰氨基酚制剂的含量测定:对乙酰氨基酚泡腾片、注射液及凝胶剂均采用高效液相色谱法外标法测定含量,而对乙酰氨基酚滴剂采用高效液相色谱法内标法测定含量,以对乙酰氨基酚滴剂含量测定为例,方法如下:

照高效液相色谱法(通则0512)测定。

1)色谱条件与系统适用性试验:用十八烷基硅烷键合硅胶为填充剂;以0.05mol/L醋酸铵溶液-甲醇(85:15)为流动相;检测波长为257nm。理论板数按对乙酰氨基酚计算不低于5000,对乙酰氨基酚峰与内标物质峰的分离度应符合要求。

2)内标溶液的制备:取茶碱,加水制成每1ml中含1.0mg的溶液,摇匀,即得。

3)测定方法:精密量取本品适量,加水稀释制成每1ml中含对乙酰氨基酚约0.6mg的溶液,精密量取此溶液与内标溶液各5ml,置50ml量瓶中,用水稀释至刻度,摇匀,精密量取10μl注入液相色谱仪,记录色谱图;另取对乙酰氨基酚对照品适量,精密称定,同法测定。按内标法以峰面积计算,即得。

4)含量计算

$$校正因子(f) = \frac{A_S/c_S}{A_R/c_R} \qquad 式(6-8)$$

式中,A_S为对照溶液中内标物质的峰面积或峰高;c_S为对照溶液中内标物质的浓度(mg/ml);A_R为对照品的峰面积或峰高;c_R为对照品的浓度(mg/ml);f为校正因子。

$$标示量\% = \frac{f \times \dfrac{A_X}{A_S'/c_S'} \times D \times V \times 每支容量}{m \times m_S} \times 100\% \qquad 式(6-9)$$

式中,f为校正因子;A_X为供试品的峰面积或峰高;A_S'为供试品溶液中内标物质的峰面积或峰高;c_S'为供试品溶液中内标物质的浓度(mg/ml);D为供试品的稀释倍数;V为供试品初次配制的体积(ml);m为供试品的取样量(g);m_S为滴剂的标示量(g)。

(三) 肾上腺素及其制剂的分析

肾上腺素(adrenaline)属苯乙胺类的拟肾上腺素药,对α和β受体都有较强的激动作用。在体内容易被消化道破坏,临床上常使用盐酸肾上腺素注射液。

1. **性状**　肾上腺素为白色或类白色结晶性粉末;无臭;与空气接触或受日光照射,易氧化变质;在中性或碱性水溶液中不稳定;饱和水溶液显弱碱性反应。在水中极微溶解,在乙醇、三氯甲烷、乙醚、脂肪油或挥发油中不溶;在无机酸或氢氧化钠溶液中易溶,在氨溶液或碳酸钠溶液中不溶。

2. 鉴别

(1)三氯化铁反应:取本品约 2mg,加盐酸溶液(9→1000)2~3 滴溶解后,加水 2ml 与三氯化铁试液 1 滴,即显翠绿色;再加氨试液 1 滴,即变紫色,最后变为紫红色。

解析:肾上腺素分子中具有邻二酚羟基结构,在弱酸性下可与 3 价铁离子配位显色;碱化后,肾上腺素酚羟基还原性增强,极易被 Fe^{3+} 氧化而显紫色,最终生成紫红色醌型化合物。

(2)氧化反应:取本品 10mg,加盐酸溶液(9→1000)2ml 溶解后,加过氧化氢试液 10 滴,煮沸,即显血红色。

解析:具有酚羟基结构的苯乙胺类药物,易被碘、过氧化氢、铁氰化钾等氧化剂氧化而呈现不同颜色。肾上腺素在中性或酸性条件下被过氧化氢氧化,生成肾上腺素红,显血红色。

3. 检查　肾上腺素除需检查"干燥失重""炽灼残渣"等一般杂质外,还需检查以下杂质。

(1)酸性溶液的澄清度与颜色:取本品适量,精密称定,加盐酸溶液(9→200)溶解并定量稀释制成每 1ml 中含 20mg 的溶液,应澄清无色;如显色,与同体积的对照液(取黄色 3 号标准比色液或橙红色 2 号标准比色液 5ml,加水 5ml)比较(通则 0901 第一法),不得更深。

解析:肾上腺素因存在邻位酚羟基而十分不稳定,与空气接触或受日光照射易氧化变质。其氧化产物多显色,并在酸性溶液中的溶解性下降,故检查酸性溶液的澄清度与颜色。

(2)酮体:取本品,加盐酸溶液(9→2000)制成每 1ml 中含 2.0mg 的溶液,照紫外-可见分光光度法(通则 0401),在 310nm 波长处测定,吸光度不得过 0.05。

解析:肾上腺素在生产中由其酮体经氢化还原制得,若氢化不完全,则易引入酮体杂质。《中国药典》(2015 年版)规定,需对酮体进行限量检查。检查方法为紫外-可见分光光度法,即利用酮体在 310nm 波长有最大吸收,而肾上腺素主成分在此波长几乎无吸收,因此通过限制在 310nm 波长处的吸光度值达到限制酮体的含量,酮体的限量为 0.06%。

▶▶ **课堂活动**

如何计算出酮体的限量?

ER-6-17

紫外-可见分光光度法检查酮体的条件及要求

(3)有关物质:取本品约 10mg,精密称定,置 10ml 量瓶中,加盐酸 0.1ml 使溶解,用流动相稀释至刻度,摇匀,作为供试品溶液;精密量取供试品溶液 1ml,置 500ml 量瓶中,用流动相稀释至刻度,摇匀,作为对照溶液。另取本品 50mg,置 50ml 量瓶中,加浓过氧化氢溶液 1ml,放置过夜,加盐酸 0.5ml,加流动相稀释至刻度,摇匀,作为氧化破坏溶液;取重酒石酸去甲肾上腺素对照品适量,加氧化破坏溶液溶解并稀释制成每1ml中含20μg的溶液,作为系统适用性试验溶液。照高效液相色谱法谱法(通则0512)试验。用十八烷基硅烷键合硅胶为填充剂;以硫酸氢四甲基铵溶液(取硫酸氢四甲基铵4.0g、庚烷磺酸钠1.1g、0.1mol/L乙二胺四醋酸二钠溶液2ml,用水溶解并稀释至950ml)-甲醇(95∶5)(用1mol/L氢氧化钠溶液调解pH至3.5)为流动相;流速为每分钟2ml;检测波长为205nm。取系统适用性试验溶液20μl,注入液相色谱仪,去甲肾上腺素峰与肾上腺素峰之间应出现两个未知杂质峰,理论板数按去甲肾上腺素峰计算不低于3000,去甲肾上腺素峰、肾上腺素峰与相邻杂质峰的分离度均应符合要求。精密量取供试品溶液和对照溶液各20μl,分别注入液相色谱仪,记录色谱图。供试品溶液色谱图中如有杂质峰,单个杂质峰面积不得大于对照溶液的主峰面积(0.2%),各杂质峰面积的和不得大于对照溶液主峰面积的2.5倍(0.5%)。

此外,盐酸肾上腺素注射液还需进行"渗透压摩尔浓度""细菌内毒素"及"注射剂项下有关的各项规定(通则0102)"等项目的检查。

4. 含量测定

(1)肾上腺素原料药物的含量测定

1)测定原理:肾上腺素的烃胺侧链具有弱碱性,《中国药典》(2015年版)采用非水溶液滴定法测定含量。

2)测定方法:取本品约0.15g,精密称定,加冰醋酸10ml,振摇溶解后,加结晶紫指示液1滴,用高氯酸滴定液(0.1mol/L)滴定至溶液显蓝绿色,并将滴定结果用空白试验校正。每1ml高氯酸滴定液(0.1mol/L)相当于18.32mg的肾上腺素($C_9H_{13}NO_3$)。

计算

$$含量\% = \frac{(V-V_0) \times T \times F}{m} \times 100\% \qquad 式(6\text{-}10)$$

式中,m为供试品的取样量(g);V为供试品消耗高氯酸滴定液的体积(ml);V_0为空白试验消耗高氯酸滴定液的体积(ml);T为滴定度(mg/ml);F为高氯酸滴定液的浓度校正因子。

(2)盐酸肾上腺素注射液的含量测定:《中国药典》(2015年版)采用高效液相色谱法测定盐酸肾上腺素注射液的含量。高效液相色谱法分离效能高,可以使药物合成的中间体、降解产物等有关物质分离,从而避免其干扰。方法如下:

测定方法:精密量取本品适量,用流动相定量稀释制成每1ml中含肾上腺素0.2mg的溶液,作为供试品溶液;另取肾上腺素对照品适量,精密称定,加流动相适量,加冰醋酸2~3滴,振摇使肾上腺素溶解,用流动相定量稀释制成每1ml中含肾上腺素0.2mg的溶液,摇匀,作为对照品溶液。除检测波长为280nm外,照肾上腺素有关物质项下的色谱条件,精密量取供试品溶液和对照品溶液各20μl,分别注入液相色谱仪,记录色谱图,按外标法以峰面积计算,即得。

计算

$$标示量\% = \frac{c_R \times \dfrac{A_X}{A_R} \times D \times V \times 每支容量}{m \times m_S} \times 100\% \qquad 式(6\text{-}11)$$

式中，c_R 为对照品的浓度（mg/ml）；A_X 为供试品的峰面积或峰高；A_R 为对照品的峰面积或峰高；D 为供试品的稀释倍数；V 为供试品初次配制的体积（ml）；m 为供试品的取样量（ml）；m_S 为注射剂的标示量（g）。

知识链接

苯乙胺类典型药物的含量测定方法

苯乙胺类药物多具有碱性，其原料药物多采用非水溶液滴定法测定含量。但盐酸去氧肾上腺素原料药物和注射液均采用溴量法测定含量，是利用药物分子中的苯酚结构，在酸性溶液中酚羟基的邻、对位活泼氢能与过量的溴定量地发生溴代反应，再以剩余碘量法测定其含量。

制剂的含量测定：《中国药典》（2015 年版）收载的盐酸多巴胺注射液、盐酸异丙肾上腺素注射液、重酒石酸去甲肾上腺素注射液采用高效液相色谱法测定含量。

点滴积累 ∨

1. 胺类药物结构中的芳香第一胺可发生重氮化-偶合反应；酯键易水解；氮原子有弱碱性，可与重金属离子发生沉淀反应；酚羟基可发生三氯化铁反应。

2. 盐酸普鲁卡因属于对氨基苯甲酸酯类药物，特殊杂质需检查对氨基苯甲酸。《中国药典》（2015 年版）采用亚硝酸钠滴定法测定原料药物及注射用盐酸普鲁卡因含量，采用高效液相色谱法测定盐酸普鲁卡因注射液含量。

3. 对乙酰氨基酚属于酰胺类药物，特殊杂质需检查对氨基酚。《中国药典》（2015 年版）采用紫外-可见分光光度法中的吸收系数法和高效液相色谱法测定对乙酰氨基酚原料药物及制剂含量。

4. 肾上腺素属于苯乙胺类药物，特殊杂质需检查酮体，采用紫外-可见分光光度法测定。《中国药典》（2015 年版）采用非水溶液滴定法测定肾上腺素原料药物含量，采用高效液相色谱法测定盐酸肾上腺素注射液含量。

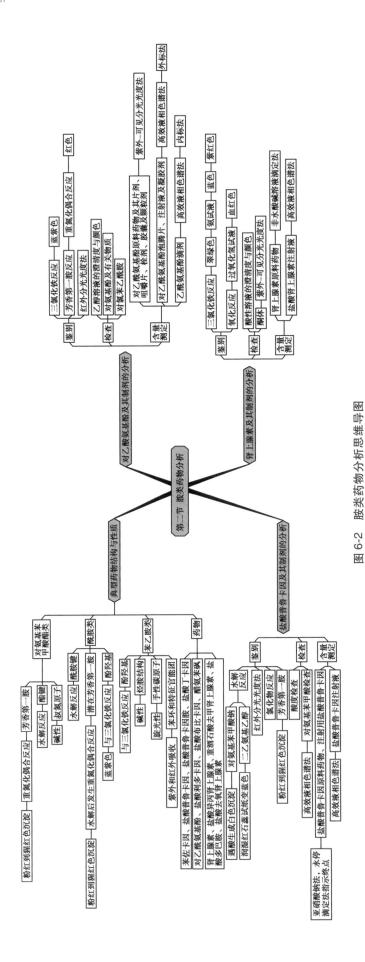

图 6-2　胺类药物分析思维导图

目标检测

一、选择题

（一）单项选择题

1. 《中国药典》（2015 年版）规定,盐酸普鲁卡因注射液检查的特殊杂质是（　　）

    A. 苯甲酸　　　　　　B. 对氨基苯甲酸　　　　C. 普鲁卡因　　　　D. 对氨基酚

2. 盐酸普鲁卡因注射液的含量测定方法是（　　）

    A. 高效液相色谱法　　　　　　　　B. 酸碱滴定法

    C. 紫外分光光度法　　　　　　　　D. 亚硝酸钠滴定法

3. 盐酸普鲁卡因能发生重氮化-偶合反应,是因为结构中含有（　　）

    A. 酯键　　　　　　　B. 盐酸　　　　　　　C. 叔胺　　　　　　D. 芳香第一胺

4. 属于酰胺类药物的是（　　）

    A. 肾上腺素　　　　　B. 盐酸丁卡因　　　　C. 苯佐卡因　　　　D. 对乙酰氨基酚

5. 不与三氯化铁发生显色反应的药物是（　　）

    A. 肾上腺素　　　　　B. 对乙酰氨基酚　　　C. 盐酸普鲁卡因　　D. 盐酸多巴胺

6. 肾上腺素和盐酸去氧肾上腺素中均须检查的特殊杂质是（　　）

    A. 对氨基苯甲酸　　　B. 间氨基酚　　　　　C. 酮体　　　　　　D. 对氨基酚

7. 水解后才能发生重氮化-偶合反应的药物是（　　）

    A. 盐酸利多卡因　　　B. 肾上腺素　　　　　C. 对乙酰氨基酚　　D. 盐酸丁卡因

8. 采用溴量法测定药物含量的药物是（　　）

    A. 盐酸去氧肾上腺素　　　　　　　B. 肾上腺素

    C. 盐酸多巴胺　　　　　　　　　　D. 盐酸异丙肾上腺素

9. 采用紫外-可见分光光度法测定含量的药物有（　　）

    A. 盐酸利多卡因　　　B. 肾上腺素　　　　　C. 对乙酰氨基酚　　D. 盐酸丁卡因

10. 采用紫外-可见分光光度法检查的特殊杂质是（　　）

    A. 对氨基苯甲酸　　　B. 对氯苯乙酰胺　　　C. 有关物质　　　　D. 酮体

（二）多项选择题

11. 盐酸普鲁卡因水解产物为（　　）

    A. 二甲氨基乙醇　　　　　　B. 对氨基苯甲酸　　　　　C. 二乙氨基乙醇

    D. 对氨基酚　　　　　　　　E. 苯甲酸

12. 对乙酰氨基酚检查的项目有（　　）

    A. 酸度　　　　　　　　　　B. 对氨基酚　　　　　　　C. 有关物质

    D. 乙醇溶液的澄清度与颜色　E. 重金属

13. 亚硝酸钠滴定法所需要的滴定条件有（　　）

A. 在 10~30℃温度下进行　　　B. 在盐酸酸性条件下进行　　　C. 加入溴化钾作催化剂

D. 滴定速度应该先快后慢　　　E. 在硝酸酸性条件下进行

14. 采用非水滴定法测定含量的药物有(　　　)

A. 盐酸普鲁卡因　　　　　　　B. 肾上腺素　　　　　　　　　C. 盐酸多巴胺

D. 盐酸异丙肾上腺素　　　　　E. 对乙酰氨基酚

二、问答题

1.《中国药典》(2015 年版)鉴别盐酸普鲁卡因的方法有哪些?

2. 对乙酰氨基酚为什么要检查乙醇溶液的澄清度与颜色?

三、计算题

对乙酰氨基酚的含量测定:精密称取本品 0.0420g,置 250ml 量瓶中,加 0.4%氢氧化钠溶液 50ml,溶解后,加水至刻度,摇匀。精密量取该溶液 5ml,置 100ml 量瓶中,加 0.4%氢氧化钠溶液 10ml,加水至刻度,摇匀。在 257nm 波长处测得吸光度为 0.593,按 $C_8H_9NO_2$ 的吸收系数($E_{1cm}^{1\%}$)为 715 计算其含量。《中国药典》(2015 年版)规定,按干燥品计算,含 $C_8H_9NO_2$ 应为 98.0%~102.0%。通过计算判断该样品的含量是否符合规定。

(刘　燕)

第三节　巴比妥类药物分析

导学情景 ∨

情景描述:

　　文献报道某案例,患者诊断为 12 椎体骨折并不全瘫术后。 在腰椎穿刺椎管内植入干细胞前 30 分钟,遵医嘱给予注射用苯巴比妥钠 0.1g、盐酸氯丙嗪注射液 25mg 肌内注射。 操作中,常规消毒皮肤后,先给予注射用水稀释的注射用苯巴比妥钠;轻压片刻,在原肌内注射点 1~2cm 处再给予盐酸异丙嗪注射液,回抽中发现针管内有白色絮状物出现,即刻拔出针管。 远离原注射点后重新肌内注射,患者未见不良反应。 作者按临床应用方法进行实验,结果两种药物稀释混合后出现大量气泡及白色浑浊,久置后出现絮状物漂浮,摇晃不溶解。

学前导语:

　　临床应用及实验结果表明苯巴比妥钠与盐酸异丙嗪注射液存在配伍禁忌。 两者混合后为何会发生化学反应呢? 这与它的结构、物理性质及化学性质有关,本节我们将学习如何利用巴比妥类药物的结构与性质对本类药物进行质量控制。

巴比妥类药物是常用的镇静催眠药,也可用作抗癫痫药,《中国药典》(2015 年版)收载有苯巴比妥、苯巴比妥钠、异戊巴比妥、异戊巴比妥钠、司可巴比妥钠和注射用硫喷妥钠等原料及制剂。

一、典型药物结构与性质

巴比妥类药物具有典型的环状丙二酰脲(巴比妥酸)母核结构:

ER-6-18

**巴比妥类药物结构
特征与性质**

本类药物除硫喷妥钠为 C_2 位硫取代的硫代巴比妥酸衍生物外,其余均为 C_5 位双取代的巴比妥酸衍生物。

本类药物多为白色结晶性颗粒或粉末(注射用硫喷妥钠为淡黄色粉末),钠盐易溶于水,原形药物在水中极微溶解,易溶于乙醇或乙醚。均具有环状丙二酰脲基本结构的性质及取代官能团的性质,典型药物的结构与性质详见表6-10。

表 6-10　巴比妥类典型药物的结构与性质

药物名称	结构式	结构与性质
苯巴比妥 (phenobarbital)		(1)1,3-二酰亚胺基团:具有互变异构现象,可发生酮式-烯醇式互变异构,在水溶液中可二级电离显弱酸性(pK_a 为 7.3~8.4),其酸性弱于碳酸(pK_a 为 6.37),因此巴比妥类药物可溶于氢氧化钠或碳酸钠溶液。
苯巴比妥钠 (phenobarbital sodium)		(2)—CONHCONHCO—片段或酰亚胺结构:可与重金属离子发生沉淀反应,如在碱性条件下,可与重金属离子 Ag^+、Cu^{2+}、Hg^{2+}、Co^{2+} 等,生成有特征颜色的物质,用于鉴别。
司可巴比妥钠 (secobarbital sodium)		(3)共轭体系:巴比妥类药物在碱性条件下可电离产生共轭体系,且吸收光谱随电离级数的不同而变化;硫喷妥钠在酸性和碱性条件下均有紫外吸收。 (4)钠盐:巴比妥类钠盐特性:①性质不稳定,母核遇水开环,水解失效,温度升高以及碱性条件可加速水解;②可根据钠盐的性质进行鉴别,方法见药典通则 0301"一般鉴别试验";③在过量稀酸条件下可析出白色结晶,测定其熔点用于鉴别。
异戊巴比妥 (amobarbital)		(5)特殊取代基:某些药物中含有特殊取代基,可用于鉴别和含量测定。①烯丙基:司可巴比妥钠的结构中有含不饱和双键的烯丙基,可与碘试液发生加成反应,使碘试液的棕黄色消失,用于鉴别;不饱和双键也可与溴定量加成,用于含量测定。②苯基:苯巴比妥中的苯取代

续表

药物名称	结构式	结构与性质
异戊巴比妥钠 （amobarbital sodium）		基,可发生硝化和缩合反应,用于鉴别。③硫元素:硫喷妥钠中的硫元素在氢氧化钠试液中与醋酸铅反应生成白色沉淀,加热转变为黑色硫化铅沉淀,用于鉴别
硫喷妥钠 （thiopental sodium）		

本节以苯巴比妥为代表解析巴比妥类药物质量分析方法。

二、实例分析

苯巴比妥为镇静催眠药、抗惊厥药,也用于治疗癫痫大发作和癫痫持续状态。

（一）性状

苯巴比妥为白色有光泽的结晶性粉末;无臭;饱和水溶液显酸性反应。在乙醇或乙醚中溶解,在三氯甲烷中略溶,在水中极微溶解;在氢氧化钠或碳酸钠溶液中溶解。苯巴比妥熔点(通则 0612 第一法)为 174.5~178℃。

《中国药典》（2015 年版）司可巴比妥钠、注射用硫喷妥钠的鉴别方法

（二）鉴别

1. 丙二酰脲类的鉴别反应

（1）银盐反应:取供试品约 0.1g,加碳酸钠试液 1ml 与水 10ml,振摇 2 分钟,滤过,滤液中逐滴加入硝酸银试液,即生成白色沉淀,振摇,沉淀即溶解;继续滴加过量的硝酸银试液,沉淀不再溶解。

丙二酰脲类的鉴别反应

解析:苯巴比妥可溶于碳酸钠溶液,与硝酸银试液反应,先生成可溶性的一银盐,加入过量的硝酸银试液后即生成难溶性的二银盐白色沉淀。

一银盐（可溶）　　　　二银盐（白色沉淀）

（2）铜盐反应:取供试品约 50mg,加吡啶溶液(1→10)5ml,溶解后,加铜吡啶试液 1ml,即显紫色或生成紫色沉淀。

解析:苯巴比妥在吡啶溶液中与铜吡啶试液反应,生成稳定的金属配合物,产物具有特征颜色,巴比妥类药物为紫堇色或紫色,含硫巴比妥类药物为绿色。

注:X=O,紫色;X=S,绿色

本品显丙二酰脲类的鉴别反应。环状丙二酰脲可与金属离子结合,产物显色或为沉淀,被《中国药典》(2015 年版)收载于通则 0301 中,包括银盐和铜盐的反应。《中国药典》(2015 年版)在巴比妥类药物的鉴别项下均注明"应显丙二酰脲类的鉴别反应"。

▶▶ 课堂活动

　　请同学们思考,若要进行丙二酰脲类的铜盐鉴别试验,应选择何种规格的天平称量供试品? 其称量范围为多少? 如何配制 5ml 吡啶溶液(1→10)? 如何配制 1ml 铜吡啶试液?

2. 苯环的鉴别反应

(1)硫酸-亚硝酸钠反应:取本品约 10mg,加硫酸 2 滴与亚硝酸钠约 5mg,混合,即显橙黄色,随即转橙红色。

(2)甲醛-硫酸反应:取本品约 50mg,置试管中,加甲醛试液 1ml,加热煮沸,冷却,沿管壁缓缓加硫酸 0.5ml,使成两液层,置水浴中加热。接界面显玫瑰红色。

解析:苯巴比妥 C_5 位具有苯取代基,《中国药典》(2015 年版)采用苯环的硝化和缩合反应,鉴别苯巴比妥及其钠盐。

本法亦可用于其他苯基取代化合物的鉴别。

3. 红外光谱法　本品的红外光吸收图谱应与对照的图谱(光谱集 227 图)一致。

解析:苯巴比妥及其钠盐结构中均有芳环及特征官能团,红外光谱具有特征吸收,可用于鉴别。

ER-6-21

苯巴比妥红外光吸收图谱(光谱集227 图)

▶▶ 课堂活动

　　现有 3 种药物粉末,可能为苯巴比妥钠、注射用硫喷妥钠和司可巴比妥钠,请阐述如何利用简单的方法来鉴别? 试验现象如何?

(三)检查

苯巴比妥除需检查"干燥失重"和"炽灼残渣"外还需检查以下项目。

1. 酸度　取本品 0.20g,加水 10ml,煮沸搅拌 1 分钟,放冷,滤过,取滤液 5ml,加甲基橙指示液 1 滴,不得显红色。

解析:酸度的检查主要是控制反应中由于乙基化不完全引入的副产物苯基丙二酰脲,其 C_5-H 受邻位羧基的吸电子影响,酸性增强,可使甲基橙指示剂呈红色。

2. 乙醇溶液的澄清度　取本品 1.0g,加乙醇 5ml,加热回流 3 分钟,溶液应澄清。

解析:本检查主要用于控制苯巴比妥酸等乙醇中不溶解的杂质,其溶解性小于苯巴比妥,加热可使苯巴比妥在乙醇中的溶解度增加。

3. 有关物质　取本品,加流动相溶解并稀释制成每 1ml 中含 1mg 的溶液,作为供试品溶液;精密量取 1ml,置 200ml 量瓶中,用流动相稀释至刻度,摇匀,作为对照溶液。照高效液相色谱法(通则0512)试验。用辛烷基硅烷键合硅胶为填充剂;以乙腈-水(25:75)为流动相;检测波长为 220nm。理论板数按苯巴比妥峰计算不低于 2500,苯巴比妥峰与相邻杂质峰间的分离度应符合要求。精密量取对照溶液与供试品溶液各 5μl,分别注入液相色谱仪,记录色谱图至主成分峰保留时间的 3 倍,供试品溶液色谱图中如有杂质峰,单个杂质峰面积不得大于对照溶液主峰面积(0.5%),各杂质峰面积的和不得大于对照溶液主峰面积的 2 倍(1.0%)。

4. 中性或碱性物质　取本品 1.0g,置分液漏斗中,加氢氧化钠试液 10ml 溶解后,加水 5ml 与乙醚 25ml,振摇 1 分钟,分取醚层,用水振摇洗涤 3 次,每次 5ml,取醚液经干燥滤纸滤过,滤液置 105℃恒重的蒸发皿中,蒸干,在 105℃ 干燥 1 小时,遗留残渣不得过 3mg。

解析:本检查采用提取重量法控制反应中间体、副产物及分解产生的酰胺、酰脲类等杂质。利用该类杂质不溶于氢氧化钠溶液而溶于乙醚,而苯巴比妥溶于氢氧化钠溶液的性质,提取杂质,干燥称重,确定其是否超过限量。

巴比妥类钠盐,则需要检查碱度及溶液的澄清度。苯巴比妥片需检查含量均匀度和溶出度,分别采用高效液相色谱法和紫外-可见分光光度法。注射用硫喷妥钠采用薄层色谱法检查有关物质。

(四) 含量测定

1. 苯巴比妥原料药物的测定

(1)测定原理:环状丙二酰脲在碱性条件下具有与银离子定量成盐的性质,《中国药典》(2015年版)采用银量法测定苯巴比妥的含量。反应式见鉴别 1. 丙二酰脲类的鉴别反应。

(2)测定方法:取本品约 0.2g,精密称定,加甲醇 40ml 使溶解,再加新制的 3% 无水碳酸钠溶液 15ml,照电位滴定法(通则 0701),用硝酸银滴定液(0.1mol/L)滴定。每 1ml 硝酸银滴定液(0.1mol/L)相当于 23.22mg 的苯巴比妥($C_{12}H_{12}N_2O_3$)。

(3)含量计算

$$含量\% = \frac{V \times T \times F}{m} \times 100\% \qquad\qquad 式(6-12)$$

式中,V 为供试品消耗滴定液的体积(ml);F 为滴定液的浓度校正因子;T 为滴定度(mg/ml);m 为供试品的取样量(g)。

解析:

1)银量法操作简便,药物中的分解产物等相关杂质不与硝酸银反应,专属性较强。

2)苯巴比妥在水中极微溶解,测定结果受温度影响较大,且接近滴定终点时,反应灵敏度不够,故采用甲醇和新制的 3% 无水碳酸钠碱性溶液为介质,以银-玻璃电极系统电位法指示终点。

《中国药典》(2015年版)中,银量法用于大多数巴比妥类药物及其钠盐的原料和相应制剂的含量测定。如异戊巴比妥及其钠盐和片剂、苯巴比妥钠及注射剂。

《中国药典》(2015年版)司可巴比
妥钠的含量测定

知识链接

注射用硫喷妥钠的含量测定

注射用硫喷妥钠为硫喷妥钠100份与无水碳酸钠6份混合的无菌粉末。

【含量测定】取装量差异项下的内容物,混合均匀,精密称取适量(约相当于硫喷妥钠0.25g),置500ml量瓶中,加水使硫喷妥钠溶解并稀释至刻度,摇匀,精密量取适量,用0.4%氢氧化钠溶液定量稀释制成每1ml中约含5μg的溶液,照紫外-可见分光光度法(通则0401),在304nm的波长处测定吸光度;另取硫喷妥对照品,精密称定,用0.4%氢氧化钠溶液溶解并定量稀释制成每1ml中约含5μg的溶液,同法测定。 根据每支的平均装量计算。 每1ml硫喷妥相当于1.091mg的 $C_{11}H_{17}N_2NaO_2S$。

解析:巴比妥类药物可发生酮式-烯醇式互变异构,在水溶液中可发生二级电离,产生共轭体系,《中国药典》(2015年版)采用紫外-可见分光光度法测定注射用硫喷妥钠的含量,测定波长为304nm。

酮式　　　　　　　　烯醇式

pH = 10时,发生一级电离,最大吸收峰位于240nm;pH = 13时,发生二级电离,吸收峰红移至255nm。硫喷妥钠的紫外吸收比较特殊,在酸性和碱性条件下,均有显著的紫外吸收。酸性条件下,具有287nm和238nm两个吸收峰;pH = 10时,吸收峰红移至304nm和255nm;pH = 13时,只有304nm的吸收峰。故测定波长选择304nm。

硫喷妥的紫外吸收光谱

2. 苯巴比妥片的含量测定　《中国药典》(2015 年版)采用高效液相色谱法测定苯巴比妥片剂的含量。

(1)色谱条件与系统适应性试验:用辛烷基硅烷键合硅胶为填充剂;以乙腈-水(30∶70)为流动相;检测波长为220nm。理论板数按苯巴比妥峰计算不低于2000,苯巴比妥峰与相邻色谱峰间的分离度应符合要求。

(2)测定方法:取本品 20 片,精密称定,研细,精密称取适量(约相当于苯巴比妥 30mg),置 50ml 量瓶中,加流动相适量,超声 20 分钟使苯巴比妥溶解,放冷,用流动相稀释至刻度,摇匀,滤过,精密量取续滤液 1ml,置 10ml 量瓶中,用流动相稀释至刻度,摇匀,作为供试品溶液,精密量取 10μl 注入液相色谱仪,记录色谱图。另取苯巴比妥对照品,精密称定,加流动相溶解并定量稀释制成每 1ml 中约含苯巴比妥 60μg 的溶液,同法测定。按外标法以峰面积计算,即得。

(3)含量计算

$$标示量\% = \frac{c_R \times \dfrac{A_X}{A_R} \times D \times V \times \overline{W}}{m \times m_S} \times 100\% \qquad 式(6\text{-}13)$$

式中,A_X 为供试品峰面积;A_R 为对照品峰面积;c_R 为对照品溶液的浓度(mg/ml);D 为供试品的稀释倍数;V 为供试品初次配制的体积(ml);$\overline{W}$ 为 20 片供试品的平均片重(g);m 为供试品的取样量(g);m_S 为苯巴比妥片的标示量(g)。

解析:因苯巴比妥片剂中辅料等因素的影响,其含量测定采用反相高效液相色谱法,可有效提高分离效能及灵敏度。

点滴积累 V

1. 巴比妥类药物结构中均含有环状丙二酰脲母核结构,显丙二酰脲类（银盐反应、铜盐反应）的鉴别反应。 除硫喷妥钠为 C_2 位硫取代的硫代巴比妥酸衍生物外,均为 C_5 位双取代的巴比妥酸衍生物。

2. 苯巴比妥根据丙二酰脲类、苯环（硫酸-亚硝酸钠反应和甲醛-硫酸反应）的特性反应及红外吸收光谱进行鉴别；通过检查酸度、乙醇溶液的澄清度、有关物质、中性或碱性物质、干燥失重和炽灼残渣控制特殊杂质的限量。 苯巴比妥及其片剂的含量测定方法分别为银量法和高效液相色谱法。

3. 司可巴比妥钠和硫喷妥钠根据取代基不同,分别显双键（加成反应）及硫的特性反应；含量测定方法分别为溴量法及紫外-可见分光光度法。

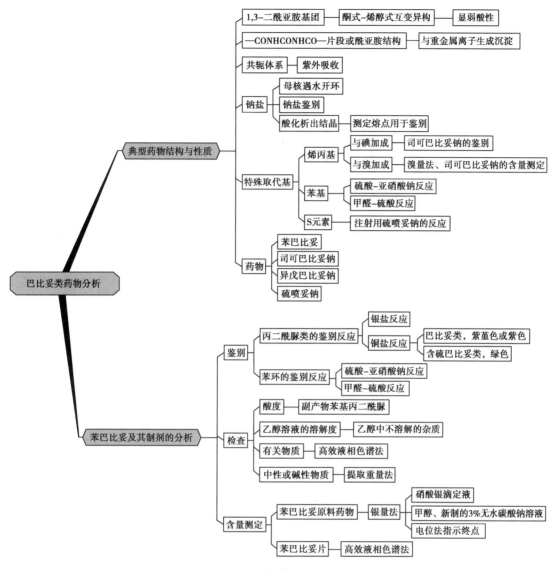

图 6-3　巴比妥类药物分析思维导图

目标检测

一、选择题

（一）单项选择题

1. 丙二酰脲类鉴别反应是下列哪类药物的一般鉴别试验（　　）

　　A. 芳酸及酯类药物　　　　　　　B. 巴比妥类药物

　　C. 磺胺类药物　　　　　　　　　D. 杂环类药物

2. 与吡啶-硫酸铜试液反应生成绿色配合物的是（　　）

　　A. 苯巴比妥　　　　　　　　　　B. 硫喷妥钠

　　C. 异戊巴比妥钠　　　　　　　　D. 司可巴比妥钠

3. 取某药物供试品约 0.2g,加氢氧化钠试液 5ml 与醋酸铅试液 2ml,生成白色沉淀;加热后沉淀

变为黑色,该药物是(　　)

　　A. 苯巴比妥　　　　　　　　　　B. 硫喷妥钠

　　C. 异戊巴比妥钠　　　　　　　　D. 司可巴比妥钠

4. 注射用硫喷妥钠的含量测定方法是(　　)

　　A. 银量法　　　　　　　　　　　B. 非水溶液滴定法

　　C. 紫外-可见分光光度法　　　　　D. 高效液相色谱法

5. 银量法测定巴比妥类药物含量时,《中国药典》(2015 年版)采用(　　)指示终点

　　A. 吸附指示剂法　　　　　　　　B. 永停滴定法

　　C. K_2CrO_4 指示剂法　　　　　　D. 电位滴定法

6. 可与碘试液作用,使其棕黄色消失的是(　　)

　　A. 苯巴比妥　　　　　　　　　　B. 硫喷妥钠

　　C. 司可巴比妥钠　　　　　　　　D. 异戊巴比妥钠

7.《中国药典》(2015 年版)中,苯巴比妥原料药物的含量测定方法是(　　)

　　A. 银量法　　　　　　　　　　　B. 非水溶液滴定法

　　C. 紫外-可见分光光度法　　　　　D. 高效液相色谱法

8. 可发生硫酸-亚硝酸钠反应的巴比妥类药物是(　　)

　　A. 异戊巴比妥钠　　　　　　　　B. 硫喷妥钠

　　C. 苯巴比妥　　　　　　　　　　D. 司可巴比妥钠

9. 在酸性和碱性条件下均有紫外吸收的是(　　)

　　A. 异戊巴比妥钠　　　　　　　　B. 硫喷妥钠

　　C. 苯巴比妥　　　　　　　　　　D. 司可巴比妥钠

(二)多项选择题

10. 与吡啶-硫酸铜试液反应生成紫色配合物的是(　　)

　　A. 苯巴比妥　　　　　B. 硫喷妥钠　　　　　C. 异戊巴比妥钠

　　D. 司可巴比妥钠　　　E. 苯巴比妥钠

二、设计题

根据药物的结构,请写出名称,含量测定方法、原理、条件、终点指示方法。

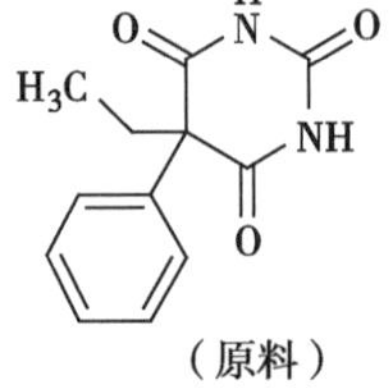

(原料)

(杨　阳)

第四节 杂环类药物分析

导学情景 ∨

情景描述:

2016 年 3 月 24 日是第 21 个世界防治结核病日,我国的宣传主题是"社会共同努力,消除结核危害"。 结核是常见并可致命的一种慢性传染病,由结核分枝杆菌导致,严重危害人类健康。 目前使用广泛的抗结核药物有异烟肼、利福平、乙胺丁醇等。

学前导语:

异烟肼是本节我们将要学习的杂环类药物中的典型药物之一,杂环类药物具有哪些结构特征和性质? 除了异烟肼还有哪些常见药物? 如何控制它们的质量? 这些问题是本节大家要重点掌握的知识点。

杂环类药物是指分子结构中含有杂环的一类药物,环中的杂原子多为氮、氧、硫等。杂环类药物种类繁多,如某些生物碱、维生素和抗生素等,在临床药物中应用十分广泛。本节主要介绍异烟肼、盐酸氯丙嗪和地西泮三种典型药物的质量分析方法。

ER-6-24

吡啶类药物结构特征与性质

一、典型药物结构与性质

目前,杂环类药物一般按母核结构不同进行分类,《中国药典》(2015 年版)收载的杂环类药物主要有吡啶类、吩噻嗪类、苯并二氮杂䓬类。

(一)吡啶类药物

吡啶类药物是指结构中含有吡啶环或 1,4-二氢吡啶环的一类药物。《中国药典》(2015 年版)收载的本类典型药物主要有异烟肼、尼可刹米、硝苯地平、尼群地平等。吡啶类典型药物的结构与性质见表 6-11。

表 6-11 吡啶类典型药物的结构与性质

药物名称	结构式	结构与性质
异烟肼 (isoniazid)		(1)母核吡啶环 1)弱碱性:吡啶环中的氮原子显碱性,在水中其 pK_b 为 8.8,可采用非水溶液滴定法进行含量测定。
尼可刹米 (nikethamide)		2)开环反应:吡啶环中 α、α′位未被取代,而 β 或 γ 位被羧酸衍生物所取代的药物,均可发生开环反应,异烟肼和尼可刹米均具有此性质。

续表

药物名称	结构式	结构与性质
硝苯地平 （nifedipine）		3）紫外吸收光谱特征：吡啶环为共轭体系，具有特征紫外吸收，可用于鉴别和含量测定。 （2）取代基 1）酰肼基：①具有较强的还原性。异烟肼中吡啶环 γ 位上氢被酰肼基取代可被弱氧化剂氨制硝酸银氧化，用于鉴别。②可发生缩合反应。异烟肼可与某些含羰基的化合物（如芳醛）发生缩合反应生成腙，具有一定颜色和熔点，可用于鉴别、检查和含量测定。 2）硝基：具有氧化性。硝苯地平结构中苯环上的取代硝基，可被还原为芳香第一胺，用于鉴别。 3）酰肼基、酰胺基和酯键：均具有水解性，如异烟肼分子结构中的酰肼基、尼可刹米分子结构中的酰胺基以及硝苯地平分子结构中的酯键，在一定条件下能发生水解反应，可用于鉴别
尼群地平 （nitrendipine）	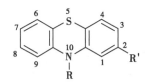	
碘解磷定 （pralidoxim-eiodide）		

《中国药典》（2015 年版）尼可刹米、硝苯地平的鉴别方法

本节以异烟肼为代表解析吡啶类药物的质量分析方法。

（二）吩噻嗪类药物

吩噻嗪类药物均为苯并噻嗪的衍生物，其母核为硫氮杂蒽。

吩噻嗪类药物结构
特征与性质

本类药物在结构上的差异，主要表现在母核 2 位碳原子上 R′取代基和 10 位氮原子上 R 取代基的不同。R′基团通常为-H、-Cl、-CF₃、-COCH₃、-SCH₃等。R 基团则为叔氨基或含氮杂环，如哌嗪和哌啶的衍生物等。

临床上常用的本类药物多为其盐酸盐。典型药物有盐酸氯丙嗪、盐酸异丙嗪、奋乃静、盐酸氟奋乃静等。吩噻嗪类典型药物的结构与性质见表 6-12。

表 6-12　吩噻嗪类典型药物的结构与性质

药物名称	结构式	结构与性质
盐酸氯丙嗪 （chlorpromazine hydrochloride）		（1）吩噻嗪环上的二价硫原子：具有较强的还原性，易被氧化剂（如硫酸、硝酸、三氯化铁、过氧化氢等）氧化，生成砜、亚砜等有色产物。本类药物的氧化产物随取代基的不同而呈不同的颜色，可用于鉴别和含量测定。
盐酸异丙嗪 （promethazine hydrochloride）		（2）吩噻嗪环为三环共轭体系：有较强的紫外吸收，在紫外光区 205nm、254nm 和 300nm 波长附近有最大吸收，最强峰多在 254nm，故本类药物常用紫外-可见分光光度法进行鉴别、检查和含量测定。
奋乃静 （perphenazine）		（3）硫原子：本类药物分子结构中未被氧化的硫原子，可与金属离子如钯离子（Pd^{2+}）形成有色配合物，其氧化产物砜和亚砜则无此反应。利用此性质，在对本类药物进行鉴别与含量测定时可排除氧化产物的干扰。
盐酸氟奋乃静 （fluphenazine hydrochloride）		（4）氮原子：本类药物母核上的氮原子碱性极弱，但其取代基脂烃氨基或哌嗪基碱性较强，故药用盐酸盐。可根据其碱性，用非水溶液滴定法进行含量测定
盐酸三氟拉嗪 （trifluoperazine hydrochloride）		

《中国药典》（2015 年版）奋乃静的鉴别方法

本节以盐酸氯丙嗪为代表解析吩噻嗪类药物的质量分析方法。

（三）苯并二氮杂䓬类

苯并二氮杂䓬类药物为苯环与七元含氮杂环稠合而成的一类药物。其中含 1,4-苯并二氮杂䓬环的药物是目前临床应用最广泛的抗焦虑和抗惊厥药。典型药物主要有地西泮、奥沙西泮、氯氮䓬、艾司唑仑等。苯并二氮杂䓬类典型药物的结构与性质见表 6-13。

表 6-13　苯并二氮杂䓬类典型药物的结构与性质

药物名称	结构式	结构与性质
地西泮 （diazepam）	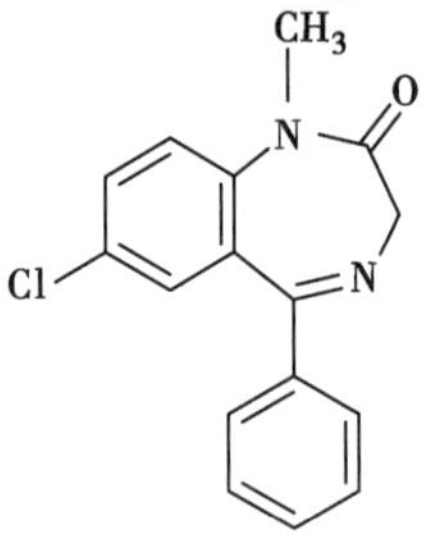	（1）共轭结构：有紫外吸收光谱特征。本类药物结构中有较长的共轭体系，在紫外光区有特征吸收，随着介质 pH 的不同，紫外吸收光谱也不同；不同药物溶于硫酸后在 365nm 处显不同的荧光，可用于鉴别。
奥沙西泮 （oxazepam）	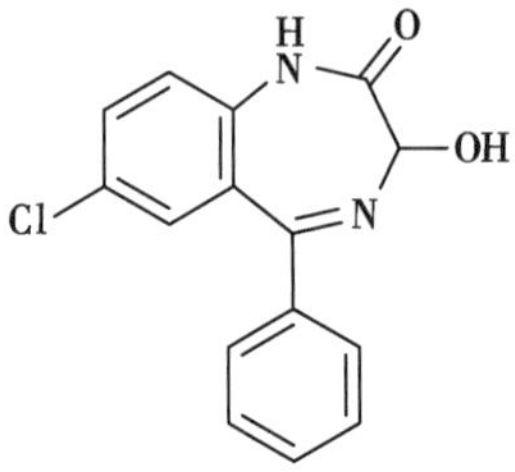	（2）氮原子：二氮杂䓬七元环上的氮原子具有强碱性，但苯基的取代使其碱性降低，故含量测定时不能用直接酸碱滴定法，而需用非水溶液滴定法测定。同时，氮原子还可以和某些有机碱沉淀剂发生沉淀反应，可用于鉴别。
氯氮䓬 （chlordiazepoxide）	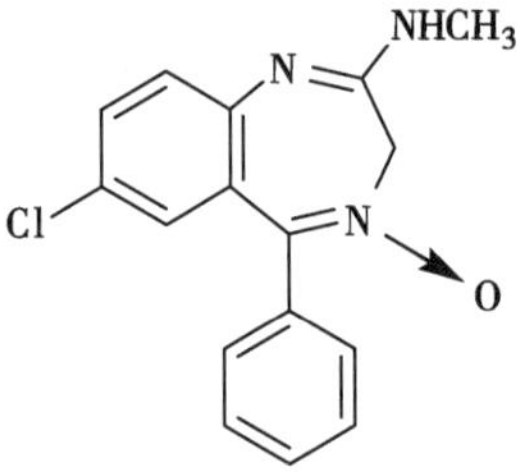	（3）二氮杂䓬七元环：可发生水解反应。本类药物在强酸性溶液中水解开环，生成含有芳香第一胺结构的二苯甲酮衍生物，根据水解产物的不同性质可进行鉴别
艾司唑仑 （estazolam）	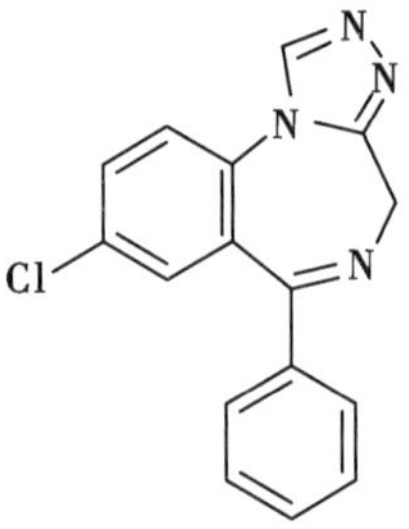	

本节以地西泮为代表解析苯并二氮杂䓬类药物的质量分析方法。

二、实例分析

（一）异烟肼及其制剂的分析

异烟肼是治疗各类结核病的首选药物，既可作为预防用药而单独使用，也可与第一线抗结核药联合应用。

1. 性状　本品为无色结晶，白色或类白色的结晶性粉末；无臭；遇光渐变质。在水中易溶，在乙醇中微溶，在乙醚中极微溶解。异烟肼的熔点（通则 0612）为 170~173℃。

2. 鉴别

（1）与氨制硝酸银试液的反应：取本品约 10mg，置试管中，加水 2ml 溶解后，加氨制硝酸银试液 1ml，即发生气泡与黑色浑浊，并在试管壁上生成银镜。其反应式为：

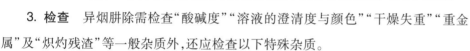

ER-6-28

解析:异烟肼的肼基具有还原性,可将硝酸银中的 Ag^+ 还原成单质银,肼被氧化成氮气。

(2)高效液相色谱法:在含量测定项下记录的色谱图中,供试品溶液主峰的保留时间应与对照品溶液主峰的保留时间一致。

(3)红外光谱法:本品的红外光吸收图谱应与对照的图谱(光谱集 166 图)一致。

解析:异烟肼分子结构中含有吡啶环,红外光谱中具有特征吸收,可用于鉴别。

异烟肼的鉴别——与氨制硝酸银试液的反应

3. **检查**　异烟肼除需检查"酸碱度""溶液的澄清度与颜色""干燥失重""重金属"及"炽灼残渣"等一般杂质外,还应检查以下特殊杂质。

(1)游离肼:取本品,加丙酮-水(1:1)溶解并稀释制成每1ml 中约含100mg 的溶液,作为供试品溶液;另取硫酸肼对照品,加丙酮-水(1:1)溶解并稀释制成每1ml 中约含 0.08mg(相当于游离肼 $20\mu g$)的溶液,作为对照品溶液;取异烟肼与硫酸肼各适量,加丙酮-水(1:1)溶解并稀释制成每1ml 中分别含异烟肼 100mg 及硫酸肼 0.08mg 的混合溶液,作为系统适用性溶液。照薄层色谱法(通则 0502)试验,吸取上述三种溶液各 $5\mu l$,分别点于同一硅胶 G 薄层板上,以异丙醇-丙酮(3:2)为展开剂,展开,晾干,喷以乙醇制对二甲氨基苯甲醛试液,15 分钟后检视。系统适用性溶液所显游离肼与异烟肼的斑点应完全分离,游离肼的 R_f 值约为 0.75,异烟肼的 R_f 值约为 0.56。在供试品溶液主斑点前方与对照品溶液主斑点相应的位置上,不得显黄色斑点。

解析:异烟肼和游离肼中的酰肼取代基与显色剂发生缩合反应,生成有颜色的斑点。异烟肼斑点呈棕橙色,R_f 值约为 0.56。游离肼斑点呈鲜黄色,R_f 值约为 0.75。本法以试验条件下不出现游离肼斑点为合格。肼的检测限为 $0.1\mu g$,控制限量为 0.02%。游离肼除在制备中由原料引入外,在异烟肼的贮藏中也可降解产生,因此异烟肼片也检查游离肼,方法同上。

(2)无菌:取本品,用适宜溶剂溶解后,经薄膜过滤法处理,依"无菌检查法(通则 1101)"检查,应符合规定。

解析:供无菌分装用原料药物需作此项检查。

(3)有关物质:取本品,加水溶解并稀释制成每1ml 中约含 0.5mg 的溶液,作为供试品溶液;精密量取 1ml,置 100ml 量瓶中,用水稀释至刻度,摇匀,作为对照溶液。照含量测定项下的色谱条件,精密量取供试品溶液与对照溶液各 $10\mu l$,分别注入液相色谱仪,记录色谱图至主成分峰保留时间的 3.5 倍。供试品溶液的色谱图中如有杂质峰,单个杂质峰面积不得大于对照溶液主峰面积的 0.35 倍(0.35%),各杂质峰面积的和不得大于对照溶液主峰面积(1.0%)。

解析:异烟酸是异烟肼的主要原料及降解产物。《中国药典》(2015 年版)采用高效液相色谱法测定有关物质(主要是异烟酸)的限量。

4. 含量测定　《中国药典》(2015 年版)采用高效液相色谱法测定含量操作如下:

(1)色谱条件与系统适用性试验:用十八烷基硅烷键合硅胶为填充剂;以 0.02mol/L 磷酸氢二钠溶液(用磷酸调 pH 至 6.0)-甲醇(85∶15)为流动相;检测波长为 262nm。理论板数按异烟肼峰计算不低于 4000。

(2)测定方法:取本品,精密称定,加水溶解并定量稀释制成每 1ml 中约含 0.1mg 的溶液,作为供试品溶液,精密量取 10μl 注入液相色谱仪,记录色谱图;另取异烟肼对照品,同法测定。按外标法以峰面积计算,即得。

解析:异烟肼的原料药物、片剂及注射用异烟肼均采用本法测定含量。

(3)含量计算

$$含量\% = \frac{c_R \times \dfrac{A_X}{A_R} \times D \times V}{m} \times 100\%$$
　　　　　　　　　　　　　　　　　　　　　　　　　　　　式(6-14)

式中,A_X 为供试品峰面积;A_R 为对照品峰面积;c_R 为对照品溶液的浓度(mg/ml);D 为供试品的稀释倍数;V 为供试品初次配制的体积(ml);m 为供试品的取样量(g)。

(二)盐酸氯丙嗪及其制剂的分析

盐酸氯丙嗪临床用于治疗精神分裂症、躁狂症或其他精神病性障碍,对兴奋躁动、幻觉妄想、思维障碍及行为紊乱等阳性症状有较好的疗效。此外,还用于止呕,各种原因所致的呕吐或顽固性呃逆。

1. 性状　本品为白色或乳白色结晶性粉末;有微臭,有引湿性;遇光渐变色;水溶液显酸性反应。在水、乙醇或三氯甲烷中易溶,在乙醚或苯中不溶。熔点(通则 0612)为 194~198℃。

2. 鉴别

(1)氧化反应:取本品约 10mg,加水 1ml 溶解后,加硝酸 5 滴即显红色,渐变淡黄色。

解析:盐酸氯丙嗪具有还原性,易被硫酸、硝酸等氧化剂氧化呈色,用于鉴别。

(2)紫外-可见分光光度法:取本品,加盐酸溶液(9→1000)制成每 1ml 中含 5μg 的溶液,照紫外-可见分光光度法(通则 0401)测定,在 254nm 与 306nm 的波长处有最大吸收,在 254nm 的波长处吸光度约为 0.46。

解析:《中国药典》(2015 年版)利用盐酸氯丙嗪的紫外吸收特征进行鉴别。

(3)氯离子的反应:取供试品溶液,加稀硝酸使成酸性后,滴加硝酸银试液,即生成白色凝乳状沉淀;分离,沉淀加氨试液即溶解,再加稀硝酸酸化后,沉淀复生成。

解析:盐酸氯丙嗪为盐酸盐,应显氯化物鉴别(1)的反应(通则 0301)。

(4)红外光谱法:本品的红外光吸收图谱应与对照的图谱(光谱集 391 图)一致。

ER-6-29

解析:盐酸氯丙嗪分子结构中含有芳环及特征官能团,具有红外光谱特征吸收,可用于鉴别。

盐酸氯丙嗪的红外光吸收图谱

3. 检查　盐酸氯丙嗪除检查"干燥失重"和"炽灼残渣"外,还检查以下项目:

(1)溶液的澄清度与颜色:取本品 0.50g,加水 10ml,振摇使溶解后,溶液应澄清

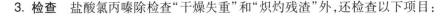

无色;如显浑浊,与 1 号浊度标准液(通则 0902 第一法)比较,不得更浓;如显色,与黄色 3 号或黄绿色 3 号标准比色液(通则 0901 第一法)比较,不得更深,并不得显其他颜色。

解析:盐酸氯丙嗪澄清度的检查,主要是控制其中游离的氯丙嗪。本类药物吩噻嗪环上的硫具有还原性,易被氧化成砜或亚砜而呈现不同的颜色,因此可通过溶液的颜色检查控制其中氧化产物的量。

(2)有关物质:避光操作。取本品 20mg,置 50ml 量瓶中,加流动相溶解并稀释至刻度,摇匀,作为供试品溶液;精密量取适量,用流动相定量稀释制成每 1ml 中含 2μg 的溶液,作为对照溶液。照高效液相色谱法(通则 0512)试验。用辛烷基硅烷键合硅胶为填充柱;以乙腈-0.5%三氟乙酸(用四甲基乙二胺调节 pH 至 5.3)(50∶50)为流动相;检测波长为 254nm。精密量取对照溶液与供试品溶液各 10μl,分别注入液相色谱仪,记录色谱图至主成分峰保留时间的 4 倍。供试品溶液的色谱图中如有杂质峰,单个杂质峰面积不得大于对照溶液主峰面积(0.5%),各杂质峰面积的和不得大于对照溶液主峰面积的 2 倍(1.0%)。

解析:盐酸氯丙嗪的有关物质检查主要是控制合成过程中残留的中间产物 3-氯二苯胺、2-氯-10H-吩噻嗪以及其他烷基化吩噻嗪类化合物等的限量,还包括因贮藏不当或存放时间过长而产生的吩噻嗪类杂质。该检查法采用高效液相色谱法,应避光操作。

▶▶ 课堂活动

　　盐酸氯丙嗪有关物质的检查采用高效液相色谱法,为什么要避光操作?

4. 盐酸氯丙嗪及其制剂的含量测定

(1)盐酸氯丙嗪原料药物的含量测定

1)测定原理:盐酸氯丙嗪侧链上烃胺基显碱性,《中国药典》(2015 年版)采用非水溶液滴定法测定其含量。

2)测定方法:取本品约 0.2g,精密称定,加冰醋酸 10ml 与醋酐 30ml 溶解后,照电位滴定法(通则 0701),用高氯酸滴定液(0.1mol/L)滴定,并将滴定的结果用空白试验校正。每 1ml 高氯酸滴定液(0.1mol/L)相当于 35.53mg 的 $C_{17}H_{19}ClN_2S \cdot HCl$。

3)含量计算

$$含量\% = \frac{(V-V_0) \times T \times F}{m} 100\% \qquad 式(6\text{-}15)$$

式中,V、V_0 为供试品测定和空白试验消耗高氯酸滴定液的体积(ml);F 为高氯酸滴定液的浓度校正因子;T 为滴定度(mg/ml);m 为供试品的取样量(g)。

解析:本法采用电位滴定法指示终点。

(2)盐酸氯丙嗪片的含量测定

1)测定原理:片剂中有赋形剂的干扰,因此不能直接采用非水碱量法测定含量。盐酸氯丙嗪结构中具有共轭体系,有紫外吸收,因此采用灵敏度更高的紫外-可见分光光度法测定其片剂的含量。

2)测定方法:避光操作。取本品 10 片,除去包衣后,精密称定,研细,精密称取适量(约相当于盐酸氯丙嗪 10mg),置 100ml 量瓶中,加溶剂[盐酸溶液(9→1000)]70ml,振摇使盐酸氯丙嗪溶解,用溶剂稀释至刻度,摇匀,滤过,精密量取续滤液 5ml,置 100ml 量瓶中,加溶剂稀释至刻度,摇匀,照紫外-可见分光光度法(通则 0401),在 254nm 的波长处测定吸光度。

3)含量计算:按盐酸氯丙嗪($C_{17}H_{19}ClN_2S \cdot HCl$)的吸收系数($E_{1cm}^{1\%}$)为 915 计算,即得。

$$标示量\% = \frac{\dfrac{A_X}{E_{1cm}^{1\%} \times 100} \times D \times V \times \overline{W}}{m \times m_S} \times 100\%$$　　　　式(6-16)

式中,A_X 为供试品溶液的吸光度;m 为供试品的取样量(g);D 为供试品的稀释倍数;V 为供试品初次配制的体积(ml);$E_{1cm}^{1\%}$ 为供试品的百分吸收系数;$\overline{W}$ 为平均片重(g);m_S 为片剂的标示量(g)。

▶▶ 课堂活动

　　盐酸氯丙嗪的原料含量测定一般采用非水溶液滴定法,而其注射液的含量测定采用紫外-可见分光光度法,为什么会有这样的变化?

(三)地西泮及其制剂的分析

地西泮为镇静催眠药,具有抗焦虑、镇静、催眠、抗癫痫等作用,临床用于治疗焦虑症、失眠及各种神经症。地西泮属于国家特殊管理的第二类精神药品。

1. 性状　本品为白色或类白色的结晶性粉末,无臭。在丙酮或三氯甲烷中易溶,在乙醇中溶解,在水中几乎不溶。

熔点(通则 0612 第一法)为 130～134℃。

吸收系数测定法:取本品,精密称定,加 0.5% 硫酸的甲醇溶液溶解并定量稀释使成每 1ml 中约含 10μg 的溶液,照紫外-可见分光光度法(通则 0401),在 284nm 的波长处测定吸光度,吸收系数($E_{1cm}^{1\%}$)为 440～468。

解析:地西泮的共轭结构具有较强的紫外吸收,可测定其吸光度,计算吸收系数($E_{1cm}^{1\%}$),通过比较吸收系数的一致性进行鉴别。

2. 鉴别

(1)与硫酸的显色反应:取本品约 10mg,加硫酸 3ml,振摇使溶解,在紫外灯(365nm)下检视,显黄绿色荧光。

(2)紫外-可见分光光度法:取本品,加 0.5% 硫酸的甲醇溶液制成每 1ml 中含 5μg 的溶液,照紫外-可见分光光度法(通则 0401)测定,在 242nm、284nm 与 366nm 的波长处有最大吸收。

ER-6-30

地西泮红外光吸收图谱(光谱集 138 图)

解析:根据地西泮的紫外吸收光谱特性进行鉴别。《中国药典》(2015 年版)规定在 242nm 波长处的吸光度约为 0.51,在 284nm 波长处的吸光度约为 0.23。

(3)红外光谱法:本品的红外光吸收图谱应与对照的图谱(光谱集 138 图)一致。

解析:地西泮分子结构中含芳环及特征官能团,红外光谱具有特征吸收,可用于鉴别。

（4）氯化物的鉴别：取本品 20mg，用氧瓶燃烧法（通则 0703）进行有机破坏，以 5%氢氧化钠溶液 5ml 为吸收液，燃烧完全后，用稀硝酸酸化，并缓缓煮沸 2 分钟，溶液显氯化物（1）的鉴别反应（通则 0301）。

解析：地西泮 C_7 位上的氯原子与苯环以共价键相连，结合较牢，须用氧瓶燃烧法破坏，使有机结合氯转化为游离的氯离子，再进行氯化物的鉴别试验。

3. 检查　地西泮除需检查"乙醇溶液的澄清度与颜色""氯化物""干燥失重"及"炽灼残渣"等一般杂质外，还应做"有关物质"检查。

有关物质：取本品，加甲醇溶解并稀释制成每 1ml 中含 1mg 的溶液作为供试品溶液；精密量取 1ml，置 200ml 量瓶中，用甲醇稀释至刻度，摇匀，作为对照溶液。照高效液相色谱法（通则 0512）试验。用十八烷基硅烷键合硅胶为填充剂；以甲醇-水（70：30）为流动相；检测波长为 254nm。理论板数按地西泮峰计算不低于 1500。精密量取对照溶液与供试品溶液各 10μl，分别注入液相色谱仪，记录色谱图至主成分峰保留时间的 4 倍。供试品溶液色谱图中如有杂质峰，各杂质峰面积的和不得大于对照溶液主峰面积的 0.6 倍（0.3%）。

解析：地西泮在合成过程中，若 N_1 位甲基化不完全，可能产生杂质去甲基地西泮，分解又可产生 2-甲氨基-5-氯二苯酮等杂质。其结构如下：

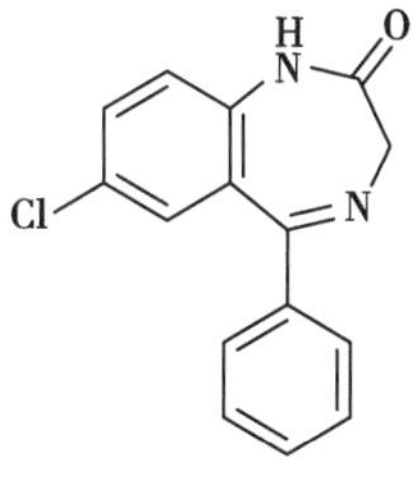

去甲基地西泮 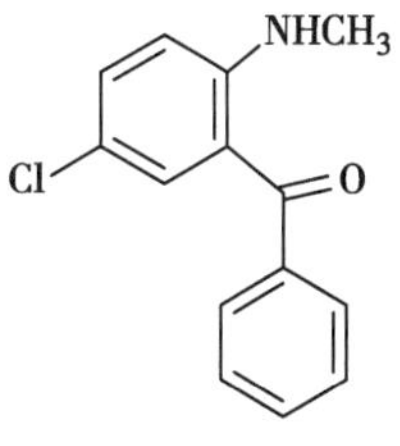　　　　　　　　　　2-甲氨基-5-氯二苯酮

国内外药典均要求检查上述杂质。《中国药典》（2015 年版）采用高效液相色谱法中不加校正因子的主成分自身对照法检查上述有关杂质。

4. 地西泮及其制剂的含量测定

（1）地西泮原料药物的含量测定

1）测定原理：地西泮二氮杂䓬环上的氮原子显弱碱性，故原料药物可采用非水溶液滴定法测定其含量。

2）测定方法：取本品约 0.2g，精密称定，加冰醋酸与醋酐各 10ml 使溶解，加结晶紫指示液 1 滴，用高氯酸滴定液（0.1mol/L）滴定至溶液显绿色。每 1ml 的高氯酸滴定液（0.1mol/L）相当于 28.47mg 的地西泮（$C_{16}H_{13}ClN_2O$）。

3）含量计算

$$含量\% = \frac{V \times T \times F}{m} \times 100\% \qquad 式（6-17）$$

式中，V 为供试品消耗高氯酸滴定液的体积（ml）；F 为高氯酸滴定液的浓度校正因子；T 为滴定度(mg/ml);m 为供试品的取样量(g)。

▶▶ **课堂活动**

还有哪些药物可以采用非水滴定法测定含量?

(2)地西泮注射液的含量测定:采用高效液相色谱法测定其含量。

1)色谱条件与系统适用性试验:用十八烷基硅烷键合硅胶为填充剂;以甲醇-水(70∶30)为流动相;检测波长为254nm。理论板数按地西泮峰计算不低于1500。

2)测定方法:精密量取本品适量(约相当于地西泮 10mg),置 50ml 量瓶中,用甲醇稀释至刻度,摇匀,作为供试品溶液,精密量取 10μl 注入液相色谱仪,记录色谱图;另取地西泮对照品约 10mg,精密称定,同法测定。按外标法以峰面积计算,即得。

解析:地西泮注射液中的苯甲酸、苯甲酸钠等附加剂,可干扰非水溶液滴定法,所以《中国药典》(2015 年版)采用高效液相色谱法测定注射液的含量,并规定注射液中含地西泮应为标示量的90.0%~110.0%。地西泮片剂也采用反相高效液相色谱法测定含量,在此色谱条件下药物和分解产物、附加剂等可完全分离。

3)含量计算

$$标示量\% = \frac{c_R \times \dfrac{A_X}{A_R} \times D \times V \times 每支容量}{m \times m_S} \times 100\% \qquad 式(6-18)$$

式中,A_X 为供试品的峰面积或峰高;A_R 为对照品的峰面积或峰高;c_R 为对照品的浓度(mg/ml);D 为供试品的稀释倍数;m 为供试品的取样量(ml);V 为供试品初次配制的体积(ml);m_S 为注射剂标示量(g)。

点滴积累 ∨

1. 杂环类药物中的氮、氧、硫等杂原子,常用于鉴别及含量测定。

2. 异烟肼属于吡啶类药物,可发生吡啶开环反应;环上氮原子显碱性;γ 位上的酰肼取代基,有较强还原性,与氨制硝酸银试液反应,用于鉴别;酰肼取代基还可以和某些含羰基的试剂发生缩合反应,产物显色,用于检查特殊杂质游离肼。《中国药典》(2015 年版)采用高效液相色谱法测定异烟肼原料及制剂的含量。

3. 盐酸氯丙嗪属于吩噻嗪类药物,有较强的紫外吸收,《中国药典》(2015 年版)采用紫外-可见分光光度法进行鉴别及制剂的含量测定;环上硫原子具有还原性,可被硝酸氧化,用于鉴别;杂蒽环氮原子上的侧链显碱性,故《中国药典》(2015 年版)采用非水溶液滴定法测定原料药物含量。

4. 地西泮属于苯并二氮杂䓬类药物,紫外区有特征吸收,溶于硫酸后在 365nm 紫外光下显荧光,用于鉴别;地西泮二氮杂䓬环上的氮原子显弱碱性,《中国药典》(2015 年版)采用非水溶液滴定法测定原料药物含量,高效液相色谱法测定制剂含量。

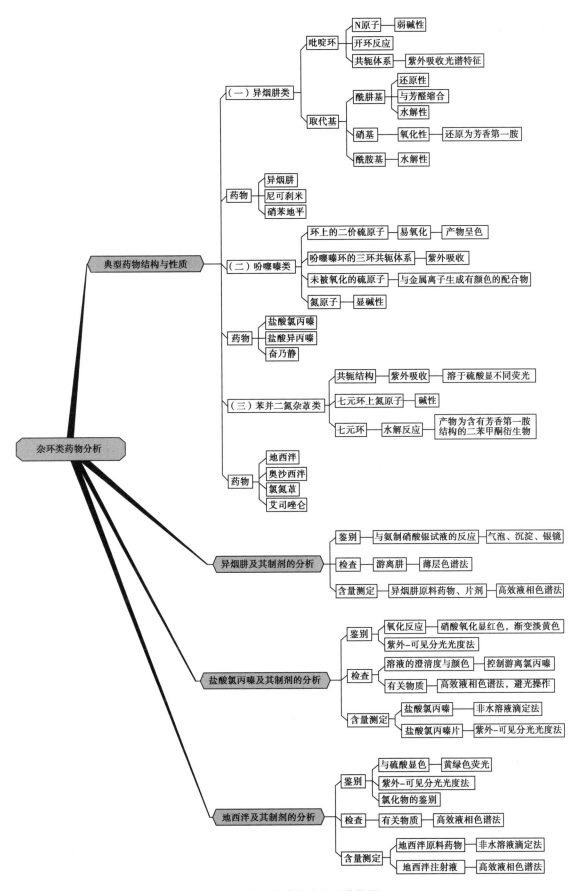

图 6-4　杂环类药物分析思维导图

目标检测

一、选择题

（一）单项选择题

1. 异烟肼中的特殊杂质为（ ）

　　A. 水杨酸　　　　　B. 对氨基苯甲酸　　　　　C. 阿司匹林　　　　　D. 游离肼

2. 盐酸氯丙嗪遇光易变色的主要原因是（ ）

　　A. 吩噻嗪环具有还原性　　　　　B. 吩噻嗪环具有氧化性

　　C. 吩噻嗪环具有水解性　　　　　D. 侧链的还原性

3. 《中国药典》（2015 年版）检查异烟肼中的游离肼采用的方法是（ ）

　　A. 纸色谱法　　　　　　　　　B. 薄层色谱法

　　C. 紫外-可见分光光度法　　　　D. 高效液相色谱法

4. 硫酸-荧光反应为下列哪类药物的特征鉴别反应（ ）

　　A. 吩噻嗪类　　　　　　　　　B. 吡啶类

　　C. 咪唑类　　　　　　　　　　D. 苯并二氮杂䓬类

5. 吩噻嗪类药物的制剂常采用的含量测定方法是（ ）

　　A. 酸碱滴定法　　　　　　　　B. 非水溶液滴定法

　　C. 氧化还原滴定法　　　　　　D. 紫外-可见分光光度法

6. 能与香草醛反应生成黄色沉淀的是（ ）

　　A. 异烟肼　　　　　　　　　　B. 尼可刹米

　　C. 盐酸氯丙嗪　　　　　　　　D. 盐酸吗啡

7. 《中国药典》（2015 年版）对地西泮原料药物的含量测定采用（ ）

　　A. 紫外-可见分光光度法　　　　B. 非水溶液滴定法

　　C. 比色法　　　　　　　　　　D. 高效液相色谱法

8. 为排除苯甲酸、苯甲酸钠对测定的干扰，《中国药典》（2015 年版）对地西泮注射液的含量测定采用（ ）

　　A. 紫外-可见分光光度法　　　　B. 非水溶液滴定法

　　C. 比色法　　　　　　　　　　D. 高效液相色谱法

9. 能与硝酸银试液反应生成银镜，并放出气泡和生成黑色浑浊的药物是（ ）

　　A. 甲硝唑　　　　　B. 阿苯达唑　　　　　C. 异烟肼　　　　　D. 吗啡

（二）多项选择题

10. 属于杂环类的药物是（ ）

　　A. 盐酸吗啡　　　　B. 异烟肼　　　　　C. 硝酸士的宁

　　D. 奋乃静　　　　　E. 盐酸氯丙嗪

二、问答题

1. 鉴别异烟肼常用的方法是什么？简述其原理及现象。

2. 吩噻嗪类药物为什么都易氧化变色？如何利用此性质进行鉴别？

3.《中国药典》(2015 年版)中杂环类原料药物的含量测定常采用什么方法？为什么？

（杨　阳）

第五节　生物碱类药物分析

导学情景 ∨

情景描述：

草乌又名"断肠草"，其含有的生物碱对肾脏有一定毒性，超量使用会引起口唇和四肢麻痹、恶心、呕吐等中毒症状，严重者可危及生命。

学前导语：

生物碱具有特殊而显著的生理活性，广泛应用于临床，但部分生物碱具有一定的毒性，临床应用须慎重，应严格控制其质量，以确保用药安全。本节我们将学习生物碱类药物的分析方法，重点掌握代表性典型药物的质量控制方法。

一、典型药物结构与性质

生物碱是指存在于生物体内的一类含有氮原子的有机化合物，多呈碱性，故称为生物碱。目前，生物碱类药物一般按母核的化学结构分类，《中国药典》(2015 年版)收载的生物碱类药物主要有苯烃胺类、托烷类、喹啉类、异喹啉类、吲哚类及黄嘌呤类。典型药物结构与性质见表 6-14。

本节以盐酸麻黄碱、硫酸阿托品、硫酸奎宁和盐酸吗啡为代表，解析生物碱类药物的质量分析方法。

表 6-14　生物碱类典型药物的结构与性质

药物	结构式	结构与性质
苯烃胺类 盐酸麻黄碱 (ephedrine hydrochloride)	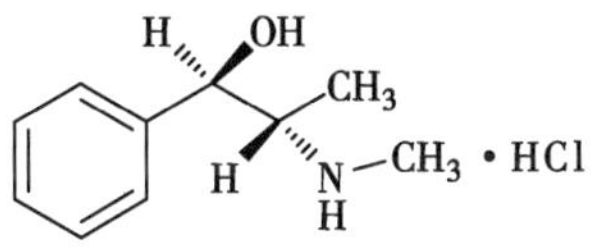	(1)侧链氮原子:仲胺氮,碱性较一般生物碱强,易与酸成盐。其游离碱难溶于水,易溶于有机溶剂,其盐可溶于水。 (2)苯环和特征官能团:可产生紫外和红外光谱特征吸收,可用于鉴别和含量测定。 (3)侧链氨基醇:可发生双缩脲反应,用于鉴别。 (4)手性碳原子:侧链上有两个手性碳原子,具有旋光性,可利用此特性进行药物分析。盐酸麻黄碱为左旋体,盐酸伪麻黄碱为右旋体。
盐酸伪麻黄碱 (pseudoephedrine hydrochloride)	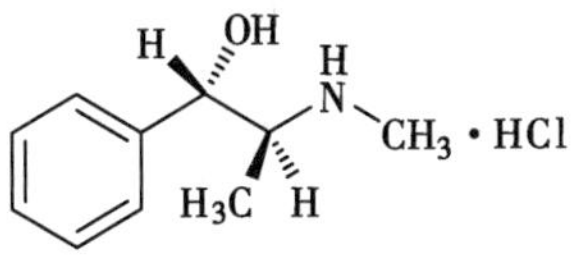	

续表

药物	结构式	结构与性质
托烷类 硫酸阿托品（atropine sulfate）		(1)叔胺氮原子:碱性较强,易与酸成盐。 (2)酯键:硫酸阿托品和氢溴酸山莨菪碱均为莨菪烷衍生的氨基醇和莨菪酸形成的酯,易水解。水解生成的莨菪酸可发生维他立(Vitali)反应,用于鉴别。 (3)手性碳原子:结构中含有手性碳原子具有旋光性,氢溴酸山莨菪碱为左旋体,阿托品因外消旋化而为消旋体,无旋光性
氢溴酸山莨菪碱（anisodamine hydrobro mide）		
喹啉类 硫酸奎宁（quinine sulfate） 硫酸奎尼丁（quinidine sulfate）		(1)氮原子:喹啉环芳环氮碱性弱,不能与硫酸成盐;喹核碱脂环氮碱性强,能与强酸成稳定的盐。奎宁的碱性略大于奎尼丁。 (2)手性碳原子:奎宁和奎尼丁的分子式完全相同,但喹核碱部分立体结构不同,前者为左旋体,后者为右旋体,立体结构的不同导致了两者的旋光性、碱性、溶解性能和药理作用的不同。 (3)特殊基团:硫酸奎宁和硫酸奎尼丁具有荧光特性,在稀硫酸溶液中显蓝色荧光。
异喹啉类 盐酸吗啡（morphine hydrochloride）		(1)氮原子:盐酸吗啡可与甲醛硫酸、钼硫酸试液分别发生生物碱的显色反应,可用于鉴别,亦可与铁氰化钾试液反应,生成蓝绿色而与可待因区别。 (2)酚羟基和叔胺基团:吗啡分子具有酸碱两性,但碱性略强;可待因分子中无酚羟基,仅含叔胺基团,碱性比吗啡强
磷酸可待因（codeine phosphate）		

续表

药物	结构式	结构与性质
硝酸士的宁 (strychnine nitrate)	, HNO₃	(1)氮原子:吲哚环上的氮(N₂)由于与芳环共轭,几乎无碱性,不与酸成盐。士的宁分子中脂环叔胺氮(N₁)碱性较强,可与硝酸成盐;而利血平分子中的脂环叔胺氮(N₁)受邻近基团空间位阻的影响,碱性较弱,不能与酸结合成稳定的盐,而以游离状态存在。

$$ \text{硝酸士的宁 (strychnine nitrate)}\quad \text{, HNO}_3 $$

吲哚类 利血平 (reserpine)		(2)酯键:利血平有酯键,在弱碱或受热条件下易水解。 (3)特殊基团:利血平具有还原性,在光照和氧气存在情况下极易被氧化,氧化产物为黄色的3,4-二去氢利血平,并带有黄绿色荧光,进一步氧化为3,4,5,6-四去氢利血平,具有蓝色荧光。
黄嘌呤类 咖啡因 (caffeine)	, H₂O	(1)氮原子:本类药物结构中含有4个氮原子,但受邻位羰基的影响,碱性极弱。咖啡因 pK_b 为14.15,不易与酸成盐,以游离碱供药用;茶碱分子中氮原子上的氢非常活泼,而呈酸性,可溶于碱的水溶液中,临床上使用的氨茶碱即为乙二胺与茶碱形成的盐。 (2)黄嘌呤结构:咖啡因和茶碱具有黄嘌呤结构,可发生紫脲酸铵特征反应。加盐酸和氯酸钾水浴蒸干后的残渣遇氨气生成甲基紫脲酸铵,显紫色,再加氢氧化钠,则紫色消失
茶碱 (theophylline)	, H₂O	

二、实例分析

(一)盐酸麻黄碱及其制剂的分析

盐酸麻黄碱(ephedrine hydrochloride)是一种拟肾上腺素药。用于支气管哮喘、百日咳、花粉症及其他过敏性疾病,还能对抗脊椎麻醉引起的血压降低、扩大瞳孔,也用于重症肌无力、痛经等。

1. **性状**　盐酸麻黄碱为白色针状结晶或结晶性粉末;无臭,味苦。在水中易溶,在乙醇中溶解,在三氯甲烷或乙醚中不溶。

案例分析

案例:

2011 年 8 月份,广西人何某、刘某通过互联网学习了制造毒品的技术后,利用各种手段在药店购买了大量的"新康泰克",从中提取麻黄碱制成冰毒,数次在平乐县平乐、二塘镇向吸毒人员贩卖。2012 年 5 月 3 日,广西壮族自治区平乐县人民法院判处何某、刘某等人贩卖、制造毒品罪,这类案件在广西尚属首例。

分析:

麻黄碱是合成苯丙胺类毒品也就是冰毒的最主要原料,部分含麻黄碱类成分的药物,尤其是感冒药,很可能被不法分子大量购买用于非法提炼和制造冰毒。因此,加强麻黄碱类复方制剂的管理,并限制其麻黄碱类成分的含量是十分必要的。2012 年 9 月原国家食品药品监督管理局、公安部、原卫生部联合发布通知,加强含麻黄碱类复方制剂管理,含麻黄碱类药品除要求实名购买外,还要求在单位剂量内如果麻黄碱类药物含量大于 30mg(不含 30mg),该类复方制剂将列入必须凭处方销售的处方药管理。含麻黄碱类复方制剂每个最小包装中的麻黄碱类药物含量,如果是口服固体制剂不得超过 720mg,如果是口服液体制剂则不得超过 800mg。

2. 鉴别

(1)双缩脲反应:取本品约 10mg,加水 1ml 溶解后,加硫酸铜试液 2 滴与 20%氢氧化钠溶液 1ml,即显蓝紫色;加乙醚 1ml,振摇后,放置,乙醚层即显紫红色,水层变成蓝色。

解析:该反应为芳环侧链含有氨基醇结构的特征反应。盐酸麻黄碱在碱性溶液中与硫酸铜反应,Cu^{2+} 与仲胺基形成紫堇色配位化合物,加入乙醚后,无水铜配位化合物及其有 2 个结晶水的铜配位化合物进入醚层,呈紫红色,具有 4 个结晶水的铜配位化合物和剩余的硫酸铜则溶于水层呈蓝色。其反应式如下:

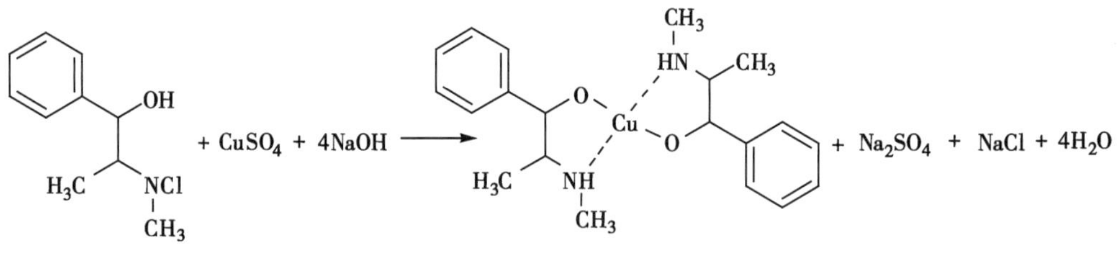

(2)红外光谱法:本品的红外光吸收图谱应与对照的图谱(光谱集 387 图)一致。

(3)氯化物的反应:本品的水溶液显氯化物鉴别(1)的反应(通则 0301)。

3. 检查　盐酸麻黄碱除需检查"溶液澄清度""酸碱度""硫酸盐""干燥失重""炽灼残渣"和"重金属"等一般杂质外,还应进行"有关物质"的检查。

有关物质:取本品约 50mg,置 50ml 量瓶中,加流动相溶解并稀释至刻度,摇匀,作为供试品溶液;精密量取 1ml,置 100ml 量瓶中,用流动相溶解并稀释至刻度,摇匀,作为对照溶液。照高效液相色谱法试验。用十八烷基硅烷键合硅胶为填充剂;以磷酸盐缓冲液(取磷酸二氢钾 6.8g、三乙胺 5ml、磷酸 4ml,加水至 1000ml,用稀磷酸或三乙胺调节 pH 至 3.0±0.1)-乙腈(90:10)为流动相;检测波长为 210nm。理论板数按盐酸麻黄碱峰计算不低于 3000。取对照溶液 10μl,注入液相色谱仪,调节检测灵敏度,使主成分色谱峰的峰高约为满量程的 20% ;再精密量取供试品溶液和对照溶液各 10μl,分别注入液相色谱仪,记录色谱图至主成分峰保留时间的 2 倍。供试品溶液的色谱图中如有杂质峰,各杂质峰面积的和不得大于对照溶液主峰面积的 0.5 倍(0.5%)。

解析:在我国盐酸麻黄碱生产工艺主要是从天然麻黄草中提取分离而得。天然提取工艺可能带入盐酸伪麻黄碱、草酸及麻黄草中的其他麻黄碱类似物或降解产物。为控制其质量,须进行有关物质检查。《中国药典》(2015 年版)采用高效液相色谱法检查。

药检之窗

盐酸麻黄碱的生产,无论是提取工艺还是合成工艺都可能引入光学异构体,因此有必要对盐酸麻黄碱中的光学异构体盐酸伪麻黄碱含量进行控制。本产品在《欧洲药典》(EP)与《英国药典》(BP)标准中已于 2005 年对盐酸麻黄碱中的伪麻黄碱作为杂质进行了控制,方法为高效液相色谱法。应用的色谱柱为苯基键合硅胶柱,流动相为醋酸铵缓冲液(0.15mol/L,用醋酸调节 pH 4.2)-甲醇(94:6),检测波长为 257nm,并对系统适用性作了规定,盐酸麻黄碱与伪麻黄碱的分离度有了具体要求。本法能对盐酸麻黄碱中的盐酸伪麻黄碱进行控制,标准要求杂质 A≤0.2%;未知单一杂质≤0.1%;除杂质 A 以外的杂质总和≤0.5%。

4. 含量测定 麻黄碱具有碱性,《中国药典》(2015 年版)采用非水溶液滴定法测定其原料的含量。而对于其制剂(注射液、滴鼻液),则采用高效液相色谱法。

(1)盐酸麻黄碱原料药物的含量测定

1)测定原理:盐酸麻黄碱的侧链上的氮原子为仲胺氮,显碱性,可与酸成盐。《中国药典》(2015 年版)采用非水溶液滴定法测定盐酸麻黄碱含量。以高氯酸滴定液直接滴定。反应式如下:

$$2BH^+ \cdot Cl^- + Hg(Ac)_2 \rightarrow 2BH^+ \cdot Ac^- + HgCl_2$$

$$BH^+Ac^- + HClO_4 \rightarrow BH^+ \cdot ClO_4^- + HAc$$

2)测定方法:取本品约 0.15g,精密称定,加冰醋酸 10ml,加热溶解后,加醋酸汞试液 4ml 与结晶紫指示液 1 滴,用高氯酸滴定液(0.1mol/L)滴定至溶液显翠绿色,并将滴定的结果用空白试验校正。每 1ml 高氯酸滴定液(0.1mol/L)相当于 20.17mg 的盐酸麻黄碱 $C_{10}H_{15}NO \cdot HCl$。

3)含量计算

$$含量\% = \frac{(V-V_0) \times F \times T}{m} \times 100\% \tag{式 6-19}$$

式中,V 为滴定时消耗高氯酸滴定液的体积(ml);V_0 为空白试验消耗高氯酸滴定液体积(ml);F 为高氯酸滴定液的浓度校正因子;T 为滴定度(mg/ml);m 为供试品的取样量(g)。

解析:生物碱类药物通常具有弱碱性,在水溶液中用酸直接滴定没有明显的突跃,而在非水酸性(如冰醋酸、醋酐)介质中,碱强度明显增大,可用高氯酸滴定液直接滴定。在滴定过程中被置换出的 HA,其酸性较强时,则置换反应不能进行完全。如测定生物碱氢卤酸盐时,由于被置换出的氢卤酸酸性相当强,影响滴定终点,不能直接滴定,需要进行处理。一般处理方法为:滴定前加入定量的醋酸汞冰醋酸溶液,使氢卤酸形成难以解离的卤化汞,而氢卤酸盐则变成可定量测定的醋酸盐,再用高氯酸滴定。

采用非水溶液滴定法测定生物碱类药物时,除少数药物(如咖啡因等)以游离碱的形式供分析外,绝大多数为盐类。生物碱盐类的滴定,实质上是一个置换滴定,即强酸($HClO_4$)置换出与生物碱结合的较弱的酸(HA)。

$$BH^+ \cdot A^- + HClO_4 \rightarrow BH^+ \cdot ClO_4^- + HA$$

式中 $BH^+ \cdot A^-$ 表示生物碱盐;HA 表示被置换出的弱酸。常见无机酸在冰醋酸中的酸性以下列顺序依次递减:

高氯酸>氢溴酸>硫酸>盐酸>硝酸>磷酸>有机酸

本法主要用于 $K_b < 10^{-8}$(即 $pK_b > 8$)的有机弱碱及其有机酸盐、氢卤酸盐、磷酸盐、硫酸盐、硝酸盐及有机酸的碱金属盐类药物的含量测定。只要选择合适的溶剂、滴定剂和指示终点的方法,pK_b 为 $8 \sim 13$ 的弱碱性药物都能采用本法测定,见表6-15。

表6-15 非水溶液滴定法测定生物碱类药物含量的条件

序号	pK_b	代表药物	溶剂	指示剂	终点颜色	备注
1	8~10	盐酸麻黄碱	冰醋酸	结晶紫	翠绿色	加醋酸汞
		氢溴酸山莨菪碱	冰醋酸	结晶紫	纯蓝色	加醋酸汞
		硝酸士的宁	冰醋酸	电位法		硝酸有干扰
		硫酸阿托品	醋酐-冰醋酸	结晶紫	纯蓝色	
2	10~12	硫酸奎宁	冰醋酸	结晶紫	蓝绿色	需加醋酐
		硫酸奎尼丁	冰醋酸	结晶紫	绿色	需加醋酐
3	>12	咖啡因	醋酐-冰醋酸	结晶紫	黄色	

(2)盐酸麻黄碱注射液的含量测定

1)色谱条件与系统适用性试验:用十八烷基硅烷键合硅胶为填充剂;以磷酸盐缓冲液(取磷酸二氢钾 6.8g、三乙胺 5ml、磷酸 4ml,加水至 1000ml,用稀磷酸或三乙胺调剂 pH 至 3.0±0.1)-乙腈(90:10)为流动相;检测波长为 210nm。理论板数按盐酸麻黄碱峰计算不低于 3000,盐酸麻黄碱峰与相邻杂质峰的分离应符合要求。

2)测定方法:精密量取本品适量,用流动相稀释制成每 1ml 中约含 30μg 的溶液,精密量取 10μl 注入液相色谱仪,记录色谱图;另取盐酸麻黄碱对照品,同法测定。按外标法以峰面积计算,即得。

3)含量计算

$$标示量\% = \frac{c_R \times \dfrac{A_X}{A_R} \times V \times D \times 每支容量}{m \times m_s} \times 100\% \qquad 式(6\text{-}20)$$

式中,A_X 为供试品峰面积;A_R 为对照品的峰面积;c_R 为对照品的浓度(mg/ml);V 为供试品初次配制的体积(ml);D 为供试品的稀释倍数;m 为供试品的取样量(ml);m_s 为标示量(mg)。

（二）硫酸阿托品及其制剂的分析

硫酸阿托品（atropine sulfate）是一种抗胆碱药。用于感染中毒性休克、有机磷农药中毒、内脏绞痛、散瞳验光检查、麻醉前给药及减少支气管黏液分泌等。

1. 性状　硫酸阿托品为无色结晶或白色结晶性粉末；无臭。在水中极易溶解，在乙醇中易溶。

2. 鉴别

（1）红外光谱法：本品的红外光吸收图谱应与对照的图谱（光谱集 487 图）一致。

（2）托烷生物碱的反应（Vitali 反应）：取供试品约 10mg，加发烟硝酸 5 滴，置水浴上蒸干，得黄色的残渣，放冷，加乙醇 2~3 滴湿润，加固体氢氧化钾一小粒，即显深紫色。

解析：该反应系托烷类生物碱的专属鉴别反应。硫酸阿托品结构中的酯键水解后生成莨菪酸，莨菪酸与发烟硝酸共热，生成黄色的三硝基（或二硝基）衍生物，再与醇制氢氧化钾溶液或固体氢氧化钾作用，转变成醌型产物，呈深紫色。其反应式为：

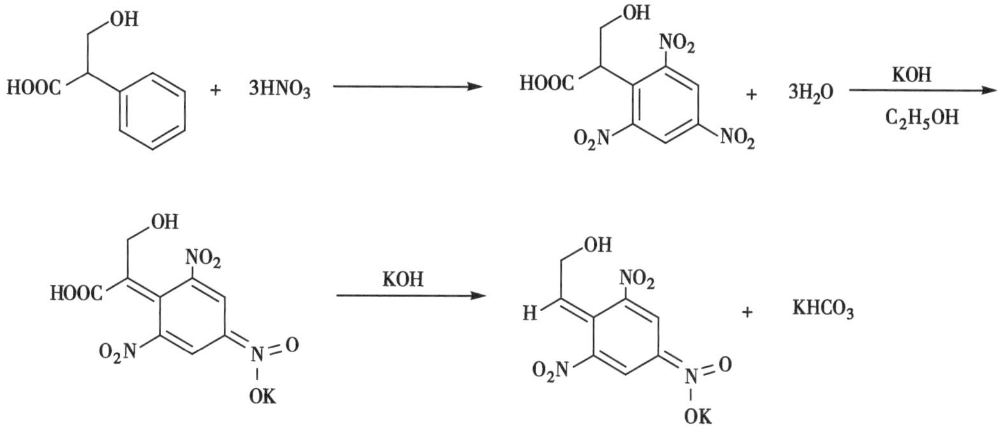

（3）硫酸根的反应：本品的水溶液显硫酸盐的鉴别反应（通则 0301）。

3. 检查　硫酸阿托品除需检查"酸度""干燥失重"和"炽灼残渣"等一般杂质外，还应作特殊杂质"莨菪碱"检查。

莨菪碱：取本品，按干燥品计算，加水溶解并制成每 1ml 中含 50mg 的溶液，依法测定，旋光度不得超过 -0.4°。已知莨菪碱的比旋度为 -32.5°，本法控制莨菪碱的限量为 24.6%。

解析：硫酸阿托品中的莨菪碱是由于生产过程中消旋化不完全而引入，其毒性较大，故应予检查。

在硫酸阿托品的制备过程中，可能引入莨菪碱、颠茄碱等生物碱杂质。因此，《中国药典》（2015 年版）还规定检查"有关物质"，采用高效液相色谱法以控制其生产工艺引入的中间体、副产物及分解产物等有关物质的量。

4. 含量测定　阿托品具有碱性，《中国药典》（2015 年版）采用非水溶液滴定法（非水碱量法）测定其原料的含量。而对于其制剂（片剂、注射剂），则采用酸性染料比色法。

（1）硫酸阿托品原料药物的含量测定

1）测定原理：硫酸阿托品分子结构中的氮原子位于桥环上，显碱性，可与酸成盐。《中国药典》（2015 年版）采用非水溶液滴定法测定硫酸阿托品含量。以高氯酸滴定液直接滴定。反应式如下：

$$(BH^+)_2 \cdot SO_4^{2-} + HClO_4 \rightarrow (BH^+) \cdot ClO_4^- + (BH^+) \cdot HSO_4^-$$

2）测定方法：取本品约 0.5g，精密称定，加冰醋酸与醋酐各 10ml 溶解后，加结晶紫指示液 1~2 滴，用高氯酸滴定液（0.1mol/L）滴定，至溶液显纯蓝色，并将滴定的结果用空白试验校正。每 1ml 的高氯酸滴定液（0.1mol/L）相当于 67.68mg 的硫酸阿托品（$C_{17}H_{23}NO_3)_2 \cdot H_2SO_4$。

3）含量计算

$$含量\% = \frac{(V-V_0) \times F \times T}{m} \times 100\% \qquad \text{式（6-21）}$$

式中，V 为滴定时消耗高氯酸滴定液的体积（ml）；V_0 为空白试验消耗高氯酸滴定液体积（ml）；F 为高氯酸滴定液的浓度校正因子；T 为滴定度（mg/ml）；m 为供试品的取样量（g）。

解析：有机碱的硫酸盐，因硫酸在滴定液中的酸性很强，故用高氯酸滴定液进行非水溶液滴定时，只能滴定至 HSO_4^-。

（2）硫酸阿托品片的含量测定

1）对照品溶液的制备：取硫酸阿托品对照品约 25mg，精密称定，置 25ml 量瓶中，加水溶解并稀释至刻度，摇匀，精密量取 5ml，置 100ml 量瓶中，加水稀释至刻度，摇匀，作为对照品溶液。

2）供试品溶液的制备：取本品 20 片，精密称定，研细，精密称取适量（约相当于硫酸阿托品 2.5mg），置 50ml 量瓶中，加水振摇使硫酸阿托品溶解并稀释至刻度，滤过，取续滤液，作为供试品溶液。

3）测定方法：精密量取供试品溶液与对照品溶液各 2ml，分别置预先精密加入三氯甲烷 10ml 的分液漏斗中，各加溴甲酚绿溶液（取溴甲酚绿 50mg 与邻苯二甲酸氢钾 1.021g，加 0.2mol/L 氢氧化钠溶液 6.0ml 使溶解，再加水稀释至 100ml，摇匀，必要时滤过）2.0ml，振摇提取 2 分钟后，静置使分层，分取澄清的三氯甲烷液，按照紫外-可见分光光度法，在 420nm 的波长处分别测定吸光度，计算，并将结果乘以 1.027，即得。

ER-6-31

硫酸阿托品片测定的计算结果为何乘以 1.027

4）含量计算

$$标示量\% = \frac{c_R \times \dfrac{A_X}{A_R} \times V \times 1.027 \times \overline{W}}{m \times S} \times 100\% \qquad \text{式（6-22）}$$

式中，A_X 为供试品溶液的吸光度；c_R 为对照品溶液的浓度（g/ml）；A_R 为对照品溶液的吸光度；$\overline{W}$ 为平均片重；m 供试品的取样量（ml）；V 为供试品初次配制的体积（ml）；m 为供试品的取样量（g）；S 为注射剂的标示量；1.027 为有水物与无水物间的质量换算因子。

知识链接

酸性染料比色法

本法是利用在适当的 pH 介质中，生物碱类药物（B）可与氢离子结合成阳离子（BH^+），一些酸性染料在此介质中能解离为阴离子（In^-），上述阳离子和阴离子可定量地结合成有色配位化合物（$BH^+ \cdot In^-$），即离子对，可被某些有机溶剂定量地提取，形成有色溶液。即在一定波长处测定该有机相中有色离子对的吸光度，即可计算出生物碱的含量。

本法常选用的酸性染料为溴甲酚绿；常选用的有机溶剂为三氯甲烷。此法适用于小剂量的有机碱性药物及制剂或体内有机碱性药物的监测。《中国药典》（2015 年版）对硫酸阿托品的片剂和注射液的含量均采用此法测定。

（三）硫酸奎宁及其制剂的分析

硫酸奎宁（quinine sulfate）是一种抗疟药。用于耐氯喹和耐多种药物虫株所致的恶性疟，也可用于治疗间日疟。

1. 性状　硫酸奎宁为白色细微的针状结晶，轻柔，易压缩；无臭，味极苦；遇光渐变色；水溶液显中性反应。在三氯甲烷-无水乙醇（2∶1）中易溶，在水、乙醇、三氯甲烷和乙醚中微溶。

2. 鉴别

（1）荧光反应：取本品约 20mg，加水 20ml 溶解后，分取溶液 10ml，加稀硫酸使成酸性，即显蓝色荧光。

（2）绿奎宁反应：取鉴别（1）项剩余的溶液 5ml，加溴试液 3 滴与氨试液 1ml，即显翠绿色。

解析：奎宁为 6-位含氧喹啉衍生物，可以发生绿奎宁反应，反应的机制是 6-位含氧喹啉，经氯水（或溴水）氧化氯化，再以氨水处理缩合，生成绿色的二醌基亚胺的铵盐。该反应为硫酸奎宁的专属鉴别反应。

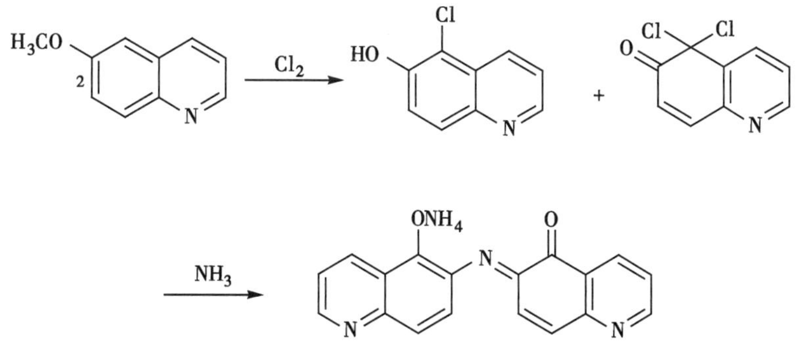

（3）硫酸根的反应：取鉴别（1）项剩余的溶液 5ml，加盐酸使成酸性后，滴加氯化钡试液 1ml，即发生白色沉淀。

（4）红外光谱法：本品的红外光吸收图谱应与对照的图谱（光谱集 488 图）一致。

3. 检查　硫酸奎宁除需检查"酸度""干燥失重"和"炽灼残渣"等一般杂质外，还应检查以下特殊杂质。

（1）三氯甲烷-乙醇中不溶物：取本品 2.0g，加三氯甲烷-无水乙醇（2∶1）的混合液 15ml，在 50℃ 加热 10 分钟后，用称定重量的垂熔坩埚滤过，滤渣用上述混合液分 5 次洗涤，每次 10ml，在 105℃ 干燥至恒重，遗留残渣不得过 2mg。

解析：本项检查主要是控制在制备硫酸奎宁的过程中，可能引入的醇中不溶性杂质或无机盐类等。

（2）其他金鸡纳碱：取本品，加稀乙醇制成每 1ml 中含 10mg 的溶液，作为供试品溶液；精密量取适量，加稀乙醇稀释制成每 1ml 中约含 50μg 的溶液，作为对照溶液。照薄层色谱法试验，吸取上述两种溶液各 5μl，分别点于同一硅胶 G 薄层板上，以三氯甲烷-丙酮-二乙胺（5∶4∶1.25）为展开剂，展开，微热使展开剂挥散，喷以碘铂酸钾试液使显色。供试品溶液如显杂质斑点，与对照溶液的主斑点比较，不得更深。本法控制杂质的限量为 0.5%。

解析：本项检查主要控制在制备硫酸奎宁过程中，可能存在有金鸡纳的其他生物碱。本法为供试品溶液自身稀释对照法。

硫酸奎宁测定的有关计算

4. 含量测定

（1）测定原理：硫酸奎宁分子结构中的喹啉环和喹核碱部分显碱性，可与酸成盐。《中国药典》（2015 年版）采用非水溶液滴定法测定硫酸奎宁含量。以高氯酸滴定液直接滴定。

（2）测定方法：取本品约 0.2g，精密称定，加冰醋酸 10ml 溶解后，加醋酐 5ml 与结晶紫指示液 1～2 滴，用高氯酸滴定液（0.1mol/L）滴定至溶液显蓝绿色，并将滴定的结果用空白试验校正。每 1ml 的高氯酸滴定液（0.1mol/L）相当于 24.90mg 的硫酸奎宁（$C_{20}H_{24}N_2O_2$）$_2$ · H_2SO_4。

（3）含量计算

$$含量\% = \frac{(V-V_0) \times F \times T}{m} \times 100\%$$
式（6-23）

式中，V 为滴定时消耗高氯酸滴定液的体积（ml）；V_0 为空白试验消耗高氯酸滴定液体积（ml）；F 为高氯酸滴定液的浓度校正因子；T 为滴定度（mg/ml）；m 为供试品的取样量（g）。

解析：奎宁为二元碱，由于喹核碱的碱性较强，可与硫酸成盐；而喹啉环的碱性极弱，不能与硫酸成盐，但在冰醋酸介质中用高氯酸滴定时却能与高氯酸成盐，反应为：

$$(C_{20}H_{24}N_2O_2 \cdot H^+)_2 \cdot SO_4^{2-} + 3HClO_4 \rightarrow$$

$$(C_{20}H_{24}N_2O_2 \cdot 2H^+) \cdot 2ClO_4^- + (C_{20}H_{24}N_2O_2 \cdot 2H^+) \cdot HSO_4^- \cdot ClO_4^-$$

从上式可知，1mol 的硫酸奎宁可消耗 3mol 的高氯酸。无水硫酸奎宁的分子量为 746.93，所以滴定度（T）为：

$$滴定度（T）= \frac{1}{3} \times 0.1 \times 746.93 = 24.90（mg/ml）$$

当测定硫酸奎宁片剂时，片剂中存在的辅料如硬脂酸盐、苯甲酸盐也消耗高氯酸滴定液，故应先用氢氧化钠溶液碱化处理，生成游离奎宁碱，经三氯甲烷提取分离后，再用高氯酸滴定液滴定。每 1mol 硫酸奎宁可转化为 2mol 奎宁，每 1mol 奎宁消耗 2mol 高氯酸，故 1mol 硫酸奎宁消耗 4mol 高氯酸。因此,硫酸奎宁片剂与原料药物的分析具有不同的滴定度。

▶▶ 课堂活动

　　采用非水溶液滴定法测定盐酸麻黄碱、硝酸士的宁、咖啡因及硫酸奎宁及其片剂的含量时,各应注意什么?

(四)盐酸吗啡的分析

盐酸吗啡(morphine hydrochloride)是一种强效中枢性镇痛药。用于晚期癌症患者第三阶梯止痛及缓解剧痛。

1. 性状　盐酸吗啡为白色、有丝光的针状结晶或结晶性粉末;无臭;遇光易变质。在水中溶解,在乙醇中略溶,在三氯甲烷或乙醚中几乎不溶。

2. 鉴别

(1)甲醛硫酸反应(Marquis 反应):取本品约 1mg,加甲醛硫酸试液 1 滴,即显紫堇色。

(2)与钼硫酸试液反应(Fröhde 反应):取本品约 1mg,加钼硫酸试液 0.5ml,即显紫色,继变为蓝色,最后变为棕绿色。

(3)还原反应:取本品约 1mg,加水 1ml 溶解后,加稀铁氰化钾试液 1 滴,即显蓝绿色(与可待因的区别)。

解析: 吗啡被铁氰化钾氧化后再与三氯化铁试液反应,生成亚铁氰化铁(普鲁士蓝)显蓝绿色,可待因无此反应,可供鉴别。

(4)红外光谱法:本品的红外光吸收图谱应与对照的图谱(光谱集 344 图)一致。

(5)氯化物的反应:本品的水溶液显氯化物鉴别(1)的反应(通则 0301)。

3. 检查　盐酸吗啡除需检查"酸度""溶液的澄清度与颜色""铵盐""干燥失重"和"炽灼残渣"等一般杂质外,还应检查以下特殊杂质。

(1)阿扑吗啡:取本品 50mg,加水 4ml 溶解后,加碳酸氢钠 0.10g 与 0.1mol/L 碘溶液 1 滴,加乙醚 5ml,振摇提取,静置分层后,乙醚层不得显红色,水层不得显绿色。

解析: 阿扑吗啡为吗啡脱水产物,其水溶液在碳酸氢钠碱性条件下被碘试液氧化生成翠绿色化合物,溶于乙醚呈宝石红色。

(2)罂粟酸:取本品 0.15g,加水 5ml 溶解后,加稀盐酸 5ml 与三氯化铁试液 2 滴,不得显红色。

解析: 罂粟酸在微酸性溶液中与三氯化铁生成红色罂粟酸铁。

4. 含量测定　盐酸吗啡具有碱性,《中国药典》(2015 年版)采用非水溶液滴定法(非水碱量法)测定其原料的含量;而对于其片剂、注射液,则采用紫外-可见分光光度法测定;对于盐酸吗啡缓释片,采用高效液相色谱法测定。

(1)盐酸吗啡的含量测定

1)测定原理:盐酸吗啡分子结构中的 17 位叔胺氮原子显碱性,可与酸成盐。《中国药典》(2015年版)采用非水溶液滴定法测定盐酸吗啡含量。以高氯酸滴定液直接滴定。

2)测定方法:取本品约 0.2g,精密称定,加冰醋酸 10ml 与醋酸汞试液 4ml 溶解后,加结晶紫指示液 1 滴,用高氯酸滴定液(0.1mol/L)滴定至溶液显绿色,并将滴定结果用空白试验校正。每 1ml 高氯酸滴定液(0.1mol/L)相当于 32.18mg 的盐酸吗啡 $C_{17}H_{19}NO_3 \cdot HCl$。

3)含量计算

$$含量\% = \frac{(V-V_0) \times F \times T}{m} \times 100\% \qquad \text{式(6-24)}$$

式中,V 为滴定时消耗高氯酸滴定液的体积(ml);V_0 为空白试验消耗高氯酸滴定液体积(ml);F 为高氯酸滴定液的浓度校正因子;T 为滴定度(mg/ml);m 为供试品的取样量(g)。

(2)盐酸吗啡片剂的含量测定

1)测定方法:取本品 20 片,精密称定,研细,精密称取适量(约相当于盐酸吗啡 10mg),置 100ml 量瓶中,加水 50ml,振摇,使盐酸吗啡溶解,用水稀释至刻度,摇匀,滤过,精密量取续滤液 15ml,置 50ml 量瓶中,加 0.2mol/L 氢氧化钠溶液 25ml,用水稀释至刻度,摇匀,照紫外-可见分光光度法,在 250nm 处测定吸光度;另取吗啡对照品适量,精密称定,用 0.1mol/L 氢氧化钠溶液溶解并定量稀释制成每 1ml 中约含 20μg 的溶液,同法测定。计算,结果乘以 1.317,即得盐酸吗啡($C_{17}H_{19}NO_3 \cdot HCl \cdot 3H_2O$)的含量。

2)含量计算

$$标示量\% = \frac{c_R \times \dfrac{A_X}{A_R} \times V \times 1.317 \times \overline{W}}{m \times m_s} \times 100\% \qquad \text{式(6-25)}$$

式中,A_X 为供试品溶液的吸光度;A_R 为对照品溶液的吸光度;c_R 为对照品溶液的浓度(mg/ml);V 为供试品溶液的体积(ml);$\overline{W}$ 为平均片重(g);m 为供试品取样量(g);m_s 为标示量(mg)。1.317 为分子量换算因数,系每 1g 无水盐酸吗啡相当于盐酸吗啡($C_{17}H_{19}NO_3 \cdot HCl \cdot 3H_2O$)的克数。

点滴积累 ✓

1. 生物碱类特征鉴别试验 主要有:①具有氨基醇结构生物碱的特征反应——双缩脲反应;②托烷生物碱的特征反应——Vitali 反应;③6-位含氧喹啉衍生物的特征反应——绿奎宁(Thalleioquin)反应;④吗啡生物碱的特征反应——Marquis 反应、Frohde 反应、还原反应。

2. 生物碱类药物含量测定的常用方法有非水溶液滴定法、酸性染料比色法、紫外-可见分光光度法、高效液相色谱法等。

3. 硫酸阿托品特殊杂质莨菪碱的检查采用旋光度法。

4. 硫酸奎宁片剂测定的滴定度与其原料药物分析的滴定度不同。

5. 对硫酸阿托品片剂及盐酸吗啡片剂进行含量测定,计算时要进行分子量换算。

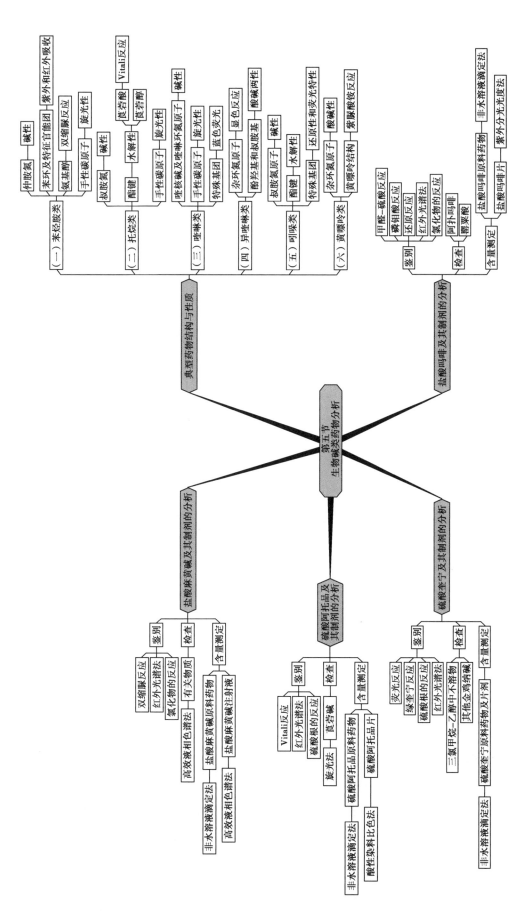

图 6-5 生物碱类药物分析思维导图

目标检测

一、选择题

（一）单项选择题

1. 采用非水溶液滴定法测定硫酸奎宁及其片剂的含量时，1mol 硫酸奎宁（原料、片剂）消耗高氯酸的量分别为（   ）

   A. 1mol；2mol   B. 1mol；3mol   C. 2mol；3mol   D. 3mol；4mol

2. 能用 Vitali 反应鉴别的药物是（   ）

   A. 麻黄碱   B. 奎尼丁

   C. 硫酸阿托品   D. 咖啡因

3. 应用酸性染料比色法测定硫酸阿托品片剂的含量，能否成功的关键在于（   ）

   A. 水相 pH   B. 温度的选择

   C. 染料的选择   D. 提取溶剂的选择

4. 硫酸奎宁中"其他金鸡纳碱"的检查采用（   ）

   A. 比色法   B. 高效液相色谱法

   C. 薄层色谱法   D. 紫外-可见分光光度法

5. 采用非水溶液滴定法测定盐酸麻黄碱，加入醋酸汞是（   ）

   A. 消除麻黄碱干扰   B. 消除氢卤酸干扰

   C. 消除氮原子干扰   D. 消除高氯酸干扰

6. 硫酸阿托品用高氯酸滴定液直接滴定，反应的物质的量的比为（   ）

   A. 3∶1   B. 1∶3   C. 2∶1   D. 1∶1

（二）多项选择题

7. 硫酸奎宁的检查项目有（   ）

   A. 其他金鸡纳碱   B. 三氯甲烷-乙醇中不溶物

   C. 乙醇中不溶物   D. 酸度   E. 水杨酸

8. 喹啉类药物的主要理化性质包括（   ）

   A. 弱碱性   B. 不能与硫酸成盐   C. 旋光性

   D. 紫外吸收特性   E. 酸性

二、问答题

1. 生物碱类药物含量测定常用方法有哪些？

2. 简述硫酸奎宁原料药物和硫酸奎宁片含量测定消耗高氯酸滴定液的摩尔比为何不同？

（朱鹤云）

第六节　甾体激素类药物分析

导学情景 ∨ ···

情景描述：

　　激素是由人体各种分泌腺所分泌的调节人体生理活动的物质，虽然在人体内的量不多，但是对健康却有很大的影响，缺乏或是过多都可引发各种疾病。比如：生长激素分泌过多就会引起巨人症，分泌过少就会造成侏儒症；甲状腺激素过多分泌就会引发心悸、手汗等症状，分泌过少就易导致肥胖、嗜睡等；胰岛素分泌不足就会导致糖尿病。

学前导语：

　　激素类药物种类繁多，在临床上应用较多的是甾体激素类，本节我们将从该类药物的结构和性质出发学习如何控制其质量，因本类药物多为小剂量，故需要同学们重点掌握其各种剂型的相关检查项目。

　　甾体激素类药物是分子结构中具有甾体结构的激素类药物，是临床上非常重要的一类药物，在机体发育、生殖和体内平衡等方面有着广泛的应用。本类药物中一些为天然物，一些为人工合成或半合成。它们既具有相同的基本母核，又各自具有不同的取代基及对应的理化性质。《中国药典》（2015 年版）收载的本类药物及制剂有百余个品种。

一、典型药物结构与性质

　　本类药物均具有环戊烷并多氢菲的基本母核，主要由 3 个六元环和 1 个五元环所组成，其基本骨架及位次编号如下：

　　根据总碳原子数、A 环及 17 位取代基的特点将甾体激素类药物分为肾上腺皮质激素和性激素两大类，性激素又可分为雄性激素及蛋白同化激素、孕激素和雌性激素。甾体激素类药物类型见图 6-6。

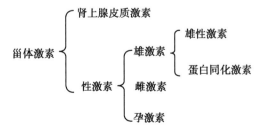

图 6-6　甾体激素类药物类型

甾体激素类药物各种类型的结构特征见表6-16。

表6-16　甾体激素类药物的分类

甾体激素	碳原子数	A环	17位取代基
肾上腺皮质激素	21	Δ^4-3-酮	α-醇酮基
雄性激素及蛋白同化激素	19	Δ^4-3-酮	β-OH;α-CH$_3$
孕激素	21	Δ^4-3-酮	甲酮基
雌性激素	18	苯环C$_3$-酚OH	β-OH;α-C≡CH

《中国药典》(2015年版)收载的肾上腺皮质激素类药物有氢化可的松、醋酸地塞米松、泼尼松等;雄性激素有甲睾酮、丙酸睾酮等;蛋白同化激素有苯丙酸诺龙、司坦唑醇等;孕激素有黄体酮、醋酸甲地孕酮、炔诺酮、米非司酮等;雌性激素有雌二醇、苯甲酸雌二醇、炔雌醇等。

(一)肾上腺皮质激素类

本类药物均为固体,一般为白色或类白色的结晶性粉末;无臭。氢化可的松在乙醇或丙酮中略溶,在三氯甲烷中微溶,在乙醚中几乎不溶,在水中不溶。醋酸地塞米松在三氯甲烷中易溶,在丙酮或二氧六环中略溶,在乙醇或乙醚中微溶,在水中不溶。泼尼松在乙醇或三氯甲烷中微溶,在水中几乎不溶。

本类药物一般具有旋光性,其中氢化可的松比旋度为+162°至+169°;醋酸地塞米松比旋度为+210°至+217°;泼尼松比旋度为+167°至+175°。

肾上腺皮质激素类典型药物的结构与性质见表6-17。

表6-17　肾上腺皮质激素类典型药物的结构与性质

药物	结构式	结构与性质
氢化可的松 (hydrocortisone)		1. 甾体母核:多数甾体激素类药物因含甾体母核结构,能与硫酸、盐酸、高氯酸、磷酸等强酸反应呈色,其中,与硫酸的呈色反应应用较广。 2. C$_{17}$-α-醇酮基:具有还原性,利用其还原性。 (1)在强碱性溶液中可将四氮唑盐定量地还原为有色甲䐶,可用于鉴别,也可通过测定其吸光度对药物进行含量测定。 (2)能与氨制硝酸银发生银镜反应,产生黑色单质银的沉淀。 (3)能与碱性酒石酸铜发生氧化还原反应生成红色的氧化亚铜沉淀。
醋酸地塞米松 (dexamethasone acetate)		

续表

药物	结构式	结构与性质
泼尼松 (prednisone)		3. C_3-酮基和C_{20}-酮基:能与羰基试剂2,4-二硝基苯肼、硫酸苯肼、异烟肼等反应呈色。 4. 氟元素:某些含氟的甾体激素类药物,经氧瓶燃烧法破坏后生成无机氟化物,再与茜素氟蓝及硝酸亚铈反应,生成蓝紫色配位化合物,如醋酸地塞米松。 5. 酯键:有些肾上腺皮质激素类药物具有羧酸酯的结构,水解后产生相应的羧酸,可根据羧酸的性质进行鉴别。 6. Δ^4-3-酮基或其他特征官能团:可产生紫外和红外吸收,用于鉴别和含量测定

（二）雄性激素及蛋白同化激素类

本类药物均为固体,一般为白色或类白色的结晶性粉末;无臭。甲睾酮、丙酸睾酮在乙醇或三氯甲烷中易溶,在植物油中微溶,在水中不溶。苯丙酸诺龙在甲醇或乙醇中溶解,在植物油中略溶,在水中几乎不溶。司坦唑醇在乙醇或三氯甲烷中略溶,在乙酸乙酯或丙酮中微溶,在苯中极微溶解,在水或甲醇中几乎不溶。

氢化可的松、泼尼松的鉴别方法

本类药物一般具有旋光性,其中甲睾酮比旋度为+79°至+85°;丙酸睾酮比旋度为+84°至+90°;苯丙酸诺龙比旋度为+48°至+51°;司坦唑醇比旋度为+34°至+40°。

雄性激素及蛋白同化激素类典型药物的结构与性质见表6-18。

表6-18 雄性激素及蛋白同化激素类典型药物的结构与性质

药物	结构式	结构与性质
甲睾酮 (methyltesto-sterone) 丙酸睾酮 (testosterone propionate)		(1)甾体母核:本类药物因含甾体母核,能与硫酸反应呈色。如甲睾酮与硫酸反应显黄色并带有黄绿色荧光。 (2)C_3-酮和C_{20}-酮:能与羰基试剂2,4-二硝基苯肼、硫酸苯肼、异烟肼等反应呈色。 (3)酯键:有些药物具有羧酸酯的结构,可以发生水解反应。如丙酸睾酮、苯丙酸诺龙。 (4)Δ^4-3-酮基或其他特征官能团:可产生紫外和红外吸收,用于鉴别和含量测定

续表

药物	结构式	结构与性质
苯丙酸诺龙 （nandrolone phenylpropionate）	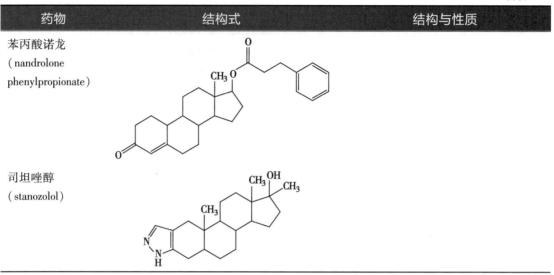	
司坦唑醇 （stanozolol）		

（三）孕激素类

本类药物均为固体，一般为白色或类白色的结晶性粉末；无臭。黄体酮在三氯甲烷中极易溶解，在乙醇、乙醚或植物油中溶解，在水中不溶。醋酸甲地孕酮在三氯甲烷中易溶，在丙酮或乙酸乙酯中溶解，在乙醇中略溶，在乙醚中微溶，在水中不溶。炔诺酮在三氯甲烷中溶解，在乙醇中微溶，在丙酮中略溶，在水中不溶。

ER-6-34

甲睾酮的质量标准

本类药物一般具有旋光性，其中黄体酮比旋度为+186°至+198°；醋酸甲地孕酮比旋度为+9°至+12°；炔诺酮比旋度为−32°至−37°。

孕激素类典型药物的结构与性质见表6-19。

表6-19　孕激素类典型药物的结构与性质

药物	结构式	结构与性质
黄体酮 （progesterone）		（1）甾体母核：本类药物因含甾体母核，能与硫酸、盐酸、高氯酸、磷酸等强酸反应呈色。其中，与硫酸的呈色反应应用较广。 （2）C_3-酮和C_{20}-酮：能与羰基试剂2,4-二硝基苯肼、硫酸苯肼、异烟肼等反应呈色。如黄体酮与异烟肼反应显黄色。 （3）甲酮基：孕激素类药物结构中有甲酮基取代时，能与亚硝基铁氰化钠、间二硝基苯、芳香醛等反应呈色。如黄体酮与亚硝基铁氰化钠反应显蓝紫色。 （4）炔基：可与硝酸银试液反应，生成白色的炔银盐沉淀。如炔诺酮。
醋酸甲地孕酮 （megestrol acetate）		

续表

药物	结构式	结构与性质
炔诺酮 （norethisterone）		(5)酯键:某些孕激素类药物具有羧酸酯的结构,可发生水解反应生成相应的羧酸。 (6)Δ^4-3-酮基或其他特征官能团:可产生紫外和红外吸收,用于鉴别和含量测定

（四）雌性激素类

本类药物均为固体,一般为白色或类白色的结晶性粉末;无臭。雌二醇在丙酮中溶解,在乙醇中略溶,在水中不溶。苯甲酸雌二醇在丙酮中略溶,在乙醇或植物油中微溶,在水中不溶。炔雌醇在乙醇、丙醇或乙醚中易溶,在三氯甲烷中溶解,在水中不溶。

本类药物一般具有旋光性,其中雌二醇比旋度为+76°至+83°;苯甲酸雌二醇比旋度为+58°至+63°;炔雌醇比旋度为-26°至-31°。

雌性激素类典型药物的结构与性质见表6-20。

表6-20　雌性激素类典型药物的结构与性质

药物	结构式	结构与性质
雌二醇 （estradiol） 苯甲酸雌二醇 （estradiol benzoate） 炔雌醇 （ethinylestradiol）		(1)甾体母核:本类药物因含甾体母核结构,能与硫酸、盐酸、高氯酸、磷酸等强酸反应呈色。其中,与硫酸的呈色反应应用较广。 (2)酚羟基:见光易氧化变色,可与三氯化铁反应显色。如雌二醇。 (3)炔基:可与硝酸银试液反应,生成白色的炔银盐沉淀。如炔雌醇。 (4)酯键:某些雌性激素类药物具有羧酸酯的结构,可发生水解反应生成相应的羧酸。如苯甲酸雌二醇。 (5)苯环或其他特征官能团:可产生紫外和红外吸收,用于鉴别和含量测定

甾体激素类药物与硫酸的呈色反应

本节以醋酸地塞米松及其制剂、黄体酮及其制剂、炔雌醇及其制剂为代表解析甾体激素类药物的质量分析方法。

二、实例分析

（一）醋酸地塞米松及其制剂的分析

醋酸地塞米松（dexamethasone acetate）为肾上腺皮质激素类药物，主要用于过敏性与自身免疫性炎症性疾病。如结缔组织病、严重的支气管哮喘、皮炎等过敏性疾病，溃疡性结肠炎，急性白血病，恶性淋巴瘤等。《中国药典》（2015年版）中收载了该药的片剂、乳膏剂、注射剂。

1. 性状　醋酸地塞米松为白色或类白色的结晶或结晶性粉末；无臭。在丙酮中易溶，在甲醇或无水乙醇中溶解，在乙醇或三氯甲烷中略溶，在乙醚中极微溶解，在水中不溶。醋酸地塞米松注射剂为微细颗粒的混悬液，静置后微细颗粒下沉，振摇后成均匀的乳白色混悬液。

2. 鉴别

（1）与斐林试液的反应：取本品约10mg，加甲醇1ml，微温溶解后，加热的碱性酒石酸铜试液1ml，即生成红色沉淀。

解析：醋酸地塞米松结构中 C_{17}-α-醇酮基具有还原性，可与斐林试液发生氧化还原反应生成红色氧化亚铜沉淀。

（2）醋酸酯的反应：取本品约50mg，加乙醇制氢氧化钾试液2ml，置水浴中加热5分钟，放冷，加硫酸溶液（1→2）2ml，缓缓煮沸1分钟，即发生乙酸乙酯的香气。

解析：醋酸地塞米松结构中 C_{17} 上为 α-醇酮基的醋酸酯，在碱性条件下水解后，再加硫酸溶液，生成的醋酸可与乙醇发生酯化反应，产生的乙酸乙酯具有香气。

（3）高效液相色谱法：在含量测定项下记录的色谱图中，供试品溶液主峰的保留时间应与对照品溶液主峰的保留时间一致。

（4）红外光谱法：本品的红外光吸收图谱应与对照的图谱（光谱集546图）一致。

解析：醋酸地塞米松结构中含有羟基、共轭双键、羰基、α-醇酮基、醋酸酯基，它们在红外光吸收图谱中均有特征吸收峰，可用于鉴别。

（5）有机氟化物的反应：本品显有机氟化物的鉴别反应。

解析：醋酸地塞米松结构中含有氟原子，可照《中国药典》（2015年版）通则"一般鉴别试验"中"有机氟化物"项下的鉴别方法进行鉴别。

3. 检查　醋酸地塞米松除检查"干燥失重""炽灼残渣"外，还需检查"有关物质"及"硒"。制剂应进行相应制剂的质量检查。

（1）有关物质：取本品，精密称定，加流动相溶解并定量稀释制成每1ml中约含0.5mg的溶液，作为供试品溶液（临用新制）；另取地塞米松对照品，精密称定，加流动相溶解并定量稀释制成每1ml中约含0.5mg的溶液，精密量取1ml与供试品溶液1ml，置同一100ml量瓶中，用流动相稀释至刻度，摇匀，作为对照溶液。照含量测定项下的色谱条件，精密量取供试品溶液与对照溶液各20μl，分别注入液相色谱仪，记

ER-6-36

醋酸地塞米松片剂、乳膏剂和注射剂的鉴别方法

录色谱图至供试品溶液主成分峰保留时间的 2 倍。供试品溶液的色谱图中如有与对照溶液中地塞米松峰保留时间一致的杂质峰,按外标法以峰面积计算,不得过 0.5%;其他单个杂质峰面积不得大于对照溶液中醋酸地塞米松峰面积的 0.5 倍(0.5%),各杂质峰面积(与地塞米松峰保留时间一致的杂质峰面积乘以 1.13)的和不得大于对照溶液中醋酸地塞米松峰面积(1.0%)。供试品溶液色谱图中小于对照溶液中醋酸地塞米松峰面积 0.01 倍的峰(0.01%)可忽略不计。

解析:醋酸地塞米松中的有关物质主要为结构相似的其他甾体,《中国药典》(2015 年版)采用高效液相色谱法进行检查,色谱条件与含量测定项下的方法相同,检查方法为外标法。

(2)硒:《中国药典》(2015 年版)第四部通则中收载"硒检查法"(二氨基萘比色法)。方法如下:

1)标准硒溶液的制备:取已知含量的亚硒酸钠适量,精密称定,加硝酸溶液(1→30)制成每 1ml 中含硒 1.00mg 的溶液;精密量取 5ml 置 250ml 量瓶中,加水稀释至刻度,摇匀后,再精密量取 5ml,置 100ml 量瓶中,加水稀释至刻度,摇匀,即得(每 1ml 相当于 1μg 的 Se)。

2)硒对照溶液的制备:精密量取标准硒溶液 5ml,置 100ml 烧杯中,加硝酸溶液(1→30)25ml 和水 10ml,摇匀,即得。

3)供试品溶液的制备:取本品 0.10g,照氧瓶燃烧法,用 1000ml 的燃烧瓶,以硝酸溶液(1→30)25ml 为吸收液,进行有机破坏后,将吸收液移置 100ml 烧杯中,用水 15ml 分次冲洗燃烧瓶及铂丝,洗液并入吸收液中,即得。

4)检查法:将上述硒对照溶液与供试品溶液分别用氨试液调节 pH 至 2.0±0.2 后,转移至分液漏斗中,用水少量分次洗涤烧杯,洗液并入分液漏斗中,使成 60ml,各加盐酸羟胺溶液(1→2)1ml,摇匀后,立即精密加二氨基萘试液 5ml,摇匀,在室温下放置 100 分钟,精密加环己烷 5ml,强烈振摇 2 分钟,静置分层,弃去水层,环己烷层用无水硫酸钠脱水后,照紫外-可见分光光度法,在 378nm 波长处分别测定吸光度,供试品溶液的吸光度不得大于硒对照溶液的吸光度。

解析:醋酸地塞米松合成过程中需要使用二氧化硒脱氢,成品中可能引入微量硒。二氧化硒对人体有剧毒,必须对其进行严格控制。醋酸地塞米松中硒的限量为 0.005%。

4. 含量测定

(1)高效液相色谱法:《中国药典》(2015 年版)中,醋酸地塞米松原料药物、片剂、乳膏(色谱条件不同)均采用此种方法进行含量测定。

1)色谱条件与系统适用性试验:用十八烷基硅烷键合硅胶为填充剂;以乙腈-水(40:60)为流动相;检测波长为 240nm。取有关物质项下的对照溶液 20μl 注入液相色谱仪,出峰顺序依次为地塞米松与醋酸地塞米松,地塞米松峰与醋酸地塞米松峰的分离度应大于 20.0。

2)测定方法:取本品,精密称定,加甲醇溶解并定量稀释制成每 1ml 中约含 50μg 的溶液,作为供试品溶液,精密量取 20μl 注入液相色谱仪,记录色谱图;另取醋酸地塞米松对照品,同法测定。按外标法以峰面积计算,即得。

解析:《中国药典》(2015 年版)采用高效液相色谱法对醋酸地塞米松进行含量测定,检查方法为外标法。醋酸地塞米松的百分含量为按干燥品计算,含 $C_{24}H_{31}FO_6$ 应为 97.0%~102.0%。

3）含量计算

$$标示量\% = \dfrac{c_R \times \dfrac{A_X}{A_R} \times D \times V}{m} \times 100\% \qquad\qquad 式（6-26）$$

式中，A_X 为供试品的峰面积或峰高；A_R 为对照品的峰面积或峰高；c_R 为对照品的浓度（mg/ml）；D 为供试品的稀释倍数；V 为供试品初次配制的体积（ml）；m 为供试品的取样量（g）。

（2）四氮唑盐比色法：醋酸地塞米松注射液采用此种方法进行含量测定。

1）测定方法：取本品，摇匀，精密量取 5ml（约相当于醋酸地塞米松 25mg），置 100ml 量瓶中，加无水乙醇适量，振摇使醋酸地塞米松溶解并稀释至刻度，摇匀，滤过，取续滤液作为供试品溶液；另取醋酸地塞米松对照品约 25mg，精密称定，置 100ml 量瓶中，加无水乙醇溶解并稀释至刻度，摇匀，作为对照品溶液。精密量取供试品溶液与对照品溶液各 1ml，分别置干燥具塞试管中，各精密加无水乙醇 9ml 与氯化三苯基四氮唑试液 1ml，摇匀，再各精密加氢氧化四甲基铵试液 1ml，摇匀，在 25℃ 的暗处放置 40~50 分钟，照紫外-可见分光光度法，在 485nm 波长处分别测定吸光度，计算，即得。

解析：醋酸地塞米松 C_{17}-α-醇酮基具有还原性，在强碱性溶液中可将四氮唑盐定量地还原为有色甲䐶，通过测定其吸光度对药物进行含量测定，本法为紫外-可见分光光度的对照比较法。

2）含量计算

$$标示量\% = \dfrac{c_R \times \dfrac{A_X}{A_R} \times D \times V \times 每支容量}{m \times m_S} \times 100\% \qquad\qquad 式（6-27）$$

式中，A_X 为供试品溶液的吸光度；c_R 为对照品溶液的浓度（g/ml）；A_R 为对照品溶液的吸光度；m 为供试品的取样量（ml）；D 为供试品的稀释倍数；V 为供试品初次配制的体积（ml）；m_S 为标示量（g）。

（二）黄体酮及其制剂的分析

ER-6-37

黄体酮（progesterone）为孕激素（也称为黄体激素或孕酮）类药物，主治先兆流产和习惯性流产、经前期紧张综合征、无排卵型闭经等。《中国药典》（2015 年版）中收载了该药的注射剂。

常用四氮唑盐及四氮唑比色法

1. 性状 黄体酮为白色或类白色结晶性粉末；无臭。本品在三氯甲烷中极易溶解，在乙醇、乙醚或植物油中溶解，在水中不溶。黄体酮注射液为无色至淡黄色的澄明油状液体。

2. 鉴别

（1）与亚硝基铁氰化钠的反应：取本品约 5mg，加甲醇 0.2ml 溶解后，加亚硝基铁氰化钠的细粉约 3mg、碳酸钠及醋酸铵各约 50mg，摇匀，放置 10~30 分钟，应显蓝紫色。

解析：该反应是黄体酮专属鉴别方法。其结构中有甲酮基，可与亚硝基铁氰化钠在一定反应条件下生成蓝紫色产物，其他常用甾体激素均不显蓝紫色，或不显色。可利用此反应对黄体酮进行鉴别。

（2）与异烟肼的反应：取本品约 0.5mg，加异烟肼约 1mg 与甲醇 1ml 溶解后，加稀盐酸 1 滴，即显黄色。

解析：甾体激素的 C_3 酮基及某些其他位置上的酮基都能在酸性条件下与异烟肼、2,4-二硝基苯肼等羰基试剂反应，缩合形成黄色的异烟腙而用于鉴别。

（3）红外光谱法：本品的红外光吸收图谱应与对照的图谱（光谱集 434 图）一致。

解析：黄体酮结构中含有甲酮基、共轭双键、羰基，它们在红外光吸收图谱中均有特征吸收峰，可用于鉴别。

（4）高效液相色谱法：在含量测定项下记录的色谱图中，供试品溶液主峰的保留时间应与对照品溶液主峰的保留时间一致。

3. 检查 黄体酮除检查"干燥失重"外，还需检查"有关物质"。注射液需检查"有关物质"。

有关物质：取本品，加甲醇溶解并稀释制成每 1ml 中约含 1mg 的溶液，作为供试品溶液；精密量取 1ml，置 100ml 量瓶中，用甲醇稀释至刻度，摇匀，作为对照溶液。照含量测定项下的色谱条件，精密量取供试品溶液与对照溶液各 10μl，分别注入液相色谱仪，记录色谱图至主成分峰保留时间的 2 倍，供试品溶液色谱图中如有杂质峰，单个杂质峰面积不得大于对照溶液主峰面积的 0.5 倍（0.5%），各杂质峰面积的和不得大于对照溶液主峰面积（1.0%）。供试品溶液色谱图中小于对照溶液主峰面积 0.05 倍的色谱峰忽略不计。

解析：黄体酮及其注射液中的有关物质主要是合成的中间体和副产物等。《中国药典》（2015 年版）采用高效液相色谱法检查有关物质，色谱条件与含量测定项下的条件相同，检查方法为不加校正因子的主成分自身对照法。

4. 含量测定 《中国药典》（2015 年版）采用高效液相色谱法对黄体酮及其注射液进行含量测定。

（1）色谱条件与系统适用性试验：用辛烷基硅烷键合硅胶为填充剂；以甲醇-乙腈-水（25∶35∶40）为流动相；检测波长为 241nm。取本品 25mg，置 25ml 量瓶中，加 0.1mol/L 氢氧化钠甲醇溶液 10ml 使溶解，置 60℃ 水浴中保温 4 小时，放冷，用 1mol/L 盐酸溶液调节至中性，用甲醇稀释至刻度，摇匀，取 10μl 注入液相色谱仪，调节流速使黄体酮峰的保留时间约为 12 分钟，黄体酮峰与相对保留时间约为 1.1 的降解产物峰的分离度应大于 4.0。

（2）测定方法：取本品，精密称定，加甲醇溶解并定量稀释制成每 1ml 中约含 0.2mg 的溶液，作为供试品溶液，精密量取 10μl 注入液相色谱仪，记录色谱图；另取黄体酮对照品，同法测定。按外标法以峰面积计算，即得。

解析：《中国药典》（2015 年版）采用高效液相色谱法对黄体酮进行含量测定，检查方法为外标法。黄体酮的百分含量按干燥品计算，含 $C_{21}H_{30}O_2$ 应为 98.0%~103.0%。

（3）含量计算

$$标示量\% = \frac{c_R \times \frac{A_X}{A_R} \times D \times V}{m} \times 100\% \qquad 式(6-28)$$

式中，A_X 为供试品的峰面积或峰高；A_R 为对照品的峰面积或峰高；c_R 为对照品的浓度（mg/ml）；D 为供试品的稀释倍数；V 为供试品初次配制的体积（ml）；m 为供试品的取样量（g）。

（三）炔雌醇及其制剂的分析

炔雌醇(ethinylestradiol)为雌激素类药物,主要作用为补充雌激素不足,治疗女性性腺功能不良、闭经、更年期综合征等;也用于晚期乳腺癌、晚期前列腺癌的治疗。《中国药典》(2015年版)中收载了该药的片剂。

ER-6-38

黄体酮注射液的质量标准

1. 性状　炔雌醇为白色或类白色结晶性粉末;无臭。本品在乙醇、丙醇或乙醚中易溶,在三氯甲烷中溶解,在水中不溶。炔雌醇片剂为糖衣片,除去包衣后,显白色或类白色。

2. 鉴别

(1)与硫酸的反应:取本品2mg,加硫酸2ml溶解后,溶液显橙红色,在反射光线下出现黄绿色荧光;将此溶液倾入水4ml中,即生成玫瑰红色絮状沉淀。

解析:许多甾体激素都能与硫酸、磷酸、高氯酸、盐酸等呈色,其中以与硫酸的呈色反应应用较广。硫酸的呈色反应中最常用的试剂为甲醇和乙醇,而稀释反应体系的试剂常为稀硫酸或水。

(2)与硝酸银的反应:取本品10mg,加乙醇1ml溶解后,加硝酸银试液5~6滴,即生成白色沉淀。

解析:炔雌醇分子结构中含有乙炔基,能够与硝酸银生成炔银盐的白色沉淀,可用于鉴别。

(3)红外光谱法:本品的红外光吸收图谱应与对照的图谱(光谱集259图)一致。

(4)高效液相色谱法:在含量测定项下记录的色谱图中,供试品溶液主峰的保留时间应与对照品溶液主峰的保留时间一致。

3. 检查　炔雌醇除检查"干燥失重"外,还需检查"有关物质",其片剂需检查相应制剂检查项目。

有关物质:取含量测定项下的供试品溶液作为供试品溶液;精密量取1ml,置100ml量瓶中,用流动相稀释至刻度,摇匀,作为对照溶液。照含量测定项下的色谱条件,精密量取供试品溶液与对照溶液各20μl,分别注入液相色谱仪,记录色谱图至主成分峰保留时间的2.5倍,供试品溶液色谱图中如有杂质峰,单个杂质峰面积不得大于对照溶液主峰面积(1.0%),各杂质峰面积的和不得大于对照溶液主峰面积的1.5倍(1.5%)。

解析:《中国药典》(2015年版)采用高效液相色谱法检查有关物质,色谱条件与含量测定项下的条件相同,检查方法为不加校正因子的主成分自身对照法。

4. 含量测定　《中国药典》(2015年版)采用高效液相色谱法对炔雌醇及其片剂进行含量测定。

(1)色谱条件与系统适用性试验:用十八烷基硅烷键合硅胶为填充剂;以乙腈-水(45:55)为流动相;检测波长为280nm。取雌二醇对照品10mg,置50ml量瓶中,加供试品溶液10ml,用流动相稀释至刻度,取1ml,置10ml量瓶中,用流动相稀释至刻度,摇匀,取20μl注入液相色谱仪,记录色谱图。理论板数按炔雌醇峰计算不低于1000,雌二醇峰与炔雌醇峰的分离度应大于3.5。

(2)测定方法:取本品,精密称定,加流动相溶解并定量稀释制成每1ml中约含1mg的溶液,作为供试品溶液,精密量取20μl注入液相色谱仪,记录色谱图;另取炔雌醇对照品,同法测定。按外标法以峰面积计算,即得。

解析:《中国药典》(2015 年版)采用高效液相色谱法对炔雌醇进行含量测定,检查方法为外标法。炔雌醇的百分含量按干燥品计算,含 $C_{20}H_{24}O_2$ 应为 97.0%~103.0%。

(3)含量计算

$$标示量\% = \frac{c_R \times \dfrac{A_X}{A_R} \times D \times V}{m} \times 100\% \qquad 式(6\text{-}29)$$

式中,A_X 为供试品的峰面积或峰高;A_R 为对照品的峰面积或峰高;c_R 为对照品的浓度(mg/ml);D 为供试品的稀释倍数;V 为供试品初次配制的体积(ml);m 为供试品的取样量(g)。

▶▶ **课堂活动**

采用高效液相色谱法对药物质量分析时具体测定方法都有哪些? 各有何特点?

点滴积累 ∨

1. 甾体激素类药物结构中主要活性基团、性质、对应分析方法总结

活性基团	性质	分析方法	适用项目
Δ^4-3-酮	具有紫外吸收	紫外-可见分光光度法	鉴别、含量测定
C_{17}-α-醇酮基	还原性	氧化还原反应	鉴别、含量测定
甲酮基	亚硝基铁氰化钠反应	化学法鉴别	鉴别
C_3-酮、C_{20}-酮	与羰基试剂反应	化学法鉴别	鉴别
炔基	与硝酸银反应	化学法鉴别	鉴别

2. 由于甾体激素类药物结构复杂,引入的杂质结构也较为复杂,因此该类药物原料药物与制剂大都采用分离能力强的高效液相色谱法进行检查与含量测定。

3. 雌二醇结构中具有酚羟基结构,显该取代基的特征鉴别反应;醋酸地塞米松结构中有 F 原子取代,有氟的呈色反应。

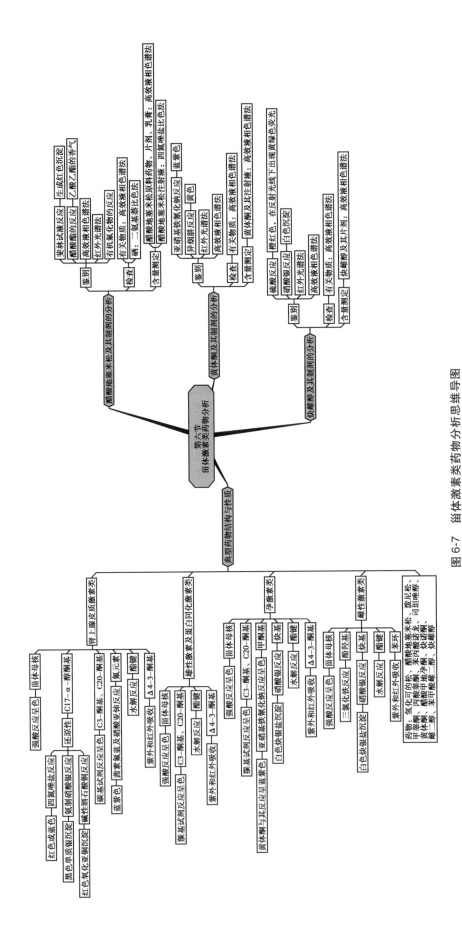

图 6-7　甾体激素类药物分析思维导图

目标检测

一、选择题

（一）单项选择题

1. 《中国药典》（2015 年版）规定，肾上腺素应检查酮体，其检查的方法是（　　）

    A. 比色法　　　　　　　　　　　　B. 紫外-可见分光光度法

    C. 旋光法　　　　　　　　　　　　D. 薄层层析法

2. 肾上腺素与三氯化铁试液的反应显（　　）

    A. 红色　　　　　B. 翠绿色　　　　　C. 橙红色　　　　　D. 深棕色

3. 四氮唑比色法可用于下列哪种药物的含量测定（　　）

    A. 可的松　　　　B. 甲睾酮　　　　　C. 雌二醇　　　　　D. 黄体酮

4. 下列哪种药物可用硝酸银试液鉴别出来（　　）

    A. 可的松　　　　B. 甲睾酮　　　　　C. 雌二醇　　　　　D. 炔诺酮

5. 雌激素类药物可与三氯化铁试液反应，是由于其分子结构中具有（　　）

    A. C_{17}-α-醇酮基　　B. 甲酮基　　　　　C. 酚羟基　　　　　D. 炔基

6. 下列哪种药物不具有甾体母核结构（　　）

    A. 黄体酮　　　　B. 甲睾酮　　　　　C. 酮洛芬　　　　　D. 炔诺酮

7. 黄体酮的灵敏、专属的鉴别反应是（　　）

    A. 甲酮基的呈色反应　　　　　　　B. 有机氟的呈色反应

    C. C_{17}-α-醇酮基的还原性　　　　　D. 炔基的沉淀反应

8. 甾体激素类药物的分子基本结构为（　　）

    A. 分子结构中含酚羟基　　　　　　B. 分子结构中含 α-醇酮基

    C. 分子结构中含有炔基　　　　　　D. 分子结构中含环戊烷多氢菲母核

9. 肾上腺皮质激素类药物用四氮唑比色法测定含量时加入的碱为（　　）

    A. 碳酸钠　　　　B. 三乙胺　　　　　C. 氢氧化钠　　　　D. 氢氧化四甲基铵

10. 甾体激素类药物与强酸发生呈色反应常用的试剂为（　　）

    A. 硫酸　　　　　B. 高氯酸　　　　　C. 盐酸　　　　　　D. 硝酸

（二）多项选择题

11. 醋酸地塞米松由于 C_{17}-α-醇酮基结构所能发生的反应是（　　）

    A. 碱性酒石酸铜反应　　B. 氨制硝酸银反应　　　C. 四氮唑盐反应

    D. 羰基试剂反应　　　　E. 水解反应

12. 黄体酮的鉴别方法有（　　）

    A. 与三氯化铁反应　　　B. 与亚硝酸钠反应　　　C. 与亚硝基铁氰化钠反应

    D. 与异烟肼反应　　　　E. 红外光谱法

13. 黄体酮在酸性溶液中可与下列哪些试剂反应呈色（　　）

A. 2,4-二硝基苯肼 　　　　B. 三氯化铁 　　　　C. 硫酸苯肼

D. 异烟肼 　　　　E. 四氮唑盐

二、问答题

1. 甾体激素类药物的母核是什么？可分为哪些种类？各类具有哪些结构特点？

2. 黄体酮的特征鉴别反应是什么？

3. 肾上腺素中酮体的检查方法和原理是什么？

（郏枝花）

第七节　维生素类药物分析

导学情景 ∨

情景描述：

随着国民生活水平的提高，国民自身的保健意识正在不断增强。维生素是一类重要的营养保健品，它们对维持人体健康的作用有充分的科学依据，深入人心。据《2016 年国内维生素产业的发展现状及未来前景分析》中统计，维生素现已成为国际医药与保健品市场的主要大宗产品之一，美国保健品市场中，维生素产品市场规模为 8~10 亿美元，占整个保健品市场15% 的份额。在我国，维生素类保健品广告随处可见，维生素产品作为最具有科学依据的保健品，迅速被人们接受。

学前导语：

维生素类保健品品种繁多，但是和药品相比，它仅用于调节机体功能，提高人体抵御疾病的能力，改善亚健康状态，降低疾病发生的风险，并不以治疗疾病为目的，因此保健品不能代替药品。本节主要介绍维生素类药品的质量控制与检验方法。

一、概述

维生素（vitamins）是维持人体正常代谢功能所必需的一类活性物质，主要用于机体的能量转移和代谢调节，大多数维生素在体内不能自行合成，需要从食物中获得。从化学结构上看，维生素多为醇、酚、酯、醛、胺或酸类等有机化合物，各自具有不同的理化性质和生理作用。按其溶解性能可分为脂溶性维生素和水溶性维生素两大类。其中脂溶性维生素有维生素 A、维生素 D、维生素 E 和维生素 K 等；水溶性维生素有维生素 B 族、维生素 C、烟酸、泛酸和叶酸等。

维生素类药物的分析方法有生物法、微生物法、化学法和物理化学法，目前常用的分析方法是化学法或物理化学法。

《中国药典》（2015 年版）收载有维生素 A、维生素 B_1、维生素 B_2、维生素 B_6、维生素 B_{12}、维生素 C、维生素 D_2、维生素 D_3、维生素 E、维生素 K_1、叶酸、烟酸及烟酰胺等原料药物及制剂共 40 余种。本节仅对维生素 A、维生素 E、维生素 B_1、维生素 C 的质量分析方法进行讨论。

二、实例分析

（一）维生素 A

维生素 A 包括维生素 A_1（视黄醇）、A_2（去氢维生素 A）和 A_3（去水维生素 A），维生素 A_1 活性最高，是通常所说的维生素 A；维生素 A_2 活性是维生素 A_1 的 $30\%\sim40\%$；维生素 A_3 活性是维生素 A_1 的 0.4%。

按来源分，维生素 A 可分为天然维生素 A 和合成维生素 A，其中天然维生素 A 主要来源是鱼肝油，目前主要采用人工合成方法制取。《中国药典》（2015 年版）收载的维生素 A 为维生素 A 醋酸酯结晶加精制植物油制成的油溶液，主要用于预防和治疗维生素 A 缺乏症，如夜盲症、干眼症、角膜软化、皮肤粗糙角化等。

1. 结构与性质

（1）结构

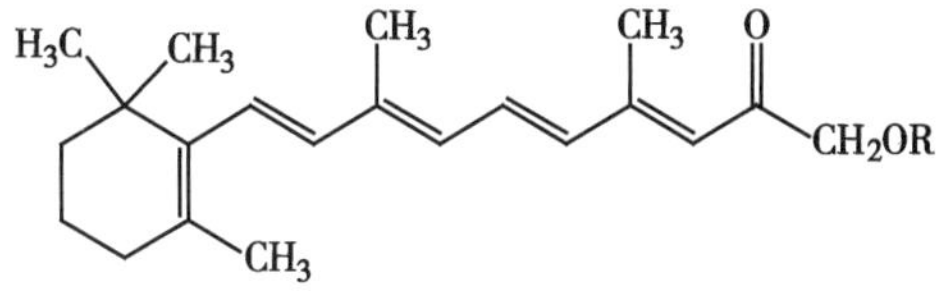

具有共轭多烯侧链的环己烯，具有多种立体异构体；天然维生素 A 主要是全反式维生素 A，结构中 R 不同可以是维生素 A 醇或其酯；其他异构体具有相似的化学性质，但具有不同的光谱特性和生物效价。

（2）性质

1）溶解性：本品与三氯甲烷、乙醚、环己烷或石油醚能任意混合，在乙醇中微溶，在水中不溶。

2）不稳定性：维生素 A 性质不稳定，易被紫外线裂解，易被空气中氧或氧化剂氧化，生成无生物活性的环氧化物。

3）紫外吸收特性：维生素 A 分子中含有共轭多烯醇侧链结构，在 $325\sim328nm$ 的范围内有最大吸收，可用于鉴别和含量测定。

4）与三氯化锑呈色：维生素 A 在三氯甲烷中能与三氯化锑试剂作用，产生不稳定的蓝色，可用于鉴别或比色法测定含量。

2. 鉴别试验
三氯化锑反应：取本品 1 滴，加三氯甲烷 10ml 振摇使溶解；取 2 滴，加三氯甲烷 2ml 与 25% 三氯化锑的三氯甲烷溶液 0.5ml，即显蓝色，渐变成紫红色。

解析：维生素 A 和亲电试剂三氯化锑作用可以形成不稳定的蓝色碳正离子。

注意事项：本反应需在无水、无醇条件下进行，因为水可使三氯化锑水解成氯化氧锑，乙醇可以和碳正离子作用使其正电荷消失，因此要求实验仪器和试剂必须干燥无水，三氯甲烷中必须无醇。

3. 杂质检查

(1)酸值:取乙醇与乙醚各 15ml,置锥形瓶中,加酚酞指示液 5 滴,滴加氢氧化钠滴定液 (0.1mol/L)至微显粉红色,再加本品 2.0g,振摇使溶解,用氢氧化钠滴定液(0.1mol/L)滴定,酸值应不大于 2.0。

解析:药用的维生素 A 为天然维生素 A 的醋酸酯,在生产及贮存过程中,酯化不完全或酯基水解,均可生成醋酸,酸度过大,则不利于维生素 A 的稳定,因此应控制维生素 A 中的酸度。

(2)过氧化值:取本品 1.0g,加冰醋酸-三氯甲烷(6:4)30ml,振摇使溶解,加碘化钾的饱和溶液 1ml,振摇 1 分钟,加水 100ml 与淀粉指示液 1ml,用硫代硫酸钠滴定液(0.01mol/L)滴定至紫蓝色消失,并将滴定的结果用空白试验校正。消耗硫代硫酸钠滴定液(0.01mol/L)不得过 1.5ml。

解析:维生素 A 分子结构中含有共轭双键,容易被氧化,生成过氧化物杂质,该杂质在酸性溶液中可将碘化钾氧化为碘,碘遇淀粉显蓝色。

4. 含量测定 可用紫外-可见分光光度法或高效液相色谱法测定维生素 A 及其制剂中维生素 A 的含量,其中,测定维生素 A 原料药物、维生素 A 软胶囊中维生素 A 的含量采用紫外-可见分光光度法,测定维生素 AD 软胶囊、维生素 AD 滴剂中维生素 A 的含量采用高效液相色谱法。

维生素 A 以单位表示,每单位相当于全反式维生素 A 醋酸酯 $0.344\mu g$ 或全反式维生素 A 醇 $0.300\mu g$。测定应在半暗室中尽快进行。

(1)第一法(紫外-可见分光光度法):维生素 A 具有共轭多烯醇侧链,有紫外吸收,可用于含量测定。但是,维生素 A 原料药物中常混有多种杂质,包括其异构体、氧化降解产物(维生素 A_2、维生素 A_3、环氧化物、维生素 A 醛、维生素 A 酸等)、合成中间体、反应副产物等,这些杂质在维生素 A 的最大吸收波长附近也有吸收,干扰维生素 A 的测定,因此采用紫外-可见分光光度法测得的吸光度并不是维生素 A 独有的吸收。为消除杂质干扰,《中国药典》(2015 年版)采用三点校正法测定维生素 A 含量。即在规定的条件下,非维生素 A 物质的无关吸收所引入的误差可以用校正公式校正,以便得到正确结果。

1)波长的选择:校正公式采用三点法,除其中一点是在吸收峰波长处测得外,其他两点分别在吸收峰两侧的波长处测定,因此仪器波长应准确,在测定前,应对仪器波长进行校正。《中国药典》

（2015年版）规定,测定维生素A醋酸酯时,采用等波长差法确定三个波长分别为316nm、328nm和340nm。

2）测定方法:取供试品适量,精密称定,加环己烷溶解并定量稀释制成每1ml中含9~15单位的溶液,照紫外-可见分光光度法,测定其吸收峰的波长,并在表6-21所列各波长处测定吸光度。

3）含量计算

①计算各吸光度与波长328nm处吸光度的比值,并求出其与药典规定值间的差值,见表6-21。

表6-21　各波长吸光度与波长328nm处吸光度比值

波长（nm）	测得吸光度	吸光度比值		两个比值的差值
		药典规定值	实测值比值	
300	A_0	0.555	A_0/A_2	
316	A_1	0.907	A_1/A_2	
328	A_2	1.000	A_2/A_2	
340	A_3	0.811	A_3/A_2	
360	A_4	0.299	A_4/A_2	

②判断328nm处的吸光度A值是否需要校正。

如果吸收峰波长在326~329nm之间,且所测得各波长吸光度比值不超过表6-21中规定的±0.02,则直接用A_{328}计算。

如果吸收峰波长在326~329nm之间,但所测得的各波长吸光度比值超过表6-21中规定值的±0.02,应按式（6-30）求出校正后的吸光度,然后再进行判断:

$$A_{328}(校正) = 3.52(2A_{328} - A_{316} - A_{340}) \qquad 式（6-30）$$

$$f = \frac{A_{328}(校正) - A_{328}}{A_{328}} \times 100\% \qquad 式（6-31）$$

如果f不超过±3.0%,则不用校正,仍以不经校正的吸光度A_{328}计算含量。

如果f相差在-15%至-3%之间,则以校正吸光度$A_{328(校正)}$计算含量。

如果f超出-15%至-3%范围,或者吸收峰波长不在326~329nm之间,则供试品需经皂化后再测定。

③计算波长328nm处的$E_{1cm}^{1\%}$值

$$E_{1cm}^{1\%} = \frac{A}{cl} \qquad 式（6-32）$$

式中,A为328nm波长处测得的吸光度A_{328}或采用校正公式计算出的校正值$A_{328(校正)}$;c为维生素A的百分比浓度（g/100ml）;l为液层厚度（cm）。

④求出维生素A的效价（IU/g）

$$每1g供试品中含有的维生素A的效价（IU/g）= E_{1cm}^{1\%} \times 1900 \qquad 式（6-33）$$

⑤计算维生素A醋酸酯占标示量的百分含量

$$标示量\% = \frac{维生素\,A\,效价(IU/g)\times每丸内容物平均装量(g/丸)}{标示量(IU/丸)}\times100\%$$

即：

$$标示量\% = \frac{E_{1cm}^{1\%}\times1900\times\overline{W}}{m_s}\times100\%$$
式(6-34)

（2）第二法（高效液相色谱法）：本法适用于维生素 A 醋酸酯原料药物及其制剂中维生素 A 的含量测定。

1）色谱条件与系统适用性试验：用硅胶为填充剂；以正己烷-异丙醇（997：3）为流动相；检测波长为 325nm。取系统适用性试验溶液 10μl，注入液相色谱仪，调整色谱系统，维生素 A 醋酸酯峰与其顺式异构体峰的分离度应大于 3.0。精密量取对照品溶液 10μl，注入液相色谱仪，连续进样 5 次，主成分峰面积的相对标准偏差不得过 3.0%。

2）系统适用性试验溶液的制备：取维生素 A 对照品适量（约相当于维生素 A 醋酸酯 300mg），置烧杯中，加入碘试液 0.2ml，混匀，放置约 10 分钟，定量转移至 200ml 量瓶中，用正己烷稀释至刻度，摇匀，精密量取 1ml，置 100ml 量瓶中，用正己烷稀释至刻度，摇匀。

3）测定方法：精密称取供试品适量（约相当于 15mg 维生素 A 醋酸酯），置 100ml 量瓶中，用正己烷稀释至刻度，摇匀，精密量取 5ml，置 50ml 量瓶中，用正己烷稀释至刻度，摇匀，作为供试品溶液；另精密称取维生素 A 对照品适量，同法制成对照品溶液。精密量取供试品溶液与对照品溶液各 10μl，分别注入液相色谱仪，记录色谱图。按外标法以峰面积计算，即得。

4）含量计算

$$标示量\% = \frac{c_R\times\dfrac{A_X}{A_R}\times D\times V\times\overline{W}}{m\times m_S}\times100\%$$
式(6-35)

式中，A_X 为供试品的峰面积或峰高；A_R 为对照品的峰面积或峰高；

c_R 为对照品的浓度（mg/ml）；D 供试品的稀释倍数；

V 为供试品初次配制的体积（ml）；$\overline{W}$ 为平均丸重（g）；

m 为供试品的取样量（g 或 ml）；m_S 为标示量（g）。

（二）维生素 E

维生素 E（vitamin E）为 α-生育酚（α-tocopherol）及其各种酯类，有天然型和合成型之分。天然型为右旋体，合成型为消旋体，右旋体与消旋体效价比为 1.4：10，一般药用品为合成型，即消旋体。《中国药典》（2015 年版）收载的维生素 E 包括合成型维生素 E 和天然型维生素 E。合成型维生素 E 是消旋的 α-生育酚醋酸酯，天然型维生素 E 为右旋的 α-生育酚醋酸酯。《中国药典》（2015 年版）收载的维生素 E 制剂有片剂、注射剂、软胶囊及粉剂。临床用于心、脑血管病症及习惯性流产、不孕症的辅助治疗。

1. 结构与性质

（1）结构：维生素 E 为苯并二氢吡喃醇衍生物，苯环上有 1 个乙酰化的酚羟基，故又称为生育酚醋酸酯。有 α、β、γ 和 δ 等多种异构体，其中以 α-异构体的生理活性最强。结构式如下：

ER-6-39

皂化后维生素 A 测定法

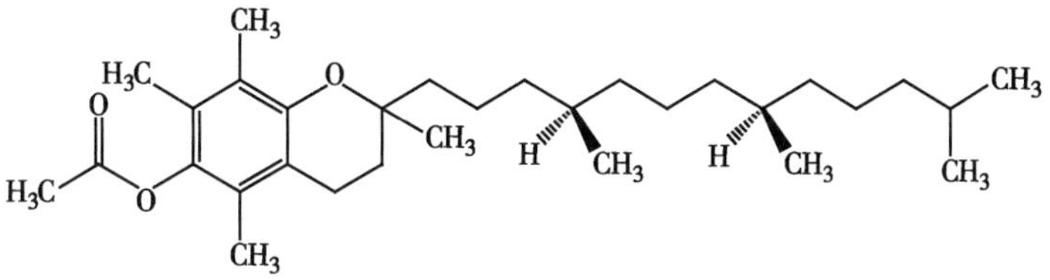

合成型

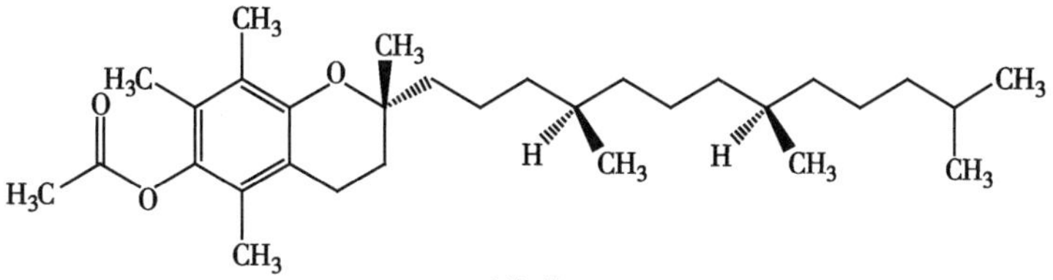

天然型

(2)性质

1)溶解性:维生素 E 为微黄色至黄色或黄绿色澄清的黏稠液体,在无水乙醇、丙酮、乙醚或植物油中易溶,在水中不溶。

2)水解性:维生素 E 苯环上有乙酰化的酚羟基,在酸性或碱性溶液中加热可水解生成游离生育酚,故常作为特殊杂质进行检查。

3)易被氧化:维生素 E 在无氧条件下对热稳定,加热 200℃仍不被破坏,但对氧十分敏感,遇光、空气可被氧化。

维生素 E 的水解产物游离生育酚在有氧或其他氧化剂存在时,则进一步氧化生成有色的醌型化合物,尤其在碱性条件下,氧化反应更易发生,所以游离生育酚暴露于空气和日光中极易被氧化变色,故应避光保存。

4)紫外吸收特性:维生素 E 结构中有苯环,故有紫外吸收,可用于鉴别。本品的无水乙醇液在 284nm 波长处有最大吸收,其吸收系数($E_{1cm}^{1\%}$)为 41.0~45.0。

5)旋光性:维生素 E 天然型为右旋体,具有旋光活性,比旋度不低于+24°。

6)折光性:本品的折光率为 1.494~1.499。

2. 鉴别

(1)硝酸反应:取本品约 30mg,加无水乙醇 10ml 溶解后,加硝酸 2ml,摇匀,在 75℃加热约 15 分钟,溶液显橙红色。

解析:维生素 E 在酸性条件下加热,先水解生成生育酚,再进一步被硝酸氧化成生育红而显橙红色。本法简便、快速,呈色反应明显。

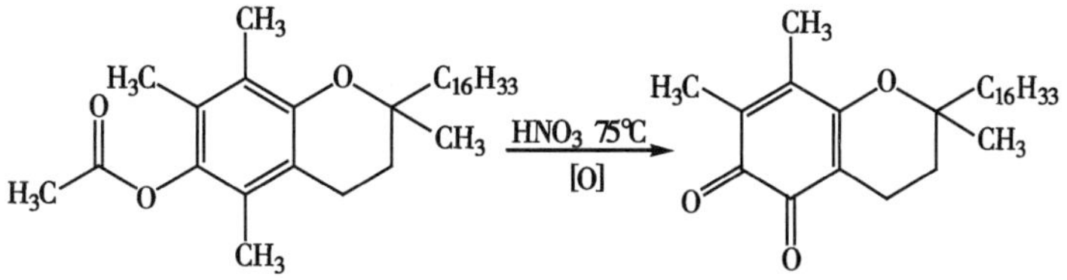

(2)气相色谱法:按含量测定项下的方法试验,在气相色谱图中供试品溶液主峰的保留时间应

251

与维生素 E 对照品溶液主峰的保留时间一致。

（3）红外光谱法：本品的红外光吸收图谱应与对照的图谱（光谱集 1206 图）一致。

解析：维生素 E 结构中含有苯环，苯环上有乙酰化的酚羟基，它们都可在红外光谱中产生特征吸收峰。

3. 检查　《中国药典》（2015 年版）规定本品需检查"酸度""生育酚""有关物质"及"残留溶剂"。

（1）酸度：取乙醇与乙醚各 15ml，置锥形瓶中，加酚酞指示液 0.5ml，滴加氢氧化钠滴定液（0.1mol/L）至微显粉红色，加本品 1.0g，溶解后，用氢氧化钠滴定液（0.1mol/L）滴定，消耗的氢氧化钠滴定液（0.1mol/L）不得过 0.5ml。

解析：本项检查系检查维生素 E 制备过程中引入的游离醋酸，每 1g 中酸性杂质的量不得超过 0.05mmol。

（2）生育酚（天然型）：取本品 0.10g，加无水乙醇 5ml 溶解后，加二苯胺试液 1 滴，用硫酸铈滴定液（0.01mol/L）滴定，消耗的硫酸铈滴定液（0.01mol/L）不得超过 1.0ml。

解析：本项检查系采用硫酸铈滴定法检查制备过程中未酯化的游离生育酚及在贮存过程中酯键水解产生的游离生育酚。利用游离生育酚具有较强的还原性，可被硫酸铈定量氧化，通过限制硫酸铈滴定液消耗的体积，控制游离生育酚的限量。每 1ml 硫酸铈滴定液（0.01mol/L）相当于 2.154mg 的生育酚。按上述规定的检查方法，得出维生素 E 中含游离生育酚杂质限量为 2.15%。

因维生素 E 的酚羟基被乙酰化，故对游离生育酚的检查无干扰。

（3）有关物质（合成型）：取本品，用正己烷稀释制成每 1ml 中约含 2.5mg 的溶液，作为供试品溶液；精密量取适量，用正己烷定量稀释制成每 1ml 中含 25μg 的溶液，作为对照溶液。照含量测定项下的色谱条件，精密量取供试品溶液与对照溶液各 1μl，分别注入气相色谱仪，记录色谱图至主成分峰保留时间的 2 倍。供试品溶液的色谱图中如有杂质峰，α-生育酚（相对保留时间约为 0.87）的峰面积不得大于对照溶液主峰面积（1.0%），其他单个杂质峰面积不得大于对照溶液主峰面积的 1.5 倍（1.5%），各杂质峰面积的和不得大于对照溶液主峰面积的 2.5 倍（2.5%）。

解析：通过气相色谱法检测有关物质，旨在控制合成型维生素 E 杂质限量，采用的方法为不加校正因子的主成分自身对照法。

（4）残留溶剂：正己烷：取本品，精密称定，加 N,N-二甲基甲酰胺溶解并定量稀释制成每 1ml 中约含 50mg 的溶液，作为供试品溶液；另取正己烷，加 N,N-二甲基甲酰胺定量稀释制成每 1ml 中约含 10μg 的溶液，作为对照品溶液。照残留溶剂测定法试验，以 5% 苯基甲基聚硅氧烷为固定液（或极性相近的固定液），起始柱温为 50℃，维持 8 分钟，然后以每分钟 45℃ 的速率升温至 260℃，维持 15 分钟。含正己烷应符合规定。

解析：天然的维生素 E 需检查残留溶剂正己烷，采用气相色谱法进行检查。测定时以正己烷为对照品，采用外标法计算供试品中正己烷的含量。

《中国药典》（2015 年版）通则"残留溶剂测定法"规定，正己烷属第二类溶剂，其限度为 0.029%。

4. 含量测定 维生素 E 含量测定的方法有很多,利用其水解产物游离生育酚的还原性,可用铈量法测定;利用其还原性将 Fe^{3+} 还原为 Fe^{2+},再与不同试剂生成配位化合物进行比色测定;也可用硝酸氧化、邻苯二胺缩合后采用荧光法测定。目前,各国药典多采用气相色谱法,该法简便、快速、专属性强。《中国药典》(2015 年版)收载的维生素 E 及其制剂均采用气相色谱法测定含量。

(1)测定方法:采用内标法,具体方法如下:

1)色谱条件与系统适用性试验:以硅酮(OV-17)为固定相,涂布浓度为 2% 的填充柱,或用 100% 二甲基聚硅氧烷为固定液的毛细管柱;柱温为 265℃。理论板数按维生素 E 峰计算不低于 500(填充柱)或 5000(毛细管柱),维生素 E 峰与内标物质峰的分离度应符合要求。

2)校正因子测定:取正三十二烷适量,加正己烷溶解并稀释成每 1ml 中含 1.0mg 的溶液,作为内标溶液。另取维生素 E 对照品约 20mg,精密称定,置棕色具塞瓶中,精密加内标溶液 10ml,密塞,振摇使溶解,作为对照品溶液,取 1~3μl 注入气相色谱仪,计算校正因子。

3)样品测定:取本品约 20mg,精密称定,置棕色具塞瓶中,精密加内标溶液 10ml,密塞,振摇使溶解,作为供试品溶液,取 1~3μl 注入气相色谱仪,测定,按内标法计算。

(2)含量计算

1)计算校正因子

$$校正因子(f) = \frac{A_S/c_S}{A_R/c_R} \qquad 式(6-36)$$

式中,A_S 为对照溶液中内标物质的峰面积或峰高;c_S 为对照溶液中内标物质的浓度(mg/ml);A_R 为对照品的峰面积或峰高;c_R 为对照品的浓度(mg/ml)。

2)计算供试品中测定组分的量

$$c_X = f \times \frac{A_X}{A_S'/c_S'} \qquad 式(6-37)$$

式中,f 为校正因子;A_X 为供试品的峰面积或峰高;A_S' 为供试品溶液中内标物质的峰面积或峰高;c_S' 为供试品溶液中内标物质的浓度(mg/ml)。

3)计算百分含量

$$含量\% = \frac{c_X \times D \times V}{m} \times 100\% \qquad 式(6-38)$$

式中,c_X 为供试品的浓度(mg/ml);D 为供试品的稀释倍数;V 为供试品初次配制体积(ml);m 为供试品的取样量(g)。

解析:气相色谱法是集分离与测定于一体的分析方法,适合于多组分混合物的定性、定量分析。该法具有高度选择性,可分离维生素 E 及其异构体,选择性地测定维生素 E。维生素 E 的沸点虽高达 350℃,但仍可不需经衍生化直接用气相色谱法测定含量。

▶▶ **课堂活动**

是否可以采用紫外-可见分光光度法测定维生素 E 的含量?

（三）维生素 B_1

维生素 B_1（vitamin B_1）又名盐酸硫胺，广泛存在于米糠、麦麸和酵母中，亦来源于人工合成。本品具有维持糖代谢及神经传导与消化正常功能的作用，临床主要用于防治脚气病，也用于神经炎、心肌炎、食欲缺乏、消化不良的辅助治疗或其他原因所致的维生素 B_1 缺乏症的补充治疗。《中国药典》（2015 年版）收载有维生素 B_1 及其制剂（片剂、注射剂）。

ER-6-40

维生素 K_1 的
质量标准

1. 结构与性质

（1）结构：维生素 B_1 是由氨基嘧啶环和噻唑环通过亚甲基连接而成的季铵类化合物，噻唑环上季铵及嘧啶环上的氨基具有碱性，可与酸成盐，药用品为盐酸盐。结构式如下：

$$H_3C \quad \overset{NH_2}{\underset{}{}} \quad S \quad OH$$

$$N^+ \quad Cl^-, HCl$$

$$CH_3$$

（2）性质

1）溶解性：维生素 B_1 为白色结晶或结晶性粉末，干燥品在空气中可迅速吸收约 4% 的水分。本品在水中易溶，在乙醇中微溶，在乙醚中不溶。本品的水溶液显酸性。

2）硫色素反应：维生素 B_1 结构中的噻唑环在碱性介质中可开环，再与嘧啶环上的氨基环合，经铁氰化钾等氧化剂氧化可生成具有荧光的硫色素，后者溶于正丁醇中呈蓝色荧光。

3）与生物碱沉淀剂的反应：维生素 B_1 分子结构中含有两个杂环（嘧啶环和噻唑环），均含有碱性氮原子，可与生物碱沉淀剂（如碘化汞钾、三硝基酚、碘溶液和硅钨酸等）反应生成组成恒定的沉淀，可用于鉴别和含量测定。

4）紫外吸收特性：本品结构中的嘧啶环为芳香杂环，具有紫外吸收。本品的 12.5μg/ml 的盐酸溶液（9→1000）在 246nm 波长处有最大吸收，吸收系数（$E_{1cm}^{1\%}$）为 406~436。

5）氯化物的特性：本品为盐酸盐，水溶液显氯化物的鉴别反应。

2. 鉴别

（1）硫色素反应：取本品约 5mg，加氢氧化钠试液 2.5ml 溶解后，加铁氰化钾试液 0.5ml 与正丁醇 5ml，强力振摇 2 分钟，放置使分层，上面的醇层显强烈的蓝色荧光；加酸使成酸性，荧光即消失；再加碱使成碱性，荧光又显出。

解析： 维生素 B_1 在碱性溶液中可被铁氰化钾氧化生成硫色素。硫色素溶于正丁醇（或异丁醇）中，显蓝色荧光。硫色素反应为维生素 B_1 的专属性反应。

（2）红外光谱法：取本品适量，加水溶解，水浴蒸干，在 105℃ 干燥 2 小时测定。本品的红外光吸收图谱应与对照的图谱（光谱集 1205 图）一致。

（3）本品的水溶液显氯化物的鉴别反应。

▶ 课堂活动

维生素 B_1 的专属鉴别反应是什么？　有何现象？

3. 检查 维生素 B_1 除需检查"酸度""溶液的澄清度与颜色""硫酸盐""干燥失重""炽灼残渣""铁盐"和"重金属"等杂质外,还应检查以下特殊杂质。

(1)硝酸盐:取本品 1.0g,加水溶解并稀释至 100ml,取 1.0ml,加水 4.0ml 与 10%氯化钠溶液 0.5ml,摇匀,精密加稀靛胭脂试液 1ml,摇匀,沿管壁缓缓加硫酸 5.0ml,立即缓缓振摇 1 分钟,放置 10 分钟,与标准硝酸钾溶液(每 1ml 相当于 $50\mu g\ NO_3^-$)0.50ml 用同法制成的对照液比较,不得更浅 (0.25%)。

解析:维生素 B_1 在合成中需使用硝酸盐,所以需对其进行检查。

(2)总氯量:取本品约 0.2g,精密称定,加水 20ml 溶解后,加稀醋酸 2ml 与溴酚蓝指示液 8～10 滴,用硝酸银滴定液(0.1mol/L)滴定至显蓝紫色。每 1ml 硝酸银滴定液(0.1mol/L)相当于 3.54mg 的氯(Cl)。按干燥品计算,含总氯量应为 20.6%～21.2%。

解析:本品为盐酸盐,需检查总氯量。本法中使用的溴酚蓝指示剂为吸附指示剂,终点后指示剂吸附沉淀显蓝紫色。

(3)有关物质:取本品,精密称定,用流动相溶解并稀释制成每 1ml 中约含 1mg 的溶液,作为供试品溶液;精密量取 1ml,置 100ml 量瓶中,用流动相稀释至刻度,摇匀,作为对照溶液。照高效液相色谱法试验。用十八烷基硅烷键合硅胶为填充剂;以甲醇-乙腈-0.02mol/L 庚烷磺酸钠溶液(含 1% 三乙胺,用磷酸调节 pH 至 5.5)(9∶9∶82)为流动相;检测波长为 254nm。理论板数按维生素 B_1 峰计算不低于 2000,维生素 B_1 峰与相邻峰的分离度均应符合要求。精密量取供试品溶液与对照溶液各 20μl,分别注入液相色谱仪,记录色谱图至主峰保留时间的 3 倍。供试品溶液色谱图中如有杂质峰,各杂质峰面积的和不得大于对照溶液主峰面积的 0.5 倍(0.5%)。

解析:本法为高效液相色谱法杂质检查中不加校正因子的主成分自身对照法。

4. 含量测定

(1)维生素 B_1 原料药物的含量测定:《中国药典》(2015 年版)中维生素 B_1 原料药物的含量采用非水溶液滴定法测定。

1)测定方法:取本品约 0.12g,精密称定,加冰醋酸 20ml 微热使溶解,放冷,加醋酐 30ml,照电位滴定法,用高氯酸滴定液(0.1mol/L)滴定,并将滴定结果用空白试验校正。每 1ml 高氯酸滴定液 (0.1mol/L)相当于 16.86mg 的维生素 B_1($C_{12}H_{17}ClN_4OS \cdot HCl$)。

2)含量计算

$$含量\% = \frac{(V-V_0)\times T\times F}{m}\times 100\% \qquad 式(6\text{-}39)$$

式中,V 为供试品消耗滴定液的体积(ml);V_0 为空白试验消耗滴定液的体积(ml);T 为滴定度 (mg/ml);F 为滴定液的浓度校正因子;m 为供试品的取样量(g)。

解析:此含量测定方法采用非水溶液滴定法,采用电位法指示终点以减小终点误差。

(2)维生素 B_1 片的含量测定:维生素 B_1 分子结构中具有共轭双键,有紫外吸收,可在其最大吸收波长处测定吸光度,进行含量测定。《中国药典》(2015 年版)规定维生素 B_1 片剂和注射液的含量均采用紫外-可见分光光度法测定。

1)测定方法:取本品 20 片,精密称定,研细,精密称取适量(约相当于维生素 B_1 25mg),置 100ml 量瓶中,加盐酸溶液(9→1000)约 70ml,振摇 15 分钟使维生素 B_1 溶解,用上述溶剂稀释至刻度,摇匀,用干燥滤纸滤过;精密量取续滤液 5ml,置另一 100ml 量瓶中,再加上述溶剂稀释至刻度,摇匀,照紫外-可见分光光度法,在 246nm 波长处测定吸光度。按 $C_{12}H_{17}ClN_4OS \cdot HCl$ 的吸收系数($E_{1cm}^{1\%}$)为 421 计算,即得。

紫外-可见分光光度法测定维生素 B_1 的含量

2)含量计算

$$标示量\% = \frac{\dfrac{A_X}{E_{1cm}^{1\%} \times 100} \times D \times V \times \overline{W}}{m \times m_S} \times 100\% \qquad 式(6\text{-}40)$$

式中,A_X 为供试品溶液的吸光度;$E_{1cm}^{1\%}$ 为供试品的百分吸收系数;D 为供试品的稀释倍数;V 为供试品初次配制的体积(ml);$\overline{W}$ 为平均片重(g);m 为供试品的取样量(g);m_S 为标示量(g)。

解析:维生素 B_1 片剂的含量测定采用紫外-可见分光光度法,是为了避免片剂附加剂对酸碱滴定的影响。

(四)维生素 C

维生素 C(vitamin C)又称 L-抗坏血酸,在化学结构上和糖类十分相似,有两个手性碳原子,4 种光学异构体,其中以 L-构型右旋体的生物活性最强。《中国药典》(2015 年版)收载维生素 C 及其制剂(片剂、泡腾片、泡腾颗粒、注射剂、颗粒剂及其钙盐、钠盐制剂)。临床用于预防维生素 C 缺乏症,也可用于各种急慢性传染疾病及紫癜等的辅助治疗。

维生素 C 质量分析

1. 结构与性质

(1)结构:维生素 C 分子中具有连二烯醇和内酯环结构,性质极为活泼。有两个手性碳原子(C_4、C_5),具有旋光性。

HO—6—5—O—1—=O　4—3—2　HO　OH　H　OH

(2)性质

1)溶解性:维生素 C 为白色结晶或结晶性粉末。在水中易溶,水溶液呈酸性;在乙醇中略溶,在三氯甲烷或乙醚中不溶。

2)酸性:维生素 C 分子结构中的连二烯醇基,尤其是 C_3 上的羟基受共轭效应的影响,酸性较强($pK_1 = 4.17$);C_2 上的羟基酸性极弱($pK_2 = 11.57$),故维生素 C 一般表现为一元酸,可与碳酸氢钠作用生成钠盐。

3)还原性:维生素 C 分子结构中的连二烯醇基具有极强的还原性,易被氧化剂(如硝酸银、亚甲蓝、三氯化铁和二氯靛酚钠等)氧化为具有二酮基结构的去氢维生素 C,加氢又可还原为维生素 C。

在碱性溶液或强酸性溶液中,去氢维生素 C 可进一步水解生成二酮古洛糖酸而失去活性,此反应为不可逆反应。

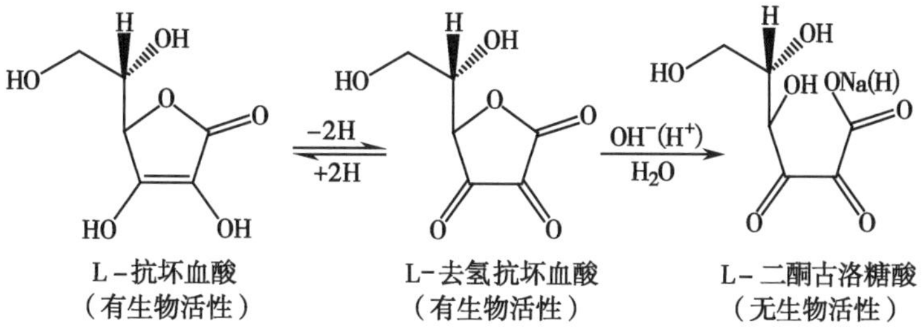

L-抗坏血酸　　　　L-去氢抗坏血酸　　　　L-二酮古洛糖酸
（有生物活性）　　（有生物活性）　　　　（无生物活性）

4) 旋光性:维生素 C 有 4 个光学异构体,其中 L-(+)-维生素 C 活性最强。比旋度为+20.5°~+21.5°。

5) 水解性:维生素 C 和碳酸钠作用可生成单钠盐,不致发生水解,因双键使内酯环变得较稳定;但在强碱中,内酯环可水解,生成酮酸盐。

6) 糖类的性质:维生素 C 的化学结构与糖类似,具有糖类的性质和反应。

7) 紫外吸收特性:由于维生素 C 分子结构中具有共轭双键,其稀盐酸溶液在 243nm 波长处有最大吸收,$E_{1cm}^{1\%}$ 为 560,可用于鉴别和含量测定。若在中性或碱性条件下,则最大吸收红移至 265nm 处。

2. 鉴别

(1) 与硝酸银及 2,6-二氯靛酚的反应:取本品 0.2g,加水 10ml 溶解后,分成两等份,在一份中加硝酸银试液 0.5ml,即生成银的黑色沉淀;在另一份中加二氯靛酚钠试液 1~2 滴,试液的颜色即消失。

解析:维生素 C 分子中有二烯醇的结构,具有极强的还原性,可被硝酸银氧化为去氢维生素 C,同时产生黑色银沉淀。

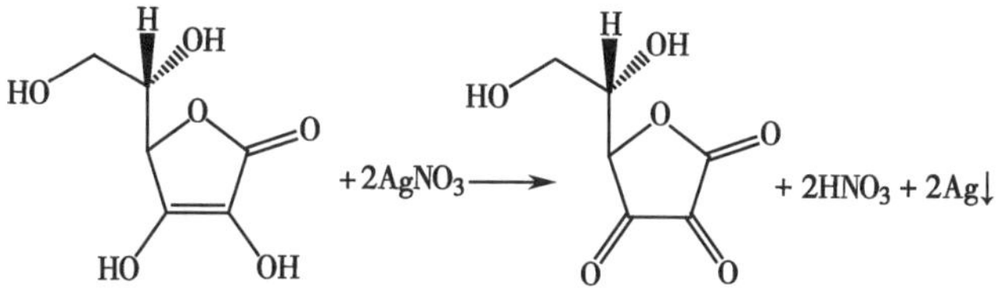

而 2,6-二氯靛酚为氧化性的染料,其氧化型在酸性介质中为玫瑰红色,在碱性介质中为蓝色。当 2,6-二氯靛酚与维生素 C 作用后,被还原成无色的酚亚胺,从而使颜色消失。

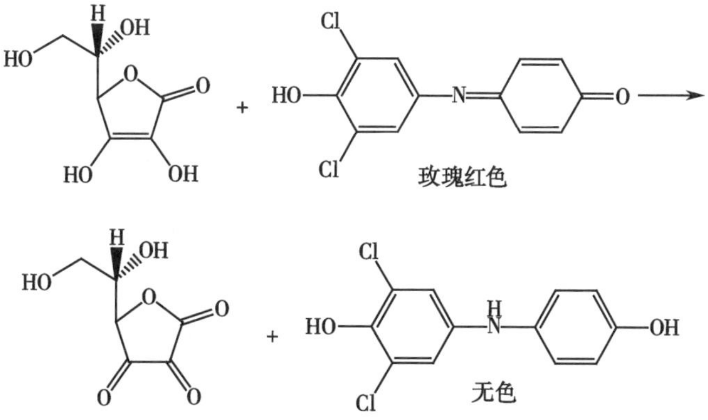

玫瑰红色

无色

(2)红外光谱法:维生素 C 结构中含有羰基、羟基和二烯醇基,它们都可在红外光谱中产生特征吸收峰。本品的红外光吸收图谱应与对照的图谱(光谱集 450 图)一致。

此外,还可采用与其他氧化剂反应(如亚甲蓝、高锰酸钾等)、糖类的反应及紫外-可见分光光度法等方法鉴别维生素 C。

3. 检查 维生素 C 除需检查"炽灼残渣"和"重金属"等一般杂质外,还应检查以下杂质。

(1)溶液的澄清度与颜色:取本品 3.0g,加水 15ml,振摇使溶解,溶液应澄清无色;如显色,将溶液经 4 号垂熔玻璃漏斗滤过,取滤液,照紫外-可见分光光度法,在 420nm 波长处测定吸光度,不得超过 0.03。

解析: 维生素 C 及其制剂在贮存期间易变色,且颜色随贮存时间的延长而逐渐加深。这是因为维生素 C 的水溶液不稳定,易受空气、光线和温度的影响,在高于或低于 pH 5~6 时,分子中的内酯环经水解、脱羧、脱水生成糠醛聚合呈色。《中国药典》(2015 年版)采用紫外-可见分光光度法,通过测定吸光度来控制有色杂质的限量。

维生素 C 制剂加工过程中有色杂质增加,故限量比原料药物宽。注射剂和片剂所含有色杂质的吸收峰略有不同,故测定限量时,所用波长也不同。如片剂中测定的波长为 440nm,杂质的吸光度不得超过 0.07;注射剂中测定波长为 420nm,杂质的吸光度不得超过 0.06。

(2)铁盐和铜盐的检查:由于微量的铁盐和铜盐会加速维生素 C 的氧化、分解,《中国药典》(2015 年版)对维生素 C 中所含铁和铜均采用原子吸收分光光度法进行检查。

(3)细菌内毒素:取本品,加碳酸钠(170℃加热 4 小时以上)适量,使混合,照"细菌内毒素检查法"依法检查,每 1mg 维生素 C 中含内毒素的量应小于 0.02EU。

解析: 供注射用的维生素 C 原料药物需作此项检查。

(4)草酸:取本品 0.25g,加水 4.5ml,振摇使维生素 C 溶解,加氢氧化钠试液 0.5ml、稀醋酸 1ml 与氯化钙试液 0.5ml,摇匀,放置 1 小时,作为供试品溶液;另精密称取草酸 75mg,置 500ml 量瓶中,加水溶解并稀释至刻度,摇匀,精密量取 5ml,加稀醋酸 1ml 与氯化钙试液 0.5ml,摇匀,放置 1 小时,作为对照溶液。供试品溶液产生的浑浊不得浓于对照溶液(0.3%)。

解析: 草酸是维生素 C 的代谢产物之一,过多的草酸可能在人体内造成结石,通过比浊法控制维生素 C 中草酸的限量,可增加药物的安全性。

4. 含量测定 维生素 C 具有强还原性,可被不同的氧化剂定量氧化,故可用氧化还原滴定法测定其含量,如碘量法、2,6-二氯靛酚法等。为适用于复方制剂和体液中微量维生素 C 的测定,又相继采用了紫外-可见分光光度法和高效液相色谱法等,而最常用的方法为碘量法。

ER-6-43

碘量法测定维生素 C 的含量

(1)测定方法:取本品约 0.2g,精密称定,加新沸过的冷水 100ml 与稀醋酸 10ml 使溶解,加淀粉指示液 1ml,立即用碘滴定液(0.05mol/L)滴定,至溶液显蓝色并在 30 秒内不褪色。每 1ml 碘滴定液(0.05mol/L)相当于 8.806mg 的维生素 C($C_6H_8O_6$)。

反应原理:

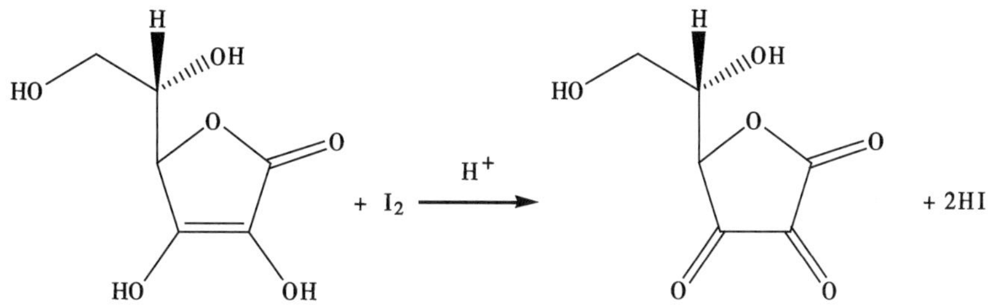

（2）含量计算

$$含量\% = \frac{V \times T \times F}{m} \times 100\% \qquad 式（6\text{-}41）$$

式中，V 为供试品消耗滴定液的体积（ml）；T 为滴定度（mg/ml）；F 为滴定液的浓度校正因子，m 为供试品的取样量（g）。

解析：操作中加入稀醋酸使滴定在酸性溶液中进行，在酸性介质中维生素 C 受空气中氧的氧化速度减慢，但供试品溶于稀酸后仍需立即滴定。使用新煮沸过的冷水溶解供试品可减少水中溶解的氧对测定的干扰。

《中国药典》（2015 年版）收载的维生素 C 及其制剂均采用碘量法测定含量。为消除制剂中辅料对测定的干扰，滴定前要进行必要的处理。如片剂中所加入的辅料对测定有干扰，应先溶解后再滤过，取续滤液进行测定；注射液在处方中加入抗氧剂焦亚硫酸钠，而焦亚硫酸钠易水解生成亚硫酸氢钠，消耗一定量的碘滴定液，对测定结果有影响，故在滴定前加入 2ml 丙酮排除干扰。

点滴积累 ∨

1. 维生素 A 可与三氯化锑反应显蓝色，很快变成紫色；杂质检查需检查酸值和过氧化值；原料药物及制剂含量测定采用三点校正法，维生素 AD 制剂中测定维生素 A 含量采用高效液相色谱法。

2. 维生素 E 为苯并二氢吡喃醇衍生物，苯环有紫外吸收；水解后生成还原性较强的生育酚，可被硝酸氧化，为维生素 E 的专属反应；采用铈量法检查特殊杂质"游离生育酚"。 原料药物及制剂采用气相色谱法测定含量。

3. 维生素 B₁ 噻唑环上季铵氮原子及嘧啶环上的氨基具有碱性；嘧啶环具有紫外吸收；噻唑环在碱性溶液中可被铁氰化钾氧化成硫色素，溶于正丁醇呈蓝色荧光。 原料药物采用非水溶液滴定法测定含量，片剂及注射剂采用紫外-可见分光光度法测定含量。

4. 维生素 C 含有两个手性碳原子，具有旋光性；连二烯醇有酸性及较强的还原性，可被硝酸银试液及二氯靛酚钠试液氧化；共轭双键有紫外吸收。 原料药物、制剂采用碘量法测定含量。

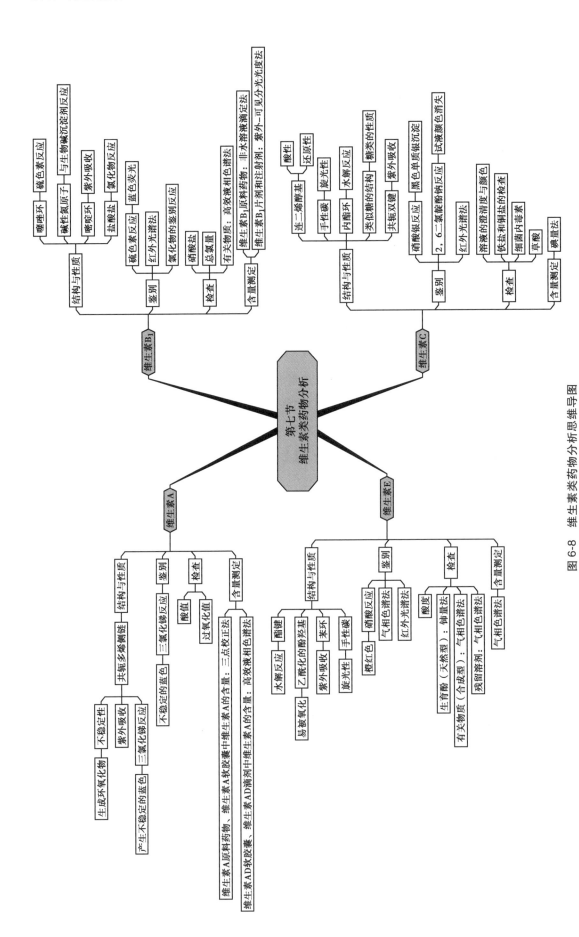

图 6-8　维生素类药物分析思维导图

目标检测

一、选择题

（一）单项选择题

1. 采用碘量法测定维生素 C 注射液含量时,需加入的试剂为(   )

    A. 丙酮　　　　　　　B. 乙醇　　　　　　　C. 硝酸银　　　　　　D. 二氯靛酚钠

2. 维生素 B_1 在碱性溶液中,被铁氰化钾氧化成溶于正丁醇显蓝色荧光的物质是(   )

    A. 荧光黄　　　　　　B. 荧光素　　　　　　C. 硫色素　　　　　　D. 硫喷妥

3. 某药物溶液加 $AgNO_3$ 试液,则生成 Ag 的黑色沉淀。该药物应为(   )

    A. 维生素 A　　　　　B. 维生素 E　　　　　C. 维生素 B_1　　　　D. 维生素 C

4. GC 测定维生素 E 含量时,其采用的具体方法为(   )

    A. 外标法　　　　　　　　　　　　　　　B. 内标法

    C. 内标加校正因子法　　　　　　　　　　D. 加校正因子的主成分自身对照法

5. 维生素 A 原料药物的含量测定,《中国药典》(2015 年版)采用(   )

    A. 酸碱滴定法　　　　　　　　　　　　　B. 三点校正法

    C. 碘量法　　　　　　　　　　　　　　　D. 高效液相色谱法

6. 维生素 A 含量用生物效价表示,其效价单位是(   )

    A. IU　　　　　　　　B. g　　　　　　　　C. ml　　　　　　　　D. μg

7. 有关维生素 E 的鉴别反应,正确的是(   )

    A. 维生素 E 与无水乙醇加 HNO_3,加热,呈鲜红→橙红色

    B. 维生素 E 本身易被氧化

    C. 维生素 E 在酸性条件下与联吡啶和三氯化铁作用,生成红色配位离子

    D. 维生素 E 无紫外吸收

8. 检查维生素 E 中的特殊杂质——生育酚时,所采用的检查方法为(   )

    A. HPLC　　　　　　　　　　　　　　　B. TLC

    C. 硫酸铈滴定法(二苯胺为指示剂)　　　　D. 双相酸碱滴定法(甲基橙为指示剂)

9. 维生素 C 具有较强的还原性是因为分子中含有(   )

    A. 羟基　　　　　　　B. 二烯醇结构　　　　C. 羰基　　　　　　　D. 内酯基

10. 维生素 B_1 的含量测定(   )

    A. 原料药物采用非水溶液滴定法,片剂和注射液采用紫外-可见分光光度法

    B. 原料药物采用紫外-可见分光光度法,片剂采用非水溶液滴定法

    C. 原料药物采用非水溶液滴定法,片剂采用荧光分析法

    D. 原料药物采用紫外-可见分光光度法,片剂采用高效液相色谱法

（二）多项选择题

11. 从结构上看鉴别维生素 E 可采用的反应有(   )

    A. 硝酸的反应   B. 三氯化铁反应

    C. 盐酸的反应   D. 硫色素反应

    E. 醋酐-浓硫酸反应

12. 维生素 C 的性质有（   ）

    A. 水溶液显酸性   B. 具有旋光性

    C. 具有极强的还原性   D. 具有紫外吸收

    E. 具有较强的氧化性

13. 用 2,6-二氯靛酚钠鉴别维生素 C 时（   ）

    A. 加水溶解维生素 C   B. 加乙醇溶解维生素 C

    C. 2,6-二氯靛酚钠为一氧化性的染料   D. 试液的颜色消失

    E. 反应后显蓝色

14. 维生素 C 常采用的鉴别试验有（   ）

    A. 硝酸银反应鉴别法   B. 硫色素反应鉴别法

    C. 2,6-二氯靛酚钠鉴别法   D. 碱性酒石酸铜反应鉴别法

    E. 红外吸收光谱鉴别法

二、问答题

1. 三点校正法测定维生素 A 的原理是什么？

2. 维生素 C 结构中具有什么样的活性结构？因而使之具有哪三大性质？

3. 什么是硫色素反应？

三、计算题

1. 取维生素 B_1 片（规格：10mg）20 片，称重为 1.6208g，研细，精密称取 0.4082g，置 100ml 量瓶中，加盐酸溶液（9→1000）溶解并稀释至刻度，摇匀，滤过，弃去初滤液，精密量取续滤液 1ml，置 50ml 量瓶中，再加盐酸溶液（9→1000）稀释至刻度，摇匀。照紫外-可见分光光度法在 246nm 波长处测定吸收度为 0.407。已知 $C_{12}H_{17}ClN_4OS \cdot HCl$ 的吸收系数（$E_{1cm}^{1\%}$）为 421，求维生素 B_1 标示量的百分含量？

2. 取标示量为 5ml：0.5g 的维生素 C 注射液 2ml，加水 15ml 与丙酮 2ml，摇匀，放置 5 分钟，加稀醋酸 4ml 与淀粉指示液 1ml，用碘滴定液（0.1030mol/L）滴定至终点，消耗体积为 20.76ml。每 1ml 碘滴定液（0.1mol/L）相当于 8.806mg 的 $C_6H_8O_6$。计算该注射液中维生素 C 占标示量的百分含量。

（郏枝花）

第八节　抗菌药物分析

导学情景 ╲╱

情景描述：

　　1928 年 9 月的一天，英国著名生物学家 Alexander Fleming 无意间注意到一个与空气接触过的金黄色葡萄球菌培养皿中长出了一团青绿色真菌，在显微镜下观察真菌周围的葡萄球菌已经被溶解，后鉴定表明该真菌为"点青霉菌"，其分泌的抑菌物质即"青霉素"。自青霉素问世以来，抗生素的出现帮助人类解决了很多问题，一些疾病被消灭或控制，但它又是一把双刃剑，只有合理应用才能发挥其独特的作用。

学前导语：

　　抗菌药物一般是指具有杀菌或抑菌活性的药物，包括抗生素、磺胺类、咪唑类、喹诺酮类等由微生物培养得到的或化学合成的药物。在一定浓度下对病原体有抑制和杀灭作用。抗菌药物因其结构性质不同，导致其分析方法亦不相同，今天我们就一起来学习临床常用抗菌药物的分析与检测方法。

一、抗生素类药物分析

　　抗生素是指在低微浓度下可对某些生物的生命活动有特异性抑制作用的化学物质，是目前临床抗感染治疗的重要药物。抗生素类药物多数通过微生物发酵形式生产，部分经化学合成或半合成制备，具有化学纯度较低、活性组分易发生变异、稳定性差等特点。由于其降解产物、聚合物、相关组分等杂质的引入，不仅会降低疗效，而且会引起过敏等毒性反应，因此严格控制其质量十分重要。《中国药典》（2015 年版）检查项下，除进行一般杂质检查外，还收载"异常毒性""无菌""热原或细菌内毒素""降压物质"等检查项目。

　　抗生素类药物含量测定方法有两大类，即生物学法和物理化学法。生物学法是根据抗生素对细菌作用的强度来测定其效价，《中国药典》（2015 年版）收载的"抗生素微生物检定法（通则 1201）"中包括两种方法，即管碟法和浊度法。微生物检定法灵敏度高，结果直观，与临床疗效吻合，适用范围广；但操作复杂费时，误差较大。生物学法测得的药物含量以效价单位表示，即指每毫升或每毫克中含有某种抗生素的有效成分的多少。物理化学法利用药物结构方面的性质来进行含量测定，该法准确度与专属性较高，且操作简便，但结果只能表示药物的含量，与临床疗效有偏差。物理化学法测得的药物含量用百分率表示。《中国药典》（2015年版）已大量采用高效液相色谱法对本类药物进行鉴别、有关物质检查和含量测定。

ER-6-44

抗生素微生物检定法

　　（一）典型药物结构与性质

　　1. β-内酰胺类抗生素　本类抗生素分子结构中均具有 β-内酰胺环，根据并合杂环结构的不同分为青霉素类（氢化噻唑环）和头孢菌素类（氢化噻嗪环），基本结构如下：

青霉素类　　　　　　　　　　　头孢菌素类

《中国药典》(2015 年版)收载的 β-内酰胺类抗生素共有 141 种原料药及其制剂,本类抗生素原料药均为白色、类白色或微黄色粉末或结晶性粉末,其钠盐或钾盐易溶于水,有机碱盐难溶于水,易溶于有机溶剂。β-内酰胺类抗生素典型药物的结构与性质见表 6-22。

表 6-22　β-内酰胺类抗生素典型药物的结构与性质

药物	结构式	结构与性质
青霉素钠 (benzylpenicillin sodium)		(1)羧基:显酸性,pK_a 多介于 2.5～2.8 之间,可与无机碱或有机碱成盐。 (2)β-内酰胺环:易被酸、碱、酶、金属离子等破坏而开环,失去活性。另外,盐酸羟胺使 β-内酰胺环开环形成羟肟酸,发生羟肟酸铁反应,可用于鉴别。 (3)手性碳原子:此类药物具有 3 个手性碳(青霉素类)或 2 个手性碳(头孢菌素类),有旋光性。 (4)共轭结构:头孢菌素类母核为共轭结构,且其取代基多含有芳环,具有特征紫外吸收。青霉素类母核虽非共轭结构,但其取代基一般含有苯环等共轭结构,具有特征紫外吸收,可用于药物的鉴别及含量测定。 (5)钠盐:注射剂多以钠盐使用,可显钠离子的特征鉴别反应。 (6)特殊基团:此类药物特征取代基的性质可用于具体药物的鉴别。如氨苄基取代,具有典型的 α-氨基酸性质,可发生双缩脲和茚三酮反应;酚羟基取代,可与重氮苯磺酸试液发生偶合反应
阿莫西林 (amoxicillin)	 ,3H_2O	
哌拉西林钠 (piperacillin sodium)		
头孢氨苄 (cefalexin)	 ,H_2O	
头孢噻肟钠 (cefotaxime)		

2. 氨基糖苷类抗生素　氨基糖苷类抗生素由碱性环己多元醇(苷元)与氨基糖缩合而成。《中国药典》(2015 年版)收载的氨基糖苷类抗生素共有 42 种原料药及其制剂,原料药均为白色或类白色粉末;无臭或微臭,味微苦;有引湿性。盐在水中易溶,在乙醇、三氯甲烷等有机溶剂中几乎不溶。氨基糖苷类抗生素典型药物的结构与性质见表 6-23。

表 6-23 氨基糖苷类抗生素典型药物的结构及性质

药物	结构式	结构与性质
硫酸链霉素 （streptomycin sulfate）	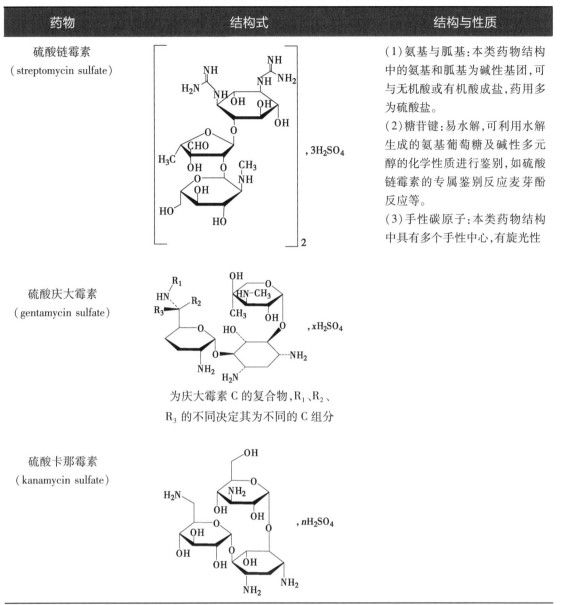	（1）氨基与胍基:本类药物结构中的氨基和胍基为碱性基团,可与无机酸或有机酸成盐,药用多为硫酸盐。 （2）糖苷键:易水解,可利用水解生成的氨基葡萄糖及碱性多元醇的化学性质进行鉴别,如硫酸链霉素的专属鉴别反应麦芽酚反应等。 （3）手性碳原子:本类药物结构中具有多个手性中心,有旋光性
硫酸庆大霉素 （gentamycin sulfate）	为庆大霉素 C 的复合物,R_1、R_2、R_3 的不同决定其为不同的 C 组分	
硫酸卡那霉素 （kanamycin sulfate）		

3. **大环内酯类抗生素** 大环内酯类抗生素结构中含有 1 个十四元或十六元大环内酯结构,并通过内酯环上的羟基和去氧氨基糖或 6-去氧糖缩合成碱性苷。《中国药典》（2015 年版）收载有十四元大环内酯类抗生素红霉素、罗红霉素等,十六元大环内酯类抗生素麦迪霉素、螺旋霉素、交沙霉素等,以及半合成的十五元大环内酯类抗生素阿奇霉素等共 47 种原料药及其制剂。原料药均为白色或类白色粉末;无臭,味苦;微有引湿性。在水中溶解性差,在甲醇、乙醇、丙酮中溶解。氨基显碱性,可与酸成盐,盐易溶于水。大环内酯类抗生素典型药物的结构与性质见表 6-24。

表 6-24　大环内酯类抗生素典型药物的结构及性质

药物	结构式	结构与性质
红霉素 （erythromycin）		（1）氨基：显碱性，可与酸成盐。 （2）内酯与苷键：对酸、碱不稳定，可发生苷键水解、内酯环开环以及脱酰基反应，导致药物的抗菌活性降低或丧失。 （3）手性碳原子：本类药物结构中具有多个手性碳原子，具有旋光性
罗红霉素 （roxithromycin）		
阿奇霉素 （azithromycin）		

本节以头孢氨苄、硫酸庆大霉素、红霉素及其制剂为代表解析抗生素类药物的质量分析方法。

（二）实例分析

抗生素结构较为复杂，多含有相似组分，不同药物的检测项目及方法有较大差别，《中国药典》（2015 年版）多采用分离能力强的色谱分析法进行鉴别、检查或含量测定，部分抗生素的活性（效价）测定采用抗生素微生物检定法。

β-内酰胺类结构、性质与分析方法

1. 头孢氨苄及其制剂的分析　《中国药典》（2015 年版）收载了头孢氨苄的原料、片剂、胶囊剂、颗粒剂、干混悬剂。

（1）性状：本品为白色至微黄色结晶性粉末；微臭。本品在水中微溶，在乙醇或乙醚中不溶。

比旋度：取本品，精密称定，加水溶解并定量稀释制成每 1ml 中约含 5mg 的溶液，依法测定（通则 0621），比旋度为+149°至+158°。

吸收系数：取本品，精密称定，加水溶解并定量稀释制成每 1ml 中约含 20μg 的溶液，照紫外-可见分光光度法(通则0401),在262nm的波长处测定吸光度,吸收系数($E_{1cm}^{1\%}$)为220~245。

(2)鉴别:本品原料及其制剂的鉴别均采用高效液相色谱法,其原料还采用红外光谱法鉴别。

1)高效液相色谱法:在含量测定项下记录的色谱图中,供试品溶液主峰保留时间应与对照品溶液主峰保留时间一致。

2)红外光谱法:头孢氨苄原料的鉴别规定,本品红外光吸收图谱应与对照的图谱(光谱集1090图)一致。

(3)检查:头孢氨苄除检查"水分""炽灼残渣"外,还应检查"酸度""有关物质"和"2-萘酚"。其他制剂应进行相应制剂的质量检查。

1)酸度:取本品50mg,加水10ml溶解后,依法测定(通则0631),pH应为3.5~5.5。

解析:β-内酰胺类抗生素结构中的β-内酰胺环对酸、碱均不稳定,可发生开环反应,导致药物的抗菌活性降低或丧失。《中国药典》(2015年版)根据药物的稳定性研究规定了相关品种的最适宜pH范围,在检查项下列入。干混悬剂与颗粒剂要求pH应为4.0~6.0。

2)有关物质:采用高效液相色谱法——外标法(梯度洗脱)。

色谱条件及系统适用性试验:用十八烷基硅烷键合硅胶为填充剂;流动相A为0.2mol/L磷酸二氢钠溶液(用氢氧化钠试液调节pH至5.0),流动相B为甲醇,进行线性梯度洗脱;检测波长为220nm。梯度洗脱程序见表6-25。

表6-25　高效液相色谱法对头孢氨苄有关物质检查梯度洗脱程序

时间(分钟)	流动相A(%)	流动相B(%)
0	98	2
1	98	2
20	70	30
23	98	2
30	98	2

测定方法:精密称取本品适量,加流动相A溶解并定量稀释制成每1ml中约含1.0mg的溶液,作为供试品溶液;精密量取1ml,置100ml量瓶中,用流动相A稀释至刻度,摇匀,作为对照溶液。取7-氨基去乙酰氧基头孢烷酸对照品和α-苯甘氨酸对照品各约10mg,精密称定,置同一100ml量瓶中,加pH 7.0磷酸盐缓冲液约20ml,超声使溶解,再用流动相A稀释至刻度,摇匀,精密量取2ml,置20ml量瓶中,用流动相A稀释至刻度,摇匀,作为杂质对照品溶液。

精密量取供试品溶液、对照溶液及杂质对照品溶液各20μl,分别注入液相色谱仪,供试品溶液色谱图中如有杂质峰,含7-氨基去乙酰氧基头孢烷酸峰与α-苯甘氨酸峰按外标法以峰面积计算,均不得超过1.0%;其他单个杂质的峰面积不得大于对照溶液主峰面积的1.5倍(1.5%),其他各杂质峰面积的和不得大于对照溶液主峰面积的2.5倍(2.5%),供试品溶液色谱图中任何小于对照溶液主峰面积0.05倍的峰可忽略不计。

解析:β-内酰胺类抗生素多采用半合成方法制备,产物中易于引入原料及中间产物、副产物、异构体等,由于结构不定,以有关物质定义。有关物质的检查均采用高效液相色谱法,利用梯度洗脱先分离再分析,采用外标法或不加校正因子的主成分自身对照法进行限量检查。

3)2-萘酚:采用高效液相色谱法——外标法(等度洗脱)。

色谱条件及系统适用性试验:用十八烷基硅烷键合硅胶为填充剂;以甲醇-水(55∶45)为流动相,流速为每分钟1ml,检测波长为225nm。

测定方法:取本品适量,精密称定,加流动相溶解并定量稀释制成每1ml中约含10mg的溶液,充分振摇,取混悬液适量,以每分钟15 000转速率离心5分钟,取上清液作为供试品溶液;另取2-萘酚对照品适量,精密称定,加流动相溶解并定量稀释制成每1ml中约含0.5μg的溶液,作为对照品溶液。精密量取上述两种溶液各20μl,分别注入液相色谱仪,记录色谱图。按外标法以峰面积计算,含2-萘酚的量不得过0.05%。

> **知识链接**
>
> ### 等度洗脱与梯度洗脱
>
> HPLC法的洗脱方式通常分为等度洗脱和梯度洗脱。等度洗脱即在同一个样品组分的分析周期中,流动相的组成比例和流速恒定不变的洗脱方式。梯度洗脱是指在同一个分析周期中,随着时间的变化按一定程序梯度性地改变洗脱液的比例(浓度配比、成分、离子强度、溶液极性等)或pH,以期将色谱柱中不同的组分洗脱出来的方法。梯度洗脱适用于同时检测多种复杂成分尤其是各组分的极性差异较大的样品,或是有干扰物的情况,可达到满意的峰形、分离度及分析时间。

(4)含量测定:《中国药典》(2015年版)对头孢氨苄及其制剂的含量测定均采用高效液相色谱法。

ER-6-46
分子排阻色谱法检查高分子聚合物

1)色谱条件与系统适用性试验:用十八烷基硅烷键合硅胶为填充剂;以水-甲醇-3.86%醋酸钠溶液-4%醋酸溶液(742∶240∶15∶3)为流动相;检测波长为254nm。取供试品溶液适量,在80℃水浴中加热60分钟,冷却,取20μl注入液相色谱仪,记录色谱图,头孢氨苄峰与相邻杂质峰的分离度应符合要求。

2)测定方法:取本品约50mg,精密称定,置50ml量瓶中,加流动相溶解并稀释至刻度,摇匀;精密量取10ml,置50ml量瓶中,用流动相稀释至刻度,摇匀,作为供试品溶液,精密量取10μl注入液相色谱仪,记录色谱图。另取头孢氨苄对照品适量,同法测定。按外标法以峰面积计算,即得。

3)含量计算:本法采用外标法计算头孢氨苄原料的含量。

$$含量\% = \frac{c_R \times \dfrac{A_X}{A_R} \times D \times V}{m} \times 100\%$$

式(6-42)

式中,A_X为供试品的峰面积;A_R为对照品的峰面积;c_R为对照品溶液的浓度(mg/ml)(备注:需根据购买对照品的实际效价进行换算);D为供试品溶液的稀释倍数;V为供试品溶液初次配制的体积(ml);m为供试品的取样量(g)。

解析:高效液相色谱法具有对混合物分离及定量检测的优点,不但可快速、准确地测定药物含量,更能够将抗生素中存在的有关物质及有关组分分别检测及定量,正成为逐渐替代微生物检定法的常规理化检定方法。《中国药典》(2015年版)收载的β-内酰胺类药物的含量测定多采用高效液相色谱法,按外标法以峰面积定量。

2. 硫酸庆大霉素及其制剂的分析 硫酸庆大霉素是庆大霉素 C_1、C_{1a}、C_2、C_{2a} 等组分为主混合物的硫酸盐,《中国药典》(2015年版)收载了硫酸庆大霉素原料、片剂、注射液、缓释片、颗粒剂和滴眼液。

(1)性状:硫酸庆大霉素为白色或类白色的粉末;无臭;有引湿性。在水中易溶,在乙醇、丙酮或乙醚中不溶。

比旋度:取硫酸庆大霉素,精密称定,加水溶解并定量稀释制成每1ml中约含50mg的溶液,依法测定(通则0621),比旋度为+107°至+121°。

(2)鉴别:硫酸庆大霉素及其制剂的鉴别方法有薄层色谱法、高效液相色谱法和化学反应法,原料药物还采用红外光谱法鉴别。

1)薄层色谱法:取本品与庆大霉素标准品,分别加水制成每1ml中含2.5mg的溶液,照薄层色谱法试验,吸取上述两种溶液各2μl,分别点于同一硅胶G薄层板(临用前于105℃活化2小时)上;另取三氯甲烷-甲醇-氨溶液(1:1:1)混合振摇,放置1小时,分取下层混合液为展开剂,展开,取出于20~25℃晾干,置碘蒸气中显色,供试品溶液所显主斑点数、位置和颜色应与标准品溶液斑点数、位置和颜色相同。

解析:本法用于硫酸庆大霉素及其各种制剂的鉴别。在观察结果时需注意不仅要比较斑点数量、位置,还要观察斑点颜色一致性。

2)高效液相色谱法:在庆大霉素C组分测定项下记录的色谱图中,供试品溶液各主峰保留时间应与标准品溶液各主峰保留时间一致。

解析:本法用于原料、注射液的鉴别。因薄层色谱法和高效液相色谱法均为色谱法,《中国药典》(2015年版)规定两者选做一项即可。高效液相色谱条件:用十八烷基键合硅胶为填充剂(pH适应范围0.8~8.0);以0.2mol/L三氟醋酸-甲醇(96:4)为流动相;蒸发光散射检测器测定。

3)红外光谱法:本品的红外光吸收图谱应与对照的图谱(光谱集485图)一致。

4)化学反应法:本法用于硫酸庆大霉素原料、片剂、注射液、缓释片、颗粒剂和滴眼液的鉴别。规定本品的水溶液显硫酸盐的鉴别反应(通则0301)。

ER-6-47

氨基糖苷类抗生素的化学鉴别

解析:硫酸盐的鉴别反应详见第二章。

(3)检查:硫酸庆大霉素除检查"溶液的澄清度与颜色""水分""炽灼残渣"外,还应检查"酸度""有关物质""庆大霉素C组分""细菌内毒素"。其制剂应进行相应制剂的质量检查。

1)酸度:取本品,加水制成每1ml中含40mg的溶液,依法测定(通则0631),pH应为4.0~6.0。

ER-6-48

庆大霉素C组分及其结构

解析:氨基苷类抗生素结构中碱性环己多元醇与氨基糖形成的糖苷键对酸、碱均不稳定,可发生苷键水解,导致药物的抗菌活性降低或丧失。

2)庆大霉素C组分:庆大霉素为庆大霉素 C_1、C_{1a}、C_2、C_{2a} 等组分为主的混合物,各组分药理活性、不良反应各不同,《中国药典》(2015年版)规定硫酸庆大霉素需检查庆大霉素 C 组分,并明确规定了有关组分的含量限度。硫酸庆大霉素及其注射液均需检查该组分。

庆大霉素 C 组分的检查采用高效液相色谱法。

色谱条件:以十八烷基键合相硅胶为填充剂(pH 适应范围 0.8~8.0);以 0.2mol/L 三氟醋酸-甲醇(96∶4)为流动相;流速为每分钟 0.6~0.8ml;用蒸发光检测器检测。

测定方法:精密称取庆大霉素标准品适量,加流动相溶解并定量稀释制成每 1ml 中约含庆大霉素 C 组分 1.0、2.5 和 5.0mg 的溶液作为标准品溶液(1)、(2)和(3)。精密量取上述 3 种溶液各 20μl,分别注入液相色谱仪,记录色谱图,计算标准品溶液各组分浓度的对数值与相应的峰面积对数值的线性回归方程,相关系数(r)应不小于 0.99。另精密称取本品适量,加流动相溶解并定量稀释制成每 1ml 中约含庆大霉素 2.5mg 的溶液,同法测定,用庆大霉素各组分的线性回归方程分别计算供试品中对应组分的量(c_{tcx}),并按式(6-43)计算出各组分的含量(%,mg/mg),c_1 应为 14%~22%,c_{1a} 应为 10%~23%,$c_{2a}+c_2$ 应为 17%~36%,四个组分总含量不得低于 50.0%。

$$c_x(\%) = \frac{c_{tcx}}{\dfrac{m_t}{V_t}} \times 100\% \qquad\qquad 式(6\text{-}43)$$

式中,c_x 为庆大霉素各组分的含量(%,mg/mg);c_{tcx} 为由回归方程计算出的各组分的含量(mg/ml);m_t 为供试品重量(mg);V_t 为体积(ml)。

根据所得组分的含量,按照式(6-44)计算出庆大霉素各组分的相对比例。

$$c_x'(\%) = \frac{c_x}{c_1+c_{1a}+c_2+c_{2a}} \times 100\% \qquad\qquad 式(6\text{-}44)$$

式中,c_x' 为庆大霉素各组分的相对比例。

c_1 应为 25%~50%,c_{1a} 应为 15%~40%,$c_{2a}+c_2$ 应为 20%~50%。

解析: 基于微生物次级代谢途径的抗生素,由于生物合成过程的各种影响因素,常导致精制纯化后的产品中共存有结构相似的有关组分,多为取代基部分改变的衍生物。如硫酸庆大霉素即为 C 组分的混合物,各有关组分由于结构与主要药用成分不同,在生物活性、毒副作用上具有较大差别,其含量将直接影响药物的临床效价,因此需作相应项目的有关组分检查。

3)细菌内毒素:取本品,依法检查(通则 1143),每 1mg 庆大霉素中含内毒素的量应小于 0.50EU(供注射用)。

解析: 抗生素类药物由于制备工艺的特点,多含有能引起体温升高的杂质,主要来源于革兰阴性菌的细胞壁。《中国药典》(2015 年版)规定需要对此类药物作热原或细菌内毒素检查。检查方法详见第八章。

(4)含量测定:《中国药典》(2015 年版)中,硫酸庆大霉素及其制剂均采用抗生素微生物检定法进行含量测定。

硫酸庆大霉素含量测定:精密称取本品适量,加灭菌水定量制成每 1ml 中含 1000 单位的溶液,按照抗生素微生物检定法(通则 1201)测定,可信限率不得大于 7%。1000 庆大霉素单位相当于 1mg 庆大霉素。

解析: 抗生素微生物检定法以抗生素抑制细菌生长的能力或其杀菌力来衡量抗生素活性(效价)。试验方法详见第八章。

▶ **课堂活动**

硫酸庆大霉素采用 HPLC 法检查庆大霉素 C 组分，如何计算并判断各组分是否符合规定?

3. 红霉素及其制剂的分析　《中国药典》(2015 年版)收载了红霉素的原料药、肠溶片、肠溶胶囊、软膏、眼膏。

(1)性状:红霉素原料为白色或类白色的结晶或粉末;无臭;微有引湿性。在甲醇、乙醇或丙酮中易溶,在水中极微溶解。

比旋度:取本品,精密称定,加无水乙醇溶解并定量稀释制成每 1ml 中约含 20mg 的溶液,放置 30 分钟后依法测定(通则 0621),比旋度为−71°～−78°。

(2)鉴别:红霉素及其制剂的鉴别方法有高效液相色谱法、薄层色谱法和化学反应法,原料药物还采用红外光谱法鉴别。

1)高效液相色谱法:在红霉素组分项下记录的色谱图中,供试品溶液主峰的保留时间应与标准品溶液主峰的保留时间一致。

2)红外光谱法:本品的红外光吸收图谱应与对照的图谱一致(光谱集 167 图)。如不一致,取本品与标准品适量,加少量三氯甲烷溶解后,水浴蒸干,置五氧化二磷干燥器中减压干燥后测定,除 1980cm⁻¹ 至 2050cm⁻¹ 波长范围外,应与标准品的图谱一致。

3)薄层色谱法:本法为红霉素肠溶片及肠溶胶囊的鉴别方法。

红霉素肠溶片的鉴别:取本品细粉适量,加甲醇使红霉素溶解并稀释制成每 1ml 中约含红霉素 2.5mg 的溶液,滤过,取续滤液作为供试品溶液。另取红霉素标准品适量,加甲醇溶解并稀释制成每 1ml 中约含 2.5mg 的溶液,作为标准品溶液。照薄层色谱法(通则 0502)试验,吸取上述两种溶液各 10μl,分别点于同一硅胶 G 薄层板上,以三氯甲烷-甲醇(85∶15)为展开剂,展开,晾干,喷以乙醇-对甲氧基苯甲醛-硫酸(90∶5∶5)的混合溶液,置 100℃加热约数分钟,至出现黑色至红紫色斑点。供试品溶液所显主斑点的位置和颜色应与标准品溶液主斑点的位置和颜色相同。

4)化学反应法:红霉素肠溶胶囊采用与盐酸的反应,眼膏和软膏则采用与硫酸的反应。

红霉素肠溶胶囊的鉴别:取本品的内容物,研细,取约 5mg,加丙酮 2ml 溶解后,加盐酸 2ml,即显橙黄色,渐变为紫红色,再加三氯甲烷 2ml 振摇,三氯甲烷层显蓝色。

红霉素肠软膏和眼膏的鉴别:取本品约 0.5g,加 0.1mol/L 硫酸溶液 5ml,置水浴上加热使溶解,冷却,倾取水层,加硫酸 2ml 缓缓摇匀,即显红棕色。

(3)检查:红霉素除检查"水分""炽灼残渣",还应检查"碱度""硫氰酸盐""红霉素组分""有关物质"等。肠溶片、肠溶胶囊需检查"红霉素 A 组分"。其制剂应进行相应制剂的质量检查。

1)碱度:取本品 0.1g,加水 150ml,振摇,依法测定,pH 应为 8.0～10.5。

解析:大环内酯类抗生素结构中的内酯环及糖苷键,对酸、碱均不稳定,可发生开环及苷键水解等反应,导致药物的抗菌活性降低或丧失。

2)红霉素组分

色谱条件:用十八烷基硅烷键合硅胶为填充剂;以乙腈-0.2mol/L 磷酸氢二钾溶液(用磷酸调节

pH 至 7.0)-水(35：5：60)为流动相 A,以乙腈-0.2mol/L 磷酸氢二钾溶液(用磷酸调节 pH 至 7.0)-水(50：5：45)为流动相 B,先以流动相 A 等度洗脱,待红霉素 B 洗脱完毕后立即进行线性梯度洗脱(表 6-26);流速为每分钟 1.0ml;检测波长为 210nm;柱温为 65℃。

表 6-26　红霉素组分检查梯度洗脱程序

时间 （分钟）	流动相 A （%）	流动相 B （%）	时间 （分钟）	流动相 A （%）	流动相 B （%）
0	100	0	t_g+9	0	100
t_g	100	0	t_g+10	100	0
t_g+2	0	100	t_g+20	100	0

注：t_g 为红霉素 B 的保留时间

测定方法:精密称取本品约 40mg,置 10ml 量瓶中,加甲醇 4ml 使溶解,用上述 pH 8.0 磷酸盐溶液稀释至刻度,摇匀,作为供试品溶液;精密称取红霉素标准品约 40mg,置 10ml 量瓶中,加甲醇 4ml 使溶解,用上述 pH 8.0 磷酸盐溶液稀释至刻度,摇匀,作为标准品溶液(1);精密量取标准品溶液(1)1ml,置 100ml 量瓶中,用上述 pH 8.0 磷酸盐溶液-甲醇(3：2)稀释至刻度,摇匀,作为标准品溶液(2)。精密量取供试品溶液与标准品溶液(1)、标准品溶液(2)各 100μl,分别注入液相色谱仪,记录色谱图。按外标法以标准品溶液(1)中红霉素 A 的峰面积计算供试品中红霉素 A 的含量,按无水物计,不得少于 93.0%;按外标法以标准品溶液(2)中红霉素 A 的峰面积计算供试品中红霉素 B 和红霉素 C 的含量,按无水物计,均不得过 3.0%。

解析:红霉素中含有 A、B、C 等多种组分,其药效成分主要为 A 组分。采用高效液相色谱法可将各组分先分离再分析。红霉素组分参考图谱见图 6-9。

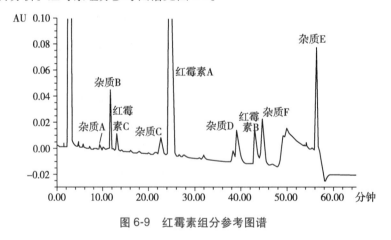

图 6-9　红霉素组分参考图谱

(4)含量测定:《中国药典》(2015 年版)中,红霉素及其制剂均采用抗生素微生物检定法进行含量测定。

红霉素的含量测定:精密称取本品适量,加乙醇(10mg 加乙醇 1ml)溶解后,用灭菌水定量制成每 1ml 中约含 1000 单位的溶液,照抗生素微生物检定法(通则 1201)测定。1000 红霉素单位相当于 1mg 的 $C_{37}H_{67}NO_{13}$。

ER-6-49

红霉素组分、结构、检查方法及参考图谱

二、磺胺类药物分析

(一)典型药物结构与性质

磺胺类药物是一类用于治疗细菌感染性疾病的化学合成药物。由于磺胺类药物对一些疾病治疗的不可替代性及新的适应证的发现,使其在抗菌类药物中具有重要地位。

本类药物均具有对氨基苯磺酰胺的基本结构:

$$H_2N-\bigcirc-SO_2NHR$$

取代基 R 的不同,构成了不同的磺胺类药物,常用的磺胺类药物多为杂环取代(如磺胺甲噁唑)或乙酰化(如磺胺醋酰钠);磺酰胺基上的氢可被金属取代生成盐类药物(如磺胺嘧啶银)。《中国药典》(2015 年版)收载的磺胺类药物主要有磺胺甲噁唑、磺胺异噁唑、磺胺嘧啶、磺胺多辛和磺胺醋酰钠及其制剂等。

磺胺类药物均为白色或类白色结晶性粉末,具有一定的熔点。除磺胺醋酰钠易溶于水外,其他药物在水中几乎不溶,略溶或微溶于乙醇或丙酮等有机溶剂。磺胺类典型药物的结构与性质见表6-27。

表 6-27　磺胺类典型药物的结构与性质

药物	结构式	结构与性质
磺胺甲噁唑 (sulfamethoxazole,SMZ)		(1)伯氨基、磺酰胺基:磺胺类药物结构中同时含伯氨基和磺酰胺基,伯氨基显弱碱性,磺酰胺基显弱酸性,故本类药物显酸碱两性。
磺胺异噁唑 (sulfafurazole,SIZ)		(2)芳香第一胺:芳香第一胺在酸性条件下可与亚硝酸钠发生重氮化反应,再在碱性条件下与 β-萘酚发生偶合反应,可用于鉴别和含量测定;芳香第一胺也可与芳醛缩合成有色的希夫碱。
磺胺嘧啶 (sulfadiazine,SD)		
磺胺醋酰钠 (sulfacetamide sodium,SA-Na)		(3)取代杂环:当 R 基为含氮杂环取代时,除具有较强的紫外吸收和红外吸收特征外,还可在酸性条件下与生物碱沉淀剂发生沉淀反应,用于鉴别
磺胺多辛 (sulfadoxine)		

本节以磺胺甲噁唑为代表解析磺胺类药物的质量分析方法。

(二)实例分析

磺胺甲噁唑(英文缩写 SMZ)又名新诺明,常与甲氧苄啶(英文缩写 TMP)组成复方制剂,治疗大肠埃希菌、肺炎链球菌等敏感菌株所致的感染。《中国药典》(2015年版)收载了磺胺甲噁唑原料、片剂及各类复方制剂。

1. 性状　磺胺甲噁唑原料为白色结晶性粉末;无臭。在水中几乎不溶,在稀盐酸、氢氧化钠试液或氨试液中易溶。

熔点　本品的熔点(通则0612)为168~172℃。

2. 鉴别

(1)与硫酸铜试液的反应:磺胺甲噁唑与硫酸铜反应生成草绿色沉淀。

方法:取本品约0.1g,加水与0.4%氢氧化钠溶液各3ml,振摇使溶解,滤过,取滤液,加硫酸铜试液1滴,即生成草绿色沉淀(与磺胺异噁唑的区别)。

解析:磺胺类药物磺酰胺基上的氢原子可被金属离子(银、铜、钴)取代,并生成不同颜色的难溶性的金属盐沉淀。其中与硫酸铜的反应常用于本类药物的鉴别。

知识链接

磺胺类药物的铜盐反应

不同磺胺类药物的铜盐沉淀颜色随取代基 R 不同而异,有的还有颜色的变化过程,所以可根据铜盐反应鉴别本类药物。如磺胺嘧啶为黄绿色→紫色;磺胺异噁唑为淡棕色→暗绿色;磺胺醋酰钠为蓝绿色;磺胺多辛为黄绿色→淡蓝色。

▶ **课堂活动**

用硫酸铜试液鉴别磺胺类药物时,为何加入氢氧化钠溶液?　若其过量会对鉴别有何影响?

(2)芳香第一胺类的反应:凡具有芳香第一胺的药物均可用重氮化-偶合反应进行鉴别。反应原理为:

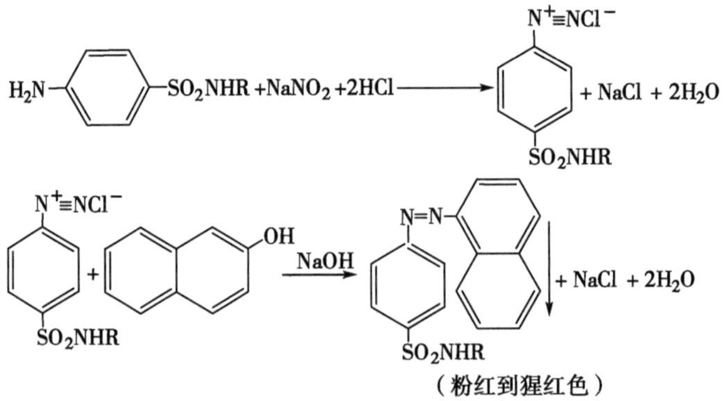

（粉红到猩红色）

方法:取供试品约50mg,加稀盐酸1ml,必要时缓缓煮沸使溶解,加0.1mol/L亚硝酸钠溶液数滴,加与0.1mol/L亚硝酸钠溶液等体积的1mol/L脲溶液,振摇1分钟,滴加碱性β-萘酚试液数滴,视供试品不同,生成由粉红到猩红色沉淀。

(3)红外光谱法:本法用于原料药的鉴别。规定本品的红外光吸收图谱应与对照的图谱(光谱集565图)一致。

3. 检查　《中国药典》(2015 年版)规定本品除需检查"酸度""氯化物""硫酸盐""干燥失重""炽灼残渣"和"重金属"等一般杂质外,还应检查"碱性溶液的澄清度与颜色"和"有关物质"。

(1)碱性溶液的澄清度与颜色:取本品 1.0g,加氢氧化钠试液 5ml 与水 20ml 溶解后,溶液应澄清无色;如显浑浊,与 1 号浊度标准液(通则 0902 第一法)比较,不得更浓;如显色,与同体积的对照液(取黄色 3 号标准比色液 12.5ml,加水至 25ml)比较(通则 0901 第一法),不得更深。

解析:合成过程中,在过量的次氯酸、高温及碱性条件下,芳香第一胺基均易氧化生成有色的偶氮化合物,可通过比色法控制有色杂质的限量。本品中磺酰胺基显弱酸性,可在 NaOH 溶液中溶解,通过澄清度检查可控制溶液中不溶于碱的杂质限量。

(2)有关物质:采用薄层色谱法检查。

方法:取本品,加乙醇-浓氨溶液(9∶1)制成每 1ml 中约含 10mg 的溶液,作为供试品溶液;精密量取适量,用乙醇-浓氨溶液(9∶1)稀释制成每 1ml 中约含 50μg 的溶液,作为对照溶液。照薄层色谱法试验(通则 0502),吸取上述两种溶液各 10μl,分别点于同一以 0.1%羧甲基纤维素钠为黏合剂的硅胶 H 薄层板上,以三氯甲烷-甲醇-N,N-二甲基甲酰胺(20∶2∶1)为展开剂,展开,晾干,喷以乙醇制对二甲氨基苯甲醛试液使显色。供试品溶液如显杂质斑点,与对照溶液的主斑点比较,不得更深。

解析:本法为供试品溶液自身稀释对照法。芳香第一胺可与对二甲氨基苯甲醛生成具有颜色的希夫碱而显色。

4. 含量测定

(1)测定原理:凡分子结构中有芳香第一胺或经水解后具有芳香第一胺的磺胺类药物均可用亚硝酸钠滴定法测定含量。《中国药典》(2015 年版)中,磺胺甲噁唑及其片剂均采用亚硝酸钠滴定法测定含量,永停法指示终点。

(2)测定方法:取本品约 0.5g,精密称定,加盐酸溶液(1→2)25ml,再加水 25ml,振摇使溶解,照永停滴定法(通则 0701),用亚硝酸钠滴定液(0.1mol/L)滴定。每 1ml 亚硝酸钠滴定液(0.1mol/L)相当于 25.33mg 的磺胺甲噁唑($C_{10}H_{11}N_3O_3S$)。

(3)含量计算

$$含量\% = \frac{V \times T \times F}{m} \times 100\% \qquad\qquad 式(6-45)$$

式中,V 为供试品消耗滴定液的体积(ml);F 为滴定液的浓度校正因子;T 为滴定度(mg/ml);m 为供试品的取样量(g)。

《中国药典》(2015 年版)规定,磺胺嘧啶、磺胺醋酰钠及其滴眼液、磺胺多辛及其片剂等也采用此法测定含量,磺胺嘧啶片剂、混悬液等采用高效液相色谱法,磺胺类药物复方制剂的含量测定均采用高效液相色谱法。磺胺嘧啶片的溶出度检查采用紫外-可见分光光度法,复方磺胺甲噁唑片的溶出度检查则采用高效液相色谱法。

三、喹诺酮类药物分析

(一)典型药物结构与性质

喹诺酮类抗菌药是一类新型的合成抗菌药,因其抗菌谱广、抗菌活性强、不良反应少等优点,临床应用广泛,仅次于头孢菌素类抗生素。本类药物主要是由吡啶酮酸并联苯环、吡啶环或嘧啶环等芳环组成的化合物。第一代主要有萘啶酸,第二代主要有吡哌酸,第三代主要有诺氟沙星、氧氟沙星、环丙沙星、依诺沙星等,第四代主要有司帕沙星、莫西沙星、加替沙星等。喹诺酮类典型药物的结构与性质见表6-28。

表 6-28 喹诺酮类典型药物的结构与性质

药物	结构式	结构与性质
诺氟沙星 (norfloxacin)	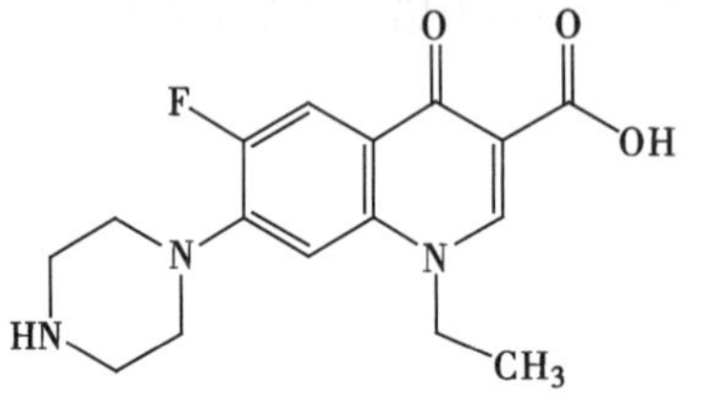	(1)羧基、哌嗪基:喹诺酮类药物结构中同时含羧基和哌嗪基,羧基显弱酸性,哌嗪基显弱碱性,故喹诺酮类药物呈酸碱两性。含有哌嗪基的药物可与丙二酸、醋酐作用,生成有色产物,可供鉴别。 (2)哌嗪基:本类药物结构中的哌嗪基具有还原性,遇光易被氧化,颜色渐变深,对患者会产生光毒性反应。 (3)母核:本类药物结构的母核为共轭体系,具有紫外吸收特性,可用于鉴别和含量测定
吡哌酸 (pipemidic acid)	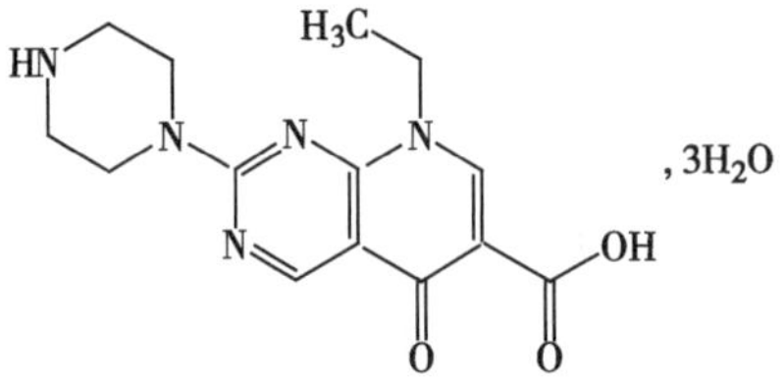	
左氧氟沙星 (levofloxacin)	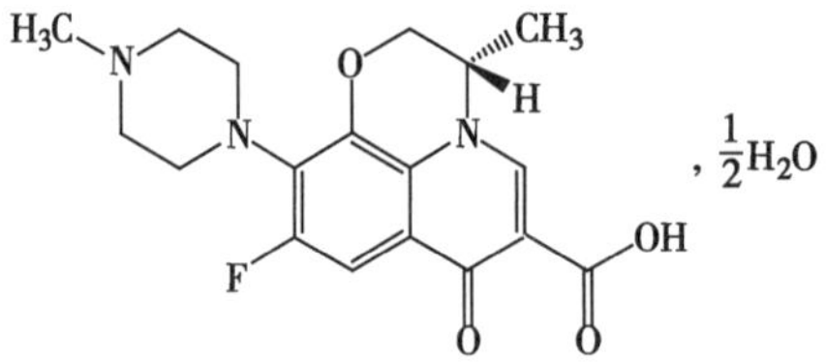	
环丙沙星 (ciprofloxacin)	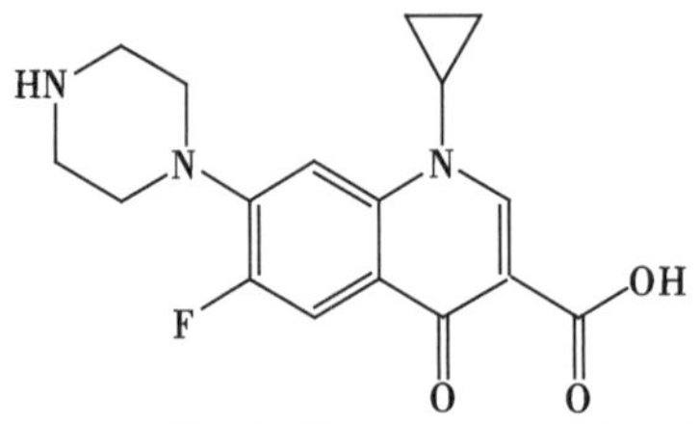	

本节以左氧氟沙星为代表解析喹诺酮类药物的质量分析方法。

(二)实例分析

左氧氟沙星是氧氟沙星的左旋光学异构体,其药理活性是氧氟沙星的数倍,适用于敏感细菌所引起呼吸系统、泌尿系统、生殖系统、皮肤软组织、肠道等感染。《中国药典》(2015年版)收载了左氧氟沙星原料、片剂和滴眼液,以及盐酸左氧氟沙星原料、片剂和胶囊剂。

1. **性状** 左氧氟沙星原料为类白色至淡黄色结晶性粉末;无臭。在水中微溶,在乙醇中极微溶解,在乙醚中不溶,在冰醋酸中易溶,在0.1mol/L盐酸溶液中略溶。

比旋度:取本品,精密称定,加甲醇溶解并定量稀释制成每1ml中约含10mg的溶液,依法测定(通则0621),比旋度应为−92°~−99°。

解析:在左氧氟沙星制备过程中会混入外消旋体和右旋异构体等,故《中国药典》(2015年版)

规定测定本品的比旋度。

2. 鉴别

(1)高效液相色谱法:取本品与氧氟沙星对照品适量,分别加右氧氟沙星项下的流动相溶解并稀释制成每1ml中含0.01mg与0.02mg的溶液,作为供试品溶液与对照品溶液。照右氧氟沙星项下的方法试验,供试品溶液主峰的保留时间应与对照品溶液主峰中左氧氟沙星峰(后)的保留时间一致。

解析:《中国药典》(2015年版)收载的喹诺酮类药物均采用高效液相色谱法鉴别。有些药物如氧氟沙星、诺氟沙星和氟罗沙星也同时收载了薄层色谱法鉴别,两者可选做一项。

右氧氟沙星为药物中存在的异构体,其分析方法详见检查。

(2)紫外-可见分光光度法:取本品适量,加0.1mol/L盐酸溶液溶解并稀释制成每1ml中约含5μg的溶液,照紫外-可见分光光度法测定,在226nm与294nm的波长处有最大吸收,在263nm的波长处有最小吸收。

解析:左氧氟沙星分子结构中有苯环等共轭体系,在紫外光区有最大吸收,可用于鉴别。

(3)红外光谱法:本品的红外光吸收图谱应与对照的图谱(光谱集1128图)一致。

3. 检查　左氧氟沙星除需检查"酸碱度""溶液澄清度""水分""重金属""炽灼残渣""残留溶剂"等一般杂质外,还应检查以下特殊杂质。

(1)吸光度:取本品5份,分别加水溶解并定量稀释制成每1ml中含5mg的溶液,照紫外-可见分光光度法,在450mn波长处测定吸光度,均不得过0.1。

解析:本品结构中的哌嗪基具有还原性,遇光易被氧化,颜色渐变深。通过检查吸光度,以控制合成或放置过程中可能产生的有色杂质。

(2)有关物质:采用高效液相色谱法测定。

色谱条件:用十八烷基硅烷键合硅胶为填充剂;以醋酸铵高氯酸钠溶液(取醋酸铵4.0g和高氯酸钠7.0g,加水1300ml使溶解,用磷酸调节pH至2)-乙腈(85:15)为流动相A,乙腈为流动相B;按表6-29进行线性梯度洗脱。柱温为40℃;流速为每分钟1ml。

表6-29　左氧氟沙星有关物质检查梯度洗脱程序

时间 (分钟)	流动相A (%)	流动相B (%)	时间 (分钟)	流动相A (%)	流动相B (%)
0	100	0	39	70	30
18	100	0	40	100	0
25	70	30	50	100	0

方法:取本品,精密称定,加0.1mol/L盐酸溶液溶解并定量稀释制成每1ml中约含1.0mg的溶液,作为供试品溶液;精密量取适量,用0.1mol/L盐酸溶液定量稀释制成每1ml中含2μg的溶液,作为对照溶液;精密量取对照溶液适量,用0.1mol/L盐酸溶液定量稀释制成每1ml中约含0.2μg的溶液,作为灵敏度溶液;另精密称取杂质A对照品约15mg,置100ml量瓶中,加6mol/L氨溶液1ml与水适量使溶解,用水稀释至刻度,摇匀,精密量取2ml,置100ml量瓶中,加水稀释至刻度,摇匀,作为杂质A对照品溶液。精密量取供试品溶液、对照溶液和杂质A对照品溶液各10μl,分别注入液相色

谱仪,以 294mn 和 238nm 为检测波长,记录色谱图。供试品溶液色谱图中如有杂质峰,杂质 A(238nm 检测)按外标法以峰面积计算,不得过 0.3%,其他单个杂质(294mn 检测)峰面积不得大于对照溶液主峰面积(0.2%),其他各杂质(294nm 检测)峰面积的和不得大于对照溶液主峰面积的 2.5 倍(0.5%)。供试品溶液色谱图中小于灵敏度溶液主峰面积的峰忽略不计。

解析:《中国药典》(2015 年版)检查喹诺酮类药物中的有关物质主要采用高效液相色谱法,有的药物如氧氟沙星也同时收载了薄层色谱法检查有关物质,两者可选做一项。

(3)右氧氟沙星:采用高效液相色谱法测定。

色谱条件:用十八烷基硅烷键合硅胶为填充剂;以硫酸铜 D-苯丙氨酸溶液(取 D-苯丙氨酸 1.32g 与硫酸铜 1g,加水 1000ml 溶解后,用氢氧化钠试液调节 pH 至 3.5)-甲醇(82:18)为流动相;柱温 40℃,检测波长为 294nm。

方法:取本品适量,加流动相溶解并稀释制成每 1ml 中约含 1.0mg 的溶液,作为供试品溶液;精密量取适量,用流动相定量稀释制成每 1ml 中约含 10μg 的溶液,作为对照溶液。精密量取供试品溶液和对照溶液各 20μl,分别注入液相色谱仪,记录色谱图。供试品溶液色谱图中右氧氟沙星峰面积不得大于对照溶液主峰面积(1.0%)。

解析:本法采用了手性色谱中的手性流动相色谱技术,将氧氟沙星的光学对映异构体分离。

> **知识链接**
>
> ### 手性高效液相色谱
>
> 手性高效液相色谱可分为手性固定相(CSP)/非手性流动相和非手性固定相/手性流动相(即含手性选择剂流动相)两种色谱技术。
>
> 手性固定相(CSP)/非手性流动相色谱体系的流动相与一般分配色谱相似,CSP 通常是将手性物质化学键合或涂渍在载体表面上形成,常用的 CSP 类型主要有给体-受体手性固定相、多糖类手性固定相、环糊精手性键合固定相以及蛋白质手性固定相等。
>
> 非手性固定相/手性流动相色谱技术原理为:将手性试剂添加到流动相中,与手性药物生成一对可逆的非对映体配合物,根据配合物的稳定性、在流动相中的溶解性以及与固定相的键合力差异而在非手性固定相上实现分离。该法只能用于与过渡金属离子形成相应配合物的药物,如喹诺酮类药物分子中的 3-羧基、4-羰基结构可与金属离子生成配合物。常用的金属离子有 Cu^{2+}、Zn^{2+}、Ni^{2+} 等,配合剂有 L-脯氨酸和 D-苯丙氨酸等氨基酸。

4. 含量测定　《中国药典》(2015 年版)采用高效液相色谱法测定左氧氟沙星含量。

(1)色谱条件:用十八烷基硅烷键合硅胶为填充剂;以醋酸铵高氯酸钠溶液(取醋酸铵 4.0g 和高氯酸钠 7.0g,加水 1300ml 使溶解,用磷酸调节 pH 至 2.2)-乙腈(85:15)为流动相;检测波长为 294nm。

(2)测定方法:取本品约 50mg,精密称定,置 50ml 量瓶中,加 0.1mol/L 盐酸溶液溶解并定量稀释至刻度,摇匀,精密量取 5ml,置 50ml 量瓶中,用 0.1mol/L 盐酸溶液稀释至刻度,摇匀,作为供试品溶液,精密量取 10μl 注入液相色谱仪,记录色谱图;另精密称取左氧氟沙星对照品适量,加 0.1mol/L

盐酸溶液溶解并定量稀释制成每 1ml 中含 0.1mg 的溶液,同法测定。按外标法以峰面积计算供试品中 $C_{18}H_{20}FN_3O_4$ 的量,即得。

解析:左氧氟沙星为酸碱两性化合物,能在水溶液中解离。用常规高效液相色谱法单独以乙腈-水或甲醇-水为流动相洗脱时,常出现色谱峰滞后、拖尾、对称性差、分离度低等现象。采用离子对色谱技术可克服上述缺点。本法在流动相中加入了提供阴离子的试剂高氯酸钠,与左氧氟沙星在缓冲液中形成的阳离子形成离子对,利于其在色谱系统中的洗脱。

知识链接

离子对色谱

离子对色谱是一种分离分析离子性溶质的色谱方法。 在色谱体系中引入一种与试样溶质离子电荷相反的离子对试剂,它与溶质离子形成离子对,从而改变溶质在两相中的分配,使离子性溶质的保留行为和分离选择性发生显著变化。 常用的离子对试剂有:

提供阴离子的试剂:$C_4 \sim C_8$ 烷基磺酸盐、烷基硫酸盐、羧酸盐、萘磺酸盐、高氯酸盐等。

提供阳离子的试剂:季铵盐和烃基胺,如四丁基铵盐、十六烷基三甲基铵盐、三乙胺等。

在反相色谱中,将离子对试剂加入缓冲液和甲醇、乙腈等极性有机溶剂组成的流动相,构成反相离子对色谱,此技术现广泛应用于羧酸、磺酸、胺、季铵盐、氨基酸、多肽、核苷酸及其衍生物等有机酸、碱和两性化合物的分离分析。

点滴积累 ∨

1. β-内酰胺类抗生素结构中含有游离羧基,呈酸性;青霉素类侧链和头孢类母核具共轭体系,有紫外吸收。 β-内酰胺环在水溶液中不稳定,遇酸、碱、酶、重金属离子等均可发生降解或聚合,需检查有关物质和高分子聚合物(分子排阻色谱法)。 该类药物的含量测定主要采用 HPLC 法。

2. 硫酸链霉素鉴别反应有麦芽酚反应(专属性鉴别)、坂口反应;硫酸庆大霉素需检查庆大霉素 C 组分(HPLC 法);氨基糖苷类抗生素的含量测定多采用微生物检定法。

3. 红霉素要检查有关物质(HPLC 法,等度洗脱)、红霉素组分(HPLC 法,梯度洗脱);大环内酯类抗生素的含量测定采用微生物检定法和 HPLC 法。

4. 磺胺类药物的基本结构中含有芳香第一胺、苯环、磺酰胺基。 性质:酸碱两性,可与铜盐呈色,用于鉴别;重氮化偶合反应,用于鉴别,亚硝酸钠滴定法测定含量;紫外吸收特性,可用于定性及定量分析。

5. 喹诺酮类药物结构中含有喹啉环、3 羧 4 羰结构、哌嗪环等,具有酸碱两性、还原性、紫外吸收特性。 其鉴别方法有化学法(丙二酸反应)、光谱法(UV-Vis 法、IR 法)、色谱法(HPLC 法、TLC 法);含量测定方法有 HPLC 法、UV-Vis 法、非水溶液滴定法。 左氧氟沙星需检查特殊杂质右氧氟沙星(手性 HPLC 法)、有关物质(离子对 HPLC 法)。

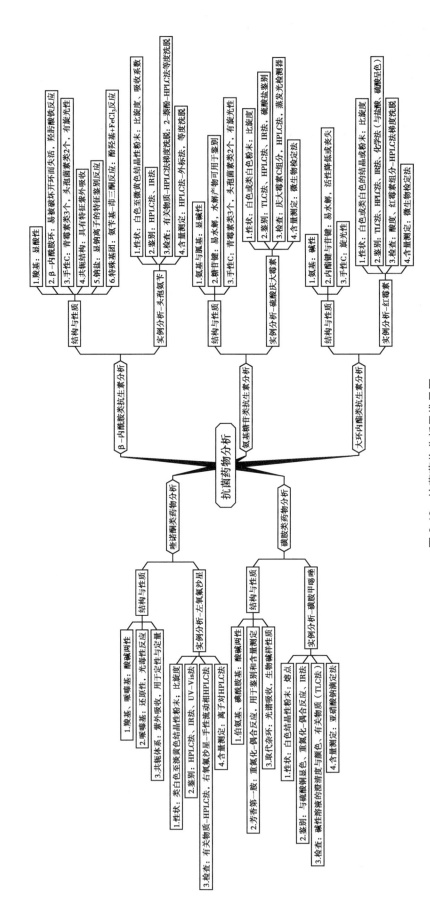

图 6-10 抗菌药物分析思维导图

目标检测

一、选择题

（一）单项选择题

1. 下述哪种药物可用发生麦芽酚反应鉴别（　　）

　　A. 阿莫西林　　　　　　　　　　　B. 链霉素

　　C. 盐酸金霉素　　　　　　　　　　D. 头孢氨苄

2. 下列药物中,能够发生羟肟酸铁反应的是（　　）

　　A. 哌拉西林　　　　　　　　　　　B. 硫酸庆大霉素

　　C. 硫酸卡那霉素　　　　　　　　　D. 链霉素

3. 《中国药典》（2015 年版）对 β-内酰胺类药物进行高分子聚合物的检查方法是（　　）

　　A. 薄层色谱法　　　　　　　　　　B. 高效液相色谱法

　　C. 分子排阻色谱法　　　　　　　　D. 紫外-可见分光光度法

4. 《中国药典》（2015 年版）检查 β-内酰胺类药物高分子聚合物的色谱填充剂是（　　）

　　A. 硅胶 H　　　　　　　　　　　　B. 十八烷基硅烷键合硅胶

　　C. 氧化铝　　　　　　　　　　　　D. 葡聚糖凝胶 G-10

5. 取注射用普鲁卡因青霉素 1 瓶,按每 40 万单位加水 1ml 使成混悬液,摇匀,静置 2 分钟,不得有颗粒下沉或明显的分层。用装有 4.5 号针头的注射器抽取,应能顺利通过,不得阻塞。此试验称为（　　）

　　A. 热原检查　　　　　　　　　　　B. 悬浮时间与抽针试验

　　C. 溶液的澄清度检查　　　　　　　D. 水分检查

6. 硫酸链霉素中链霉胍的特征反应是（　　）

　　A. 坂口反应　　　　　　　　　　　B. 茚三酮反应

　　C. 麦芽酚反应　　　　　　　　　　D. N-甲基葡萄糖胺反应

7. 麦芽酚反应是针对链霉素中的（　　）的特征鉴别反应

　　A. 链霉糖　　　　　　　　　　　　B. 链霉胍

　　C. N-甲基葡萄糖胺　　　　　　　　D. 硫酸根

8. 某药物与氢氧化钠试液、0.1%的 8-羟基喹啉乙醇溶液反应后,加次溴酸钠试液 3 滴,即显成红色。该药物为（　　）

　　A. 阿莫西林　　　　　　　　　　　B. 头孢氨苄

　　C. 硫酸链霉素　　　　　　　　　　D. 盐酸金霉素

9. 硫酸庆大霉素 C 组分检查方法是（　　）

　　A. 薄层色谱法　　　　　　　　　　B. 坂口反应

　　C. 高效液相色谱法　　　　　　　　D. 分光光度法

10. 磺胺类药物与硫酸铜试液作用生成不同颜色的铜盐沉淀,其反应基团是（　　）

  A. 羧基   B. 苯环

  C. 芳香第一胺基   D. 磺酰胺基

11. 能判断喹诺酮类药物具有酸碱两性的方法是( )

  A. 溶于稀酸和稀碱液   B. pH 计

  C. 广泛用 pH 试纸   D. 酚酞指示液和甲基橙指示液

12. 利用磺胺类药物的芳香第一胺基进行含量测定的方法是( )

  A. 非水溶液滴定法   B. 沉淀滴定法

  C. 亚硝酸钠滴定法   D. 酸碱滴定法

(二)多项选择题

13. 喹诺酮类药物的鉴别方法有( )

  A. 化学法   B. IR 法   C. TLC 法

  D. HPLC 法   E. UV-vis 法

14. 硫酸链霉素的鉴别反应有( )

  A. 茚三酮反应   B. 坂口反应   C. Elson-Morgan 反应

  D. 麦芽酚反应   E. Marquis 反应

15. 下列杂质检查项目正确的是( )

  A. 链霉素应检查链霉素 B   B. 青霉素应检查聚合物

  C. 庆大霉素检查 C 组分   D. 红霉素检查红霉素组分和有关物质

  E. 头孢菌素类不需检查聚合物

16. 《中国药典》(2015 年版)收载的青霉素类及头孢菌素类抗生素的含量测定方法有( )

  A. 酸性染料比色法   B. 红外光谱法   C. 薄层色谱法

  D. 高效液相色谱法   E. 微生物检定法

二、问答题

1. 抗生素类药物含量测定方法有生物学法和物理化学法,简述各自特点。

2. 磺胺类药物具有哪些特征性结构可用于鉴别? 可分别采用哪种鉴别方法?

3. 头孢氨苄的含量采用高效液相色谱法测定。

(1)色谱条件:用十八烷基硅烷键合硅胶为填充剂;以水-甲醇-3.86%醋酸钠溶液-4%醋酸溶液(742∶240∶15∶3)为流动相;检测波长为254nm。

(2)测定方法:取本品约50mg,精密称定,置50ml 量瓶中,加流动相溶解并稀释至刻度,摇匀,精密量取 10ml,置50ml 量瓶中,用流动相稀释至刻度,摇匀,取 10μl 注入液相色谱仪,记录色谱图;另取头孢氨苄对照品适量,同法测定。按外标法以峰面积计算供试品中 $C_{16}H_{17}N_3O_4S$ 的含量。

实验数据:供试品取样量为 0.0536g;供试品中含水分 5.0%;头孢氨苄对照品取样量为 0.0509g;头孢氨苄供试品的峰面积为 4 441 686;头孢氨苄对照品的峰面积为 4 458 615。

标准中含量限度要求:按无水物计算,含 $C_{16}H_{17}N_3O_4S$ 不得少于 95.0%。请计算本品的百分含量并判断结果是否符合标准规定。

三、实例分析

磺胺嘧啶的化学结构如下：

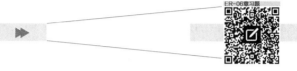

根据其化学结构分析,此药物可采用哪几种方法进行含量测定? 分别说明结构依据。

ER-06章习题

（刘清新）

实训情景五　药物定量分析

任务一　滴定分析（酸碱滴定法）

项目一　阿司匹林的含量测定

一、实训目的

1. 掌握酸碱滴定法测定药物含量的基本方法及有关计算。

2. 熟悉酸碱直接滴定法测定阿司匹林的原理。

3. 了解阿司匹林原料药与制剂分析方法的差异。

二、实训内容

（一）用品

1. **仪器**　碱式滴定管、分析天平、称量瓶、锥形瓶、量筒。

2. **试剂**　阿司匹林、中性乙醇、酚酞指示液、氢氧化钠滴定液（0.1mol/L）。

（二）方法和步骤

1. **方法**　《中国药典》（2015 年版）采用酸碱直接滴定法测定阿司匹林的含量。

2. **步骤**　取本品约 0.4g,精密称定,加中性乙醇（对酚酞指示液显中性）20ml 溶解后,加酚酞指示液 3 滴,用氢氧化钠滴定液（0.1mol/L）滴定。每 1ml 氢氧化钠滴定液（0.1mol/L）相当于 18.02mg 的 $C_9H_8O_4$。

三、实训注意

1. 本品按干燥品计算,含阿司匹林（$C_9H_8O_4$）不得少于 99.5%。

2. **方法原理**　阿司匹林的摩尔质量为 180.16g/mol,微溶于水,易溶于乙醇,分子结构中含有游离的羧基,为有机弱酸($pK_a = 3.0$),由于其 pK_a 较小,可作为一元酸用氢氧化钠溶液直接滴定。《中国药典》(2015 年版)采用酸碱直接滴定法测定阿司匹林的含量。反应式如下:

3. 结果计算

$$含量\% = \frac{V \times T \times F}{m} \times 100\%$$

式中,V 为供试品消耗滴定液的体积(ml);T 为滴定度(mg/ml);F 为滴定液的浓度校正因子,$F = \dfrac{滴定液实际浓度}{滴定液规定浓度}$;$m$ 为供试品的取样量(g)。

4. 操作注意事项

(1)用氢氧化钠滴定液直接滴定,以酚酞作为指示液,溶液变成粉红色时,反应到达终点。

(2)阿司匹林在乙醇中易溶,在水中微溶,为防止阿司匹林的酯键在滴定时水解,导致测定结果偏高,故选用中性乙醇为溶剂;中性乙醇的"中性"是对酸碱滴定法所用的指示剂而言。

(3)中性乙醇的制备方法:取乙醇适量,加入酚酞指示液 3 滴,用氢氧化钠滴定液(0.1mol/L)滴定至淡红色,即得。

(4)在滴定过程中,为防止局部碱性过大使阿司匹林水解,在滴定时应不断振摇并稍快进行。

四、实训思考

1. 含量测定中为何选用酚酞作为指示剂?

2. 如果阿司匹林所含的杂质水杨酸超过规定限度时,能否采用直接酸碱滴定法测定其含量?

(邓礼荷)

项目二　谷氨酸片的含量测定

一、实训目的

1. 掌握酸碱滴定法测定药物含量的基本方法及有关计算。

2. 熟悉酸碱直接滴定法测定谷氨酸片的原理。

3. 了解原料药与制剂计算方法的差异。

二、实训内容

(一)用品

1. 仪器　碱式滴定管、分析天平、称量瓶、锥形瓶、量筒。

2. 试剂　谷氨酸片、溴麝香草酚蓝指示液、氢氧化钠滴定液(0.1mol/L)。

(二)方法和步骤

1. 方法　《中国药典》(2015 年版)采用酸碱直接滴定法测定谷氨酸片的含量。

2. 步骤　取本品 10 片,精密称定,研细,精密称取适量(约相当于谷氨酸 0.4g),加沸水 50ml 使

ER-6-50

谷氨酸片含量测定——称量操作评分细则表

谷氨酸溶解,放冷,加溴麝香草酚蓝指示液 0.5ml,用氢氧化钠滴定液(0.1mol/L)滴定至溶液由黄色变为蓝绿色。每 1ml 氢氧化钠滴定液(0.1mol/L)相当于 14.71mg 的 $C_5H_9NO_4$。

三、实训注意

1. 本品含谷氨酸($C_5H_9NO_4$)应为标示量的 95.0%~105.0%。

2. **方法原理** 谷氨酸是一种酸性氨基酸,分子内含有两个羧基和一个氨基,可以用碱液滴定其中的羧基,以消耗碱的量直接求得谷氨酸的含量。故《中国药典》(2015 年版)采用酸碱直接滴定法测定谷氨酸的含量。

3. **结果计算**

$$标示量\% = \frac{V \times T \times F \times \overline{W}}{m \times m_s} \times 100\%$$

式中,V 为供试品消耗滴定液的体积(ml);T 为滴定度(mg/ml);F 为滴定液的浓度校正因子,$F = \dfrac{滴定液实际浓度}{滴定液规定浓度}$;$m$ 为供试品的取样量(g);$\overline{W}$ 为平均片重(g);m_s 为片剂的标示量(g)。

4. **操作注意事项**

(1)谷氨酸微溶于冷水,易溶于热水,故在操作过程中,可加入沸水 50ml 使谷氨酸溶解,放冷后,再进行滴定。

(2)谷氨酸片的规格有 0.3g 和 0.5g 两种,精密称取的量要根据供试品的规格而定。

四、实训思考

1. 该含量测定方法中为什么选用溴麝香草酚蓝指示液作为指示剂,而不用酚酞指示液?

2. 如何配制氢氧化钠滴定液(0.1mol/L)? 其浓度需准确到小数点后第几位?

(邓礼荷)

任务二 滴定分析(碘量法)

维生素 C 片的含量测定

一、实训目的

1. 掌握维生素 C 片含量测定的原理和操作方法,并能进行有关的计算。

2. 熟悉片剂常用辅料对制剂含量测定的干扰及排除方法。

二、实训内容

(一)用品

ER-6-51

维生素 C 片含量测定——滴定分析操作评分细则表

1. **仪器** 棕色酸式滴定管、量杯(筒)、锥形瓶、分析天平、称量瓶、滤纸、漏斗、铁架台。

2. **试剂** 维生素 C 片、碘滴定液(0.05mol/L)、稀醋酸、淀粉指示液。

(二)方法和步骤

1. **方法** 《中国药典》(2015 年版)采用直接碘量法测定维生素 C 片的含量。

2. **步骤** 取本品 20 片,精密称定,研细,精密称取适量(约相当于维生素 C 0.2g),置 100ml 量瓶中,加新沸过的冷水 100ml 与稀醋酸 10ml 的混合液适量,振摇使维生素 C 溶解并稀释至刻度,摇匀,迅速滤过,精密量取续滤液 50ml,加淀粉指示液 1ml,立即用碘滴定液(0.05mol/L)滴定,至溶液显蓝色并持续 30 秒钟不褪。每 1ml 碘滴定液(0.05mol/L)相当于 8.806mg 的 $C_6H_8O_6$。

三、实训注意

1. 本品含维生素 C($C_6H_8NO_6$)应为标示量的 93.0%~107.0%。

2. 方法原理　维生素 C 分子结构中的连二烯醇基具有较强的还原性,在酸性水溶液中能与碘定量地发生氧化还原反应,生成去氢维生素 C 和碘化氢,到达终点时微过量的碘遇淀粉指示液变蓝色,此时,根据碘滴定液的消耗体积,可计算维生素 C 的含量。其反应式如下:

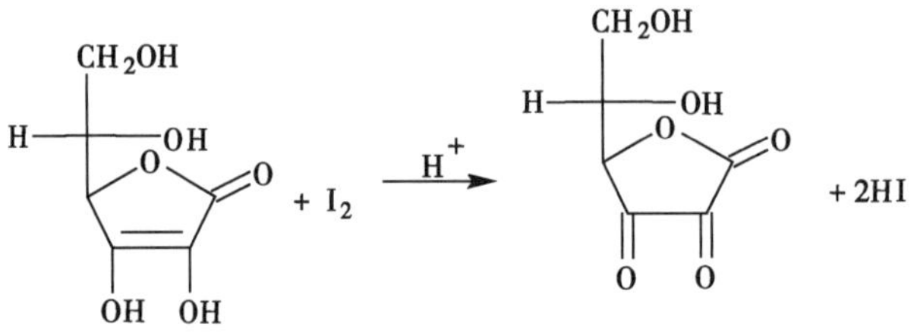

3. 含量计算

$$标示量\% = \frac{V \times T \times F \times \overline{W}}{m \times m_S} \times 100\%$$

式中,V 为供试品消耗滴定液的体积(ml);T 为滴定度(mg/ml);F 为滴定液的浓度校正因子,$F = \dfrac{滴定液实际浓度}{滴定液规定浓度}$;$m$ 为供试品的取样量(g);$\overline{W}$ 为平均片重(g);m_S 为片剂的标示量(g)。

4. 操作注意事项

(1)为消除片剂中某些辅料对含量测定的影响,片剂溶解定容后,需经干燥的滤纸迅速滤过后,再取续滤液进行测定。

(2)滴定前应根据维生素 C 片的取样量,大致计算出应消耗碘滴定液的量(ml),以便在滴定操作中掌握何时到达终点。

(3)操作过程中为减少水中溶解的氧对测定的干扰,采用新煮沸过的冷水溶解供试品,以尽量避免氧气对测定的影响。

四、实训思考

1. 在滴定过程中,为什么要迅速进行滴定?

2. 含量测定中为什么要加入稀醋酸?

(邓礼荷)

任务三　滴定分析(非水溶液滴定法)

项目一　乳酸钠注射液的含量测定

一、实训目的

1. 掌握乳酸钠注射液的含量测定方法及计算方法。

2. 熟悉用非水溶液滴定法测定乳酸钠注射液的原理。

3. 了解非水溶液滴定法的操作技术。

二、实训内容

(一)用品

1. 仪器 酸式滴定管、量杯(筒)、锥形瓶、移液管、烘箱、电炉、石棉网。

2. 试剂 乳酸钠注射液、高氯酸滴定液(0.1mol/L)、冰醋酸、醋酐、结晶紫指示液。

(二)方法和步骤

1. 方法 《中国药典》(2015年版)采用非水溶液滴定法测定乳酸钠注射液的含量。

2. 步骤 精密量取本品1ml置锥形瓶中,在105℃干燥1小时,加冰醋酸15ml与醋酐2ml,加热使溶解,放冷,加结晶紫指示液1滴,用高氯酸滴定液(0.1mol/L)滴定至溶液显蓝绿色,并将滴定的结果用空白试验校正。每1ml高氯酸滴定液(0.1mol/L)相当于11.21mg的$C_3H_5NaO_3$。

三、实训注意

1. 本品为乳酸钠的灭菌水溶液。含$C_3H_5NaO_3$应为标示量的95.0%~110.0%。

2. 方法原理 乳酸钠是由乳酸和碳酸钠(或氢氧化钠)制成的有机酸的碱金属盐,易溶于水,在水溶液中碱性较弱,不能直接进行酸碱滴定。但可选择适当的非水溶剂,使其碱性增强,再用高氯酸滴定液进行滴定。其在醋酸溶剂中的滴定反应为:

$$C_3H_5NaO_3+HAc \rightarrow C_3H_5NaO_3H^+ + Ac^-$$

$$HClO_4+HAc \rightarrow H_2Ac^+ + ClO_4^-$$

$$H_2Ac^+ + Ac^- \rightarrow 2HAc$$

反应总式:$HClO_4+C_3H_5NaO_3 \rightarrow C_3H_5NaO_3H^+ + ClO_4^-$

滴定在醋酐-冰醋酸混合溶剂中进行,用结晶紫作为指示剂,用高氯酸滴定液滴定到溶液显蓝绿色为终点。

3. 结果计算

$$标示量\% = \frac{(V-V_0) \times T \times F \times 每支容量}{m \times m_S} \times 100\%$$

式中,V为供试品消耗滴定液的体积(ml);V_0为空白试验消耗滴定液的体积(ml);T为滴定度(mg/ml);F为滴定液的浓度校正因子,$F = \dfrac{滴定液实际浓度}{滴定液规定浓度}$;$m$为供试品的取样量(ml);$m_S$为注射剂的标示量(g)。

4. 操作注意事项

(1)非水滴定的过程中不能带入水,烧杯、量筒等所需使用的仪器均需预先洗净和干燥。

(2)冰醋酸、高氯酸能腐蚀皮肤,刺激黏膜,应注意保护,并在通风橱中进行操作。

(3)对终点的观察应注意指示剂的变色过程,近终点时滴定速度要适当。

(4)冰醋酸膨胀系数大($1.1 \times 10^{-3}/℃$),高氯酸-冰醋酸溶液的体积随温度变化而改变,因此供试品的测定应与滴定液的标定在同一温度下进行,测定和标定都要记录温度。若测定与标定温差相差

10℃以上,标准溶液应重新标定,若未超过 10℃ 则可根据下式将高氯酸滴定液的浓度加以校正后再使用:

$$c_1 = \frac{c_0}{1+0.0011(t_1-t_0)}$$

式中,0.0011 为冰醋酸的膨胀系数;t_0 为标定高氯酸滴定液时的温度;t_1 为滴定供试品时的温度;c_0 为 t_0 时高氯酸滴定液的浓度;c_1 为 t_1 时高氯酸滴定液的浓度。

(5)实验结束后应回收溶剂。

四、实训思考

1. 什么是非水溶液滴定法?

2. 如何配制高氯酸滴定液?

(邓礼荷)

项目二　枸橼酸哌嗪片的含量测定

一、实训目的

1. 掌握枸橼酸哌嗪片的含量测定方法及计算方法。

2. 熟悉用非水溶液滴定法测定枸橼酸哌嗪片的原理。

3. 了解非水溶液滴定法的操作技术。

二、实训内容

(一)用品

1. **仪器**　酸式滴定管、量杯(筒)、锥形瓶、分析天平、称量瓶。

2. **试剂**　枸橼酸哌嗪片、高氯酸滴定液(0.1mol/L)、冰醋酸、醋酐、结晶紫指示液。

(二)方法和步骤

1. **方法**　《中国药典》(2015 年版)采用非水溶液滴定法测定枸橼酸哌嗪片的含量。

2. **步骤**　取本品 20 片,精密称定,研细,精密称取适量(约相当于枸橼酸哌嗪 0.1g),加冰醋酸 30ml,振摇使溶解,加结晶紫指示液 1 滴,用高氯酸滴定液(0.1mol/L)滴定至溶液显蓝绿色,并将滴定的结果用空白试验校正。每 1ml 高氯酸滴定液(0.1mol/L)相当于 12.21mg 的 $[(C_4H_{10}N_2)_3 \cdot 2C_6H_8O_7 \cdot 5H_2O]$。

三、实训注意

1. 本品含枸橼酸哌嗪 $[(C_4H_{10}N_2)_3 \cdot 2C_6H_8O_7 \cdot 5H_2O]$ 应为标示量的 93.0%~107.0%。

2. **方法原理**　枸橼酸哌嗪为有机碱的有机酸盐,在水溶液中的碱性很弱,不能直接进行酸碱滴定。但可选择适当的非水溶剂,使其碱性增强,再用高氯酸滴定液进行滴定。因此将枸橼酸哌嗪溶于冰醋酸溶剂中,使其碱性增强,用结晶紫作为指示剂,用高氯酸滴定液滴定至溶液显蓝绿色为终点。

3. **结果计算**

$$标示量\% = \frac{(V-V_0)\times T \times F \times \overline{W}}{m \times m_s} \times 100\%$$

式中，V 为供试品消耗滴定液的体积（ml）；V_0 为空白试验消耗滴定液的体积（ml）；T 为滴定度（mg/ml）；F 为滴定液的浓度校正因子，$F = \dfrac{滴定液实际浓度}{滴定液规定浓度}$；$m$ 为供试品的取样量（g）；$\overline{W}$ 为平均片重（g）；m_S 为片剂的标示量（g）。

4. 操作注意事项

（1）非水滴定的过程中不能带入水，烧杯、量筒等所需使用的仪器均需预先洗净干燥。

（2）高氯酸有腐蚀性，配制滴定液时要注意防护，并应将高氯酸先用冰醋酸稀释，在搅拌下缓缓加入醋酐。

（3）对终点的观察应注意指示剂的变色过程，近终点时滴定速度要适当。

（4）滴定操作应在18℃以上室温进行，因冰醋酸流动较慢，滴定到终点应稍等待一会儿后再读数。另环境的湿度也要控制。

（5）实验结束后应回收溶剂。

四、实训思考

1. 如果锥形瓶中有少量水会带来什么影响？为什么？

2. 高氯酸滴定液配制时为何要加入醋酐？

（邓礼荷）

任务四　滴定分析（亚硝酸钠法）

盐酸普鲁卡因及其制剂的含量测定

一、实训目的

1. 掌握盐酸普鲁卡因及其制剂含量测定的原理和计算方法。

2. 掌握永停滴定法指示终点的原理及方法。

3. 熟悉同一药物的不同剂型的含量测定的计算方法。

二、实训内容

项目一　盐酸普鲁卡因

（一）用品

1. 仪器　永停滴定仪、移液管、量杯（筒）、烧杯、天平。

2. 试剂　盐酸普鲁卡因、亚硝酸钠滴定液（0.1mol/L）、盐酸溶液、溴化钾。

（二）方法和步骤

取本品约0.6g，精密称定，加水40ml与盐酸溶液（1→2）15ml，搅拌使溶解，再加入溴化钾2g，搅拌使溶解后，照永停滴定法（通则0701），在15～25℃，用亚硝酸钠滴定液（0.1mol/L）滴定。每1ml亚硝酸钠滴定液（0.1mol/L）相当于27.28mg的 $C_{13}H_{20}N_2O_2 \cdot HCl$。

（三）结果计算

$$含量\% = \frac{V \times T \times F}{m} \times 100\%$$

式中，T 为供试品消耗滴定液的体积(ml)；T 为滴定度(mg/ml)；F 为滴定液的浓度校正因子，

$F = \dfrac{\text{滴定液实际浓度}}{\text{滴定液规定浓度}}$；$m$ 为供试品的取样量(g)。

（四）结果判断

本品按干燥品计算，含 $C_{13}H_{20}N_2O_2 \cdot HCl$ 不得少于 99.0%。

项目二　注射用盐酸普鲁卡因

（一）用品

1. 仪器　永停滴定仪、分析天平、称量瓶、量杯(筒)、烧杯、电子天平。

2. 试剂　注射用盐酸普鲁卡因、亚硝酸钠滴定液(0.1mol/L)、盐酸溶液、溴化钾。

（二）方法和步骤

取装量差异下的内容物，混合均匀，精密称取适量(约相当于盐酸普鲁卡因 0.6g)，照永停滴定法(通则 0701)，在 15~25℃，用亚硝酸钠滴定液(0.1mol/L)滴定。每 1ml 亚硝酸钠滴定液(0.1mol/L)相当于 27.28mg 的 $C_{13}H_{20}N_2O_2 \cdot HCl$。

（三）结果计算

$$标示量\% = \frac{V \times T \times F \times \overline{W}}{m \times m_s} \times 100\%$$

式中，V 为供试品消耗滴定液的体积(ml)；T 为滴定度(mg/ml)；F 为滴定液的浓度校正因子，

$F = \dfrac{\text{滴定液实际浓度}}{\text{滴定液规定浓度}}$；$m$ 为供试品的取样量(g)；$\overline{W}$ 为平均装量(g)；m_s 为片剂的标示量(g)。

（四）结果判断

本品为盐酸普鲁卡因的无菌粉末，按平均装量计算，含盐酸普鲁卡因($C_{13}H_{20}N_2O_2 \cdot HCl$)应为标示量的 95.0%~105.0%。

三、实训注意

1. 方法原理　盐酸普鲁卡因结构中含有芳伯氨基，在酸性溶液中与亚硝酸钠定量反应，生成重氮盐，故可用亚硝酸钠法滴定，用永停法指示反应终点。

2. 操作注意事项

(1)永停滴定法：用作重氮化法的终点指示时，调节 R_1 使加于电极上的电压约为 50mV。取供试品适量，精密称定，置烧杯中，除另有规定外，可加水 40ml 与盐酸溶液(1→2)15ml，而后置电磁搅拌器上，搅拌使溶解，再加溴化钾 2g，插入铂-铂电极后，将滴定管的尖端插入液面下约 2/3 处，用亚硝酸钠滴定液(0.1mol/L 或 0.05mol/L)迅速滴定，随滴随搅拌，至近终点时，将滴定管的尖端提出液面，用少量水淋洗尖端，洗液并入溶液中，继续缓缓滴定，至电流计指针突然偏转，并不再回复，即为滴定终点。

(2)永停滴定法的滴定方式：直接将滴定管尖端和电极插入液面下，在磁力搅拌器搅拌下由仪器自动滴定。

(3)重氮化反应为分子反应，反应速度较慢，在滴定过程中应充分搅拌。近滴定终点时，盐酸普鲁卡因的浓度极小，反应速度减慢，应缓缓滴定，并不断搅拌。

（4）滴定时电磁搅拌不宜过快，以不产生空气漩涡为宜。

四、实训思考

1. 在滴定反应的过程中，加入溴化钾的目的是什么？

2. 滴定时为什么要把滴定管尖端插入液面下进行滴定？

（邓礼荷）

任务五　紫外-可见分光光度法（吸收系数法）

维生素类药物制剂的含量测定

维生素 B_1 片含量测定——紫外分光光度法（吸收系数法）操作评分细则表

一、实训目的

1. 掌握吸收系数法测定维生素 B_1 片或维生素 B_{12} 注射液含量的原理和计算方法。

2. 熟悉紫外-可见分光光度计的原理和操作方法。

3. 熟悉移液管和量瓶的操作方法。

4. 了解排除片剂或注射剂中常用辅料干扰的方法。

二、实训内容

项目一　维生素 B_1 片的含量测定

（一）用品

1. 仪器　紫外-可见分光光度计、量瓶、分析天平、称量瓶、移液管、滤纸、漏斗、铁架台。

2. 试剂　盐酸溶液（9→1000）、维生素 B_1 片。

（二）方法和步骤

取本品 20 片，精密称定，研细，精密称取适量（约相当于维生素 B_1 25mg），置 100ml 量瓶中，加盐酸溶液（9→1000）约 70ml，振摇 15 分钟使维生素 B_1 溶解，用上述溶剂稀释至刻度，摇匀，用干燥滤纸滤过，精密量取续滤液 5ml，置另一 100ml 量瓶中，再加上述溶剂稀释至刻度，摇匀，照紫外-可见分光光度法（通则 0401），在 246nm 的波长处测定吸光度，按 $C_{12}H_{17}ClN_4OS \cdot HCl$ 的吸收系数（$E_{1cm}^{1\%}$）为 421 计算，即得。

（三）结果计算

$$标示量\% = \frac{\dfrac{A_X}{E_{1cm}^{1\%} \times 100} \times D \times V \times \overline{W}}{m \times m_S} \times 100\%$$

式中，A_X 为供试品溶液的吸光度；m 为供试品的取样量（g）；D 为供试品的稀释倍数；V 为供试品初次配制的体积（ml）；$E_{1cm}^{1\%}$ 为供试品的百分吸收系数；$\overline{W}$ 为平均片重（g）；m_S 为片剂的标示量（g）。

（四）结果判断

维生素 B_1 片含维生素 B_1（$C_{12}H_{17}ClN_4OS \cdot HCl$）应为标示量的 90.0%~110.0%。

项目二　维生素 B_{12} 注射液的含量测定

（一）用品

1. 仪器　紫外-可见分光光度计、量瓶、移液管。

2. 试剂　维生素 B_{12} 注射液。

（二）方法和步骤

避光操作。精密量取本品适量,用水定量稀释成每 1ml 中约含维生素 B_{12} 25μg 的溶液,作为供试品溶液,照紫外-可见分光光度法(通则 0401),在 361nm 的波长处测定吸光度,按 $C_{63}H_{88}CoN_{14}O_{14}P$ 的吸收系数($E_{1cm}^{1\%}$)为 207 计算,即得。

（三）结果计算

$$标示量\% = \frac{\dfrac{A_X}{E_{1cm}^{1\%} \times 100} \times D \times V \times 每支容量}{m \times m_S} \times 100\%$$

式中,A_X 为供试品溶液的吸光度;m 为供试品的取样量(ml);D 为供试品的稀释倍数;V 为供试品初次配制的体积(ml);$E_{1cm}^{1\%}$ 为供试品的百分吸收系数;m_S 为片剂的标示量(g)。

（四）结果判断

维生素 B_{12} 注射液为维生素 B_{12} 的灭菌水溶液,含维生素 B_{12}($C_{63}H_{88}CoN_{14}O_{14}P$)应为标示量的 90.0%~110.0%。

三、实训注意

1. 方法原理　维生素 B_1 和维生素 B_{12} 分子结构中都含有共轭双键,具有紫外吸收,因此可在其最大吸收波长处测定吸光度,用于药物的含量测定。

2. 操作注意事项

(1)紫外-可见分光光度计的使用操作流程

开启电源→仪器自检(预热 20 分钟)→设置波长→仪器校正→测定杯差→测定供试品溶液→数据记录与结果处理→清洁→填写仪器使用记录。

(2)盐酸溶液(9→1000)的配制:取浓盐酸 9ml,稀释至 1000ml,可以用 1000ml 量杯或者量筒配制。

(3)维生素 B_1 片具有不同的规格,不同规格的片剂的取样量范围,可按下述公式计算:取样量 = $\dfrac{主药规定量 \times \overline{W}}{m_S} \times (1 \pm 10\%)$

(4)采用紫外-可见分光光度计进行含量测定时,注意参比溶液的选择。

四、实训思考

1. 维生素 B_1 的原料药采用非水溶液滴定的方法进行含量的测定,为什么片剂采用紫外-可见分光光度法测定含量?

2. 维生素 B_{12} 注射液的含量测定时,为什么要避光操作?

（邓礼荷）

任务六 酸性染料比色法

一、实训目的

1. 掌握紫外-可见分光光度法的标准对照法测定药物含量的原理和计算方法。

2. 熟悉酸性染料比色法的基本原理和操作方法。

二、实训内容

项目一 硫酸阿托品注射液的含量测定

（一）用品

1. **仪器** 量瓶、移液管、分液漏斗、分析天平、紫外-可见分光光度计。

2. **试剂** 硫酸阿托品注射液、硫酸阿托品对照品、三氯甲烷、溴甲酚绿溶液。

硫酸阿托品
注射液的含
量测定

（二）方法和步骤

1. **方法** 《中国药典》（2015 年版）采用酸性染料比色法测定硫酸阿托品注射液的含量。

2. **步骤** 精密量取本品适量（约相当于硫酸阿托品 2.5mg），置 50ml 量瓶中，用水稀释至刻度，摇匀，作为供试品溶液；另取硫酸阿托品对照品约 25mg，精密称定，置 25ml 量瓶中，加水溶解并稀释至刻度，摇匀，精密量取 5ml 置 100ml 量瓶中，用水稀释至刻度，摇匀，作为对照品溶液。精密量取供试品溶液与对照品溶液各 2ml，分别置预先精密加入三氯甲烷 10ml 的分液漏斗中，各加溴甲酚绿溶液（取溴甲酚绿 50mg 与邻苯二甲酸氢钾 1.021g，加 0.2mol/L 氢氧化钠溶液 6.0ml 使溶解，再用水稀释至 100ml，摇匀，必要时滤过）2.0ml，振摇提取 2 分钟后，静置使分层，分取澄清的三氯甲烷液，照紫外-可见分光光度法（通则 0401），在 420nm 的波长处分别测定吸光度，计算，并将结果乘以 1.027，即得。

3. **结果计算**

$$标示量\% = \frac{c_R \times \dfrac{A_X}{A_R} \times D \times V \times 每支容量}{m \times m_S} \times 1.027 \times 100\%$$

式中，A_X 为供试品溶液的吸光度；A_R 为对照品溶液的吸光度；c_R 为对照品溶液的浓度（g/ml）；m 为供试品的取样量（ml）；D 为供试品的稀释倍数；V 为供试品初次配制的体积（ml）；m_S 为注射剂的标示量（g）；1.027 为有水物与无水物间的质量换算因子。

结果判断 本品为硫酸阿托品的灭菌水溶液，含硫酸阿托品 $[(C_{17}H_{23}NO_3)_2 \cdot H_2SO_4 \cdot H_2O]$ 应为标示量的 90.0% ~ 110.0%。

项目二 氢溴酸山莨菪碱片

（一）用品

1. **仪器** 量瓶、移液管、分液漏斗、分析天平、称量瓶、紫外-可见分光光度计。

2. **试剂** 氢溴酸山莨菪碱片、氢溴酸山莨菪碱对照品、三氯甲烷、溴甲酚绿溶液。

（二）方法和步骤

1. 方法　《中国药典》（2015 年版）采用酸性染料比色法测定氢溴酸山莨菪碱片的含量。

2. 步骤　取本品 20 片，精密称定，研细，精密称取适量（约相当于氢溴酸山莨菪碱 7mg），置 100ml 量瓶中，加水使氢溴酸山莨菪碱溶解并稀释至刻度，摇匀，滤过，取续滤液，作为供试品溶液；另取氢溴酸山莨菪碱对照品适量，精密称定，加水溶解并定量稀释制成每 1ml 约含 70μg 的溶液，作为对照品溶液。精密量取供试品溶液与对照品溶液各 3ml，分别置预先精密加三氯甲烷 15ml 的分液漏斗中，各加溴甲酚绿溶液（取溴甲酚绿 50mg 与邻苯二甲酸氢钾 1.021g，加 0.2mol/L 盐酸溶液 1.6ml 使溶解后，用水稀释至 100ml，摇匀，必要时滤过）6.0ml，摇匀，振摇 3 分钟后，静置使分层，分取澄清的三氯甲烷液，照紫外-可见分光光度法（通则 0401），在 420nm 的波长处分别测定吸光度，计算，即得。

3. 结果计算

$$标示量\% = \frac{c_R \times \dfrac{A_X}{A_R} \times D \times V \times \overline{W}}{m \times m_S} \times 100\%$$

式中，A_X 为供试品溶液的吸光度；c_R 为对照品溶液的浓度（g/ml）；A_R 为对照品溶液的吸光度；m 为供试品的取样量（g）；D 为供试品的稀释倍数；V 为供试品初次配制的体积（ml）；$\overline{W}$ 为平均片重（g）；m_S 为片剂的标示量（g）。

结果判断　本品含氢溴酸山莨菪碱（$C_{17}H_{23}NO_4 \cdot HBr$）应为标示量的 95.0%~115.0%。

三、实训注意

1. 方法原理　硫酸阿托品和氢溴酸山莨菪碱都属于托烷生物碱类药物，含有碱性 N 原子。在适当的 pH 条件下，生物碱类药物（B）可与氢离子结合成阳离子（BH^+），BH^+ 和酸性染料溴甲酚绿（In^-）可以定量结合成有色络合物（$BH^+ \cdot In^-$），即离子对。该离子对可被三氯甲烷等有机溶剂定量提取，并在 420nm 波长处有最大吸收，通过测定有色离子对的吸光度，即可计算出生物碱类药物的含量。

2. 操作注意事项

（1）比色用空白溶液的制备：精密量取蒸馏水 2.0ml 或 3.0ml，置预先精密加入三氯甲烷 10ml 的分液漏斗中，加溴甲酚绿溶液 2.0ml，振摇提取 2 分钟后，静置使分层，分取澄清的三氯甲烷液作为比色用空白溶液。

（2）硫酸阿托品注射液含量计算中 1.027 的意义：1.027 为质量换算因子，系指 1g 无水硫酸阿托品相当于有水硫酸阿托品[$(C_{17}H_{23}NO_3)_2 \cdot H_2SO_4 \cdot H_2O$]的克数。因为通过紫外-可见分光光度法测得的是无水硫酸阿托品的质量，因此需要转换成有水硫酸阿托品的质量。{硫酸阿托品[$(C_{17}H_{23}NO_3)_2 \cdot H_2SO_4 \cdot H_2O$]的分子量为 694.84，无水硫酸阿托品[$(C_{17}H_{23}NO_3)_2 \cdot H_2SO_4$]的分子量为 676.84}

（3）对照品、供试品与空白溶液应平行操作，振摇与放置时间应一致。

（4）实验中，应严格控制水相 pH 并保证离子对化合物能定量提取进入三氯甲烷层。

（5）萃取操作振摇要充分，待三氯甲烷层澄明后才能分取。分取三氯甲烷层时最初分得的提取液应弃去1~2ml，用继续流出的提取液进行测定。测定用的三氯甲烷提取液必须澄清透明，且不得混有水珠。

（6）实验所用分液漏斗必须事先检漏，使用前应洗涤干净、干燥，活塞处应涂好凡士林。

四、实训思考

1. 影响酸性染料比色法测定药物含量的因素有哪些？

2. 三氯甲烷溶液为什么要精密量取？

3. 为什么要用蒸馏水制备比色用空白溶液？

（邓礼荷）

任务七　高效液相色谱法（外标法）

一、实训目的

1. 掌握高效液相色谱法测定抗感染药物含量的原理及操作方法。

2. 熟悉利用外标法计算药物含量的方法。

3. 了解高效液相色谱法在药物定量分析中的应用。

二、实训内容

项目一　甲硝唑片的含量测定

（一）用品

1. 仪器　高效液相色谱仪、以十八烷基硅烷键合硅胶为填充剂的色谱柱、分析天平、称量瓶、量瓶、移液管、针头式滤膜过滤器（有机系）。

2. 试剂　甲硝唑片、甲硝唑对照品、甲醇、超纯水。

（二）方法和步骤

1. 方法　《中国药典》（2015年版）采用高效液相色谱法测定甲硝唑片的含量。

2. 步骤　色谱条件与系统适用性试验：用十八烷基硅烷键合硅胶为填充剂；以甲醇-水（20：80）为流动相；检测波长为320nm。理论板数按甲硝唑峰计算不低于2000。

测定法：取本品20片，精密称定，研细，精密称取细粉适量（约相当于甲硝唑0.25g），置50ml量瓶中，加50%甲醇适量，振摇使甲硝唑溶解，用50%甲醇稀释至刻度，摇匀，滤过，精密量取续滤液5ml，置100ml量瓶中，用流动相稀释至刻度，摇匀，作为供试品溶液，精密量取10μl，注入液相色谱仪，记录色谱图；另取甲硝唑对照品适量，精密称定，加流动相溶解并定量稀释制成每1ml中约含0.25mg的溶液，同法测定。按外标法以峰面积计算，即得。

3. 结果计算

$$标示量\% = \frac{c_R \times \dfrac{A_X}{A_R} \times D \times V \times \overline{W}}{m \times m_S} \times 100\%$$

式中，A_X为供试品的峰面积或峰高；c_R为对照品的浓度（mg/ml）；A_R为对照品的峰面积或峰高；

m 供试品的取样量(g);D 为供试品的稀释倍数;V 为供试品初次配制的体积(ml);$\overline{W}$ 为平均片重(g);m_s 为片剂的标示量(g)。

结果判断　本品含甲硝唑($C_6H_9N_3O_3$)应为标示量的 93.0%～107.0%。

项目二　头孢氨苄胶囊的含量测定

(一)用品

1. **仪器**　高效液相色谱仪、以十八烷基硅烷键合硅胶为填充剂的色谱柱、分析天平、称量瓶、量瓶、移液管、针头式滤膜过滤器(有机系)、水浴锅。

2. **试剂**　头孢氨苄胶囊、头孢氨苄对照品、甲醇、超纯水、3.86%醋酸钠溶液、4%醋酸溶液。

(二)方法和步骤

1. **方法**　《中国药典》(2015 年版)采用高效液相色谱法测定头孢氨苄胶囊的含量。

2. **步骤**　色谱条件与系统适用性试验:用十八烷基硅烷键合硅胶为填充剂;以水-甲醇-3.86%醋酸钠溶液-4%醋酸溶液(742：240：15：3)为流动相;检测波长为254nm。取供试品溶液适量,在80℃水浴中加热 60 分钟,冷却,取 20μl 注入液相色谱仪,记录色谱图,头孢氨苄峰与相邻杂质峰间的分离度应符合要求。

测定法:取装量差异项下的内容物,混合均匀,精密称取适量(约相当于头孢氨苄,按 $C_{16}H_{17}N_3O_4S$ 计 0.1g),置 100ml 量瓶中,加流动相适量,充分振摇,使头孢氨苄溶解,再用流动相稀释至刻度,摇匀,滤过,精密量取续滤液 10ml,置 50ml 量瓶中,用流动相稀释至刻度,摇匀,作为供试品溶液,精密量取 10μl 注入液相色谱仪,记录色谱图;另取头孢氨苄对照品适量,同法测定。按外标法以峰面积计算,即得。

3. **结果计算**

$$标示量\% = \frac{c_R \times \dfrac{A_X}{A_R} \times D \times V \times \overline{W}}{m \times m_s} \times 100\%$$

式中,A_X 为供试品的峰面积或峰高;c_R 为对照品的浓度(mg/ml);A_R 为对照品的峰面积或峰高;m 为供试品的取样量(g);D 为供试品的稀释倍数;V 为供试品初次配制的体积(ml);$\overline{W}$ 为平均装量(g);m_s 为胶囊剂的标示量(g)。

结果判断　本品含头孢氨苄(按 $C_{16}H_{17}N_3O_4S$ 计)应为标示量的 90.0%～110.0%。

三、实训注意

1. **方法原理**　甲硝唑为合成抗菌药,头孢氨苄为 β-内酰胺类抗生素,两者分子结构中都具有共轭双键结构,故有特征紫外吸收,可用高效液相色谱法测定药物的含量。

2. **操作注意事项**

(1)流动相应选用色谱纯试剂、超纯水或双蒸水,配制好的流动相需经过滤(用 0.45μm 或 0.22μm 的滤膜过滤)后使用,过滤时注意区分水系膜和有机系膜的使用范围,并进行超声脱气处理。

(2)供试品溶液须采用过滤或离心方法处理样品,确保样品中不含固体颗粒。

（3）流动相中含有缓冲盐溶液时,替换流动相的时候应该注意用10%甲醇溶液过渡。在分析结束后,从泵、进样器、色谱柱到检测器流通池均应立即用水（1~2小时）、甲醇溶液充分冲洗。

（4）作胶囊剂的平均装量测定时,胶囊壳应用易挥发性溶剂洗净,置通风处使溶剂挥尽,再精密称定胶囊壳的重量,求出平均装量。

四、实训思考

1. 在头孢氨苄胶囊的含量测定时,为何在流动相中加入3.86%醋酸钠溶液-4%醋酸溶液?

2. 胶囊剂的平均装量如何计算?

（邓礼荷）

任务八　高效液相色谱法（内标法）

炔诺酮滴丸的含量测定

一、实训目的

1. 掌握高效液相色谱内标法测定药物含量的基本方法和操作技术。

2. 熟悉内标法的有关计算方法及结果判断。

二、实训内容

（一）用品

1. 仪器　高效液相色谱仪、用十八烷基硅烷键合硅胶为填充剂的色谱柱、移液管、量瓶、水浴锅、分析天平、称量瓶、超声仪、针头式滤膜过滤器（有机系）。

2. 试剂　炔诺酮滴丸、醋酸氢化可的松对照品、炔诺酮对照品、甲醇、超纯水。

（二）方法和步骤

1. 方法　《中国药典》（2015年版）采用高效液相色谱内标法测定炔诺酮滴丸的含量。

2. 步骤　色谱条件与系统适用性试验:用十八烷基硅烷键合硅胶为填充剂;以甲醇-水（60：40）为流动相;检测波长为240nm。理论板数按炔诺酮峰计算不低于2500,炔诺酮峰与内标物质峰的分离度应符合要求。

内标溶液的制备:取醋酸氢化可的松25mg,置100ml量瓶中,加甲醇5ml,置热水浴中加热使溶解,放冷,用流动相稀释至刻度,摇匀,即得。

测定法:取本品20丸,精密称定,研细,精密称取适量（约相当于炔诺酮10mg）,置50ml量瓶中,加流动相适量,置热水浴中振摇使炔诺酮溶解,放冷,用流动相稀释至刻度,摇匀,滤过,精密量取续滤液与内标溶液各5ml,置同一25ml量瓶中,用流动相稀释至刻度,摇匀,作为供试品溶液,取20μl注入液相色谱仪,记录色谱图;另精密称取炔诺酮对照品约10mg,置50ml量瓶中,加流动相适量,超声数分钟使溶解,用流动相稀释至刻度,摇匀,精密量取该溶液与内标溶液各5ml,置同一25ml量瓶中,用流动相稀释至刻度,摇匀,同法测定。按内标法以峰面积计算,即得。

三、实训注意

1. 本品含炔诺酮（$C_{20}H_{26}O_2$）应为标示量的90.0%~110.0%。

2. 方法原理　《中国药典》（2015年版）采用高效液相色谱内标法测定炔诺酮滴丸的含量。

3. 结果计算

$$校正因子(f)=\frac{A_S/c_S}{A_R/c_R}\qquad 标示量\%=\frac{f\times\dfrac{A_X}{A_S'/c_S'}\times D\times V\times\overline{W}}{m\times m_S}\times 100\%$$

式中,f 为校正因子;A_S 为对照溶液中内标物质的峰面积或峰高;c_S 为对照溶液中内标物质的浓度(mg/ml);A_R 为对照品的峰面积或峰高;c_R 为对照品的浓度(mg/ml);A_X 为供试品的峰面积或峰高;A_S' 为供试品溶液中内标物质的峰面积或峰高;c_S' 为供试品溶液中内标物质的浓度(mg/ml);D 为供试品的稀释倍数;V 为供试品初次配制的体积(ml);m 为供试品的取样量(g);$\overline{W}$ 为平均丸量(g);m_S 为滴丸的标示量(g)。

四、实训思考

1. 影响高效液相色谱法的分离度有哪些影响因素?

2. 采用内标法测定药物的含量时,内标物质应如何选择?

(邓礼荷)

任务九　气相色谱法

维生素 E 软胶囊的含量测定

一、实训目的

1. 掌握气相色谱法测定药物含量的原理与方法。

2. 熟悉维生素 E 软胶囊含量测定的操作条件及操作要点。

二、实训内容

(一)用品

1. 仪器　气相色谱仪、毛细管柱。

2. 试剂　正三十二烷、正己烷、维生素 E 软胶囊、维生素 E 对照品。

(二)方法和步骤

1. 色谱条件与系统适用性试验　用硅酮(OV-17)为固定液,涂布浓度为 2% 的填充柱,或用 100% 二甲基聚硅氧烷为固定液的毛细管柱;柱温为 265℃。理论板数按维生素 E 峰计算不低于 500 (填充柱)或 5000(毛细管柱),维生素 E 峰与内标物质峰的分离度应符合要求。

2. 校正因子的测定　取正三十二烷适量,加正己烷溶解并稀释成每 1ml 中含 1.0mg 的溶液,作为内标溶液。另取维生素 E 对照品约 20mg,精密称定,置棕色具塞瓶中,精密加内标溶液 10ml,密塞,振摇使溶解,作为对照品溶液,取 1~3μl 注入气相色谱仪,计算校正因子。

3. 测定法　取装量差异项下的内容物,混合均匀,取适量(约相当于维生素 E 20mg),精密称定,置棕色具塞瓶中,精密加内标溶液 10ml,密塞,振摇使溶解,作为供试品溶液;取 1~3μl 注入气相色谱仪,测定,计算,即得。

三、实训注意

1. 本品含合成或天然型维生素 E($C_{31}H_{52}O_3$)应为标示量的 90.0%~110.0%。

2. 方法原理　各国药典多采用气相色谱法测定维生素 E 原料及制剂,该法具有选择性好、灵敏度高、分析速度快和分离效能好的特点。采用该方法可分离维生素 E、其异构体及杂质,可选择性地测定维生素 E。维生素 E 的沸点虽高达 350℃,但仍可不需经衍生化直接采用气相色谱法进行含量的测定。

3. 结果计算

$$校正因子(f) = \frac{A_S/c_S}{A_R/c_R} \qquad 标示量\% = \frac{f \times \dfrac{A_X}{A_S'/c_S'} \times D \times V \times \overline{W}}{m \times m_S} \times 100\%$$

式中,f 为校正因子;A_S 为对照溶液中内标物质的峰面积或峰高;c_S 为对照溶液中内标物质的浓度(mg/ml);A_R 为对照品的峰面积或峰高;c_R 为对照品的浓度(mg/ml);A_X 为供试品的峰面积或峰高;A_S' 为供试品溶液中内标物质的峰面积或峰高;c_S' 为供试品溶液中内标物质的浓度(mg/ml);D 为供试品的稀释倍数;V 为供试品初次配制的体积(ml);m 为供试品的取样量(g);$\overline{W}$ 为平均装量(g);m_S 为软胶囊的标示量(g)。

4. 操作注意事项

(1)气相色谱仪的操作规程

1)打开稳压电源。

2)打开氮气阀,打开净化器上的载气开关阀,检查是否漏气,保证气密性良好。

3)调节总流量为适当值(根据刻度的流量表测得)。

4)调节分流阀使分流流量为实验所需的流量(用皂膜流量计在气路系统面板上实际测量),柱流量即为总流量减去分流量。

5)打开空气、氢气开关阀,调节空气、氢气流量为适当值。

6)根据实验需要设置柱温、进样口温度和 FID 检测器温度。

7)打开计算机与工作站。

8)FID 检测器温度达到 150℃以上,按 FIRE 键点燃 FID 检测器火焰。

9)设置 FID 检测器灵敏度和输出信号衰减。

10)待所设参数达到设置时,即可进样分析。

11)实验完毕后,先关闭氢气与空气,用氮气将色谱柱吹净后关机。

(2)气相色谱仪的使用注意事项

1)氢气发生器液位不得过高或过低。

2)空气源每次使用后必须进行放水操作。

3)进样操作要迅速,每次操作要保持一致。

4)使用完毕后须在记录本上记录使用情况。

(3)维生素 E 软胶囊平均装量的测定方法:用乙醚等易挥发性溶剂洗净囊壳,置通风处使溶剂自然挥尽,再分别精密称定囊壳,用精密称定的总重量减去囊壳的重量,即得。

(4)维生素 E 容易氧化,操作尽量避光,样品溶液应在临测定前新制。

(5)操作过程中,内标溶液和供试品溶液均易挥发,要尽量避免挥发,以减小误差。

四、实训思考

1. 试述气相色谱法的特点及分析适用范围。

2. 从结构出发分析,维生素 E 含量测定的其他方法有哪些? 各有什么特点?

(邓礼荷)

第七章

中药制剂检定技术简介

ER-07章PPT

▲

导学情景 ╲

情景描述：

聚焦中药质量安全 探究问题解决方案

——2016年中国药品质量安全年会中药分会场回顾（节选）

2016年12月15—16日，中国药品质量安全年会在武汉召开。中药分会场共进行了18个大会报告，报告中指出近几年：

全国中药材及饮片抽验主要质量问题如下：以伪品冒充正品；不同药材品种混用；药用部位不同导致有效成分含量有差异；杂质过多、超标严重；非法染色；掺泥沙或其他成分增重；提取过的饮片药渣再流通药用；不按炮制规范炮制；贮藏条件不当，虫蛀、霉变现象严重；硫磺熏蒸过度。国家评价抽验中，中成药品种的检验按现行药品标准和已有补充检验方法检验合格率很高，不合格项目主要集中在含量测定和微生物限度，其次为水分、重量差异等项目。

中药事业的持续健康发展需要监管者和生产单位、研究单位的共同努力。一方面加强内源性有效成分或组分的控制，加强内源性有毒成分的研究及限量标准的制定，另一方面加强重金属、农药残留量、黄曲霉毒素、辐照、二氧化硫残留、色素等外源性有害残留的风险研究，共同努力，保障药品安全，维护公众健康。

学前导语：

在本章我们将带领同学们重点学习中药制剂样品的前处理、中药制剂分析的基本程序、中药制剂常见检查法，了解中药指纹图谱相关知识。

第一节　概述

中药制剂是根据中医药理论和用药原则，由单味或多味中药材（或中药浸出物、提取物）按规定的处方和方法加工而成的单方或复方制剂，中药制剂一般又称为中成药。中药制剂是祖国医药伟大宝库的重要组成部分，具有几千年的历史，疗效显著，品种繁多，是宝贵的医药遗产。近年来，我国医药工作者应用现代科学技术手段，在中药的有效成分、药理、制剂和质量控制等方面进行了大量的研究工作，取得了丰硕的成果。中药制剂在品种、产量、生产规模、新产品的研制方面也有较大发展。

一、中药制剂分析的特点

为了保证中药制剂用药安全、合理、有效，必须对中药制剂进行质量分析。中药制剂分析就是以中医药理论为指导,运用现代分析理论和方法对中药制剂的质量进行分析。中药制剂因其组成的复杂性,与一般化学药物制剂分析相比,具有下列特点:

（一）有效成分的难确定性

根据中医理论重视整体观念的原则,中医临床用药一般由几味或几十味组成复方,由多种化学成分协调作用产生疗效,难以用某一种化学成分作为中医用药的疗效指标。即使能够确定有效成分,其有效成分与无效成分的概念也是相对的,某一化学成分在一种药材中为有效成分,在另一种药材中就有可能是无效成分。如单宁,在地榆中为有效成分,有止血之功效,而在麻黄中则为无效成分。因此,对于中药制剂的质量分析也应当综合分析。

（二）化学成分的复杂性

中药制剂中化学成分十分复杂,既有产生治疗作用的有效成分,也有目前认为无生物活性的无效成分;有有机成分,也有无机成分。单味药材本身就是一个复杂的混合物,复方制剂所含的化学成分就更复杂。所以,中药制剂分析的对象是复杂的混合物。另外,有些中药的有效成分目前尚不十分清楚,也给中药制剂分析带来了一定的困难。因此,中药制剂分析应随不同的处方来确定测定药物,确定合适的测定指标。

（三）中药组方的规律性

中药制剂是严格按照中医理论和用药原则而组方的。各味药材在处方中所处的地位不同,有君、臣、佐、使之别。在进行中药制剂分析时,首先应进行组方分析,分清各味药在处方中所处的地位,确定君药、臣药、贵重药及毒剧药,着重进行分析。当君药无明显特征或有效成分不明确而难以分析时,方考虑分析臣药及其他药。其次对毒药、剧药成分进行检测,确保临床用药安全可靠。

（四）各成分含量的差异性

在中药制剂中,各种成分的含量高低不一。许多成分的含量比较低,有的成分含量很低,甚至为十万分之几、百万分之几,这给分离、检测带来许多困难,因而要求分析方法有较高的灵敏度。

（五）剂型的多样性

中药制剂的剂型较多,各种剂型制备方法不一,存在状态不同。所以,在分析方法上除考虑方法的专属性、灵敏度外,尚须注意药材在制剂中的存在形式、辅料对测定的影响及各成分间的干扰。剂型的多样性决定了分析方法的多样性。若制剂中含有药材粉末,保留有植物组织特征,可用显微法鉴别;进行化学成分分析时,则须将被测成分从植物细胞中提取出来。若制剂是由药材提取物、浸出物制成的,则理化分析法是其主要的分析方法。此外,中药制剂分析时,大多需要进行提取、分离、净化等烦琐的预处理,以排除干扰。

（六）分析方法的先进性

由于中药制剂的组成十分复杂,所以要求其分析方法专属性强、灵敏度高。目前,主要运用先进的科学技术手段进行分析,以色谱法应用居多。《中国药典》(2015年版)采用液相色谱法-串联质谱法、分子生物学检测技术、高效液相色谱-电感耦合等离子体质谱法等用于中药的质量控制。如蚝贝钙咀嚼片采用原子吸收分光光度法或电感耦合等离子体质谱法检查重金属及有害元素。

二、中药制剂样品的前处理

供测试的中药制剂样品有多种,如丸剂、片剂、膏剂、散剂、酊剂以及口服液等。中药制剂样品的前处理就是根据待测成分的物理性质、化学性质及存在于何种剂型来决定其提取、分离与净化的方法。

（一）中药制剂样品前处理的意义

中药制剂与化药制剂不同,化药制剂一般由原料药物(一或多种)纯品投料,其含量测定也是测其主药的量,一般比中药制剂的含量测定简单,它的前处理也简单。而中药制剂大多由多种天然的植物(中药材)提取其总有效部位与部分中药原粉组成,是一个多种成分的混合体。混合体表现出来的是组方的综合作用,目前我们只能根据测定其部分的、有限的或毒害成分的量来控制其质量。因此,中药制剂样品的前处理是否科学合理,直接影响中药制剂成分的定量提取、被测成分的富集、杂质的除去等,直接影响中药制剂分析的专属性。

（二）中药制剂样品前处理的方法

中药制剂样品的前处理方法大致遵循以下步骤:样品的粉碎(或分散)→提取→富集→供试品溶液。

1. 样品的粉碎或分散　中药固体制剂一般体积较大,比表面积较小,不利于被测成分的提取和精制。粉碎或分散的目的主要是增大中药固体制剂的比表面积,增大制剂与提取溶剂的接触面积,有利于被测成分的提取。样品的粉碎或分散主要针对中药固体制剂。

2. 样品的提取　中药制剂样品粉碎或分散后,其比表面积增大,颗粒与溶剂之间的接触面增大,此时加入适宜的溶剂进行提取可得到粗提液。

(1)浸渍法:浸渍法是用定量的溶剂,在一定温度下,将药材浸泡一定的时间,以提取制剂成分的一种方法。如大黄流浸膏中土大黄苷杂质检查,取本品 0.2ml,加甲醇 2ml,温浸 10 分钟,放冷,取上清液 10μl,点于滤纸上,以 45%乙醇展开,取出,晾干,放置 10 分钟,置紫外灯(365nm)下观察,不得显持久的亮紫色荧光。

(2)回流法:回流法是用乙醇等易挥发的有机溶剂提取药材成分,将浸出液加热蒸馏,其中挥发性溶剂馏出后又被冷凝,重复流回浸出器中浸提药材,这样周而复始,直至有效成分回流提取完全的方法。回流法又可分为回流热浸法和回流冷浸法。如瘀血痹胶囊利用薄层色谱法进行鉴别,采用了回流法制备供试品溶液和对照品溶液:取本品内容物 10g,加乙醇 50ml,回流提取 2 小时,滤过,取滤液浓缩至约 20ml,加盐酸 3ml,加热回流 1 小时,加水 10ml,放冷,加石油醚(60~90℃)25ml,振摇提取,石油醚蒸干,残渣加无水乙醇 5ml 使溶解,作为供试品溶液。另取威灵仙对照药材 2.5g,同法制成对照药材溶液。

(3)水蒸气蒸馏法:部分具有挥发性并可随水蒸气流出的组分可采用水蒸气蒸馏法提取,收集馏出液供分析使用(图 7-1)。本法适用于具有挥发性,能随水蒸气蒸馏而不被破坏,与水不发生反应,难溶或不溶于水的化学成分的提取、分离。如血美安胶囊鉴别丹皮酚,取本品内容物 2.5g,加水 80ml,水蒸气蒸馏,收集蒸馏液 20ml,加乙醚 20ml 振摇提取,分取乙醚液,挥干,残渣加丙酮 1ml 使溶

影响中药制剂质量的因素

解,作为供试品溶液。另取丹皮酚对照品,加丙酮制成每1ml含5mg的溶液,作为对照品溶液。照薄层色谱法试验,供试品色谱中,在与对照品色谱相应的位置上,显相同颜色的斑点。

（4）微量升华法：微量升华法是利用中药制剂中所含的某些化学成分在加热到一定温度时升华,从制剂中分离出来,用适宜的方法收集升华物后,依据其所具有的某些理化性质进行分析（图7-2）。如牛黄解毒胶囊鉴别冰片,取本品内容物适量（相当于饮片约1.7g）进行微量升华,所得白色升华物,加甲醇0.2ml使溶解,作为供试品溶液。另取冰片对照品,加乙醇制成每1ml含1mg的溶液,作为对照品溶液。照薄层色谱法试验,供试品色谱中,在与对照品色谱相应的位置上,显相同颜色的斑点。若制剂中两味以上药都含有升华物质,且升华的温度不同,可控制升温分段收集,分别进行鉴别。

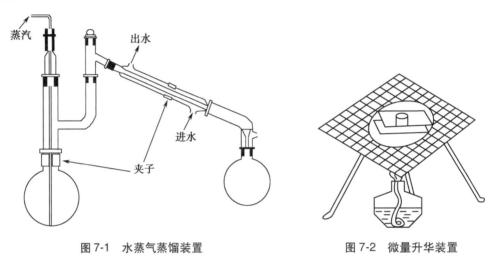

图7-1　水蒸气蒸馏装置　　　　　　图7-2　微量升华装置

（5）超声波提取法：超声波提取法将样品置适宜容器内,加入提取溶剂后,置超声波振荡器中进行提取。超声波具有助溶作用,可用于样品中待测组分的提取。本法提取效率高,经实验证明,一般样品30分钟即可完成提取。如麝香保心丸含量测定项,测定蟾酥含量,供试品溶液的制备采用了超声波提取法：取本品80丸,精密称定,研细,取约0.5g,精密称定,置具塞锥形瓶中,精密加入甲醇10ml,密塞,称定重量,超声处理（功率350W,频率50kHz）30分钟,放冷,再称定重量,用甲醇补足减失的重量,摇匀,滤过,取续滤液,即得。

中药制剂样品的提取——萃取法

3. **常用的精制和富集方法**　中药制剂样品提取液一般来说体积较大,含量低,杂质多,干扰大。为提高分析效率,减小干扰,使分析结果更具有可靠性,常需对提取液进行进一步精制和富集。主要方法有液-液萃取法、蒸馏法和色谱法等。

点滴积累 ∨

1. 制剂样品的前处理就是根据待测成分的理化性质及剂型特点来决定其提取、分离与净化的方法。

2. 中药制剂样品的前处理方法大致遵循以下步骤：样品的粉碎（或分散）→提取→富集→供试品溶液。

第二节　中药制剂分析基本程序

中药制剂分析是药品质量控制的一个重要组成部分,其检验程序一般为取样、样品前处理、性状、鉴别、检查和含量测定等。

一、性状

"性状"系指药材和饮片的形状、大小、表面(色泽与特征)、质地、断面(折断面或切断面)及气味等特征。性状的观察方法主要用感官来进行,如眼看(较细小的可借助于扩大镜或体视显微镜)、手摸、鼻闻、口尝等方法。

药材及其炮制品的形状、大小、色泽、表面特征、质地、折断面特征及气味等,中药制剂的外观及内容物的形状、颜色、气味等,均可作为描述的内容。观察结果不仅对药品具有鉴别意义,而且也可反映药品的纯度,是检定药品质量的主要指标之一。

二、鉴别

"鉴别"系指检验药材和饮片真实性的方法。中药制剂的鉴别是通过确认其中所含中药的真伪或存在与否来达到鉴别目的。中药制剂组成复杂,少则几味,多则十几味药,一般不要求对所含有的每种中药都进行鉴别。选择鉴别哪种中药,应遵循处方的原则,首选君药与臣药进行鉴别;贵重药及毒、剧药物也应加强质量监督。鉴别的方法一般包括显微鉴别、理化鉴别和色谱鉴别等方法。

(一)显微鉴别

显微鉴别系利用显微镜对药材(饮片)切片、粉末、解离组织或表面制片及含饮片粉末的制剂中饮片的组织、细胞或内含物等特征进行鉴别的一种方法。鉴别特征如薄壁细胞、木栓组织、分泌细胞和分泌腔、纤维以及淀粉粒、花粉粒、碳酸钙结晶等。凡以药材粉碎后直接制成制剂或添加有粉末药材的制剂,由于其在制备过程中原药材的显微特征仍保留在制剂中,因此均可用显微鉴别法进行鉴别;制剂处方中的主要药材及化学成分不清楚或尚无化学鉴别方法的中药,应作显微鉴别。显微鉴别应选择专属性的特征进行鉴别,处方中多味中药共同具有的显微特征不能作为鉴别的特征。

实例分析　小儿肝炎颗粒显微鉴别:取本品,置显微镜下观察:韧皮纤维淡黄色,梭形,壁厚,孔沟细(黄芩)。果皮含晶石细胞类圆形或多角形,直径 $17\sim31\mu m$,壁厚,胞腔内含草酸钙方晶(栀子)。纤维束鲜黄色,周围细胞含草酸钙方晶,形成晶纤维,含晶细胞壁木化增厚(黄柏)。详见图7-3。

(二)理化鉴别

理化鉴别法是利用制剂中的所含成分的理化性质,采用物理、化学或物理化学的方法进行鉴别,从而判断其真伪。一般有化学反应法、荧光法、显色法、沉淀法、升华法、结晶法等。所鉴别的成分应是已知的有效成分或其他特征成分,还应是处方中某一味药所单独含有的成分。优选专属性强、灵敏、简便的鉴别反应。有的反应,如泡沫反应、三氯化铁反应等,在植物中所含类似成分较多,专属性不强,不宜采用。其他成分是否有干扰,应作阴性对照试验。阴性对照试验是取不含鉴别药物的制剂(阴性对照),在相同的条件下反应,若不显正反应,则说明其他药物和辅料不干扰鉴别。

实例分析　新清宁片鉴别大黄中羟基蒽醌类物质:取本品,除去包衣,研细,取粉末少量,进行微量升华,可见菱状针晶或羽状结晶。详见图7-4。

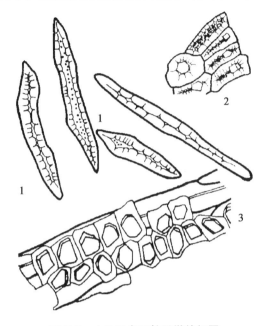

图7-3　小儿肝炎颗粒显微特征图
1. 黄芩(韧皮纤维);2. 栀子(果皮含晶石细胞);3. 黄柏(晶纤维)

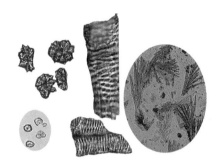

图7-4　大黄微量升华物(羽毛状)

(三)色谱鉴别

色谱法分离效能高、灵敏,特别适合中药制剂的鉴别。其中薄层色谱法不需要特殊的仪器设备,操作简便,有多种专属性的检出方法,是目前中药制剂分析中应用最多的鉴别方法。该法是将中药制剂样品和对照品在同一条件下进行分离分析,观察样品在对照品相同斑点位置上是否有同一颜色(或荧光)的斑点,来确定样品中有无要检出的成分。

实例分析　祛风舒筋丸鉴别麻黄碱:取本品28g,剪碎,加硅藻土5g,研匀,加浓氨试液2ml、二氯甲烷50ml,加热回流1小时,滤过,滤液浓缩至干,残渣加甲醇1ml使溶解,作为供试品溶液;另取盐酸麻黄碱对照品,加甲醇1ml制成每1ml含1mg的溶液,作为对照品溶液。照薄层色谱法试验,吸取上述两种溶液各10μl,分别点于同一硅胶G薄层板上,以二氯甲烷-甲醇-浓氨试液(40∶7∶1)为展开剂,展开,取出,晾干,喷以茚三酮试液,在105℃加热至斑点显色清晰。供试品色谱中,在与对照品色谱相应的位置上,显相同的紫红色斑点。

ER-7-3

中药 DNA
条形码分子
鉴定法指导
原则

三、检查

中药质量安全问题日益受到重视,中药制剂的限量检查,是制剂安全性评价的重要保障。《中国药典》(2015年版)第四部完善了"药材和饮片检定通则",新增了4个与中药安全性相关的指导原则("中药材 DNA 条形码分子鉴定法指导原则""中药有害残留物限量制定指导原则""中药中铝、铬、铁、钡元素测定指导原则"和"中药中真菌毒素测定指导原则"),制定了中药材及饮片中二氧化硫残留量限度标准,建立了珍珠、海藻等海洋类药物标准中有害元素限度标准,制定了人参、西洋参标准中有机氯等 16 种农药残留的检查,对柏子仁等 14 味易受黄曲霉毒素感染药材及饮片增加了"黄曲霉毒素"检查项目和限度标准。

(一) 灰分测定法

《中国药典》(2015 年版)灰分测定法规定了中药及其制剂中灰分测定方法。

总灰分是指药材或制剂经加热炽灼灰化遗留的无机物。总灰分除包含药物本身所含无机盐(称生理灰分)外,还包括泥土、砂石等药材外表黏附的无机杂质。因此,测定灰分的目的主要是控制药材中泥土、砂土的量,同时还可以反映药材生理灰分的量。灰分检查包括总灰分检查和酸不溶性灰分检查。

1. 总灰分测定法 测定用的供试品须粉碎,使能通过二号筛,混合均匀后,取供试品 2~3g(如须测定酸不溶性灰分,可取供试品 3~5g),置炽灼至恒重的坩埚中,称定重量(准确至 0.01g),缓缓炽热,注意避免燃烧,至完全炭化时,逐渐升高温度至 500~600℃,使完全灰化并至恒重,根据残渣重量,计算供试品中总灰分的含量(%)。

$$总灰分含量(\%)=\frac{m_1}{m_2}\times100\%$$ 式(7-1)

式中,m_1 为炽灼后残渣的重量(g),m_2 为炽灼前供试品的重量(g)。

如供试品不易灰化,可将坩埚放冷,加热水或 10% 硝酸铵溶液 2ml,使残渣湿润,然后置水浴上蒸干,残渣照前法炽灼,至坩埚内容物完全灰化。

有的中药生理灰分的差异较大,特别是组织中含草酸钙较多的药材,如大黄的总灰分由于生长条件不同可为 8%~20%。此类药材的总灰分就不能说明外来杂质的量,因此需要测定酸不溶性灰分。

2. 酸不溶性灰分测定法 取上项所得的灰分,在坩埚中小心加入稀盐酸约 10ml,用表面皿覆盖坩埚,置水浴上加热 10 分钟,表面皿用热水 5ml 冲洗,洗液并入坩埚中,用无灰滤纸滤过,坩埚内的残渣用水洗于滤纸上,并洗涤至洗液不显氯化物反应为止。滤渣连同滤纸移置同一坩埚中,干燥,炽灼至恒重。根据残渣重量,计算供试品中酸不溶性灰分的含量(%)。

ER-7-4

灰分检查法
操作注意事
项

$$酸不溶性灰分含量(\%)=\frac{m_1}{m_2}\times100\%$$ 式(7-2)

式中,m_1 为酸不溶性残渣的重量(g),m_2 为炽灼前供试品的重量(g)。

《中国药典》(2015 年版)对许多中药材、中药提取物及中药制剂中的灰分作出了限量规定,如安宫牛黄丸中酸不溶性灰分不得过 1.0%,九味羌活丸中总灰分不得过 7.0%,酸不溶性灰分不得过 2.0%。

（二）农药残留量测定法

药用植物在栽培过程中,为减少虫害,常需喷洒农药,土壤中残存的农药也可能引入药材中。多数农药的残留期短,但有机氯类如艾氏剂、氯丹、DDT等以及少数有机磷农药能长期残留,所以需要加以控制。接触农药不明的样品,一般可测定总有机氯量和总有机磷量。对于使用过已知农药的样品多采用气相色谱法检查有关的农药。

《中国药典》(2015年版)四部通则中,农药残留量测定法规定了4类农药残留量测定法(第一法、第二法、第三法、第四法),分别适用于有机氯类、有机磷类、拟除虫菊酯类及农药多残留量的测定。

实例分析 甘草中9种有机氯类农药残留量检查,采用第一法有机氯类农药残留量测定法。

1. 色谱条件与系统适用性试验 以(14%氰丙基苯基)甲基聚硅氧烷或(5%苯基)甲基聚硅氧烷为固定液的弹性石英毛细管柱(30m×0.32mm×0.25μm),^{63}Ni-ECD电子捕获检测器。进样口温度230℃,检测器温度300℃,不分流进样。程序升温:初始100℃,每分钟10℃升至220℃,每分钟8℃升至250℃,保持10分钟。理论板数按α-BHC峰计算应不低于$1×10^6$,两个相邻色谱峰的分离度应大于1.5。

2. 对照品溶液的制备

(1)对照品贮备溶液的制备:精密称取六六六(BHC)(α-BHC、β-BHC、γ-BHC、δ-BHC)、滴滴涕(DDT)(p,p'-DDE、p,p'-DDD、o,p'-DDT、p,p'-DDT)及五氯硝基苯(PCNB)农药对照品适量,用石油醚(60~90℃)分别制成每1ml约含4~5μg的溶液,即得。

(2)混合对照品贮备溶液的制备:精密量取上述各对照品贮备液0.5ml,置10ml量瓶中,用石油醚(60~90℃)稀释至刻度,摇匀,即得。

(3)混合对照品溶液的制备:精密量取上述各对照品贮备液,用石油醚(60~90℃)制成每1L分别含0μg、1μg、5μg、10μg、50μg、100μg和250μg的溶液,即得。

3. 供试品溶液的制备

(1)药材或饮片:取供试品,粉碎成粉末(过三号筛),取约2g,精密称定,置100ml具塞锥形瓶中,加水20ml浸泡过夜,精密加丙酮40ml,称定重量,超声处理30分钟,放冷,再称定重量,用丙酮补足减失的重量,再加氯化钠约6g,精密加二氯甲烷30ml,称定重量,超声15分钟,再称定重量,用二氯甲烷补足减失的重量,静置(使分层),将有机相迅速移入装有适量无水硫酸钠的100ml具塞锥形瓶中,放置4小时。精密量取35ml,于40℃水浴上减压浓缩至近干,加少量石油醚(60~90℃)如前反复操作至二氯甲烷及丙酮除尽,用石油醚(60~90℃)溶解转移至10ml具塞刻度离心管中,加石油醚(60~90℃)精密稀释至5ml,小心加入硫酸1ml,振摇1分钟,离心(3000转/分)10分钟,精密量取上清液2ml,置具刻度的浓缩瓶(图7-5)中,连接旋转蒸发器,40℃下(或用氮气)将溶液浓缩至适量,精密稀释至1ml即得。

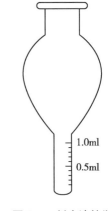

图7-5 刻度浓缩瓶

（2）制剂：取供试品，研成细粉（蜜丸切碎，液体直接量取），精密称取适量（相当于药材 2g），以下按上述供试品溶液制备法制备，即得供试品溶液。

4. 测定法　分别精密吸取供试品溶液和与之相对应浓度的混合对照品溶液各 1μl，注入气相色谱仪，按外标法计算供试品中 9 种有机氯农药的残留量。

本品含总六六六（BHC）（α-BHC、β-BHC、γ-BHC、δ-BHC 之和）不得过 0.2mg/kg；总滴滴涕（DDT）（p,p'-DDE、p,p'-DDD、o,p'-DDT、p,p'-DDT 之和）不得过 0.2mg/kg；五氯硝基苯（PCNB）不得过 0.1mg/kg。

（三）黄曲霉毒素测定法

黄曲霉毒素是黄曲霉和寄生曲霉的代谢产物，是一类化学结构类似的化合物，它们都有二氢呋喃和香豆素，被世界卫生组织（WHO）的癌症研究机构划定为一类致癌物，是一种毒性极强的剧毒物质。在紫外线照射下能产生荧光，根据荧光颜色不同，将其分为 B 族和 G 族两大类及其衍生物：发出蓝色荧光的称为 B 族毒素，发出绿色荧光的称为 G 族毒素，主要分子型式含 B_1、B_2、G_1、G_2、M_1、M_2 等。其中，B_1 为毒性及致癌性最强的物质。B_1、B_2 和 G_1、G_2 是经常出现在农产品中的黄曲霉毒素的代表。

《中国药典》（2015 年版）四部通则中，黄曲霉毒素测定法采用第一法（高效液相色谱法）和第二法（高效液相-串联质谱法）测定药材、饮片及制剂中的黄曲霉毒素（以黄曲霉毒素 B_1、黄曲霉毒素 B_2、黄曲霉毒素 G_1 和黄曲霉毒素 G_2 总量计），当第一法测定结果超出限度时，采用第二法进行确认。

实例分析　酸枣仁中黄曲霉毒素检查，采用第一法（高效液相色谱法）。

（1）色谱条件与系统适用性试验：以十八烷基硅烷键合硅胶为填充剂；以甲醇-乙腈-水（40∶18∶42）为流动相；采用柱后衍生法检测：①碘衍生法：衍生溶液为 0.05% 的碘溶液，衍生化泵流速每分钟 0.3ml，衍生化温度 70℃；②光化学衍生法：光化学衍生器（254nm），以荧光监测器监测，激发波长 λ_{ex} =360nm（或 365nm），发射波长 λ_{ex} =450nm。两个相邻色谱峰的分离度应大于 1.5。

（2）混合对照品溶液的制备：精密量取黄曲霉毒素混合对照品溶液（黄曲霉毒素 B_1、黄曲霉毒素 B_2、黄曲霉毒素 G_1、黄曲霉毒素 G_2 标示浓度分别为 1.0μg/ml、0.3μg/ml、1.0μg/ml、0.3μg/ml）0.5ml，置 10ml 量瓶中，用甲醇稀释至刻度，作为贮备溶液。精密量取贮备溶液 1ml，置 25ml 量瓶中，用甲醇稀释至刻度，即得。

（3）供试品溶液的制备：取供试品粉末约 5g（过二号筛），精密称定，置于均质瓶中，加入氯化钠 3g，精密加入 70% 甲醇溶液 75ml，高速搅拌 2 分钟（搅拌速度大于 11 000 转/分），离心 5 分钟（离心速度 2500 转/分），精密量取上清液 15ml，置 50ml 量瓶中，用水稀释至刻度，摇匀，用微孔滤膜（0.45μm）滤过，量取续滤液 20.00ml，通过免疫亲和柱，流速每分钟 3ml，用水 20ml 洗脱，洗脱液弃去，使空气进入柱子，将水挤出柱子，再用适量甲醇洗脱，收集洗脱液，置 2ml 量瓶中，并用甲醇稀释至刻度，摇匀，即得。

（4）测定法：分别精密吸取上述混合对照品溶液 5μl、10μl、15μl、20μl、25μl，注入液相色谱仪，测定峰面积，以峰面积为纵坐标，进样量为横坐标，绘制标准曲线。另精密吸取上述供试品溶液 20～25μl，注入液相色谱仪，测定峰面积，从标准曲线上读出供试品中相当于黄曲霉毒素 B_1、黄曲霉毒素

B_2、黄曲霉毒素 G_1、黄曲霉毒素 G_2 的量,计算,即得。

本品每1000g含黄曲霉毒素 B_1 不得超过5μg,含黄曲霉毒素 G_2、黄曲霉毒素 G_1、黄曲霉毒素 B_2 和黄曲霉毒素 B_1 的总量不得过10μg。

四、含量测定

有效成分的含量测定是评价中药制剂内在质量的重要方法,但由于中药制剂成分十分复杂,大部分中药制剂的有效成分尚不十分清楚。然而药物的疗效必定有其物质基础,根据中医药理论,结合现代科学研究,选择其生理活性的主要化学成分作为有效或指标性成分之一,确立含量测定项目,评价药物的内在质量。所以,对中药制剂的含量测定要在选定测定项目的前提下进行。

ER-7-5

中药制剂含量测定项目选定的原则

(一)常用分析方法概述

中药制剂含量测定的方法,主要有高效液相色谱法、气相色谱法、薄层扫描法、分光光度法和化学分析法等。

1. 高效液相色谱法　高效液相色谱法(HPLC)是在经典的液相色谱基础上发展起来的一种分离效能高、分析速度快、灵敏度高、应用范围广的分析方法,是近年来中药制剂含量测定的首选方法。目前2015年版药典收载的中药材及其制剂大多采用高效液相色谱法进行含量测定。

(1)色谱条件的选择

固定相:中药制剂分析中,多使用反相高效液相色谱法(RP-HPLC),即使用非极性的固定相,其中以十八烷基硅烷键合硅胶(ODS)最常用。

流动相:甲醇-水或乙腈-水的混合溶剂。使用反相色谱,制剂中极性的附加剂及其他干扰组分先流出,不会停留在柱上污染色谱柱。若分离酸性组分,如丹参素、黄芩苷、甘草酸等,可在流动相中加入适量酸,如醋酸、磷酸,以抑制其解离;对酸性较强的组分,也可使用离子对色谱法,常用的反离子试剂有氢氧化四丁基铵等。若为碱性组分,如小檗碱、麻黄碱等,多采用反相离子对色谱法,在酸性流动相中加入烷基磺酸盐、有机酸盐,也可使用无机阴离子,如磷酸盐作为反离子。

检测器:HPLC最常用的检测器是紫外检测器。灵敏度高,线性范围宽,适用于在紫外光区具有吸收的组分。蒸发光散射检测器是通用性检测器,可以检测挥发性低于流动相的任何样品,适用于无生色团的物质的检测,与紫外检测器互相补充。

(2)含量测定方法

外标法:若标准曲线过原点,测定组分含量变化不大,可使用外标一点法。由于中药制剂中待测组分含量的波动范围较大,所以最好采用标准曲线法定量。

内标法:中药制剂组成复杂,若使用内标法,会增加分离的难度,其他组分很容易干扰内标峰,所以中药制剂含量测定中,当组成相对简单、杂质不干扰内标峰时,才能使用内标法。

(3)供试品溶液的制备:由于高效液相色谱法本身具有分离的功能,因此所用供试液一般经提取制得,不再需要纯化处理。但组成复杂的制剂仍需采用萃取、柱色谱等预处理方法对供试品进行纯化处理。

2. 气相色谱法　气相色谱法(GC)是中药制剂分析的常规方法之一,主要用于测定中药制剂中含挥发油及其他挥发性组分的含量,如冰片、樟脑、丁香酚等;还可用于中药及其制剂中含水量或含醇量的测定,如麝香风湿胶囊、活血止痛膏等。

近年来,中药定量分析多采用毛细管气相色谱法、气质联用(GC-MS)等技术,方法灵敏、分离效能高,在中药分析中应用广泛。

3. 薄层色谱扫描法　薄层扫描法是用一定波长的光照射在薄层板上,对薄层色谱有吸收紫外光和可见光的斑点,或经激发后能发射出荧光的斑点进行扫描,将扫描得到的图谱及积分数据用于药品的鉴别、检查和含量测定的方法。凡在一定的薄层条件下能得到很好分离的、具有紫外-可见吸收或经显色后有可见吸收和具有荧光的化合物,均可用本法进行含量测定。薄层扫描法具有分离效能高、快速、简便等特点。如清胃黄连丸(大蜜丸)的含量测定、珠黄散中胆酸的含量测定。

4. 分光光度法　由于中药制剂成分复杂,不同组分的紫外吸收光谱往往彼此重叠、干扰,因此在测定前必须经过提取、纯化等步骤,以排除干扰。同时应进行回收率试验,以检验测定方法的可靠性。

(1)对照品法:用被测组分的对照品制成对照液,与样品溶液在相同条件下测定,根据测定结果计算样品含量。

(2)吸收系数法:按各品种项下的方法配制供试品溶液,在规定的波长处测定其吸光度,再以该品种在规定条件下的吸收系数计算含量。用本法测定时,吸收系数通常应大于100,并注意仪器的校正和检定。

(3)液-液萃取比色法:某些被测成分可与一些试剂反应,生成有色物而被有机溶剂提取,分取有机层后用比色法测定其含量。

5. 化学分析法　化学分析法包括滴定分析法和重量法。用于测定中药制剂中含量较高的一些成分及含矿物药制剂中的无机元素。如总生物碱、总酸类、总皂苷及矿物药等的定量分析。化学分析法的精确度高,但不如光谱法等仪器分析方法灵敏、专属,当测定组分含量较高时方可应用,且多用于组成较简单的制剂,测定前一般都需要进行提取、纯化等处理过程,以排除干扰。

(二)　实例分析

1. 鞣质含量测定　本法用于中药材和饮片中总鞣质的含量测定,实验应避光操作。

紫地宁血散中鞣质含量测定

(1)对照品溶液的制备:精密称取没食子酸对照50mg,置100ml棕色量瓶中,加水溶解并稀释至刻度,精密量取5ml,置50ml棕色量瓶中,用水稀释至刻度,摇匀,即得(每1ml中含没食子酸0.05mg)。

(2)标准曲线的制备:精密量取对照品溶液0.5ml、1.0ml、2.0ml、3.0ml、4.0ml、5.0ml,分别置25ml棕色量瓶中,各加入磷钼钨酸试液1ml,再分别加水11.5ml、11ml、10ml、9ml、8ml、7ml,用29%碳酸钠溶液稀释至刻度,摇匀,放置30分钟以相应的试剂为空白,照紫外-可见分光光度法,在760nm的波长处测定吸光度,以吸光度为纵坐标,浓度为横坐标,绘制标准曲线。

(3)供试品溶液的制备:取本品4g,精密称定,置250ml棕色量瓶中,加水150ml,放置过夜,超声处理 10 分钟,放冷,用水稀释至刻度,摇匀,静置(使固体物沉淀),滤过,弃去初滤液 50ml,精密量取续滤液 20ml,置 100ml 棕色量瓶中,用水稀释至刻度,摇匀,即得。

(4)测定法

总酚:精密量取供试品溶液 2ml,置 25ml 棕色量瓶中,照标准曲线的制备项下的方法,自"加入磷钼钨酸试液 1ml"起,加水 10ml,依法测定吸光度,从标准曲线中读出供试品溶液中没食子酸的量(mg),计算,即得。

不被吸附的多酚:精密量取供试品溶液 25ml,加至已盛有干酪素 0.6g 的 100ml 具塞锥形瓶中,密塞,置 30℃ 水浴锅中保温 1 小时,时时振摇,取出,放冷,摇匀,滤过,弃去初滤液,精密量取续滤液 2ml,置 25ml 棕色量瓶中,照标准曲线的制备项下的方法,自"加入磷钼钨酸试液 1ml"起,加水 10ml,依法测定吸光度,从标准曲线中读出供试品溶液中没食子酸的量(mg),计算,即得。

按式(7-3)计算鞣质的含量:

$$鞣质含量 = 总酚量 - 不被吸附的多酚量 \qquad 式(7-3)$$

(测定时,同时进行干酪素吸附空白试验,计算扣除空白值)

本品每 1g 含鞣质不得少于 6.0mg。

2. 桉油精含量测定 照气相色谱法测定。

桉油中桉油精含量测定

(1)色谱条件与系统适用性试验:以聚乙二醇 20 000(PEG-20M)和硅酮(OV-17)为固定液,涂布浓度分别为 10% 和 2%;涂布后的载体以 7:3 的比例(重量比)装入同一柱内(PEG 在进样口端);柱温为 110℃±5℃;理论塔板数按桉油精峰计算应不低于 2500;桉油精与相邻杂质峰的分离度应符合要求。

(2)校正因子的测定:取环己酮适量,精密称定,加正己烷溶解并稀释成每 1ml 含 50mg 的溶液,作为内标溶液。另取桉油精对照品 100mg,精密称定,置 10ml 量瓶中,精密加入内标溶液 2ml,用正己烷稀释至刻度,摇匀,取 1μl 注入气相色谱仪,连续进样 3~5 次,测定峰面积,计算校正因子。

(3)测定法:取供试品约 100mg,精密称定,置 10ml 量瓶中,精密加入内标溶液 2ml,用正己烷溶解并稀释至刻度,摇匀,作为供试品溶液。取 1μl 注入气相色谱仪,测定,即得。

3. 挥发油测定法 测定法含甲法与乙法两种,分别适用于测定相对密度在 1.0 以下及 1.0 以上的挥发油。

正骨水中挥发油含量测定(甲法)

(1)仪器装置:如图 7-6。A 为 1000ml(或 500ml、2000ml)的硬质圆底烧瓶,上接挥发油测定器 B,B 的上端连接回流冷凝管 C。以上各部均用玻璃磨口连接。测定器 B 应具有 0.1ml 的刻度。全部仪器应充分洗净,并检查接合部分是否严密,以防挥发油逸出。

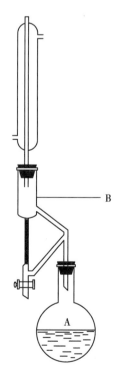

图 7-6 挥发油测定仪器装置

（2）测定法：精密量取本品 10ml，置分液漏斗中，加饱和氯化钠溶液 100ml，振摇 1~2 分钟，放置 1~2 小时，分取上层液，移入圆底烧瓶中，用热水洗涤分液漏斗数次，洗液并入圆底烧瓶中，加水适量，振摇混合后，连接挥发油测定器与回流冷凝管。自冷凝管上端加水使充满挥发油测定器的刻度部分，并溢流入烧瓶时为止。置电热套中或用其他适宜的方法缓缓加热至沸，并保持微沸约 5 小时，至测定器中油量不再增加，停止加热，放置片刻，开启测定器下端的活塞，将水缓缓放出，至油层上端到达刻度 0 线上面 5mm 处为止。放置 1 小时以上，再开启活塞使油层下降至其上端恰与刻度 0 线平齐，读取挥发油量，并计算供试品中挥发油的含量（%），本品含挥发油不得少于 9.5%。

五、指纹图谱/特征图谱

指纹图谱是基于图谱的整体信息，用于中药质量的整体评价，确保其内在质量的均一和稳定。特征图谱是选取图谱中某些重要的特征信息，作为控制中药质量的重要鉴别手段。经过十几年的研究和运用，该项技术已日趋成熟，在中药质量标准控制中得到更广泛应用。《中国药典》（2015 年版）一部新增 28 个特征图谱与 9 个指纹图谱，较《中国药典》（2010 年版）一部有大幅度增加。

（一）中药指纹图谱的定义、特点和分类

1. 中药指纹图谱的定义　中药指纹图谱是指中药经适当处理后，采用一定的分析方法得到的能够体现中药整体特性的图谱。根据质量控制目的，可分为指纹图谱和特征谱图。指纹图谱是基于图谱的整体信息，用于中药质量的整体评价，确保其内在质量的均一和稳定。特征图谱是选取图谱中某些重要的特征信息，作为控制中药质量的重要鉴别手段。

2. 中药指纹图谱的特点　中药指纹图谱是一种综合的、可以量化的鉴定手段，它是建立在中药化学成分系统研究的基础上，主要用于评价中药材以及中药制剂半成品质量的真实性、优良性和稳定性。"整体性"和"模糊性"是其显著特点。

3. 中药指纹图谱的分类　狭义的中药指纹图谱是指中药化学（成分）指纹图谱。广义的中药指纹图谱一般按测定手段、应用对象进行不同的分类。

（1）按测定手段分类：中药指纹图谱分为中药化学（成分）指纹图谱、中药生物指纹图谱两大类。

1）中药化学（成分）指纹图谱：系指采用光谱、色谱和其他分析方法建立的用以表征中药化学成分特征的指纹图谱。光谱法最常用的是红外光谱（IR）；色谱法最常用的是薄层色谱（TLC）、气相色谱（GC）、高效液相色谱（HPLC）和毛细管电泳（CE）。其他方法包括质谱（MS）和核磁共振谱（NMR）联用技术（GC-MS、HPLC-MS、HPLC-NMR、HPLC-MS-MS）。

中药化学（成分）指纹图谱首推色谱方法和联用技术。目前 HPLC 法已成为中药指纹图谱技术的首选方法，适用于非挥发性成分。由于 HPLC 具有分离效能高、选择性高、检测灵敏度高、分析速度快、应用范围广等特点，中药中大部分化学成分均可用 HPLC 法得出良好的指纹图谱。TLC 法简便易行，但提供的信息量有限，很难反映几十种、上百种化学成分组成的复杂体系。GC 法适用于挥发性化学成分。CE 法适用于大部分化学成分，特别是生物大分子——肽和蛋白的分离，但其重现性有待提高。联用技术是最有效的建立指纹图谱的方法，可提供大量信息，符合解决中药复杂体系的要求，但仪器价格昂贵，不易推广使用。

2)中药生物指纹图谱:包括中药材 DNA 指纹图谱和中药基因组学指纹图谱、中药蛋白组学指纹图谱。中药基因组学图谱和中药蛋白组学指纹图谱系指用中药制剂作用于某特定细胞或动物后,引起的基因和蛋白的复杂的变化情况,这两种指纹图谱可称为生物活性指纹图谱。

(2)按应用对象分类:中药指纹图谱可分为中药材(原料药材)指纹图谱、中药原料药(包括饮片、配伍颗粒)指纹图谱、工艺生产过程中间产物(中间体或提取物)指纹图谱和中药制剂(中成药)指纹图谱。

(二)中药指纹图谱建立的意义

中药指纹图谱研究思路

中药及其制剂多为多组分复杂体系,因此评价其质量应采用与之相适应的,且能提供丰富鉴别信息的检测方法,但常规的显微鉴别、理化鉴别和含量测定等方法都不足以解决这一问题。建立中药指纹图谱将能较为全面地反映中药及其制剂中所含化学成分的种类与数量,进而对药品质量进行整体的描述和评价,这也正好符合中药整体学说。

目前指纹图谱已成为国际公认的控制中药或天然药物质量的最有效手段,给中药走向国际市场带来了良好机遇。因此开展中药指纹图谱理论和实践研究,发展形成先进实用的中药指纹图谱分析技术,并使之应用于中药材、中间体和中药复方制剂的质量控制,以及药物创新等实践中,最终解决中药质量评价的科学性等中药质量关键问题,建立完善的中药质量评价体系,为促进中药现代化事业的发展,并使中药走向国际市场奠定了坚实基础。

建立中药指纹图谱应体现系统性、特征性和重现性(可操作性)三个基本原则。

1. **系统性** 指纹图谱反映的化学成分应包括中药所含大多数组分的类别或指标成分的全部。

2. **特征性** 指纹图谱中反映的化学信息(表现为保留时间或比移值)具有高度的选择性,能特征地区分中药的真伪和优劣,成为中药自身的"化学条码"。

中药指纹图谱

3. **重现性(可操作性)** 指建立的指纹图谱,在规定的方法和条件下,不同的操作者、不同的实验室应能做出相同结果,其误差应在允许的范围内,以保证指纹图谱的通用性和实用性。

(三)实例分析

葛根芩连片特征图谱

1. **色谱条件与系统适用性试验** 以 Agilent-C18(柱长为 25cm,内径为 4.6mm,粒径为 5μm)为色谱柱;以甲醇为流动相 A,以 0.15%三氟乙酸溶液为流动相 B,按表 7-1 中的规定进行梯度洗脱;检测波长为 250nm。理论塔板数按葛根素峰计算应不低于 6000。

表 7-1 洗脱条件

时间(分钟)	流动相 A(%)	流动相 B(%)
0~25	23→30	77→70
25~26	30→35	70→65
26~39	35→42	65→58
39~40	42→45	58→55
40~55	45	55

2. 对照品溶液的制备　取葛根素对照品、盐酸小檗碱对照品适量,精密称定,加甲醇制成每1ml含葛根素0.15mg、盐酸小檗碱0.1mg的混合溶液,即得。

3. 供试品溶液的制备　取本品10片,包衣片除去包衣,精密称定,研细,取约0.2g,精密称定,置具塞锥形瓶中,精密加入甲醇-水(70∶30)的混合溶液20ml,称定重量,超声处理(功率300W,频率40kHz)20分钟,放冷,再称定重量,用甲醇-水(70∶30)的混合溶液补足减失的重量,混匀,滤过,取续滤液,即得。

4. 测定法　分别精密吸取对照品溶液与供试品溶液各10μl,注入液相色谱仪,测定,即得。

供试品的特征谱图(图7-7)中应呈现8个特征峰,与葛根素参照物峰相对应的峰为S1峰,计算峰1~5与S1峰的相对保留时间,其相对保留时间应在规定值的±5%之内,规定值分别为0.63(峰1)、1.00(峰2)、1.11(峰3)、1.30(峰4)、1.42(峰5);与盐酸小檗碱参照物峰相应的峰为S2峰,计算峰6~8与S2峰的相对保留时间,其相对保留时间应在规定值的±5%之内,规定值分别为1.00(峰6)、1.03(峰7)、1.08(峰8)。

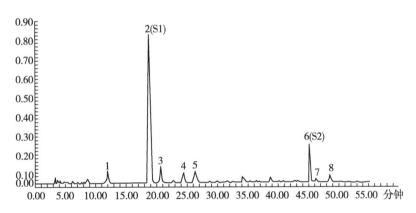

图7-7　葛根岑连片对照特征谱图
峰2(S1):葛根素　峰6(S2):盐酸小檗碱

点滴积累　ﾚ

1. 中药制剂分析的基本程序有取样、样品前处理、性状、鉴别、检查和含量测定,最后填写检验报告书。

2. "整体性"和"模糊性"是中药指纹图谱的显著特点。建立图谱时应体现系统性、特征性和重现性(可操作性)三个基本原则。

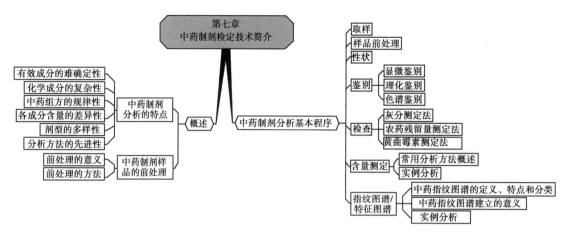

图 7-8　小结（思维导图）

目标测验

一、选择题

（一）单项选择题

1. 中药制剂中产生治疗作用的有效成分有（　　）

    A. 有机成分   B. 无机成分

    C. 目前认为无生物活性的无效成分   D. 以上均是

2. 对中药制剂进行残留农药检查，当接触农药不明时，一般可测定（　　）

    A. 总有机磷量   B. 总有机氯量

    C. 总有机溴量   D. 总有机氯量和总有机磷量

3. 化学分析法主要用于测定中药制剂中的（　　）

    A. 含量较高的一些成分

    B. 含矿物药制剂中的无机成分

    C. 含量较高的一些成分和含矿物药制剂中的无机成分

    D. 含量较高的一些成分和含贵重药制剂中的有机成分

4. 对于测定酸不溶性灰分，下列说法正确的是（　　）

    A. 测定酸不溶灰分能更准确地反映外来杂质的含量

    B. 在总灰分中加入稀硫酸后依法测定

    C. 对于各种中药制剂都必须测定酸不溶灰分

    D. 组织中含草酸钙较多的药材，酸不溶灰分较高

5. 对中药制剂进行含量测定，首先应当选择的含量测定项目是（　　）

    A. 一类总成分的含量   B. 浸出物的含量

    C. 君药及贵重药   D. 臣药及其他药

（二）多项选择题

6. 中药制剂分析的基本程序有（　　）

A. 取样   B. 鉴别   C. 检查

D. 含量测定   E. 供试品溶液的制备

7. 影响中药制剂质量的因素有（   ）

A. 原料药材品种、产地   B. 炮制方法

C. 生产工艺   D. 中药制剂的包装、贮藏、保管

E. 原料药材采收季节

8. 用色谱法对中药制剂进行鉴别时，常用的鉴别方法有（   ）

A. 对照品对照法   B. 阴、阳对照法   C. 空白对照法

D. 对照药材对照法   E. 阳性对照法

9. 中药制剂的杂质检查项目有（   ）

A. 水分   B. 灰分和酸不溶性灰分   C. 重金属

D. 砷盐   E. 残留农药

10. 中药制剂分析的定性鉴别的主要方法有（   ）

A. 性状鉴别   B. 理化鉴别   C. 显微鉴别

D. 色谱鉴别   E. 原植物鉴别

二、问答题

1. 中药制剂分析的特点有哪些？

2. 中药制剂分析的基本程序是什么？

3. 中药制剂含量测定的方法有哪些？

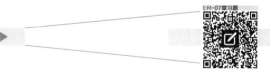

ER-07章习题

（马 明）

ER-08章PPT

▲

第八章

药品生物检定技术简介

导学情景 ∨

情景描述:

2012年底美国暴发了一起罕见的真菌性脑膜炎疫情,共波及20余个州,患者超过300人,20余人死亡。据美国疾病控制和预防中心发布的消息,导致此疫情的罪魁祸首竟然是一种被真菌污染的类固醇针剂。

学前导语:

注射剂系指原料药物或与适宜的辅料制成的供注入体内的无菌制剂。为防止微生物与热原的污染,注射剂的生产工艺和制剂检验环节要求非常严格。但传统的理化检验技术是无法判断制剂是否存在微生物污染问题的,本章我们将带领同学们学习生物检定技术在药品有效性测定、安全性检查方面的应用。

第一节　药品生物检定技术的范围和任务

一、药品生物检定的概念及意义

药品生物检定技术是指利用生物体(微生物、细胞、离体组织或动物)的特殊反应,来对药品的有效性(生物活性或效价)、安全性(有害物质或生物体检查)进行测定的实验技术。特殊反应主要涉及药理作用、毒理作用、致死效应、营养效应等。

ER-8-1

渗透压摩尔浓度

生物检定技术以药理作用和生物学方法为基础,以生物统计方法为工具,采用特定的实验设计与对比检定方法,依托直接的生物效应反映药品的临床功能、有效性和安全性,较理化方法更为灵敏和专一。

二、药品生物检定的任务

药品生物检定的主要任务包括药品的有效性测定和安全性检查,归纳起来,其主要任务包括:

(一)药品的有效性测定

药品的有效性是指药品具有确切的疗效,含有特定的有效活性成分且达到一定的浓度含量。凡不能用理化方法测定其含量,或有效成分用理化方法测定不能反映真实临床实际效用的,均可用生物检定法测定。《中国药典》(2015年版)收载了一些生化药物、生物制品的常用生物测定法、生物活性/效价测定法。生物药物的生物活性测定可用于确证药品的真伪,而药品的效价测定则是生物检定技术的基本任务。

（二）药品的安全性检查

安全性检查是确保药品质量的重要手段。药品中含有一些对人体有害的生物活性物质或生物体,并不能用理化方法检测出来,必须采用生物检定法检查。《中国药典》(2015 年版)中收载的微生物检查法、生物测定法,可以严格控制药品中的热原、细菌内毒素、过敏物质、毒性物质、病原微生物等有害杂质。

（三）理化检验方法的核对

理化检验方法具有灵敏、快速、稳定的优点,但对于生化药品或生物制品而言,其理化性质并不一定能与其临床疗效平行。在确定是否建立理化检验方法时,需要通过生物检定方法作为核对指标,以评价该方法是否能够与临床疗效相一致。

（四）新药研究

利用生物检定技术筛选具有生物活性的前导化合物,是新药研究的一个重要技术手段,该方法在抗微生物药品、抗肿瘤药品、拟生理活性药物的研发中,具有重要的作用。

三、《中国药典》与药品生物检定技术

《中国药典》(2015 年版)将常用的生物检定技术方法统一收载于四部通则中,并通过导引图提供快捷检索。在通则目次中,常用的生物检定项目主要包括 1100 生物检查法、1200 生物活性测定法、3300 微生物检查法、3400 生物测定法、3500 生物活性/效价测定法,各类别方法的常见项目及质量控制内容参见表 8-1。

药典一至三部通则导引图

表 8-1　《中国药典》(2015 年版)四部通则中常用生物检定技术项目

类别	项目名称及编码	质量控制内容
生物检查法	1101 无菌检查法、1106 非无菌产品微生物限度检查:控制菌检查法、1141 异常毒性检查法、1142 热原检查法、1147 过敏反应检查法	安全性检查
生物活性测定法	1201 抗生素微生物检定法、1206 细胞色素 C 活力测定法、1208 肝素生物测定法、1210 缩宫素生物测定法、1211 胰岛素生物测定法、1214 洋地黄生物测定法、1219 生长激素生物测定法	效价测定
微生物检查法	3301 支原体检查法、3302 外源病毒因子检查法、3303 鼠源性病毒检查法	安全性检查

续表

类别	项目名称及编码	质量控制内容
生物测定法	3401 免疫印迹法,3404 免疫电泳法,3405 肽图检查法,3417 无细胞百日咳疫苗鉴别试验,3418 抗毒素、抗血清制品鉴别试验,3421b 型流感嗜血杆菌结合疫苗多糖含量测定法,3424 肝素含量测定法,3425 抗 A、抗 B 血凝素测定法,3426 人红细胞抗体测定法	活性确证 效价测定
生物活性/效价测定法	3502 甲型肝炎灭活疫苗体外相对效力检查法、3503 人用狂犬病疫苗效价测定法、3508 破伤风抗毒素效价测定法、3511 抗蛇毒血清效价测定法、3513 人免疫球蛋白中白喉抗体效价测定法、3517 人凝血因子Ⅱ效价测定法、3522 重组人促红素体内生物学活性测定法、3523 干扰素生物学活性测定法	效价测定

点滴积累　∨

1. 药品生物检定的任务有药品的有效性测定、安全性检查、理化检验方法的核对及新药研究。
2. 常用生物检定技术方法收载在《中国药典》2015 年版四部通则中，包括生物检查法、生物活性测定法、微生物检查法、生物测定法和生物活性/效价测定法。

第二节　药品的有效性测定技术

生物药物是临床预防、诊断和治疗疾病的常用药物品种,包括生化药物和生物制品。生化药物是从动物、植物及微生物中提取的或用生物-化学半合成、化学合成、微生物合成及现代生物技术制得的生命基本物质及其衍生物、降解物以及大分子的结构修饰物等,如氨基酸、多肽、蛋白质、酶、多糖、脂质、核苷酸类等。生物制品是以微生物、细胞、动物或人源组织和体液等为起始原材料,用生物学技术制成,用于预防、治疗和诊断人类疾病的制剂,如疫苗、血液制品、生物技术药物、微生态制剂、免疫调节剂、诊断制品等。

生物药物的有效性是指单位剂量的生物药物应能产生的特定的生物效应。由于生物药物制备工艺的特殊性,药物分子空间结构的复杂性,酸碱度、温度等贮藏条件的影响均会导致生物活性的差异和变化,因此生物药物的有效性评价,不能简单地用理化技术检验,而需采用能够测定药品生物学活性的生物技术方法。常用的有效性测定技术主要包括生物测定法、生物活性测定法和效价测定法,可用于确证药品的真伪和效价。

一、生物测定法

《中国药典》(2015 年版)四部通则 3400 生物测定法共收载了 27 种技术。其中免疫印迹法、免疫斑点法、免疫双扩散法、免疫电泳法可用于抗原特异性确证;肽图检查法可用于检查蛋白质一级结构的完整性和准确性;抗补体活性测定法、激肽释放酶原激活剂测定法、类 A 血型物质测定法、肝素含量测定法、人红细胞抗体测定法、人血小板抗体测定法可用于供试品的含量/效价测定;无细胞百日咳疫苗鉴别试验,抗毒素、抗血清制品鉴别试验,人凝血酶活性检查法,活化的凝血因子活性检查法,抗 A、抗 B 血凝素测定法可用于供试品的活性确证。

《中国药典》(2015 年版) 四部通则 3400 生物测定法项目概述

肽图检查法

案例分析

【实例】《中国药典》2015 年版二部 重组人胰岛素的鉴别

方法:取本品适量,加 0.1%三氟醋酸溶液溶解并稀释制成每 1ml 中含 10mg 的溶液,取 20μl,加 0.2mol/L 三羟甲基氨基甲烷-盐酸缓冲液 (pH 7.3) 20μl、0.1%V8 酶溶液 20μl 与水 140μl,混匀,置 37℃水浴中 2 小时后,加磷酸 3μl,作为供试品溶液;另取重组人胰岛素对照品适量,同法制备,作为对照品溶液。照含量测定项下的色谱条件,以 0.2mol/L 硫酸盐缓冲液 (pH 2.3)-乙腈 (90 : 10) 为流动相 A,以乙腈-水 (50 : 50) 为流动相 B,进行梯度洗脱。取对照品溶液和供试品溶液各 25μl,分别注入液相色谱仪,记录色谱图。供试品溶液的肽图谱应与对照品溶液的肽图谱一致。

分析:肽图检查法是通过蛋白酶或化学物质裂解蛋白质后,采用适宜的分析方法鉴定蛋白质一级结构的完整性和准确性的一种方法。《中国药典》2015 年版 3405 肽图检查法共收载 2 种方法,第一法是胰蛋白酶裂解-反相高效液相色谱法,该法采用胰蛋白酶裂解,色谱条件以蛋白质与多肽分析用辛烷基硅烷键合硅胶或十八烷基硅烷键合硅胶为填充剂,以 0.1%三氟乙酸的水溶液为流动相 A 液,以 0.1%三氟乙酸的乙腈溶液为流动相 B 液,梯度洗脱,比较供试品与对照品的色谱图谱。第二法为溴化氰裂解法,该法采用溴化氰裂解液裂解,裂解物采用 SDS 聚丙烯酰胺凝胶电泳法进行电泳分离,银染法染色,比较供试品与对照品的电泳图谱。

二、生物活性/效价测定法

生物学活性/效价测定采用体外或体内方法或生物化学(包括免疫化学试验)方法评估药品是否具有实现确定的生物学效应的特定能力或潜力,以鉴别药物或进行药品的效价测定(以单位或国际单位表示)。《中国药典》(2015 年版)四部通则收载的常用技术有 1200 生物活性测定法和 3500 生物活性/效价测定法。

《中国药典》(2015 年版)四部通则 1200 生物活性测定法项目概述

（一）生物活性测定法

1. 生物活性测定法概述　《中国药典》(2015 年版)四部通则 1200 生物活性测定法共收载了 17 种常用生化药物的效价/活力测定技术,均为评价药物活力或效价的方法。常见检定方法见表 8-2。

表 8-2 《中国药典》(2015 年版)四部通则 1200 生物活性测定法项目概述

项目名称	概述	检定用生物体	适用药物
1201 抗生素微生物检定法	本法系在适宜条件下,根据量反应平行线原理设计,通过检测抗生素对微生物的抑制作用,计算抗生素活性(效价)的方法。 抗生素微生物检定包括两种方法,即管碟法和浊度法。	特定试验菌	抗生素
1203 升压素生物测定法	本法系比较赖氨酸升压素标准品(S)与供试品(T)两者引起大鼠血压升高的程度,以测定供试品的效价。	成年雄性大鼠	升压素
1208 肝素生物测定法	本法系比较肝素标准品(S)与供试品(T)延长新鲜兔血或兔、猪血浆凝结时间的作用,以测定供试品的效价。	新鲜兔血或兔、猪血浆	肝素
1209 绒促性素生物测定法	本法系比较绒促性素标准品(S)与供试品(T)对雌性幼小鼠子宫增重的作用,以测定供试品的效价。	雌性幼小鼠	绒促性素
1210 缩宫素生物测定法	本法系比较合成缩宫素标准品(S)与供试品(T)引起离体大鼠子宫收缩的作用,以测定供试品的效价。	成年雌性大鼠子宫	缩宫素
1211 胰岛素生物测定法	本法系比较胰岛素标准品(S)与供试品(T)引起小鼠血糖下降的作用,以测定供试品的效价。	成年小鼠	胰岛素
1212 精蛋白锌胰岛素注射液延缓作用测定法	本法系比较胰岛素标准品(S)与供试品(T)降低家兔血糖的情况,以判定供试品延缓作用是否符合规定。	家兔	精蛋白锌胰岛素
1213 硫酸鱼精蛋白生物测定法	本法系测定硫酸鱼精蛋白供试品(T)中和肝素标准品(S)所致延长新鲜兔血或猪、兔血浆凝结时间的程度,以测定供试品效价的方法。	新鲜兔血或兔、猪血浆	硫酸鱼精蛋白
1216 卵泡刺激素生物测定法	本法系比较尿促性素标准品(S)与供试品(T)对幼大鼠卵巢增重的作用,以测定供试品中卵泡刺激素的效价。	雌性幼大鼠	尿促性素
1217 黄体生成素生物测定法	本法系比较尿促性素标准品(S)与供试品(T)对幼大鼠精囊增重的作用,以测定供试品中黄体生成素的效价。	雄性幼大鼠	尿促性素
1218 降钙素生物测定法	本法系通过比较降钙素标准品(S)与供试品(T)对大鼠血钙降低的程度,以测定供试品的效价。	大鼠	鲑降钙素
1219 生长激素生物测定法	1. 去垂体大鼠体重法 本法系通过比较生长激素标准品(S)与供试品(T)对幼龄去垂体大鼠体重增加的程度,以测定供试品效价的一种方法。 2. 去垂体大鼠胫骨法 本法系通过比较生长激素标准品(S)与供试品(T)对去垂体大鼠胫骨骨骺板宽度增加的程度,以测定供试品效价的一种方法	去垂体手术大鼠	重组人生长激素

    2. 抗生素微生物检定法 第六章已经介绍,抗生素类药物的含量测定方法有理化方法和微生物检定法两种。抗生素微生物检定法是在适宜条件下,根据量反应平行线原理设计,通过检测抗生素对微生物的抑制作用,计算抗生素活性(效价)的方法。

该法以抗生素的抗菌活性为指标,测定原理与临床应用一致,直接反映抗生素的医疗价值,试验灵敏度较高,供试品用量较小,对产品纯度限度要求较宽。目前大多数全生物合成的抗生素类药物仍旧沿用此法检测效价,该法亦为新发现的抗生素类药物效价测定的首选方法。

《中国药典》(2015 年版)收载的抗生素微生物检定法包括两种方法,即管碟法和浊度法。

(1)检定原理:因标准品和供试品为同种抗生素,在相同试验条件下,标准品溶液和供试品溶液对试验菌所得的量反应曲线,在一定剂量范围内互相平行,此为量反应平行线原理。利用此原理,检定方法可设计为一剂量法(标准曲线法)、二剂量法、三剂量法等。

(2)试验菌:抗生素效价测定用的试验菌需与同品种国际通用药典所用的试验菌一致,应易于培养、保存,无致病性,对抗生素主要成分敏感,产生的抑菌圈应边缘清晰,测定误差小。

管碟法的试验菌有枯草芽孢杆菌、短小芽孢杆菌、金黄色葡萄球菌、藤黄微球菌、大肠杆菌、啤酒酵母、肺炎克雷伯菌、支气管炎博德特菌。浊度法的试验菌有金黄色葡萄球菌、大肠埃希菌、白念珠菌。标准菌种由中国食品药品检定研究院提供,均为冷冻干燥菌种,试验前需制备成菌悬液备用。不同类别的抗生素需按照《中国药典》(2015 年版)附录中"抗生素微生物检定试验设计表"选择相应的试验菌。

ER-8-8
抗生素微生物检定试验设计表

(3)管碟法:管碟法是利用抗生素在琼脂培养基内的扩散作用,比较标准品与供试品两者对接种的试验菌产生抑菌圈的大小,以测定供试品效价的一种方法。该法是国际上抗生素药品检定的经典方法。

《中国药典》(2015 年版)法定方法为二剂量法和三剂量法。通过测量和比较已知效价的标准品溶液与未知效价的供试品溶液对接种的试验菌产生抑菌圈的直径(或面积),按照生物检定统计法计算供试品效价。

1)双碟的制备:管碟法的"碟"即双碟,其制备过程包括底层及菌层的制备,应在半无菌室或洁净室内进行,避免微生物污染。不同类别的抗生素亦需按照"抗生素微生物检定试验设计表"选择试验培养基及培养条件。

ER-8-9
双碟

①底层的制备:取直径约 90mm、高 16~17mm 的平底双碟,分别注入加热融化的培养基 20ml,使在碟底内均匀摊布,放置水平台上使凝固。

②菌层的制备:取培养基适量加热融化后,放冷至 48~50℃(芽孢可至 60℃),加入规定的试验菌悬液适量(能得清晰的抑菌圈为度。二剂量法标准品溶液的高浓度所致的抑菌圈直径在 18~22mm,三剂量法标准品溶液的中心浓度所致的抑菌圈直径在 15~18mm),摇匀,在每一双碟中分别加入 5ml,使在底层上均匀摊布,作为菌层。

双碟放置水平台上冷却后,在每一双碟中以等距离均匀安置不锈钢小管(内径 6.0mm±0.1mm,高 10.0mm±0.1mm,外径 7.8mm±0.1mm),二剂量法需安置 4 个,三剂量法需安置 6 个,用陶瓦圆盖覆盖备用。

ER-8-10
底层、菌层

2)检定方法

①二剂量法:取双碟不得少于 4 个,在每一双碟中对角的 2 个不锈钢小管中分别滴装高浓度及低浓度的标准品溶液,其余 2 个小管中分别滴装相应的高、低两种浓度的供试品溶液;高、低浓度的

剂距为 2∶1 或 4∶1。在规定条件下培养后,测量各个抑菌圈的直径(或面积),照生物检定统计法(通则 1431)进行可靠性测验及效价计算。

②三剂量法:取双碟不得少于 6 个,在每一双碟中间隔的 3 个不锈钢小管中分别滴装高浓度(S_3)、中浓度(S_2)及低浓度(S_1)的标准品溶液,其余 3 个小管分别滴装相应的高、中、低三种浓度的供试品溶液;三种浓度的剂距为 1∶0.8。在规定条件下培养后,测量各个抑菌圈的直径(或面积),按照生物检定统计法(通则 1431)进行可靠性测验及效价计算。

(4)浊度法:浊度法系利用抗生素在液体培养基中对试验菌生长的抑制作用,通过测定培养后细菌浊度值的大小,比较标准品与供试品对试验菌生长抑制的程度,以测定供试品效价的一种方法。

管碟法二剂量法

管碟法三剂量法

量取抑菌圈

《中国药典》(2015 年版)法定方法为标准曲线法、二剂量法或三剂量法。细菌生长过程中,液体培养基中的细菌浊度,与细菌数、细菌群体及细菌细胞容积的增加间存在着相关性,在一定范围内符合比尔定律。抗生素对试验菌生长的抑制作用,可直接影响液体培养基中细菌浊度值的大小。通过测量加入不同浓度标准品溶液与供试品溶液的含试验菌液体培养基的浊度值(吸光度),可计算供试品效价。

管碟法易受不锈钢小管放置位置、溶液滴装速度、液面高低、菌层厚度等因素影响,造成结果差异或试验失败,而浊度法在液体中进行,影响因素少,结果比较准确。

1)含试验菌液体培养基的制备:取规定的试验菌悬液适量(35~37℃培养 3~4 小时后测定的吸光度在 0.3~0.7 之间,且剂距为 2 的相邻剂量间的吸光度差值不小于 0.1),加入到各规定的液体培养基中,混合,使在试验条件下能得到满意的剂量反应关系和适宜的测定浊度。已接种试验菌的液体培养基应立即使用。

2)检定法

①标准曲线法:取适宜的已灭菌试管,精密加入含试验菌的液体培养基 9.0ml,各浓度的标准品或供试品溶液 1.0ml,混匀后在规定条件下培养至适宜测量的浊度值(通常约为 4 小时),在线测定或取出立即加入甲醛溶液(1→3)0.5ml 以终止微生物生长,在 530nm 或 580nm 波长处测定各管的吸光度。用药品稀释剂 1.0ml 制备阳性对照和空白对照。照标准曲线法进行可靠性测验和效价计算。

标准品溶液选择 5 个剂量(剂距 1∶1.25 或更小),供试品溶液根据估计效价或标示量选择中间剂量,均在各品种项下规定的剂量反应线性范围内,每一剂量不少于 3 个试管。

②二剂量法或三剂量法:取适宜的已灭菌试管,分别精密加入含试验菌的液体培养基 9.0ml,各浓度的标准品和供试品溶液各 1.0ml,同标准曲线法操作,照生物统计法进行可靠性测验及效价计算。

标准品和供试品溶液需在各品种项下规定的剂量反应线性范围内,选择适宜的高、(中、)低浓度,二剂量的剂距为 2∶1 或 4∶1,三剂量的剂距为 1∶0.8。每一组浓度不少于 4 个试管。

案例分析

案例:

《中国药典》(2015 年版)硫酸链霉素【含量测定】:精密称取本品适量,加灭菌水定量制成每 1ml 中约含 1000 单位的溶液,照抗生素微生物检定法(通则 1201)测定。1000 链霉素单位相当于 1mg 的 $C_{21}H_{39}N_7O_{12}$。

分析:

按照"抗生素微生物检定试验设计表"规定,链霉素的试验菌为枯草芽孢杆菌,培养条件为 Ⅰ 号培养基、35~37℃、14~16 小时,选择链霉素标准品(理论计算值 798.3U/mg),抗生素浓度范围 0.6~1.6U/ml。

氨基糖苷类抗生素含量测定目前多采用微生物检定方法,如阿米卡星、小诺霉素、妥布霉素、巴龙霉素、链霉素和新霉素等,此外大环内酯类抗生素、两性霉素 B、硫酸多黏菌素等抗生素的含量测定亦采用此方法。

(二)生物活性/效价测定法

生物制品包括疫苗、血液制品、生物技术药物、微生态制剂、免疫调节剂、诊断制品等,其临床作用均表现为特定的生物学效应,故只能通过生物检定技术进行鉴别和效价测定。除相关品种在正文中收载的特定生物检定方法外,《中国药典》(2015 年版)四部通则 3500 生物活性/效价测定法共收载的 33 种常用测定技术,涵盖生物化学、微生物学、免疫学、细胞学和动物学实验技术,部分项目的测定方法见表 8-3。

ER-8-14

《中国药典》(2015 年版)四部通则 3500 生物活性/效价测定法项目概述

表 8-3 《中国药典》(2015 年版)四部通则 3500 生物活性/效价测定法部分项目概述

通则编号	项目名称	概述	测定用生物体	评价指标
3502	甲型肝炎灭活疫苗体外相对效力检查法	本法系以酶联免疫法测定供试品中的甲型肝炎病毒抗原含量,并以参比疫苗为标准,计算供试品的相对效力。	纯化的甲型肝炎病毒抗体 参比疫苗	根据酶联免疫反应后的吸光度(A),计算抗原含量。
3503	人用狂犬病疫苗效价测定法(NIH 小鼠试验法)	本法系将供试品免疫小鼠后,产生相应的抗体,通过小鼠抗体水平的变化测定供试品的免疫原性。	攻击毒株 CVS 参考疫苗 小鼠	根据死亡和呈典型狂犬病脑症状的小鼠数量,计算疫苗相对效力,求出供试品效价。
3504	吸附破伤风疫苗效价测定法	本法系用破伤风毒素攻击经供试品与标准品分别免疫后的小鼠(或豚鼠),比较其存活率,计算出供试品的效价。	小鼠/豚鼠 破伤风类毒素标准品	根据存活率的剂量反应曲线,用平行线法计算效价。

续表

通则编号	项目名称	概述	测定用生物体	评价指标
3508	破伤风抗毒素效价测定法(小鼠试验法)	本法系依据抗毒素能中和毒素的作用,将供试品与标准品进行对比试验,推算出每1ml供试品中所含抗毒素的国际单位数(IU/ml)。	破伤风抗毒素标准品 小鼠	根据小鼠发病及死亡情况,计算效价。
3511	抗蛇毒血清效价测定法(小鼠试验法)	本法系依据抗蛇毒血清能中和蛇毒的作用,将供试品与标准品作系列稀释,分别与定量蛇毒相混合,注射小鼠后,比较标准品组和供试品组的小鼠死亡时间和数量,计算出供试品的效价。	抗蛇毒血清标准品(抗银环蛇、抗蝮蛇毒血清;抗眼镜蛇毒血清;抗五步蛇毒血清) 小鼠	根据试验小鼠死亡情况,计算效价。
3517	人凝血因子Ⅱ效价测定法	本法系用人凝血因子Ⅱ缺乏血浆为基质血浆,采用一期法测定供试品人凝血因子Ⅱ效价。	人凝血因子Ⅱ缺乏血浆 含钙促凝血酶原激酶	记录凝固时间,计算供试品溶液人凝血因子Ⅱ效价。
3522	重组人促红素体内生物学活性测定法(网织红细胞法)	本法系依据人促红素(EPO)可刺激网织红细胞生成的作用,给小鼠皮下注射EPO后,其网织红细胞数量随EPO注射剂量的增加而升高。利用网织红细胞数对红细胞数的比值变化,通过剂量反应平行线法检测EPO体内生物学活性。	近交系6~8周龄小鼠(雌性BALB/c小鼠或B6D2F1小鼠) EPO标准品	用全自动网织红细胞分析仪计数每只小鼠血液中的网织红细胞数对红细胞总数的比值(Ret%),计算生物学活性。
3523	干扰素生物学活性测定法	第一法 细胞病变抑制法 本法系依据干扰素可以保护人羊膜细胞(WISH)免受水疱性口炎病毒(VSV)破坏的作用,用结晶紫对存活的WISH染色,在波长570nm处测定其吸光度,可得到干扰素对WISH的保护效应曲线,以此测定干扰素生物学活性。	人羊膜细胞(WISH) 水疱性口炎病毒(VSV) 人干扰素生物学活性测定的国家标准品	通过酶标仪测定染色后存活细胞的吸光度,计算生物学活性。
		第二法 报告基因法(适用于Ⅰ型干扰素) 本法系将含有干扰素刺激反应元件和荧光素酶基因的质粒转染到HEK293细胞中,构建细胞系HEK293puro ISRE-Luc,作为生物学活性测定细胞,当Ⅰ型干扰素与细胞膜上的受体结合后,通过信号转导,激活干扰素刺激反应元件,启动荧光素酶的表达,表达量与干扰素的生物学活性成正相关,加入细胞裂解液和荧光素酶底物后,测定其发光强度,以此测定Ⅰ型干扰素生物学活性	HEK293puro ISRE-Luc细胞 荧光素酶报告基因检测试剂盒 重组人干扰素生物学活性测定国家标准品	用化学发光酶标仪测定发光强度,采用计算机程序或四参数回归计算法计算生物学活性

案例分析

案例:

某患者不小心被宠物咬伤,医生准备为其注射狂犬病疫苗,患者对澄清透明的疫苗是否有效产生疑惑,那么狂犬病疫苗是如何保证质量的呢?

分析:

冻干人用狂犬病疫苗(Vero 细胞)属于生物制品药物,系用狂犬病病毒固定毒株接种于 Vero 细胞,经培养、收获、浓缩、灭活病毒、纯化后,加入适宜稳定剂冻干制成,贮藏条件较为严格,必须于 2~8℃存储及严格冷链运输。

《中国药典》(2015 年版)三部规定,冻干人用狂犬病疫苗(Vero 细胞)成品,鉴别试验需采用酶联免疫法检查,证明含有狂犬病病毒抗原;效价测定采用通则 3503 人用狂犬病疫苗效价测定法,通过免疫小鼠的抗体水平变化测定供试品的免疫原性,并要求其效价应不低于每剂 2.5IU。

狂犬病疫苗的鉴别和效价测定均采用生物检定技术。

点滴积累 ∨

1. 生物测定法收载于《中国药典》(2015 年版)四部通则,包括免疫印迹法、免疫斑点法、免疫双扩散法、免疫电泳法、肽图检查法等。

2. 肽图检查法是通过蛋白酶或化学物质裂解蛋白质后,采用适宜的分析方法鉴定蛋白质一级结构的完整性和准确性的一种方法。《中国药典》(2015 年版)3405 肽图检查法共收载 2 种方法,第一法是胰蛋白酶裂解-反相高效液相色谱法,第二法为溴化氰裂解法。

 ER-8-15

3503 人用狂犬病疫苗效价测定法(NIH 法)

3. 《中国药典》(2015 年版)四部通则收载的生物活性测定法有抗生素微生物检定法、肝素生物测定法、胰岛素生物测定法等。

4. 抗生素微生物检定法是在适宜条件下,根据量反应平行线原理设计,通过检测抗生素对微生物的抑制作用,计算抗生素活性(效价)的方法。

5. 《中国药典》(2015 年版)收载的抗生素微生物检定法包括两种方法,即管碟法和浊度法。

6. 生物活性/效价测定法有:甲型肝炎灭活疫苗体外相对效力检查法、人用狂犬病疫苗效价测定法、破伤风抗毒素效价测定法、干扰素生物学活性测定法等。

第三节 药品的安全性检查技术

特殊杂质主要是从原料中带入或生产工艺中引入的杂质。一方面,制剂生产过程中,有可能存在微生物的污染,会在人体内产生相关的并发症,给患者的安全构成威胁,此类污染物可反映药品生产工艺及环境的卫生情况。另一方面,抗生素、生化药物以及生物制品药物由于采取生物组织中提取或用微生物发酵法提取等生物制备方法,极易残存一些特殊杂质和污染物,导致患者产生异常的生物学效应,影响药物使用的安全性。《中国药典》(2015 年版)四部通则 1100 生物检查法、3300 微生物检查法项下,收载了相关的生物检定技术(表 8-4),可对药品的安全性进行确证。

表 8-4 《中国药典》(2015 年版)四部通则 1100 生物检查法、3300 微生物检查法概述

类别	《中国药典》通则编号
生物检查法	1101 无菌检查法、1105 非无菌产品微生物限度检查:微生物计数法、1106 非无菌产品微生物限度检查:控制菌检查法、1107 非无菌药品微生物限度标准、1121 抑菌效力检查法、1141 异常毒性检查法、1142 热原检查法、1143 细菌内毒素检查法、1144 升压物质检查法、1145 降压物质检查法、1146 组胺类物质检查法、1147 过敏反应检查法、1148 溶血与凝聚检查法
微生物检查法	3301 支原体检查法、3302 外源病毒因子检查法、3303 鼠源性病毒检查法、3304 SV40 核酸序列检查法、3305 猴体神经毒力试验、3306 血液制品生产用人血浆病毒核酸检测技术要求

一、药品的卫生学检定技术

活菌进入人体内会导致剧烈的反应,引起并发症,甚至危及生命。在药品制备或加工过程中,受药物性质的限制,有时不能进行可靠的高压、热压灭菌处理,而采取间歇灭菌、除菌过滤以及无菌操作法等技术,因此必须对制剂中的微生物存在情况进行严格的检定。药典规定,法定无菌制剂需作无菌检查,非无菌产品则需进行微生物限度检查及控制菌检查。

(一) 无菌检查

药典规定凡是直接进入人体血液循环系统、皮下组织、肌肉或者作用于烧(烫)伤、溃疡等部位的药品或要求无菌的材料,必须进行【无菌检查】。制剂包括各种注射剂、眼用及外伤用制剂、植入剂、可吸收的止血剂等。

无菌检查法系用于检查药典要求无菌的药品、生物制品、医疗器具、原料、辅料及其他品种是否无菌的一种方法,可用于判断供试品是否被微生物污染。若供试品符合无菌检查法的规定,仅表明了供试品在该检验条件下未发现微生物污染。

常用的无菌检查方法是将药品或材料,在严格的无菌操作条件下,接种于适合各种微生物生长的不同培养基中,置于不同的适宜温度下培养一定的时间,逐日观察微生物的生长情况,并结合阳性和阴性对照试验的结果,判断供试品是否染菌。包括薄膜过滤法和直接接种法两种方法。

1. 常规技术要求

(1)应在环境洁净度 10 000 级以下的局部洁净度 100 级单向流空气区域内或隔离系统中进行检查。

(2)全过程应严格遵守无菌操作,防止微生物污染。

(3)单向流空气区、工作台面及环境应定期按《医药工业洁净室(区)悬浮粒子、浮游菌和沉降菌的测试方法》的现行国家标准进行洁净度验证。

2. 培养基 无菌检查需按照药典规定选择适合需氧菌、厌氧菌或真菌生长的培养基,按规定处方(亦可使用商品脱水培养基)制备及灭菌,配制好的培养基避光保存于 2~25℃,试验前需作适用性检查。

(1)培养基的种类:《中国药典》(2015 年版)无菌检查法规定的培养基有 7 种:硫乙醇酸盐流体培养基、胰酪大豆胨液体培养基、中和或灭活用培养基、0.5%葡萄糖肉汤培养基(用于硫酸链霉素等抗生素的无菌检查)、胰酪大豆胨琼脂培养基、沙氏葡萄糖液体培养基、沙氏葡萄糖琼脂培养基。硫乙醇酸盐流体培养基主要用于厌氧菌的培养,也可用于需氧菌的培养;胰酪大豆胨液体培养基用于真菌和需氧菌的培养。

(2)培养基的适用性检查:无菌检查用的硫乙醇酸盐流体培养基和胰酪大豆胨液体培养基等应符合培养基的无菌性检查及灵敏度检查的要求。本检查可在供试品的无菌检查前或与供试品的无菌检查同时进行。

培养基

1)无菌性检查:每批培养基随机取不少于 5 支(瓶),置各培养基规定的温度培养 14 天,应无菌生长。

2)灵敏度检查:用以证明在作药物的无菌检查时,所加的菌种能够在培养基中生长良好。

适用性检查的菌种有金黄色葡萄球菌、铜绿假单胞菌、枯草芽孢杆菌、生孢梭菌、白念珠菌和黑曲霉。

方法:取每管装量为 12ml 的硫乙醇酸盐流体培养基 7 支,分别接种金黄色葡萄球菌、铜绿假单胞菌、生孢梭菌各 2 支,另 1 支不接种作为空白对照,培养 3 天;取每管装量为 9ml 的胰酪大豆胨液体培养基 7 支,分别接种小于 100cfu 的枯草芽孢杆菌、白念珠菌、黑曲霉各 2 支,另 1 支不接种作为空白对照,培养 5 天。逐日观察结果。

结果判定:空白对照管应无菌生长,若加菌的培养基管均生长良好,判该培养基的灵敏度检查符合规定。

3. 方法适用性试验 在进行产品无菌检查时,应进行方法适用性试验,以确认所采用的方法适合于该产品的无菌检查,即需要先排除供试品是否具有抑细菌和抑真菌作用,避免假阴性结果。方法适用性试验按"供试品的无菌检查"的规定及下列要求进行操作,对每一试验菌应逐一进行方法确认。操作方法包括薄膜过滤法和直接接种法。方法适用性试验也可与供试品的无菌检查同时进行。

薄膜过滤法:取每种培养基规定接种的供试品总量按薄膜过滤法过滤,冲洗,在最后一次的冲洗液中加入小于 100cfu 的试验菌,过滤。加硫乙醇酸盐流体培养基或胰酪大豆胨液体培养基至滤筒内。另取一装有同体积培养基的容器,加入等量试验菌,作为对照。置规定温度培养,培养时间不得超过 5 天,各试验菌同法操作。

直接接种法:取符合直接接种法培养基用量要求的硫乙醇酸盐流体培养基 6 管,分别接入小于 100cfu 的金黄色葡萄球菌、大肠埃希菌、生孢梭菌各 2 管;取符合直接接种法培养基用量要求的胰酪大豆胨液体培养基 6 管,分别接入小于 100cfu 的枯草芽孢杆菌、白念珠菌、黑曲霉各 2 管。其中 1 管接入每支培养基规定的供试品接种量,另 1 管作为对照,置规定的温度培养,培养时间不得超过

5 天。

结果判断:与对照管比较,如含供试品各容器中的试验菌均生长良好,则说明供试品的该检验量在该检验条件下无抑菌作用或其抑菌作用可以忽略不计,照此检查方法和检查条件进行供试品的无菌检查。如含供试品的任一容器中的试验菌生长微弱、缓慢或不生长,则说明供试品的该检验量在该检验条件下有抑菌作用,应采用增加冲洗量、增加培养基的用量、使用中和剂或灭活剂、更换滤膜品种等方法,消除供试品的抑菌作用,并重新进行方法适用性试验。

4. 无菌检查法

(1)检验数量及检验量:检验数量是指一次试验所用供试品最小包装容器的数量。检验量是指一次试验所用供试品总量(g 或 ml)。《中国药典》(2015 年版)列出"批出厂产品及生物制品的原液和半成品最少检验数量表""上市抽验样品的最少检验数量表"和"供试品的最少检验量表",可按表中的规定取量检验。

(2)对照试验:供试品在作无菌检查的同时还需作对照试验,包括阳性对照和阴性对照。

1)阳性对照:应根据供试品特性选择阳性对照菌。无抑菌作用和抗革兰阳性菌为主的供试品,以金黄色葡萄球菌为对照菌;抗革兰阴性菌为主的供试品,以大肠埃希菌为对照菌;抗厌氧菌的供试品,以生孢梭菌为对照菌;抗真菌的供试品,以白念珠菌为对照菌。阳性对照管培养 72 小时内应生长良好。

阳性对照试验用于确认试验结果是否为假阴性,也就是确证检验系统是否正常及检验过程的操作是否正确,以证明微生物确实可在应用的试验条件下生长。

2)阴性对照:取试验所用的相应溶剂和稀释液,同法操作,作为阴性对照。阴性对照试验用于确认试验结果是否为假阳性。也就是确认无菌试验的环境、无菌操作及试验相关材料(溶剂、表面活性剂、灭活剂、中和剂、稀释液等)的无菌性,且对微生物生长及存活无影响。阴性对照不得有菌生长。

(3)检查方法:无菌检查法包括薄膜过滤法和直接接种法。只要供试品性状允许,应采用薄膜过滤法。检验方法和检验条件应与适用性试验的方法相同。

1)薄膜过滤法:适用性广,准确性强,适合于任何类型的药品,尤其适用于具有抑菌作用的供试品。该法通过滤膜过滤,将供试品中可能存在的微生物富集于滤膜上,再冲洗掉滤膜上的抑菌成分后,在薄膜过滤器滤筒内加入培养基,在所需温度下培养,观察是否有菌生长。

优先采用封闭式薄膜过滤器,也可使用一般的薄膜过滤器。滤膜孔径应不大于 0.45μm,直径约 50mm。不同类型的供试品,过滤操作的方法有所不同。《中国药典》(2015 年版)分别介绍了水溶液供试品、水溶性固体供试品、非水溶性供试品、可溶于十四烷酸异丙酯的膏剂和黏性油剂供试品、无菌气(喷)雾剂供试品、装有药物的注射器供试品、具有导管的医疗器具(输血、输液袋等)供试品的薄膜过滤操作方法。

ER-8-18

薄膜过滤装置

2)直接接种法:操作简便,适用于无法用薄膜过滤法进行无菌检查的供试品。该法系将规定量的供试品,分别等量接种至含硫乙醇酸盐流体培养基和胰酪大豆胨液体培养基中,按照规定温度培养 14 天,观察是否有微生物生长。

不同类型的供试品,样品的处理和接种方式也有所区别,《中国药典》(2015年版)分别介绍了混悬液等非澄清水溶液供试品、固体供试品、非水溶性供试品、敷料供试品、肠线及缝合线等供试品、灭菌医用器具供试品、放射性药品的取样量、处理及接种方法。

3)培养及观察:将接种供试品后的培养基容器在规定的温度培养14天,逐日观察并记录是否有菌生长。如在加入供试品后或在培养过程中,培养基出现浑浊,培养14天后,不能从外观上判断有无微生物生长,可取该培养液适量转种至同种新鲜培养基中,培养3天,观察接种的同种新鲜培养基是否再出现浑浊;或取培养液涂片,染色,镜检,判断是否有菌。

5. 无菌检查结果判断

(1)阳性对照管应生长良好,阴性对照管不得有菌生长。否则,试验无效。

(2)若供试品管均澄清,或虽显浑浊但经确证无菌生长,判供试品符合规定。

(3)若供试品管中任何一管显浑浊并确证有菌生长,判供试品不符合规定,除非能充分证明试验结果无效,即生长的微生物非供试品所含。

(4)试验若经判定结果无效,需依法重试。

案例分析

欣弗药品事件

案例:2006年8月,原卫生部发出紧急通知,停用某生物药业有限公司生产的药品克林霉素磷酸酯葡萄糖注射液(商品名欣弗)。该药品在青海、广西、浙江、黑龙江和山东等地使用过程中,陆续出现胸闷、心悸、心慌、寒战、肾区疼痛、腹痛、腹泻、恶心、呕吐、过敏性休克、肝肾功能损害等临床症状,共导致11人死亡,数十人产生不良反应。后经原国家食品药品监督管理局调查,确定该生物药业有限公司违反灭菌规定生产是导致这起不良事件的主要原因。

分析:违反规定生产系指该公司2006年6月至7月生产的克林霉素磷酸酯葡萄糖注射液未按批准的工艺参数灭菌,降低灭菌温度,缩短灭菌时间,增加灭菌柜装载量,影响了灭菌效果,原中国药品生物制品检定所对相关药品样品检验结果表明,该药品无菌检查和热原检查不符合规定。

(二)微生物限度检查

药品中的微生物数量,对判断药品被污染的程度有积极意义。细菌数越多,表明药品受到致病菌污染的可能性越大,安全性越差。多数中西药剂型属非密封品,不能做到绝对无菌,因此微生物限度成为非规定灭菌制剂保证药品质量的重要检查内容,也是综合评价药品生产各环节卫生状况的一个依据。

《中国药典》(2015年版)四部(通则1100)生物检查法项下收载有微生物限度检查法,以检查非规定灭菌制剂及其原料、辅料受到微生物污染程度。检查项目包括非无菌产品微生物限度检查:微生物计数法(通则1105)和非无菌产品微生物限度检查:控制菌检查法(通则1106)。各类非无菌药品微生物限度标准见通则1107。

《中国药典》(2015年版)四部制剂通则中,除注射剂外,其他制剂均需作微生物限度检查,包括片剂、胶囊剂、颗粒剂、鼻用制剂、栓剂、丸剂、软膏剂、乳膏剂、糊剂、吸入制剂、喷雾剂、气雾剂、凝胶剂、散剂、糖浆剂、搽剂、涂剂、涂膜剂、酊剂、贴剂、贴膏剂、口服溶液剂、口服混悬剂、口服乳剂、植入剂、耳用制剂、洗剂、冲洗剂、灌肠剂、合剂、锭剂、煎膏剂(膏滋)、胶剂、酒剂、膏药、露剂、茶剂、流浸膏剂与浸膏。

1. 微生物计数法 微生物计数法系用于能在有氧条件下生长的嗜温细菌和真菌的计数,用于检查非无菌制剂及其原、辅料等是否符合相应的微生物限度标准。

(1)计数方法:计数方法包括平皿法、薄膜过滤法和最可能数法(most-probable-number method,简称 MPN 法)。MPN 法用于微生物计数时精确度较差,但对于某些微生物污染量很小的供试品,MPN 法可能是更适合的方法。供试品检查时,应根据供试品理化特性和微生物限度标准等因素选择计数方法,检测的样品量应能保证所获得的试验结果能够判断供试品是否符合规定。所选方法的适用性须经确认。

(2)计数培养基适用性检查和供试品计数方法适用性试验:供试品微生物计数中所使用的培养基应进行适用性检查。供试品的微生物计数方法应进行方法适用性试验,以确认所采用的方法适合于该产品的微生物计数。为确认试验条件是否符合要求,应进行阴性对照试验,阴性对照试验应无菌生长。如阴性对照有菌生长,应进行偏差调查。

1)试验用菌株:计数检查的对照试验菌株为金黄色葡萄球菌、铜绿假单胞菌、枯草芽孢杆菌、白念珠菌、黑曲霉。

2)培养基适用性检查:微生物计数用的成品培养基、由脱水培养基或按处方配制的培养基均应进行培养基适用性检查。用于需氧菌总数计数时,采用胰酪大豆胨琼脂培养基或胰酪大豆胨液体培养基。白念珠菌、黑曲霉用于真菌和酵母总数计数时,采用沙氏葡萄糖琼脂培养基。

试验时,将不大于100cfu 的菌液接种于规定的胰酪大豆胨液体培养基管或胰酪大豆胨琼脂培养基平板或沙氏葡萄糖琼脂培养基平板,在各菌株的规定条件下培养,每一试验菌株平行制备 2 管或 2 个平皿。同时,用相应的对照培养基替代被检培养基进行上述试验。被检固体培养基上的菌落平均数与对照培养基上的菌落平均数的比值应在 0.5~2 范围内,且菌落形态大小应与对照培养基上的菌落一致;被检液体培养基管与对照培养基管比较,试验菌应生长良好。

3)计数方法适用性试验:根据供试品的理化特性与生物学特性,采取适宜的方法制备供试液。《中国药典》(2015 年版)提供了水溶性供试品、水不溶性非油脂类供试品、油脂类供试品、需用特殊方法制备供试液的供试品(膜剂供试品、肠溶及结肠溶制剂供试品、气雾剂及喷雾剂供试品、贴膏剂供试品)的供试液制备方法。试验时应采用适宜的中和剂或灭活方法,去除或灭活供试品中常见干扰物的抑菌活性。

试验方法:按要求进行供试液的接种和稀释,制备微生物回收试验用供试液,按规定加入试验菌液,混匀,使每1ml 供试液或每张滤膜所滤过的供试液中含菌量不大于100cfu,同时作供试品对照组和菌液对照组,按照"微生物回收"规定的方法(平皿法、薄膜过滤法或 MPN 法)进行微生物计数,计算各试验组的平均菌落数,以算术均值作为计数结果。

结果判断:计数方法适用性试验中,采用平皿法或薄膜过滤法时,试验组菌落数减去供试品对照组菌落数的值与菌液对照组菌落数的比值应在 0.5~2 范围内;采用 MPN 法时,试验组菌数应在菌液对照组菌数的95%置信限内。若各试验菌的回收试验均符合要求,照所用的供试液制备方法及计数方法进行该供试品的需氧菌总数、真菌和酵母总数计数。方法适用性确认时,若采用上述方法还存在一株或多株试验菌的回收达不到要求,那么选择回收最接近要求的方法和试验条件进行供试品的检查。

(3)供试品检查

1)检验量:检验量即一次试验所用的供试品量(g、ml 或 cm²)。除另有规定外,一般供试品的检验量为 10g 或 10ml;化学膜剂为 100cm²;膜剂为 100cm²;贵重药品、微量包装药品的检验量可以酌减。检验时,应从 2 个以上最小包装单位中抽取供试品,大蜜丸还不得少于 4 丸,膜剂还不得少于 4 片。

2)供试品的检查:按计数方法适用性试验确认的计数方法进行供试品中需氧菌总数、真菌和酵母总数的测定。胰酪大豆胨琼脂培养基或胰酪大豆胨液体培养基用于测定需氧菌总数;沙氏葡萄糖琼脂培养基用于测定真菌和酵母总数。包括平皿法、薄膜过滤法和 MPN 法。

3)阴性对照试验:以稀释液代替供试液进行阴性对照试验,阴性对照试验应无菌生长,如果阴性对照有菌生长,应进行偏差调查。

4)平皿法包括倾注法和涂布法。除另有规定外,取规定量供试品,按方法适用性试验确认的方法进行供试液制备和菌数测定,每稀释级每种培养基至少制备 2 个平板。

培养和计数 除另有规定外,胰酪大豆胨琼脂培养基平板在 30~35℃培养 3~5 天,沙氏葡萄糖琼脂培养基平板在 20~25℃培养 5~7 天,观察菌落生长情况,点计平板上生长的所有菌落数,计数并报告。菌落蔓延生长成片的平板不宜计数。点计菌落数后,计算各稀释级供试液的平均菌落数,按菌数报告规则报告菌数。若同稀释级两个平板的菌落数平均值不小于15,则两个平板的菌落数不能相差 1 倍或以上。

菌数报告规则 需氧菌总数测定宜选取平均菌落数小于 300cfu 的稀释级,真菌和酵母总数测定宜选取平均菌落数小于 100cfu 的稀释级,作为菌数报告的依据。取最高的平均菌落数,计算 1g、1ml 或 10cm² 供试品中所含的微生物数,取两位有效数字报告。如各稀释级的平板均无菌落生长,或仅最低稀释级的平板有菌落生长,但平均菌落数小于 1 时,以<1 乘以最低稀释倍数的值报告菌数。

菌落计数

5)薄膜过滤法:除另有规定外,按计数方法适用性试验确认的方法进行供试液制备。取相当于 1g、1ml 或 10cm² 供试品的供试液,若供试品所含的菌数较多时,可取适宜稀释级的供试液,照方法适用性试验确认的方法加至适量稀释液中,立即过滤,冲洗,冲洗后取出滤膜,菌面朝上贴于胰酪大豆胨琼脂培养基或沙氏葡萄糖琼脂培养基上培养。培养条件和计数方法同平皿法,每张滤膜上的菌落数应不超过 100cfu。

菌数报告规则 以相当于 1g、1ml 或 10cm² 供试品的菌落数报告菌数;若滤膜上无菌落生长,以<1 报告菌数(每张滤膜过滤 1g、1ml 或 10cm² 供试品),或<1 乘以最低稀释倍数的值报告菌数。

6)MPN 法:取规定量供试品,按方法适用性试验确认的方法进行供试液制备和供试品接种,所有试验管在 30~35℃,培养 3~5 天,如果需要确认是否有微生物生长,按方法适用性试验确定的方法进行。记录每一稀释级微生物生长的管数,从微生物最可能数检索表查每 1g 或 1ml 供试品中需氧菌总数的最可能数。

(4)结果判断:需氧菌总数是指胰酪大豆胨琼脂培养基上生长的总菌落数(包括真菌菌落数)。真菌和酵母总数是指沙氏葡萄糖琼脂培养基上生长的总菌落数(包括细菌菌落数)。若因沙氏葡萄糖琼脂培养基上生长的细菌使真菌和酵母的计数结果不符合微生物限度要求,可使用含抗生素(如氯霉素、庆大霉素)的沙氏葡萄糖琼脂培养基或其他选择性培养基(如玫瑰红钠琼脂培养基)进行真菌和酵母总数测定。使用选择性培养基时,应进行培养基适用性检查。若采用 MPN 法,测定结果为需氧菌总数。

各品种项下规定的微生物限度标准解释如下:

10^1cfu:可接受的最大菌数为 20;10^2cfu:可接受的最大菌数为 200;10^3cfu:可接受的最大菌数为 2000,依此类推。

若供试品的需氧菌总数、真菌和酵母总数的检查结果均符合该品种项下的规定,判供试品符合规定;若其中任何一项不符合该品种项下的规定,判供试品不符合规定。

2. 控制菌检查法　控制菌检查法系用于在规定的试验条件下,检查供试品中是否存在特定的微生物,可检查非无菌制剂及其原、辅料等是否符合相应的微生物限度标准。《中国药典》(2015 年版)控制菌检查项目包括耐胆盐革兰阴性菌、大肠埃希菌、沙门菌、铜绿假单胞菌、金黄色葡萄球菌、梭菌及白念珠菌。

(1)培养基适用性检查:控制菌检查用的成品培养基、由脱水培养基或按处方配制的培养基均应进行培养基的适用性检查。控制菌检查用培养基的适用性检查项目包括促生长能力、抑制能力及指示特性的检查。促生长能力检查用以保证在相应控制菌检查规定的培养温度及最短培养时间内,试验菌生长良好(液体培养基),菌落大小、形态特征与对照菌一致(固体培养基);抑制能力检查用以保证其他试验菌无法生长;指示特性的检查用以保证培养基上试验菌的生长情况(液体培养基)、菌落大小、形态特征(固体培养基)、指示剂反应情况等与对照培养基一致。

适用性试验　按控制菌检查法取规定量供试液及不大于 100cfu 的试验菌接入规定的培养基中;采用薄膜过滤法时,取规定量供试液,过滤,冲洗,在最后一次冲洗液中加入试验菌,过滤后,注入规定的培养基或取出滤膜接入规定的培养基中。依相应的控制菌检查方法,规定的温度和最短时间下培养,应能检出所加试验菌相应的反应特征。

结果判断　上述试验若检出试验菌,按此供试液制备法和控制菌检查方法进行供试品检查;若未检出试验菌,应消除供试品的抑菌活性,并重新进行方法适用性试验。

(2)供试品检查:供试品的控制菌检查应按经方法适用性试验确认的方法进行。

阳性对照试验　阳性对照试验方法同供试品的控制菌检查,对照菌的加量应不大于 100cfu。阳性对照试验应检出相应的控制菌。

阴性对照试验　以稀释剂代替供试液照相应控制菌检查法检查,阴性对照试验应无菌生长。如果阴性对照有菌生长,应进行偏差调查。

1)耐胆盐革兰阴性菌:耐胆盐革兰阴性菌指在胆汁酸中可以存活并繁殖的革兰阴性菌,其囊括的细菌种类和范围包括肠杆菌科、假单胞菌属和气单胞菌属等。试验选择大肠埃希菌、铜绿假单胞菌分别作为大肠菌群、假单胞菌属的代表试验菌株。本项检查替代了《中国药典》(2010年版)的大肠菌群检查。

定性试验:除另有规定外,取相当于1g或1ml供试品的预培养物接种至适宜体积(经方法适用性试验确定)肠道菌增菌液体培养基中,30~35℃培养24~48小时后,划线接种于紫红胆盐葡萄糖琼脂培养基平板上,30~35℃培养18~24小时。如果平板上无菌落生长,判供试品未检出耐胆盐革兰阴性菌。

定量试验:取相当于0.1g、0.01g和0.001g(或0.1ml、0.01ml和0.001ml)供试品的预培养物或其稀释液分别接种至适宜体积(经方法适用性试验确定)肠道菌增菌液体培养基中,30~35℃培养24~48小时。上述每一培养物分别划线接种于紫红胆盐葡萄糖琼脂培养基平板上,30~35℃培养18~24小时。若紫红胆盐葡萄糖琼脂培养基平板上有菌落生长,则对应培养管为阳性,否则为阴性。根据各培养管检查结果,从耐胆盐革兰阴性菌的可能菌数查1g或1ml供试品中含有耐胆盐革兰阴性菌的可能菌数。

2)大肠埃希菌:大肠埃希菌即大肠杆菌,属肠杆菌科埃希菌属,是人和温血动物肠道内的栖居菌,可随粪便排出体外,是粪便污染指示菌。致病性大肠埃希菌,可引起婴幼儿、成人暴发性腹泻、化脓或败血症,口服药品必须检查大肠埃希菌。

检查法:取相当于1g或1ml供试品的供试液,接种至适宜体积(经方法适用性试验确定)的胰酪大豆胨液体培养基中,混匀,30~35℃培养18~24小时。取上述培养物1ml接种至100ml麦康凯液体培养基中,42~44℃培养24~48小时。取麦康凯液体培养物划线接种于麦康凯琼脂培养基平板上,30~35℃培养18~72小时。

结果判断:若麦康凯琼脂培养基平板上有菌落生长,应进行分离、纯化及适宜的鉴定试验,确证是否为大肠埃希菌;若麦康凯琼脂培养基平板上没有菌落生长,或虽有菌落生长但鉴定结果为阴性,判供试品未检出大肠埃希菌。

3)沙门菌:沙门菌属肠杆菌科沙门菌属,是人畜共患的肠道病原菌,可引起伤寒、肠炎、肠热病和食物中毒。《中国药典》(2015年版)规定:含脏器提取物的口服制剂和液体制剂、化学药品制剂和生物制品制剂若含有未经提取的动植物来源的成分及矿物质,不得检出沙门菌(10g或10ml)。

检查法:取供试品培养物0.1ml接种至10ml RV沙门增菌液体培养基中,30~35℃增菌培养18~48小时。取少量增菌液体培养物划线接种于木糖赖氨酸脱氧胆酸盐琼脂培养基平板上,30~35℃培养18~48小时。

沙门菌在木糖赖氨酸脱氧胆酸盐琼脂培养基平板上生长良好,菌落为淡红色或无色,透明或半透明,中心有或无黑色。用接种针挑选疑似菌落于三糖铁琼脂培养基高层斜面上进行斜面和高层穿刺接种,培养18~24小时,或采用其他适宜方法进一步鉴定。

结果判断:若木糖赖氨酸脱氧胆酸盐琼脂培养基平板上有疑似菌落生长,且三糖铁琼脂培养基的斜面为红色、底层为黄色,或斜面黄色、底层黄色或黑色,应进一步进行适宜的鉴定试验,确证是否为沙门菌。如果平板上没有菌落生长,或虽有菌落生长但鉴定结果为阴性,或三糖铁琼脂培养基的斜面未见红色、底层未见黄色(或斜面黄色、底层未见黄色或黑色),判供试品未检出沙门菌。

4)铜绿假单胞菌:铜绿假单胞菌是常见的化脓性感染菌,在烧伤、烫伤、眼科及其他外科疾患中常引起继发感染,且对许多抗菌药物具有天然的耐药性。《中国药典》(2015 年版)规定:口腔黏膜给药制剂、齿龈给药制剂、鼻用制剂、耳用制剂、皮肤给药制剂、呼吸道吸入给药制剂、阴道及尿道给药制剂、直肠给药制剂及其他局部给药制剂,均不得检出铜绿假单胞菌。

检查法:供试品培养物划线接种于溴化十六烷基三甲铵琼脂培养基平板上,30~35℃培养 18~72 小时。取上述平板上生长的菌落进行氧化酶试验,或采用其他适宜方法进一步鉴定。

氧化酶试验:将洁净滤纸片置于平皿内,用无菌玻棒取上述平板上生长的菌落涂于滤纸片上,滴加新配制的 1%二盐酸 N,N-二甲基对苯二胺试液,在 30 秒内若培养物呈粉红色并逐渐变为紫红色为氧化酶试验阳性,否则为阴性。

结果判断:若溴化十六烷基三甲铵琼脂培养基平板上有菌落生长,且氧化酶试验阳性,应进一步进行适宜的鉴定试验,确证是否为铜绿假单胞菌。如果平板上没有菌落生长,或虽有菌落生长但鉴定结果为阴性,或氧化酶试验阴性,判供试品未检出铜绿假单胞菌。

5)金黄色葡萄球菌:金黄色葡萄球菌是化脓性感染重要的病原菌,分布广泛,可产生多种毒素及酶,引起局部及全身化脓性炎症,严重时可导致败血症和脓毒血症。《中国药典》(2015 年版)规定:口服给药制剂、口腔黏膜给药制剂、齿龈给药制剂、鼻用制剂、耳用制剂、皮肤给药制剂、呼吸道吸入给药制剂、阴道及尿道给药制剂、直肠给药制剂及其他局部给药制剂,均不得检出金黄色葡萄球菌。

检查法:取供试品培养物划线接种于甘露醇氯化钠琼脂培养基平板上,30~35℃培养 18~72 小时。

结果判断:若甘露醇氯化钠琼脂培养基平板上有黄色菌落或外周有黄色环的白色菌落生长,应进行分离、纯化及适宜的鉴定试验,确证是否为金黄色葡萄球菌;若平板上没有与上述形态特征相符或疑似的菌落生长,或虽有相符或疑似的菌落生长但鉴定结果为阴性,判供试品未检出金黄色葡萄球菌。

6)梭菌:梭菌的主要病原菌有产气荚膜梭菌、破伤风梭菌、肉毒梭菌、艰难梭菌和气性坏疽病原菌群,可产生强烈的外毒素和侵袭性酶类使人和动物致病。对某些用于阴道、尿道的中药制剂,必须控制梭菌。

检查法:取供试液分别接种至适宜体积(经方法适用性试验确定)的梭菌增菌培养基中,置厌氧条件下 30~35℃培养 48 小时。取上述每一培养物少量,分别涂抹接种于哥伦比亚琼脂培养基平板上,置厌氧条件下 30~35℃培养 48~72 小时。

过氧化氢酶试验:取上述平板上生长的菌落,置洁净玻片上,滴加 3%过氧化氢试液,若菌落表面有气泡产生,为过氧化氢酶试验阳性,否则为阴性。

结果判断:若哥伦比亚琼脂培养基平板上有厌氧杆菌生长(有或无芽孢),且过氧化氢酶反应阴性的,应进一步进行适宜的鉴定试验,确证是否为梭菌;如果哥伦比亚琼脂培养基平板上没有厌氧杆菌生长,或虽有相符或疑似的菌落生长但鉴定结果为阴性,或过氧化氢酶反应阳性,判供试品未检出梭菌。

7)白念珠菌:白念珠菌是内源性真菌,是医学全身性真菌感染病的重要病原之一。通常存在于正常人口腔、上呼吸道、肠道及阴道,一般在正常机体中数量少,不引起疾病,当机体免疫功能或一般防御力下降或正常菌群相互制约作用失调,则大量繁殖并改变生长形式(芽生菌丝相)侵入细胞引起疾病。白念珠菌可侵犯人体许多部位,引起皮肤念珠菌病、黏膜念珠菌病、内脏及中枢神经念珠菌病等。《中国药典》(2015 年版)规定:阴道、尿道给药制剂不得检出白念珠菌。

检查法:取上供试品预培养物划线接种于沙氏葡萄糖琼脂培养基平板上,30~35℃培养 24~48 小时。白念珠菌在沙氏葡萄糖琼脂培养基上生长的菌落呈乳白色,偶见淡黄色,表面光滑有浓酵母气味,培养时间稍久则菌落增大,颜色变深,质地变硬或有皱褶。挑取疑似菌落接种至念珠菌显色培养基平板上,培养 24~48 小时(必要时延长至 72 小时),或采用其他适宜方法进一步鉴定。

结果判断:若沙氏葡萄糖琼脂培养基平板上有疑似菌落生长,且疑似菌在念珠菌显色培养基平板上生长的菌落呈阳性反应,应进一步进行适宜的鉴定试验,确证是否为白念珠菌;若沙氏葡萄糖琼脂培养基平板上没有菌落生长,或虽有菌落生长但鉴定结果为阴性,或疑似菌在念珠菌显色培养基平板上生长的菌落呈阴性反应,判供试品未检出白念珠菌。

3. 微生物限度标准　非无菌药品的微生物限度标准是基于药品的给药途径和对患者健康潜在的危害以及药品的特殊性而制订的。药品生产、贮存、销售过程中的检验,药用原料、辅料及中药提取物的检验,新药标准制订,进口药品标准复核,考察药品质量及仲裁等,除另有规定外,其微生物限度均以该标准为依据。

微生物限度标准收载于《中国药典》(2015 年版)四部(通则 1107),分别规定了制剂通则、品种项下要求无菌的及标示无菌的制剂和原辅料应符合无菌检查法规定。用于手术、严重烧伤、严重创伤的局部给药制剂应符合无菌检查法规定。并分别给出了"非无菌化学药品制剂、生物制品制剂、不含药材原粉的中药制剂的微生物限度标准"(表 8-5)、"非无菌含药材原粉的中药制剂的微生物限度标准""非无菌药用原料及辅料的微生物限度标准"以及有兼用途径的制剂应符合的各给药途径的标准。

表 8-5　非无菌化学药品制剂、生物制品制剂、不含药材原粉的中药制剂的微生物限度标准

给药途径	需氧菌总数 (cfu/g、cfu/ml 或 cfu/10cm²)	霉真菌和酵母总数 (cfu/g、cfu/ml 或 cfu/10cm²)	控制菌
口服给药* 　固体制剂 　液体制剂	10^3 10^2	10^2 10^1	不得检出大肠埃希菌(1g 或 1ml);含脏器提取物的制剂还不得检出沙门菌(10g 或 10ml)
口腔黏膜给药制剂 齿龈给药制剂 鼻用制剂	10^2	10^1	不得检出大肠埃希菌、金黄色葡萄球菌、铜绿假单胞菌(1g 或 1ml 或 10cm²)

给药途径	需氧菌总数 (cfu/g、cfu/ml 或 cfu/10cm^2)	霉真菌和酵母总数 (cfu/g、cfu/ml 或 cfu/10cm^2)	控制菌
耳用制剂 皮肤给药制剂	10^2	10^1	不得检出金黄色葡萄球菌、铜绿假单胞菌(1g 或 1ml 或 10cm^2)
呼吸道吸入给药制剂	10^2	10^1	不得检出大肠埃希菌、金黄色葡萄球菌、铜绿假单胞菌、耐胆盐革兰阴性菌(1g 或 1ml)
阴道、尿道给药制剂	10^2	10^1	不得检出金黄色葡萄球菌、铜绿假单胞菌、白念珠菌（1g 或 1ml 或 10cm^2）；中药制剂还不得检出梭菌（1g 或 1ml 或 10cm^2）
直肠给药 　固体制剂 　液体制剂	10^3 10^2	10^2 10^2	不得检出金黄色葡萄球菌、铜绿假单胞菌(1g 或 1ml)
其他局部给药制剂	10^2	10^2	不得检出金黄色葡萄球菌、铜绿假单胞菌(1g 或 1ml 或 10cm^2)

* 化学药品制剂和生物制品制剂若含有未经提取的动植物来源的成分及矿物质,还不得检出沙门菌(10g 和 10ml)。

二、药品的有害物质检定技术

生物来源的药品,常含有危害患者身体健康甚至影响生命安全的特殊杂质,如抗生素中的热原、细菌内毒素等。为保证用药的安全有效,这些药物除进行必要的理化、微生物检验外,还需进行安全性检查。由于这些有害杂质的结构和作用机制不清,目前安全性检查多采用生物检定方法,常规检验的项目有:异常毒性、热原、细菌内毒素、升压和降压物质及过敏反应。方法收载于《中国药典》(2015 年版)(通则 1100)生物检查法项下。

【实例】《中国药典》(2015 年版)缩宫素注射液的检查

升压物质　取本品,按标示量用氯化钠注射液稀释制成每 1ml 中含 2 单位的溶液,依法检查(通则 1144),应符合规定。

细菌内毒素　取本品,依法检查(通则 1143),每 1 单位缩宫素中含内毒素的量应小于 2.5EU。

异常毒性　取本品,用氯化钠注射液稀释制成每 1ml 中含 5 单位的溶液,依法检查(通则 1141),应符合规定。

过敏反应　取本品,用氯化钠注射液稀释制成每 1ml 中含 0.2 单位的溶液,依法检查(通则 1147),应符合规定。

(一) 异常毒性检查法(通则 1141)

异常毒性有别于药物本身所具有的毒性特征,是指由生产过程中引入或其他原因所致的毒性。异常毒性检查法系给予动物一定剂量的供试品溶液,在规定时间内观察动物出现的异常反应或死亡情况,检查供试品中是否污染外源性毒性物质以及是否存在意外的不安全因素。

非生物制品选取小鼠试验,规定 5 只小鼠通过静脉给药后 48 小时内不得死亡。

生物制品的异常毒性试验应包括小鼠试验和豚鼠试验,试验中应设同批动物空白对照。小鼠取 5 只,豚鼠取 2 只,按照规定的给药途径给予药物,观察 7 天,要求观察期内,动物全部健存,且无异常反应,到期时每只动物体重应增加。

（二）热原检查法(通则 1142)

热原检查法系将一定剂量的供试品,静脉注入家兔体内,在规定时间内,观察家兔体温升高的情况,以判定供试品中所含热原的限度是否符合规定。

热原系指药品中含有的能引起恒温动物体温异常升高的杂质,包括细菌性热原、化学热原和内因性热原,多指细菌内毒素的脂多糖。热原普遍存在于天然水、自来水及其他不洁净的水中,一些生物制品、生化制品及适宜细菌生长的药品也容易污染热原。严格地讲,不是每一种热原都具有脂多糖的结构,因此热原的检查较细菌内毒素更有实际意义。

热原检查时选取健康合格的家兔 3 只,测定正常体温后,自耳静脉注入供试品溶液,然后每隔 30 分钟测量体温 1 次,共测 6 次,以 6 次体温中最高的一次减去正常体温为家兔体温的升高温度(℃)。要求初试的 3 只家兔中,体温升高均低于 0.6℃,并且 3 只家兔的体温升高总和低于 1.3℃。否则应复试。

测量家兔体温应使用精密度为±0.1℃的测温装置,测温探头或肛温计插入肛门的深度和时间各兔应相同,深度一般约 6cm,时间不得少于 1.5 分钟。

（三）细菌内毒素检查法(通则 1143)

细菌内毒素检查法系利用鲎试剂来检测或量化由革兰阴性菌产生的细菌内毒素,以判断供试品中细菌内毒素的限量是否符合规定的一种方法。

细菌内毒素是革兰阴性菌细胞壁的构成成分,可激活中性粒细胞,造成内源性热原释放,作用于体温调节中枢引起机体发热。内毒素是药品热原检查不合格的主要原因,在 GMP 条件下,药品生产的质量控制一般认为无毒素即无热原,控制内毒素就是控制热原。细菌内毒素检查法因其方法灵敏、准确、快速和经济的优点,越来越多地被用于控制注射剂质量,成为静脉、鞘内给药药物以及放射性药物等质量检查的一个重要方面。

知识链接

细菌内毒素

细菌内毒素英文 endotoxin,为外源性热原,是 G⁻菌细胞壁上的特有结构,是脂多糖和微量蛋白的复合物,可激活中性粒细胞等,使之释放出内源性热原,作用于体温调节中枢引起发热。细菌内毒素的主要化学成分为脂多糖的类脂成分。

细菌在生活状态时并不释放内毒素,只有细菌死亡自溶或者黏附在其他细胞时,其毒性才表现。细菌内毒素的生物活性主要包括致热性、致死性、白细胞减少、Shwartzman 反应、降血压、休克、激活凝血系统、鲎试剂凝集、刺激淋巴细胞有丝分裂、肿瘤细胞坏死作用等。

《中国药典》(2015 年版)收载的细菌内毒素检查包括两种方法,即凝胶法和光度测定法。凝胶法系通过鲎试剂与内毒素产生凝集反应的原理来检测或半定量内毒素的方法,分为限量试验和半定量试验。光度法分为浊度法和显色基质法,浊度法系利用检测鲎试剂与内毒素反应过程中的浊度变化而测定内毒素含量的方法,根据检测原理,可分为终点浊度法和动态浊度法;显色基质法系利用检测鲎试剂与内毒素反应过程中产生的凝固酶使特定底物释放出呈色团的多少而测定内毒素含量的方法,根据检测原理,分为终点显色法和动态显色法。可使用任何一种方法进行试验,当测定结果有争议时,一般以凝胶法结果为准。

知识链接

ER-8-20

鲎与鲎试剂

　　鲎属于节肢动物,其血液中含有铜离子,它的血液是蓝色的,从中提取变形细胞溶解物经低温冷冻干燥而成的生物试剂称为鲎试剂。 鲎试剂中含有高分子量凝固酶原和凝固蛋白原,内毒素可将凝固酶原激活转化为活性的凝固酶,凝固酶将凝固蛋白原酶解为凝固蛋白,凝固蛋白又通过交联酶作用互相聚合,产生凝集反应,形成凝胶。

　　目前国际上销售的鲎试剂有美洲鲎试剂(LAL)和东方鲎试剂(TAL)两种,作用相同。 鲎试验法简单、快速、灵敏、准确,是很多国家药典法定的内毒素检查法。

鲎

(四) 升压物质检查法(通则 1144)和降压物质检查法(通则 1145)

药物中的特殊杂质可引起患者血压升高或降低。

升压物质检查法系比较赖氨酸升压素标准品(S)与供试品(T)升高大鼠血压的程度,以判定供试品中所含升压物质的限度是否符合规定。

降压物质检查法系比较组胺对照品(S)与供试品(T)引起麻醉猫血压下降的程度,以判定供试品中所含降压物质的限度是否符合规定。

试验时选择健康合格的成年雄性大鼠(或猫),麻醉后手术安装供注射药液用的静脉插管,并通过颈动脉与血压测定装置相连。选定赖氨酸升压素标准品(或组胺对照品)稀释液的剂量(d_S)以及供试品溶液品种项下规定的剂量(d_T),按照 d_S、d_T、d_T、d_S 顺序注射,分别记录血压。比较第一与第三、第二与第四次的反应,以 d_T 所致的反应值均不大于 d_S 所致反应值的一半为供试品的升压物质(或降压物质)检查符合规定。

(五) 过敏反应检查法(通则 1147)

药物中一些生物来源的杂质,如蛋白或聚合物等,可能会作为抗原或半抗原导致机体的过敏反应,轻则不适,严重时会导致血压下降、窒息、血管神经性水肿,甚至休克、死亡。

过敏反应检查法是将一定量的供试品溶液注入豚鼠体内,间隔一定时间后静脉注射供试品进行激发,观察动物出现过敏反应的情况,以判定供试品是否引起动物全身过敏反应。

检查时选取健康合格的豚鼠 6 只,隔日腹腔注射供试品 0.5ml,共 3 次,进行致敏。然后均分为 2 组,分别在首次注射后第 14 日和第 21 日,由静脉注射供试品 1ml 进行激发。规定静脉注射供试后 30 分钟内,不得出现过敏反应。如在同一只动物上出现竖毛、发抖、干呕、连续喷嚏 3 声、连续咳嗽 3 声、紫癜和呼吸困难等现象中的 2 种或 2 种以上,或出现二便失禁、步态不稳或倒地、抽搐、休克、死亡现象之一者,判定供试品不符合规定。

点滴积累 ∨

1. 药典规定,法定无菌制剂需作无菌检查,非无菌产品则需进行微生物限度检查及控制菌检查。

2. 无菌检查的操作方法包括薄膜过滤法和直接接种法。

3. 无菌检查的对照试验包括阳性对照和阴性对照,要求阳性对照管应生长良好,阴性对照管不得有菌生长。

4. 微生物限度检查法用于检查非规定灭菌制剂及其原料、辅料受到微生物污染程度。 检查项目包括非无菌产品微生物限度检查:微生物计数法和非无菌产品微生物限度检查:控制菌检查法。

5. 《中国药典》(2015 年版)控制菌检查项目包括耐胆盐革兰阴性菌、大肠埃希菌、沙门菌、铜绿假单胞菌、金黄色葡萄球菌、梭菌及白念珠菌。

6. 异常毒性检查使用小鼠;热原检查使用家兔;细菌内毒素检查采用鲎试剂;升压物质检查使用大鼠;降压物质检查使用麻醉猫;过敏反应检查使用豚鼠。

7. 《中国药典》(2015 年版)收载的细菌内毒素检查包括两种方法,即凝胶法和光度测定法。

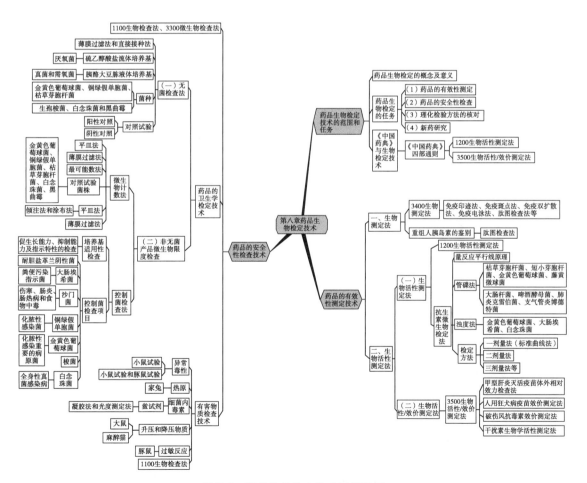

图 8-1 药品生物检定技术思维导图

目标检测

一、选择题

（一）单项选择题

1. 药品监督管理部门对药典要求无菌的药品、生物制品、医疗器具、原料、辅料及其他品种产品进行质量监督,判断供试品是否被微生物污染的检查项目是（　　）

   A. 无菌检查   B. 微生物限度检查   C. 控制菌检查   D. 内毒素检查

2. 药品生物检定常用技术方法收载于《中国药典》（2015 年版）第（　　）部

   A. 1   B. 2   C. 3   D. 4

3. 肽图检查法属于（　　）

   A. 生物检查法   B. 生物活性测定法   C. 微生物检查法   D. 生物测定法

4. 抗生素微生物检定法属于（　　）

   A. 生物检查法   B. 生物活性测定法   C. 微生物检查法   D. 生物测定法

5. 《中国药典》（2015 年版）收载的抗生素微生物检定法包括两种方法,即管碟法和（　　）

   A. 微生物计数法   B. 光度法   C. 浊度法   D. 薄膜过滤法

6. 抗生素微生物检定法管碟法中,三剂量法需在双碟中以等距离均匀安置不锈钢小管（　　）

   A. 2 个   B. 3 个   C. 4 个   D. 6 个

7. 替代了《中国药典》（2010 年版）的大肠菌群检查的是（　　）检查

   A. 大肠埃希菌   B. 耐胆盐革兰阴性菌

   C. 沙门菌   D. 金黄色葡萄球菌

8. 《中国药典》（2015 年版）规定:含脏器提取物的口服制剂和液体制剂、化学药品制剂和生物制品制剂若含有未经提取的动植物来源的成分及矿物质,不得检出（　　）

   A. 大肠埃希菌   B. 耐胆盐革兰阴性菌

   C. 沙门菌   D. 金黄色葡萄球菌

9. 以是否引起小鼠血糖下降的作用为效价检定指标的药物是（　　）

   A. 肝素   B. 绒促性素   C. 缩宫素   D. 胰岛素

10. 鲎试剂是一种安全性检查项目的试剂,该检查项目是（　　）

   A. 异常毒性   B. 热原

   C. 细菌内毒素   D. 升压和降压物质

（二）多项选择题

11. 属于生物测定法的有（　　）

   A. 免疫印迹法   B. 免疫斑点法   C. 免疫双扩散法

   D. 免疫电泳法   E. 肽图检查法

12. 《中国药典》（2015 年版）抗生素微生物检定法中,管碟法的法定方法为（　　）

A. 一剂量法   B. 二剂量法   C. 三剂量法

D. 四剂量法   E. 标准曲线法

13. 无菌检查的培养基适用性检查包括(   )

A. 无菌检查   B. 灵敏度检查   C. 阳性试验

D. 阴性试验   E. 空白试验

14. 《中国药典》(2015 年版)控制菌检查项目包括(   )

A. 耐胆盐革兰阴性菌   B. 金黄色葡萄球菌   C. 沙门菌

D. 铜绿假单胞菌   E. 梭菌及白念珠菌

15. 药品安全性检查的常规检验的项目有(   )

A. 异常毒性   B. 热原   C. 细菌内毒素

D. 升压和降压物质   E. 过敏反应

ER-08章习题

（杨 红）

第九章

体内药物分析简介

导学情景 ∨ ∴∴∴

情景描述：

从 1912 年第 1 个化学合成的抗癫痫药物苯巴比妥问世到 60 年代，苯妥英钠、扑米酮、卡马西平、丙戊酸钠等药物陆续投入临床使用，医生大多根据药典推荐剂量及临床经验制订用药方案，联合用药较为普遍，但疗效不高，且与剂量相关的药物不良反应较多见。自 70 年代末期开始，由于分析技术和临床药理学的发展，开展临床血药浓度监测，研究了各种抗癫痫药物体内的动力学过程与药物之间的相互作用，并对有效血药浓度与中毒范围作出相应定量标准，临床医生可调整用药方案，实现了抗癫痫治疗的个体化与科学化，减少了不合理联合用药，在提高疗效的同时还降低了不良反应的发生率。

学前导语：

本章我们将带领同学们学习体内药物分析的相关知识，重点掌握常见样品的种类、前处理方法及测定，了解体内药物分析的应用及发展趋势。

第一节　概述

20 世纪 60 年代以来,药学领域中发展产生了两门与临床实践直接相关的学科:临床药理学和生物药剂学。这两门学科面临的首要问题是需要建立体内微量药物及其代谢物的分离、分析方法,由此给药物分析学科提出了新的要求。随着各种微量、超微量分析技术的发展,使体内药物分析学科日臻成熟,逐渐发展成为一门综合性较强的应用学科。

一、体内药物分析的性质和意义

(一) 体内药物分析的性质

体内药物分析是指通过分析手段了解药物在体内的数量、化学结构和存在状态的变化,获得药物动力学的各种参数以及药物在体内的吸收、分布、代谢和排泄等信息,从而对药物生产、医疗临床、实验研究等方面所研究的药物作出评估,对药物改进和发展作出贡献。随着体内药物分析工作的深入,必将对药物与人的内在关系作出更准确的表达和描述。

(二) 体内药物分析的意义

药品质量的优劣、使用是否合理以及使用后是否安全和有效,最终是以临床征象和实际疗效来决定的。体内药物分析的开展对于药品质量管理、药物的临床应用和药物动力学研究等工作具有重要的实际意义。

1. 药物质量全面评价的要求　要做到安全有效地使用药物及寻找新药,从微观方面,应加强对药物在机体内作用规律的研究,包括对药物制剂的生物利用度研究,以便进一步阐明药物剂型-药物浓度-药物效应和药物的作用点及其体内的转化等关系。深入地了解和阐明药物在体内的效率、效应和副作用已成为评价药物质量的重要内容与依据。

2. 临床合理用药的需要　随着临床药学研究的不断开展、给药方案个体化和药学保健工作模式的兴起以及现代分析技术的应用,人们已认识到药物在体内的吸收、分布、代谢和排泄等过程中存在着个体差异,不完全取决于摄入的药物剂量。在临床实践中,即使摄入相同的剂量,由于生理、病理、遗传和环境等因素引起的个体差异,常常导致体液中药物浓度差别很大。某些药物为达到一定的治疗效果,用药剂量可相差 10~20 倍之多,因而明显地存在着"化学上等价而生物学上不等价"的情况。还有某些治疗窗窄、安全性小的药物,其有效量与中毒量十分接近,进入体内一旦机体对其消除能力达到饱和时,任何微小剂量的增加都可引起血药浓度的骤增而致中毒。所以,不能只注意药物进入机体前的质量控制,还必须熟悉药物的体内过程,进行体内药物分析,才能使药物达到最佳的治疗效果。

3. 药物动力学研究工作的内容　随着药物及其制剂的体内过程、作用机制的深入研究,需要测定各种动力学参数,以便定量地说明浓度与效应、疗效的关系,药物结构与效应的关系等问题。同时,在药物动力学和代谢研究中对于活性代谢物的检测,也成为新药设计中产生前导药物的一条途径。

近年来,随着临床药理学、生物医学和分子生物学等方面研究的进展以及现代分离分析技术的应用,人们进一步认识了药物在体内的作用规律。药物在体内的药理作用强度,一方面取决于体细胞上与受体接触的药物自身的化学结构及其浓度;另一方面取决于受体对药物的敏感性。随着体内药物分析的发展,体内药物分析逐渐成为药物分析的一个分支,体内药物分析对不断发展的医药事业发挥着越来越重要的作用。

二、体内药物分析的对象和任务

(一) 体内药物分析的对象

体内药物分析的对象主要是指人体,也包括动物,可泛称为机体。从具体检材来看,分析的对象包括器官、组织、体液(血液、尿液和唾液)以及呼出气体中与药物有关的成分等。

(二) 体内药物分析的任务

1. 进行体液和组织中药物及其代谢物的测定,为临床药物监测、药代动力学等方面提供数据与信息。

2. 进行方法学研究和新测定方法的开发,提供合理的、最佳的分析条件,为常规测定提供灵敏、专属、可靠的分析方法。

3. 参与临床和药理研究中所获得结果的分析工作。

三、体内药物分析的特点

根据体内药物分析的任务和分析的对象,体内药物分析的特点可归纳为:

1. 药物和代谢物的浓度或活性极低　如血浆中测定的药物和代谢物的浓度或活性极低,所以分离提取后常用浓缩方法以浓集待测组分。

2. 样品复杂　样品中存在各种直接或间接影响和干扰测定结果的物质,如无机盐、蛋白质、内源性物质、代谢产物等,大多需要分离和净化,体内药物分析是在大量复杂组分中进行微量或超微量药物及代谢物的测定工作。

3. 样品量少,不易重新获得,尤其是在连续测定过程中,很难再度获得完全相同的样品。

4. 要求能很快地提供测定结果,尤其是在毒物学检测工作中。

5. 体内药物分析的方法具有类型多样化和综合性的特点。

四、体内药物分析在兴奋剂检测中的应用

(一)兴奋剂的概念

随着运动竞技在全球的普及和发展,运动员体内兴奋剂检测已经成为体内药物分析的一个重要应用领域。兴奋剂在英语中原义为"供赛马使用的一种鸦片麻醉混合剂"。运动员为提高成绩而最早服用的药物大多属于兴奋剂药物,尽管后来被禁用的兴奋剂(doping)是指运动员在训练和比赛时,为改善体力或心理状态、提高运动成绩而使用的化学的、合成的或异常途径进入体内的生理物质,但并不是都具有兴奋性(如利尿剂),甚至有的还具有抑制性(如 β 受体拮抗药),国际上对禁用药物仍习惯沿用兴奋剂的称谓。因此,如今通常所说的兴奋剂不再是单指那些起兴奋作用的药物,而实际上是对禁用药物的统称。

ER-9-1

我国反兴奋剂检测法定机构

(二)兴奋剂的品种

世界反兴奋剂机构发布了《2017 年禁用清单国际标准》(简称《禁用清单》)。《禁用清单》于 2017 年 1 月 1 日起正式生效,该清单严格而详细地将兴奋剂划分为三种禁用情况:①所有场合(赛内和赛外)禁用的物质(S0～S5)和方法(M1～M3);②赛内禁用的物质(S6～S9)和方法;③特殊项目禁用物质(P1～P2)。

禁用药物及禁用方法包括:S0. 未获批准的物质;S1. 蛋白同化制剂;S2. 肽类激素、生长因子、相关物质和模拟物;S3. β_2 受体激动剂;S4. 激素及代谢调节剂;S5. 利尿剂和掩蔽剂;S6. 刺激剂;S7. 麻醉剂;S8. 大麻(酚)类;S9. 糖皮质激素类;P1. 乙醇;P2. β 受体拮抗剂;M1. 篡改血液和血液成分;M2. 化学和物理篡改;M3. 基因兴奋剂。

中国国家体育总局、商务部、卫生计生委、海关总署、食品药品监督管理总局 2015 年 12 月 14 日联合发布《2016 年兴奋剂目录公告》,将兴奋剂品种分为 7 种:①蛋白同化制剂;②肽类激素;③麻醉药品;④刺激剂(含精神药品);⑤药品类易制毒化学品;⑥医疗用毒性药品;⑦其他品种。共 267 个兴奋剂。

（三）兴奋剂检测方法简介

1. 兴奋剂检测的难度

（1）兴奋剂及其代谢物的种类多，变化大：禁用的两百多种药物以原形或以 1 个或多个代谢产物的形式存在于人体体液中，因此，需要检测和确证的化合物多达几百种。此外用药后的不同时间，兴奋剂在体内的浓度不断发生变化，也给兴奋剂检测带来一定难度。

世界反兴奋剂机构《2017 年禁用清单国际标准》

（2）兴奋剂在人体体液中的浓度很低：兴奋剂在人体体液中的浓度常常是纳克或更低的浓度，因此对检测的灵敏度要求很高。

（3）要求准确地定性和定量：兴奋剂的检测工作对运动员的运动寿命负有法律责任，不能有丝毫的疏漏和差错。检测者要对每一种药物的药代谢动力学及光谱分析有全面的了解及足够的分析参考资料。所以，要准确地进行兴奋剂的定量分析和判断其是否超出了允许的水平，是一项难度较大的工作。

2. 兴奋剂检测方法

（1）尿样检测：尿样是兴奋剂检测的理想样本。其优点在于取样方便，对人无损害，尿液中的药物或代谢物浓度高，尿液中的其他干扰少。

分析过程主要分筛选和确认两个过程。筛选即对所有的样本进行过筛，当发现某样本可疑有某种药物或代谢物时，再对此样本进行该药物的确认分析。在进行药物的确认分析时，尿样要重新提取，此提取过程与空白尿（即肯定不含有此药物的尿液）和阳性尿样（即服用过该药物后存留的尿样）同时进行，以确保万无一失。

（2）血样分析：血样检测的目的主要是补充尿样分析方法的不足。

五、体内药物分析的发展趋势

随着药物的开发研究，呈现出药物的服用剂量越来越小，体内药物浓度越来越低，从而对检测技术、仪器设备的要求越来越高的趋势。所以，在体内药物分析方法学的研究与改进中，对方法的灵敏度、选择性、准确度以及分析效率等方面提出了新的要求。

高灵敏度定量方法的应用、高选择性分离分析方法的建立以及分析方法类型的多样化和综合性，使体内药物分析的发展呈现出以下特点：

1. 仪器化 仪器分析具有较高的灵敏度和选择性，所以在体内药物分析的方法中，仪器分析使用所占的比例越来越大。

2. 自动化 专项或综合多项自动分析仪的研制和应用，使分析方法简便、快速，分析结果准确，重现性好。

3. 微机化 计算机正逐步渗入到整个分析过程中，从实验条件的优化到数据处理、曲线的绘制均借助微机的运算，使判断结论更加准确、可靠。

4. 网络化 实验及咨询中心和协作监测网的建立，分工负责不同项目的检测、分析质量管理，开展技术咨询、指导工作。

点滴积累 ∨

1. 体内药物分析是指通过分析手段了解药物在体内的数量和质量的变化，获得药物动力学的各种参数以及药物在体内的吸收、分布、代谢和排泄等信息。

2. 体内药物分析的对象主要是指人体，也包括动物，可泛称为机体。从具体检材来看，分析的对象包括器官、组织、体液（血液、尿液和唾液）以及呼出气体中与药物有关的成分等。

第二节　样品的种类、采集及贮存

一、样品的种类

体内药物分析采用的生物样品种类包括体内的各种体液和组织。其中最常用的是血液（血浆、血清、全血）、尿液和唾液。在一些特定情况下也有采用乳汁、泪液、脑脊液、汗液、胆汁、羊水、精液、粪便以及各种组织或其他接近有关药物作用点的检体。

二、样品的采集

原则上任何体液和组织均可用于分析，但一般情况下，样品的选取可依据以下原则：①根据不同的分析目的和要求进行选取；②所取样品应能正确反映药物浓度与效应之间的关系；③样品应易于获取，便于处理、分析。

（一）血样

血样包括血浆、血清和全血，是体内药物分析中最常用的样品。血药浓度测定通常是指测定血浆或血清中的药物浓度，一般认为，当药物在体内达到稳定状态时，血浆中的药物浓度反映了药物在体内的状况，可以作为作用部位药物浓度的可靠指标。

1. **血样采集方法**　供分析的血样应能代表整个血药浓度，应待药物在血液中分布均匀后取样。血样采集的方法通常采用静脉取血，有时根据血药浓度和分析方法的灵敏度，也可从毛细血管取血。

2. **血样采集的量**　血样的取样量受到一定限制，尤其是间隔时间较短的多次取样。一般取血量为 1~3ml，随着高灵敏度分析方法的建立，取样量可减少到 1ml 以下，或改用刺破手指取血，此时取样量往往仅需 0.1ml，从而减小患者的负担。

3. **血样制备**　由采取的血液制取血浆和血清。

（1）血浆：将采取的血液置于含有抗凝剂（肝素、枸橼酸或草酸盐等）的试管中，混合，以 2500~3000r/min 离心 5 分钟，分取上清液即得，其量约为全血的一半。

（2）血清：将采取的血液在室温下放置 30 分钟~1 小时，待血块凝结析出后，以 2000~3000r/min 离心 5~10 分钟，分取上清液即得。

血清与血浆基本成分相同，血清是除去纤维蛋白原的血浆。

（3）全血：也应加入抗凝剂并混匀，以防凝血后妨碍测定。对一些可与红细胞结合的药物，或药物在血浆中和在细胞中的分配比因人而异的情况下,则宜采用全血。

测定全血一般不能提供更多的数据,而全血的净化较血浆或血清更为麻烦,尤其是溶血后,红细胞中的血红蛋白会妨碍测定。

4. 血样的取样时间间隔 血样的取样时间间隔随测定目的不同而异。如进行动力学参数测定时,需给出药物在体内的浓度-时间曲线,应根据动力学曲线模型与给药方式确定取样间隔和次数,主要在曲线首尾与峰值附近取样。再如,在测定血药浓度,进行治疗药物监测(TDM)时,则应在血中药物浓度达到稳定(一般为连续给药,经过5个半衰期)后才有意义。由于每种药物的半衰期不同,所以取样时间也不同。

(二)尿液

测定尿药浓度主要用于药物的剂量回收、肾清除率和生物利用度的研究以及药物代谢类型的测定。体内兴奋剂检测的样品主要是尿液。

尿液的主要成分是水、含氮化合物(其中大部分是尿素)及盐类,成人一日的排尿量为1~5L,尿液的pH在4.8~8.0之间。

尿液是一种良好的细菌培养基,所以取样后应及时测定。在尿液测定时宜测定用药后一定时间内(8、12和24小时或更长时间)尿液中药物的总量,应将尿样置冰箱冷藏或加入适当的防腐剂(常用的有三氯甲烷、甲苯等)保存。尿液中的药物大多呈结合状态,如与体内某些内源性物质葡萄糖醛酸等结合,或与药物本身的某些代谢物结合。所以,无论直接测定或萃取分离之前,都必须将结合的药物游离。游离的方法多采用加入无机酸进行水解,对遇酸或受热不稳定的药物,也可加入特定的酶进行水解。加酸或碱同时也可改变尿液的酸碱性,抑制微生物生长。

尿中药物浓度的改变与血浆中药物浓度相关性较差,且受试者肾功能正常与否直接影响药物排泄。此外,尿样采集时也存在排尿时间(尤其是婴儿)较难掌握、尿液不易采集完全和不易保存等问题。

(三)唾液

唾液的pH在6.9±0.5,个体差异较大,此外尚受到一些其他因素,如有无刺激,刺激类型、强度与持续时间,年龄,性别,疾病,药物等的影响。唾液中含有体液中的电解质(Na^+、K^+、Cl^-、HCO_3^-等),主要的有机成分是黏液质和淀粉酶。近年来,唾液用作药物监测及药物动力学研究的情况逐渐增多。唾液作为样品的优点是样品容易获得,取样是无损性的,易为受试者(尤其是儿童患者)接受;唾液中某些药物的浓度与血浆相关,可从唾液中药物浓度推定血浆中药物浓度。

ER-9-3

唾液的采集及保存

三、样品的贮存

(一)贮存

体内药物分析所采用的生物样品是处于变化之中的,所采用的样品只代表当时所处平衡状态时的情况。因此,取样后应立即进行分析测定。若不能立即测定,应予冷藏(4℃)或冷冻(-20℃)保存,即使这样也不能保证样品不起变化,只是延缓变化的速度。

1. 血浆或血清　应尽快把血浆或血清从全血中分离出来,分离后再进行冷冻保存;若不预先分离,则因冷冻有时易引起细胞溶解,阻碍血浆或血清的分离。

2. 尿液　常采取冷藏方法或加防腐剂以及改变尿液酸碱性来抑制微生物生长。

3. 组织性样品　常在-20℃速冻,不需加防腐剂。

某些药物在生物样品中是不稳定的,所以生物样品的贮存应考虑样品的贮存条件;样品在贮存期间是否稳定,对分析结果有何影响;样品若不稳定,应如何预防或校正分析结果。

（二）稳定性

生物样品中药物的稳定性往往涉及两种情况:一种是待测样品贮存中的稳定性;另一种是添加对照品的标准品的使用期限。

常用的检测稳定性的方法有两种:一是重复测定(将样品在4℃下贮存,每隔2周测定1次)样品法;二是在预期的范围内配制标准系列样品,然后贮存,与所贮存样品一起分析,以观察其变化。

点滴积累　∨

1. 体内药物分析采用的生物样品种类包括体内的各种体液和组织。 其中最常用的是血液（血浆、血清、全血）、尿液和唾液。

2. 体内药物分析所采用的生物样品是处于变化之中的, 所采用的样品只代表当时所处平衡状态时的情况。 因此, 取样后应立即进行分析测定。 若不能立即测定, 应予冷藏（4℃）或冷冻（-20℃）保存。

第三节　样品的制备及测定

在进行体内药物及其代谢物测定时,除了极少数情况是将体液经简单处理后直接测定外,通常是在最后一步测定之前,采取适当的方法进行样品制备,即进行分离、净化、浓集,必要时还需对待测组分进行结构的改变,然后进行测定。

一、样品的制备

样品制备是体内药物分析极其重要的一个环节,往往也是分析中最难、最烦琐的步骤。这是由生物样品的特点所决定的:①药物在生物样品中常以多种形式存在。如游离型药物、药物与蛋白质结合物、代谢物、葡萄糖醛酸苷及硫酸酯缀合物等,结合型需要分离后测定。②生物样品的介质组成比较复杂,有大量的内源性物质,如蛋白质、多肽、脂肪酸、类脂及色素等。这对检测痕量的药物或代谢物干扰很大,需要净化、浓集后测定。

生物样品中待测物类型众多,性质各异,很难就其样品处理规定一个固定的程序和方式,而必须结合实际要求和情况灵活运用各种方法与手段来解决遇到的问题。

（一）样品制备方法选择的一般原则

在样品制备时,方法的选择应考虑以下几个方面:

1. 生物样品的类型

（1）血浆或血清：常需除蛋白后提取分离待测成分。

（2）唾液：可采用离心沉淀除去黏蛋白。

（3）尿液：常需采用酸或碱水解使药物从缀合物中游离后提取，若药物以原形排泄，则可简单用水稀释后测定。

2. 药物的理化性质和浓度范围

（1）药物的理化性质：样品的分离、净化依赖于待测药物及代谢物的理化性质。

1）药物的酸碱性、溶解度等：涉及药物的提取分离手段。

2）药物的化学稳定性：涉及样品制备时条件的选择。

3）药物的光谱特性及官能团性质：涉及分析仪器的选择。

（2）浓度范围：不同药物在生物样品中的浓度相差很大，对药物浓度大的样品，处理要求可稍低；药物浓度越小，则样品制备要求就越高。

3. 药物测定的目的　药物测定的目的不同，样品制备的要求也不同。如对急性中毒病例，要求快速提供中毒物及其浓度情况，这对样品制备的要求可放宽些；对测定药物及其代谢物，要求使药物及其代谢物从结合物或缀合物中释放出来，并加以分离后测定，这对样品制备的要求就应全面考虑。

4. 样品制备与分析技术的关系　样品制备和需分离、净化的程度与所用分析方法的专属性、分离能力、检测系统对不纯样品污染的耐受程度及测定效率等密切相关。

（二）样品的制备方法

1. 除去蛋白质法　在测定血浆、血清、全血和组织匀浆等样品中药物浓度时，首先的处理步骤是除去蛋白质。大多数药物进入体内很快与蛋白形成结合物，为了测定体液中药物的总浓度，也常需要除去蛋白质。同时除去蛋白质可预防提取过程中蛋白质的干扰，保护仪器性能和延长仪器使用期限。

（1）加入沉淀剂和变性试剂：通常除去蛋白质的方法是加入沉淀剂或变性试剂。其作用机制是使蛋白质形成不溶性盐而沉淀。

1）加入中性盐：样品中加入蛋白质沉淀剂中性盐，如硫酸铵、硫酸钠、硫酸镁、枸橼酸盐、磷酸盐等，能成功地与蛋白质分子竞争系统中的水分子，使蛋白质脱水而析出沉淀（盐析）。若血样中加入2倍量的饱和硫酸铵后，离心（1000r/min）1~2分钟，即可去除90%以上的蛋白质。

2）加入酸：阴离子型蛋白质沉淀剂常为一些酸，如三氯醋酸、高氯酸、磷酸、苦味酸、钨酸等，均可在低于等电点pH的溶液中与蛋白质阴离子形成不溶性盐。若含药物的血清与10%的三氯醋酸（1:0.6）混合后，离心（1000r/min）1~2分钟，可去除90%以上的蛋白质。

3）加入金属离子：含铜盐、锌盐、汞盐等阳离子型沉淀剂可在高于等电点pH的溶液中与蛋白质分子中带阴离子的羧基形成不溶性盐，离心后即可除去蛋白质。

应注意蛋白沉淀方法对于与蛋白质结合力强的药物回收率较差。

（2）加入可与水混溶的有机溶剂：几种常用的水溶性有机溶剂，如甲醇、乙醇、丙酮、乙腈、四氢

ER-9-4

常见体内样品的种类及制备

351

呋喃等,当过量存在时,可使多数药物从蛋白质结合物中游离出来。当血样与1~3倍体积的有机溶剂混合(若仅用小比例溶剂,则仅有少量蛋白沉淀),离心(1000r/min)1~2分钟后,取上清液供分析,可使90%以上的蛋白质沉淀析出。

(3)酶消化法:在测定某些与蛋白质结合强,且对酸不稳定的药物,尤其是测定组织中的药物时,常采用酶消化法,此法不仅可使组织分解,还可使药物释放出来。最常用的酶是蛋白水解酶中的枯草菌溶素,枯草菌溶素是一种细菌性碱性蛋白分解酶,可在较宽的pH范围(pH 7.0~11.0)内使蛋白质的肽链降解。

1)测定方法:先将待测组织加Tris-缓冲液(pH 10.5)和酶,60℃培养1小时,随后用玻璃棉过滤,得到澄清滤液,即可供药物提取之用。

2)酶消化法的优点:①酶解消化条件温和、平稳,可避免某些药物在酸性条件时和较高温度时水解引起的降解;②对蛋白质结合力强的药物,可提高回收率;③可用有机溶剂直接提取消化液,而无乳化现象;④当采用高效液相色谱法进行检测时,不需再进行过多的净化操作。但酶消化法不适用于一些碱性条件下易水解的药物。

2. 缀合物水解法 药物经人体代谢后,多与内源性物质结合形成缀合物经尿液排出。如某些含羟基、羧基、氨基和巯基的药物,常与内源性物质葡萄糖醛酸形成葡萄糖醛酸苷缀合物,而一些含酚羟基、芳胺及醇类药物则常与内源性物质硫酸形成硫酸酯缀合物。形成的缀合物极性往往大于其原形药物,不易被有机溶剂提取,所以在提取之前需要将缀合物中的药物释放,常用酸水解、酶水解及溶剂水解的方法。

(1)酸水解:通常加入适量的盐酸溶液。酸的用量、反应时间及温度等条件会随药物的结构不同而异。酸水解法简便、快速,但是水解过程中反应较剧烈,易导致药物分解,且专一性较差。

(2)酶水解:常用葡萄糖醛酸苷酶或硫酸酯酶或葡萄糖醛酸苷酶硫酸酯酶的混合酶。酶水解法的缺点是由酶制剂带入的黏液蛋白可能导致乳化及色谱柱顶部阻塞,而且酶水解的时间较长。但是该法反应温和,很少使被测药物或共存物发生降解,且专属性较酸水解法强,所以被优先选用,尤其对于遇酸及受热不稳定的药物更为适合。

ER-9-5

液-液萃取常用溶剂及其性质

3. 萃取分离法

(1)液-液萃取法(liquid-liquid extraction, LLE):液-液萃取法在体内药物分析中应用相当广泛。由于多数药物是亲脂性的,而血样或尿样中含有的大多数内源性杂质是强极性的水溶性物质,因此,液-液萃取一次即可除去大部分杂质,从大量的样品中提取药物经浓集后作为分析用样品。液-液萃取的效果受诸多因素的影响,主要讨论以下几个方面。

1)溶剂的pH调节:一般规则是碱性药物在碱性条件下提取;酸性药物在酸性条件下提取;而对中性药物则可在近中性条件下提取。溶剂提取时,水相的最佳pH选

ER-9-6

亲脂性键合硅胶SPE柱一般操作步骤

择主要与药物的 pK_a 有关,从理论上讲,对于碱性药物的最佳 pH 要高于 pK_a 值 1~2 个 pH 单位;对于酸性药物则要低于 pK_a 值 1~2 个单位。这样可使得 90% 以上的药物以非电离形式存在,易为溶剂提取。在溶剂提取中,为了保持溶液 pH 的稳定,多采用缓冲溶液,这样也可维持提取效率的重现性。

2)提取溶剂的选择:一般选择原则是在满足提取需要的前提下,尽可能选用极性小的溶剂。这样既可得到合适的提取回收率,又可使干扰物的提取量减至最小。对于高度电离的极性化合物,很难用有机溶剂从水相中定量提取,可采用"离子对"技术提取。

3)提取技术:①提取次数与内标的加入:在体内药物分析中,由于生物样品量少,而且药物含量低,提取时通常不采用反复提取的方法,大多进行 1 次(至多 2 次)提取。在提取之前,于各样品和标准品中加入等量的内标,以待测组分的响应值与内标响应值的比值作为定量信息,可避免由于各样品间的提取率不同而引入的误差。②混合:可采用具塞试管在密塞情况下,将试管平置于振荡器内振荡,振荡时间和强度由被测组分与萃取溶剂的情况而定。对易乳化的样品则振荡宜轻缓,但时间可适当延长。也可将试管竖直放在涡动混合器上旋摇混合。③提取溶剂的蒸发:提取所得溶剂通常有数毫升,往往不能直接供气相色谱法和高效液相色谱法测定。需将提取液浓集,浓集最常用的方法为真空蒸发或在氮气流下使溶剂挥散。蒸发溶剂所用试管底部应拉成尖锥形状,这样可使最后的数微升溶剂沿管壁流下,集中在管尖。

(2)液-固萃取法(liquid-solid extraction,LSE)

1)液-固萃取法的概念:液-固萃取法(也称固相萃取法)是将具有吸附分配或离子交换性质的、表面积大的载体作为填充剂,装于小分离管中,使生物样品的干扰物或药物保留在载体上而进行分离的方法。也可认为液-固萃取法是微型柱色谱法,此法是近年来在生物样品的制备中经常采用的分离纯化的有效方法。

2)常用载体:①亲水性载体:常用的亲水性载体有硅藻土,它可捕集全部样品,样品吸附在载体颗粒表面形成一薄层,用一种与水不相混溶的有机溶剂倾入柱中,即可分离药物。②疏水性或离子交换树脂载体:常用的有活性炭、聚苯乙烯、十八烷基键合硅胶等,可从样品中吸附亲脂性药物,然后用有机溶剂将药物洗脱分离;离子交换柱适用于高极性、可电离的药物,如庆大霉素的分离。

4. 化学衍生化法　在色谱过程中,用特殊的化学试剂借助化学反应给样品化合物接上某个特殊基团,使其转变为相应衍生物之后进行检测的方法。药物分子中含有活泼 H 者均可被化学衍生化,如含有—COOH、—OH、—NH$_2$、—NH—、—SH 等官能团的药物都可被衍生化。分离前将药物进行化学衍生化的主要作用是使药物变成具有能被分离的性质,提高检测灵敏度,增强药物的稳定性,以及提高对光学异构体分离的能力等。

化学衍生化在 GC 和 HPLC 法中具有广泛的应用。

(1)化学衍生化法在 GC 中应用:GC 中衍生化的目的是使结构中有极性基团(如—NH$_2$、—COOH、—OH)的药物变成非极性的、易于挥发的药物,使具有能被分离的性质,从而使 GC 的温度不必很高即可适合 GC 的分析要求。主要的衍生化反应有烷基化(alkylations)、酰化(acylations)、硅烷化(silylations)等。其中以硅烷化应用最广泛。

常用的烷基化试剂有碘甲烷(CHI)、叠氮甲烷(CHN$_2$)、氢氧化三甲基苯胺(TMAH)等;常用的酰化试剂有乙酸酐、丙酸酐等；硅烷化试剂有三甲基氯硅烷(TMCS)、双-三甲基硅烷乙酰胺(BSA)、双-三甲基硅烷三氟乙酰胺(BSTFA)、三甲基硅烷咪唑(IMTS)等。

（2）化学衍生化法在 HPLC 中应用：HPLC 中衍生化的目的是为了提高药物的检测灵敏度，改善样品混合物的分离度，适合于进一步作结构鉴定，如质谱、红外、核磁共振。一些在紫外、可见光区没有吸收或者摩尔吸收系数小的药物，可以使其衍生成对可见-紫外检测器、荧光检测器及电化学检测器等具有高灵敏度的衍生物，HPLC 常用的衍生化试剂有邻苯二醛、丹酰氯、荧胺等。

以上样品的制备方法适用于药物或其代谢物的总浓度(游离和结合型)测定。当需测定血浆或血清中游离型药物浓度时，可利用分子大小将游离型与蛋白结合型药物加以分离。常采用的分离方法有平衡透析、超速离心、超滤及凝胶过滤等。

二、样品的测定方法

应用于体内药物分析的方法较多，常用的体内药物分析方法及其灵敏度和专一性见表 9-1，本节主要介绍免疫法和色谱法。

表 9-1　常用的体内药物分析方法及其灵敏度、专一性

	方法	检出限量 10^{-9}g(ng)	专一性 (分离度)
分光光度法	紫外-可见分光光度法	100	-
	荧光分光光度法	1	+-
	原子吸收分光光度法	1	+
薄层扫描法	紫外扫描	10	+ +
	荧光扫描	1	+ +
气相色谱法	氢火焰监测器	1~10	+ +
	氮磷检测器	0.1~0.01	+ + +
	电子捕获监测器	0.01	+ + +
	质量碎片选择离子监测器	0.001	+ + + +
高效液相色谱法	紫外检测器	1	+ +
	荧光检测器	0.1	+ + +
	电化学检测器	0.01~0.001	+ + +
免疫法	放射免疫法	0.001	+ +
	酶免疫法	0.01	+ +
	荧光免疫法	0.1~0.01	+ +
	游离基免疫法	0.001	+ +

（一）免疫分析法

免疫分析法是基于免疫反应的一种分析方法，即抗原与抗体结合，形成抗原-抗体结合物。由于这种结合是疏松、可逆的，利用样品中待测药物与标记药物之间的竞争，使标记药物从标记的抗原-

抗体结合物上被取代,而其取代量与加入的待测药物的量成一定的比例关系,通过测定被取代的标记药物来定量分析待测药物。常用的免疫分析法有放射免疫法(RIA)、酶免疫法(EIA)、荧光免疫法(FIA)和游离基免疫法(FRAT)等。各种免疫法的区别在于使用的标记物不同以及检测标记物的手段不同。

1. 放射免疫法(RIA)　早期的放射免疫技术是基于竞争性结合反应原理的放射免疫分析(RIA),稍后又发展了非竞争性结合的免疫放射分析(IRMA)。该类技术具有灵敏度高、特异性强、重复性好、样品及试剂用量少、操作简便且易于标准化等优点,广泛应用于生物医学研究和临床诊断领域中各种微量蛋白质、激素、小分子药物和肿瘤标志物的定量分析,对相关学科的发展起到了极大地推动作用。

2. 酶免疫法(EIA)　是将抗原、抗体的免疫反应和酶的高效催化反应有机结合而发展起来的一种综合技术。由于标记物的多样性,使其应用范围更广且无放射性核素污染。在均相酶免疫测定中,因不需分离使操作更方便、快速,广泛用于抗生素、抗癫痫药、平喘药、心血管系统药等多种药物的测定和药物滥用的监测。

3. 荧光免疫法(FIA)　荧光物质比酶稳定且无放射性核素污染。在治疗药物监测中,FIA应用最为广泛。其中应用较多的是荧光偏振免疫分析法(FPIA),除用于治疗药物和药物滥用监测外,还用于生化检验、内分泌检验和毒性监测等。

4. 游离基免疫法(FRAT)　可用于鸦片类、美沙酮、巴比妥类、苯妥英、苯丙胺等药物的测定。测定可在均相中进行,速度非常快(平均每个样品不超过1分钟),但反应液中杂质的干扰显著,使灵敏性和专一性受到一定影响。

（二）色谱分析法

1. 气相色谱法　本法的特点是具有较强的分离分析能力。在最佳测定条件下可分离检测化学结构类似的药物及其代谢物和血样中的内源性杂质。该法适用于具有挥发性或经衍生化后具有挥发性的药物及其代谢物的测定。

2. 高效液相色谱法　高效液相色谱法具有快速、灵敏度高、分离效能好、流动相选择范围广、高沸点及对热不稳定的化合物均可分离等优点。因此,广泛用于体内药物浓度的测定。

自20世纪90年代发展成熟的高效液相色谱-质谱(HPLC-MS)联用的分析技术,已成为药品质量控制、体内药物分析和药物代谢研究中的有效方法。HPLC-MS联用分析前样品预处理简单,一般不需水解或衍生化,可直接用于药物及其代谢物的同时分离和鉴定。

点滴积累 ∨

1. 在样品制备时,方法的选择应考虑以下几个方面:生物样品的类型、药物的理化性质与浓度范围、药物测定的目的和样品制备与分析技术的关系。

2. 样品的制备方法有除去蛋白质法、缀合物水解法、萃取分离法和化学衍生化法。

3. 体内药物分析常用方法主要有免疫分析法和色谱分析法。常用的免疫分析法有放射免疫法(RIA)、酶免疫法(EIA)、荧光免疫法(FIA)和游离基免疫法(FRAT)等,常用的色谱分析法主要有气相色谱法和高效液相色谱法。

第四节　体内药物分析的应用

一、治疗药物监测

治疗药物监测(therapeutic drug monitoring,简称 TDM)是指在临床进行药物治疗过程中,定时采集患者的血液(尿液或唾液),并测定其中的药物浓度,以便根据患者的具体情况,使给药方案个体化。从而达到满意的疗效及避免发生毒副作用,同时也可以为药物过量中毒的诊断和处理提供有价值的实验室依据。对于治疗安全浓度范围窄,治疗剂量与中毒剂量接近,毒副作用强,具有非线性药代动力学特征,长期使用药效和毒性不明确,以及联合用药可能发生相互作用的药物,如部分抗癫痫药、抗心律失常药、强心苷类药、抗生素、抗精神病药、抗哮喘药、抗恶性肿瘤药和一些解热镇痛药,通常都应当进行治疗药物监测。

ER-9-7

治疗药物监测实施临床指征

二、药动学参数测定

药动学参数(PK parameters)是反映药物在体内动态变化规律性的一些常数,定量描述了药物在体内经时过程的动力学特点及作用变化规律,是临床制订合理给药方案的主要依据之一,同时也是评价药物制剂质量的重要指标。常用的药动学参数:

1. **血药浓度**　系指药物吸收后在血浆内的总浓度,包括与血浆蛋白结合的或在血浆游离的药物,有时也可泛指药物在全血中的浓度。

2. **血药浓度-时间曲线**　简称为药-时曲线,指血药浓度随时间变化的动态过程,以血药浓度为纵坐标,以时间为横坐标绘制的曲线。

3. **药峰浓度(C_{max})**　给药后出现的血药浓度最高值。该参数是反映药物在体内吸收速率和吸收程度的重要指标。

4. **达峰时间(T_{max})**　给药后达到药峰浓度所需的时间。该参数反映药物进入体内的速度,吸收速度快则达峰时间短。

5. **药物清除半衰期(half-life,$t_{1/2}$)**　是血浆药物浓度下降一半所需要的时间。其长短可反映体内药物消除速度。

6. **药时曲线下面积(AUC)**　血药浓度曲线对时间轴所包围的面积。该参数是评价药物吸收程度的重要指标,反映药物进入体循环的相对量。

7. **清除率(clearance,Cl)**　是机体清除器官在单位时间内清除药物的血浆容积,即单位时间内有多少体积的血浆中所含药物被机体清除。是体内肝脏、肾脏和其他所有消除器官清除药物的总和。

8. **表观分布容积(apparent volume of distribution,V_d)**　是指当血浆和组织内药物分布达到平衡后,体内药物按此时的血浆药物浓度在体内分布时所需的体液容积。

9. **平均驻留时间(MRT)** 药物分子在体内停留时间的平均值,表示从体内消除63.2%药物所需要的时间。当药动学过程具有线性特征时才能计算该参数。

10. **生物利用度(bioavailability,F)** 即药物经血管外途径给药后吸收进入全身血液循环药物的相对量。可分为绝对生物利用度和相对生物利用度。

点滴积累 ∨

治疗药物监测(therapeutic drug monitoring,TDM)是指在临床进行药物治疗过程中,定时采集患者的血液(尿液或唾液),并测定其中的药物浓度,以便根据患者的具体情况,使给药方案个体化。

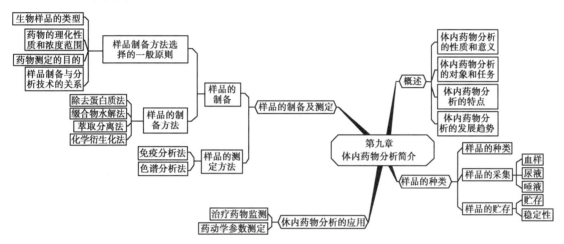

图9-1 体内药物分析简介思维导图

目标检测

一、选择题

(一)单项选择题

1. 唾液的 pH 在(　　)

　　A. 6.9±0.5　　　　　　B. 6.0±0.5　　　　　　C. 6.9±0.1　　　　　　D. 4.0±0.5

2. 进行体内药物分析血样采集时,一般取血量为(　　)

　　A. 1ml　　　　　　　B. 1~2ml　　　　　　C. 1~3ml　　　　　　D. 2ml

3. 体内药物分析中最烦琐,也是极其重要的一个环节是(　　)

　　A. 样品的采集　　　B. 样品的贮存　　　C. 样品的制备　　　D. 样品的分析

4. 溶剂提取药物及其代谢物时,碱性药物在(　　)

　　A. 酸性 pH 中提取　　　　　　　　　B. 近中性 pH 中提取

　　C. 弱碱性 pH 中提取　　　　　　　　D. 碱性 pH 中提取

5. 提取溶剂的一般选择原则是在满足提取需要的前提下(　　)

　　A. 尽可能选用极性大的溶剂　　　　　B. 选用极性适中的溶剂

  C. 选用极性溶剂   D. 尽可能选用极性小的溶剂

6. 溶剂提取时,水相的最佳 pH 选择从理论上讲对于碱性药物的最佳 pH 应是(   )

  A. 高于药物的 pK_a 值 1~2 个 pH 单位

  B. 低于药物的 pK_a 值 1~2 个单位

  C. 等于药物的 pK_a

  D. 与药物的 pK_a 无关

7. 在治疗药物监测中,应用最为广泛的一种分析方法是(   )

  A. 放射免疫法(RIA)   B. 酶免疫法(EIA)

  C. 荧光免疫法(FIA)   D. 游离基免疫法(FRAT)

8. 用高效液相色谱法测定体内样本描述错误的是(   )

  A. 快速、灵敏度高、分离效能好

  B. 对多组分药物及其代谢物可同时分别定量

  C. 对高沸点及对热不稳定的化合物均可分离

  D. 结果重现性不好

(二)多项选择题

9. 蛋白质的去除常采用的方法有(   )

  A. 加入沉淀剂和变性试剂   B. 加入可与水混溶的有机溶剂

  C. 酶消化法   D. 加入水

  E. 增加样品的取量

10. 体内药物分析的发展趋势是(   )

  A. 仪器化   B. 自动化   C. 微机化

  D. 网络化   E. 优先化

二、问答题

1. 体内药物分析的对象是什么?

2. 体内药物分析样品的种类有哪些? 其中最常用的有哪些样品?

3. 溶剂提取时溶剂的 pH 调节的一般规则是什么?

4. 在样品制备过程中,常见的影响待测药物损失的因素有哪些?

5. 常用的体内药物分析的方法有哪些?

(马 明)

第十章

药物分析与新药开发

第一节　概述

新药是指未在中国境内上市销售的药品。已上市药品,若改变剂型、改变给药途径和增加新适应证的药品,则按新药管理。

新药的研制与开发是一项多学科的综合工作,药物分析是其中一门重要的学科。随着科学技术的不断发展,我国的药物研究与开发工作已逐步由仿制药物向创新药物转化,因此对药物分析工作者也相应提出了更高的要求,即能够利用各种灵敏、简便、快速、专一、微量的分析方法和自动化、智能化、微型化的分析仪器解决新药研制与开发过程中的各种问题。

新药(成分)经过药理筛选,确认有效,药物分析即可开始介入研发工作,从化学结构的确认、物理化学性质的描述到鉴别、检查和含量测定方法的研究及稳定性的考察,都离不开药物分析提供的准确数据。在药物研究的初始阶段,就需要药物分析工作者根据药物的性质,建立切实可行的定性、定量方法,制订合理的药物质量标准。药物研制开发的每个环节都需要有精确的分析数据,所以药物分析是贯穿在药物研制与开发的全过程之中的,是保证药物安全、有效、质量可控的一项必不可少的工作,更是药学工作者必须掌握的一项技能。

点滴积累 ∨

1. 新药是指未在中国境内上市销售的药品。
2. 药物分析贯穿在药物研制与开发的全过程之中。

第二节　新药研制开发的主要过程

一、新药研制开发的基本程序

(一)选题与论证

新药的选题与论证应从以下 3 个方面着手:

1. 市场　在开发新药之前,首先要进行市场调查,选择市场需求量大、竞争产品少、价格适中的品种进行开发。

2. 功能　一个新药能否长久地拥有市场,关键在于其是否有较好的功能,应从疗效和不良反应两个方面考虑。

3. 效益与风险　新药开发能否成功,需进行经济效益和风险的分析与预测,要对制造成本、盈亏平衡点和投资收益率进行评估。

（二）立题

新产品开发通过可行性论证后,即可进行立题。立题实质上是一个确立课题的过程,应按照科研课题管理的有关规定,确定研究方案,制订实施计划,落实研究经费,组织研究人员等。

（三）设计方案

在具体研究工作之前,应先进行文献和专利的检索工作,综合考虑相关学科的专业知识,结合产品的审批要求,设计出一套科学、完整的研究方案,并制订出一个详细的实施计划,以便研究工作有计划、规范化、高效率地进行。

新药研发流程

（四）临床前研究

作为一个未知化合物,新药在临床前的研究工作至关重要。药理筛选是前提,系统研究是关键,动物毒理试验是保证。这个阶段的工作做得越广越深,新药发现的命中率就越高。

（五）临床试验的申报与审批

临床前研究工作完成后,应及时整理报批资料。由研究单位独立或与其他单位一起向审批单位提出申请,按程序进行报批。

（六）临床试验

得到行业管理部门正式的批文后,按批文的规定内容和现行的《药物临床试验质量管理规范》（GCP）规定进行临床试验。

（七）生产的申报与审批

临床试验工作完成后,应及时整理报批资料。由研究单位独立或与其他单位一起向审批单位提出申报要求,按程序进行报批。

（八）转让或保护

研究单位在完成新产品一个阶段的研究工作（如新药临床前研究）后,可以进行技术转让,也可以在研究工作基本完成后进行转让。

（九）投产与销售

企业取得生产文号后即可投产,进入新药监测期:新药在监测期要进一步完善工艺,提高产品质量,观察疗效、安全性及质量稳定性,做好不良反应报告的收集。新产品投产后,应及时开展广告宣传,尽快开拓新产品的市场。

二、药物分析在新药研制开发过程中的任务和作用

新药研究属于高科技领域,是基础研究与前沿学科交叉相容的具体体现,不是某一个单位、某一个部门、某一个学科或某几个人能够独立完成的,它既需要个体的创造性又需要群体的协同性。药物分析的主要任务是提供与分析有关的各种数据并制订质量标准,包括药物性状的描述;依据药物的理化特性提出定性鉴别方法;根据生产工艺和药物本身性质,考虑有可能存在的对人体有害的杂

质,并提出其检查方法;根据有效成分的性质,制订定量分析方法;还要对原料和制剂进行稳定性考察等。

(一)结构研究

创新药物,无论是人工合成品、从天然植物中提取分离得到的单体还是经发酵得到的各种纯化学物质,都需要作结构的确认,这是新药研究的基础资料。化学结构的测定需要经过元素分析、官能团分析和波谱解析等过程,比如光谱、色谱、质谱、核磁共振谱等多种技术手段的并用,通过各种信息的相互补充,最终确定新药(单体)的化学结构。

(二)理化性质

结构决定性质,性质影响药物的体内过程,研究药物的理化性质是药效学研究的基础工作。它包括性状和理化常数的测定,例如溶解性、晶型、油水分配系数、解离值、立体异构等。

(三)鉴别

鉴别是对药物真伪的判断,在新药的研制和开发中,主要利用新药的化学结构和理化性质,建立化学和物理化学鉴别方法。鉴别方法的选择应遵循专属性强、重现性好、灵敏度高、操作简便、快速的原则。

(四)检查

纯度检查是控制药物质量的重要手段之一,也是新药研制开发的重要内容。要根据生产工艺和药物的性质确定检查项目与方法,同时对在研制过程中出现的未知杂质(含量≥0.1%)需明确判断其结构,在进一步的研制过程中,可通过改进工艺避免该杂质的出现或纯化使之含量降低。

(五)含量测定

含量测定是控制药物有效成分保证药物疗效的重要环节,是新药研制开发必不可少的内容。依据药理筛选的信息,通过建立对有效成分进行定量分析的方法,达到确保药物疗效的目的。

(六)稳定性考察

药品的稳定性是指原料药及制剂保持其物理、化学、生物学和微生物学性质的能力。稳定性研究目的是考察原料药或制剂的性质在温度、湿度、光线等条件的影响下随时间变化的规律,为药品的生产、包装、贮存、运输条件和有效期的确定提供科学依据,以保障临床用药安全有效。

稳定性研究是药品质量控制研究的主要内容之一,与药品质量研究和质量标准的建立紧密相关。稳定性研究具有阶段性特点,贯穿药品研究与开发的全过程,一般始于药品的临床前研究,在药品临床研究期间和上市后还应继续进行稳定性研究。

点滴积累 ⅴ ···

1. 新药研制开发的基本程序是选题与论证、立题、设计方案、临床前研究、临床试验的申报与审批、临床试验、生产的申报与审批、转让或保护、投产与销售。

2. 药物分析在新药研究过程中的主要任务是提供与分析有关的各种数据并制订质量标准。

第三节　新药研发和申报的内容及要求

一、新药研发和申报

（一）对新药报送资料的要求

申请新药注册所报送的资料应当完整、规范,数据必须真实、可靠;引用文献资料应当注明著作名称、刊物名称及卷、期、页等;未公开发表的文献资料应当提供资料所有者许可使用的证明文件。外文资料应当按照要求提供中文译本。其基本内容和要求大致可归纳为:①新药的结构或组分;②工艺路线(质量标准);③药效学试验;④安全性试验;⑤稳定性考察;⑥药代动力学及生物利用度试验。

（二）新药申报与审批程序

新药注册审批与申报分为临床试验申报审批和生产上市申报审批两个阶段。两次申报与审批均由省级药品监督管理部门受理,最终由国家药品监督管理局审批。

二、实例

布洛芬片申报资料

（一）药品标准草案

布洛芬片　Buluofen Pian
Ibuprofen Tablets

本品含布洛芬($C_{13}H_{18}O_2$)应为标示量的95.0%~105.0%。

【性状】本品为糖衣片或薄膜衣片,除去包衣后显白色。

【鉴别】(1)取本品的细粉适量,加0.4%氢氧化钠溶液溶解并稀释制成每1ml中含布洛芬0.25mg的溶液,滤过,取续滤液,照布洛芬项下的鉴别(1)项试验,显相同的结果。

(2)取本品5片,研细,加丙酮20ml使布洛芬溶解,滤过,取滤液挥干,真空干燥后测定。本品的红外光吸收图谱应与对照的图谱(光谱集943图)一致。

(3)在含量测定项下记录的色谱图中,供试品溶液主峰的保留时间应与对照品溶液主峰的保留时间一致。

【检查】溶出度　取本品,照溶出度与释放度测定法(通则0931第一法),以磷酸盐缓冲液(pH 7.2)900ml为溶出介质,转速为每分钟100转,依法操作,经30分钟时,取溶液10ml,滤过,精密量取续滤液适量,用溶出介质定量稀释制成每1ml中约含布洛芬0.1mg的溶液,作为供试品溶液;另取布洛芬对照品适量,精密称定,加甲醇适量溶解并用溶出介质定量稀释制成每1ml中约含0.1mg的溶液,作为对照品溶液。取上述两种溶液,照含量测定项下的方法测定,计算每片的溶出量。限度为标示量的75%,应符合规定。

其他　应符合片剂项下有关的各项规定(通则0101)。

【含量测定】 照高效液相色谱法(通则0512)测定。

色谱条件与系统适用性试验　用十八烷基硅烷键合硅胶为填充剂;以醋酸钠缓冲液(取醋酸钠6.13g,加水750ml使溶解,用冰醋酸调节pH至2.5)-乙腈(40∶60)为流动相;检测波长为263nm。理论塔板数按布洛芬峰计算不低于2500。

测定法　取本品20片(糖衣片应除去包衣),精密称定,研细,精密称取适量(约相当于布洛芬50mg),置100ml量瓶中,加甲醇适量,振摇使布洛芬溶解,用甲醇稀释至刻度,摇匀,滤过,取续滤液作为供试品溶液,精密量取20μl,注入液相色谱仪,记录色谱图;另取布洛芬对照品25mg,精密称定,置50ml量瓶中,加甲醇2ml使溶解,用甲醇稀释至刻度,摇匀,同法测定。按外标法以峰面积计算,即得。

【类别】 解热镇痛非甾体抗炎药。

【规格】 ①0.1g;②0.2g;③0.4g。

【贮藏】 密封保存。

(二)质量标准起草说明

1. 命名依据　根据《中国药品通用名称》命名原则,通用名称及其英文名称、汉语拼音等参考2015年版药典标准制订。

通用名称:布洛芬片

英文名称:Ibuprofen Tablets

汉语拼音:Buluofen Pian

2. 性状　本品为包衣片剂,本品主药和所用辅料均为白色,多批自制样品除去包衣后检查均为白色,因此本品性状确定为除去包衣后显白色。

3. 鉴别

(1)用水稀释制成每1ml中约含0.25mg的溶液,照紫外-可见分光光度法【《中国药典》(2015年版)四部通则0401)测定,在265与273nm波长处有最大吸收,在245与271nm波长处有最小吸收,在259nm波长处有一肩峰。同法测定辅料样品,辅料没有吸收干扰,方法专属性较好,并列入质量标准。

(2)不同物质的红外图谱各异,尤其是指纹区图谱,被誉为有机物的"身份证"。本品红外图谱被红外光谱集收载,方便比对,鉴别性强,且多批自制样品的红外图谱均与对照品图谱一致,具有高度的专属性,可作为布洛芬的一种有效鉴别方法,并列入质量标准。

(3)本品的含量采用液相方法测定,因此可通过色谱图中的主峰保留时间来鉴别本品,按常规收载了专属性高的高效液相色谱法作为鉴别项,并列入质量标准。

4. 检查　溶出度:通过试验方法的建立以及试验条件的筛选研究,最终确定溶出度方法采用《中国药典》(2015年版)四部通则0931第一法;并综合方法学验证试验结果,确定本品采用磷酸盐缓冲液(pH 7.2)900ml为溶出介质,转速为每分钟100转,规定本品30分钟的溶出度限度为75%,4批试制样品及参比制剂的检测结果均在规定范围内。此法经过详细的方法学验证,区分能力强,适合本品的溶出度测定。

5. 含量测定　参照布洛芬国内外药品标准,采用高效液相色谱法测定本品的含量,并对本方法进行了严密的方法学验证,结果表明本方法专属性、线性、准确度、精密度、耐用性都较好。按照确定的方法对本品多批样品进行了检查,结果符合规定。根据实测结果及稳定性研究结果,本品含布洛芬($C_{13}H_{18}O_2$)应为标示量的 95.0%~105.0%。

(1)含量方法的条件选择

1)方法对比研究

方法 1:the United States Pharmacopeia 33(布洛芬原料)

以十八烷基硅烷键合硅胶为填充剂;以 1.0%氯乙酸溶液(用氢氧化铵调 pH 至 3.0)-乙腈(40:60)为流动相;检测波长为 254nm;流速为 2ml/min。称取适量苯戊酮,用流动相溶解并制成每 1ml 约含 0.35mg 的溶液,作为内标液;量取本品适量,用内标液稀释制成每 1ml 约含 12mg 的溶液,作为供试溶液,精密量取 5μl 注入液相色谱仪,记录色谱图;另取布洛芬对照品适量,精密称定,用内标液溶解并稀释制成 12mg/ml 的溶液,同法测定。按内标法以峰面积计算,即得。

方法 2:British Pharmacopeia 2009(布洛芬片)

以十八烷基硅烷键合硅胶为填充剂;以磷酸-水-甲醇(3:247:750),用水稀释至 1000ml 为流动相;检测波长为 264nm;流速为 1.5ml/min。量取本品适量,用流动相稀释制成每 1ml 约含 2mg 的溶液,作为供试溶液,精密量取 20μl 注入液相色谱仪,记录色谱图;另取布洛芬对照品适量,精密称定,用流动相溶解并稀释制成 2mg/ml 的溶液,同法测定。按外标法以峰面积计算,即得。

方法 3:British Pharmacopeia 2009(布洛芬口服混悬剂)

以十八烷基硅烷键合硅胶为填充剂;以乙腈-0.01mol/L 磷酸溶液(400:600)为流动相;检测波长为 220nm;流速为 2ml/min。量取本品适量,用流动相稀释制成每 1ml 约含 1mg 的溶液,作为供试溶液,精密量取 10μl 注入液相色谱仪,记录色谱图;另取布洛芬对照品适量,精密称定,用流动相溶解并稀释制成 1mg/ml 的溶液,同法测定。按外标法以峰面积计算,即得。

方法 4:《中国药典》(2015 年版)(布洛芬片)

以十八烷基硅烷键合硅胶为填充剂;以醋酸钠缓冲液(取醋酸钠 6.13g,加水 750ml 使溶解,用冰醋酸调节 pH 至 2.5)-乙腈(40:60)为流动相;检测波长为 263nm。理论塔板数按布洛芬峰计算应不低于 2500。取本品 20 片(糖衣片应除去包衣),精密称定,研细,精密称取适量(约相当于布洛芬 50mg),置 100ml 量瓶中,加甲醇适量,振摇使布洛芬溶解,用甲醇稀释至刻度,摇匀,滤过,精密量取续滤液 20μl,注入液相色谱仪,记录色谱图;另取布洛芬对照品 25mg,精密称定,置 50ml 量瓶中,加甲醇 2ml 使溶解,用甲醇稀释至刻度,摇匀,同法测定。按外标法以峰面积计算,即得。结果见表 10-1。

表 10-1　4 种方法检测结果

检测方法	方法 1	方法 2	方法 3	方法 4
结果	100.2%	99.8%	99.7%	100.1%

结论:4 种方法获得的结果一致,都较精确,但内标液苯戊酮属有毒物质,从环保、简便角度出

发,并综合后两者方法的优点,确定本品含量测定采用方法 4。方法 4 所得图谱主峰理论塔板数较高,柱效高,峰形对称性好。

2)试验条件筛选

检测波长的选择:用甲醇溶解布洛芬对照品适量,在 200~350nm 范围内进行紫外扫描,取处方量阴性辅料适量,同法测定。扫描结果见表 10-2。

表 10-2 布洛芬对照品紫外扫描结果

扫描结果	最大吸收波长	最小吸收波长
布洛芬对照品	263.50nm	245nm
阴性	无吸收	无吸收

布洛芬在 263nm 波长处有最大吸收,且阴性辅料在此处无吸收,不干扰测定;在 245nm 波长处有最小吸收,故选择 263nm 为检测波长。

进样精密度试验:取布洛芬对照品适量,用甲醇溶解并定量稀释制成每 1ml 中含布洛芬 0.5mg 的溶液,照上述含量测定方法 4 进行测定,连续进样 6 次,计算所得峰面积的相对标准偏差,结果见表 10-3。

表 10-3 进样精密度试验结果

进样次数	峰面积	RSD（%）
1	507.48	
2	505.24	
3	506.31	0.24
4	507.25	
5	504.56	
6	505.20	

上述试验结果表明,本方法用于布洛芬含量测定时进样精密度良好。

（2）含量方法学验证

1）专属性试验:按含量测定项下方法,分别取供试品溶液、对照品溶液、空白辅料样品溶液和溶剂各 20μl,分别注入液相色谱仪,记录色谱图,结果见表 10-4。

表 10-4 专属性试验数据结果

样品	供试品溶液	对照品溶液	空白辅料	溶剂
主峰保留时间	10.352	10.350	-	-

结论:供试品溶液主峰的保留时间与对照品溶液主峰的保留时间基本一致,空白辅料样品溶液色谱图中和溶剂色谱图中在主峰保留时间处无色谱峰,即辅料和溶剂不干扰布洛芬注射液的含量测定,方法专属性好。

2）线性:精密称取布洛芬对照品 20mg,置 20ml 量瓶中,加甲醇溶解并稀释至刻度,作为对照品贮备液。精密量取贮备液 1.0、2.0、3.0、4.0、5.0 和 6.0ml 分别置 10ml 量瓶中,加甲醇至刻度,摇匀,按正文方法测定。结果见表 10-5 及图 10-1。

表 10-5　线性关系测定结果

序号	c（mg/ml）	峰面积（A）	A/c
1	0.1006	101.50	1008.946
2	0.2012	204.12	1014.513
3	0.3018	308.21	1021.239
4	0.4024	410.01	1018.912
5	0.5030	510.85	1015.606
6	0.6096	611.20	1002.625
结果	$y = 1005.3x + 2.6615, r^2 = 0.9998$		$RSD = 0.68\%$

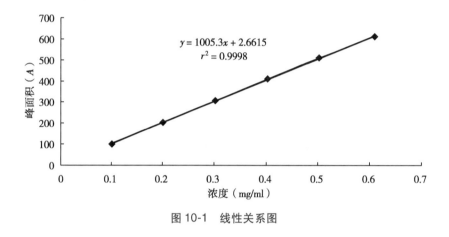

图 10-1　线性关系图

实验结果表明,布洛芬在 0.1006~0.6096mg/ml 范围内具有良好的线性关系,响应值的 RSD 值为 0.68%,y 轴截距在 100% 响应值的 2.0% 以内。本方法用于布洛芬含量测定时样品浓度与样品峰面积具有良好的线性关系。

3）重复性试验:按含量测定项下方法,配制 6 份供试品溶液,精密量取 20μl 注入液相色谱仪,记录色谱图;另取布洛芬对照品适量,精密称定,用流动相溶解并稀释制成每 1ml 中含 0.5mg 的溶液,同法测定。按外标法以峰面积计算,即得。结果见表 10-6。

表 10-6　重复性试验结果

编号	含量（%）	AV	SD	RSD
1	100.36			
2	100.11			
3	99.63			
4	99.05	99.7%	0.48	0.48%
5	99.49			
6	99.41			

结论:试验结果表明本方法重复性良好。

4)中间精密度试验:由不同实验人员,在不同时间,使用不同仪器对本品含量进行测定,重复测定 6 份样品的含量,所得结果见表 10-7。

表 10-7 中间精密度试验结果

试验日期	2013 年 1 月 5 日	2013 年 1 月 7 日
实验人员	甲	乙
仪器	安捷伦 1260	岛津 LC-2010A
1	99.58	99.24
2	99.07	99.54
3	99.72	99.68
4	99.86	100.12
5	100.22	100.52
6	100.20	99.85

12 个含量数据的平均值为 99.8%,RSD 值为 0.43%

由上述试验结果表明,本方法用于布洛芬片的含量测定时精密度良好。

5)稳定性试验:按含量测定项下方法配制供试品溶液,精密量取 20μl,分别于 0、1、2、4、6、8、10 和 12 小时各进样 1 次,记录色谱图,结果见表 10-8。

表 10-8 溶液的稳定性试验结果

时间（小时）	峰面积（A）	AV	RSD
0	2039.84		
1	2039.77		
2	2039.65		
4	2038.63	2037.48	0.12%
6	2037.04		
8	2036.39		
10	2034.81		
12	2033.71		

结论:由试验结果可知其峰面积的相对标准偏差为 0.12%,说明供试品溶液在 12 小时内稳定。

6)回收率试验:取已知含量的布洛芬原料(含量:99.9%)约 20、25 和 30mg 各 3 份,精密称定,分别置 50ml 量瓶中;另精密量取处方量阴性样品分别置上述量瓶中,用溶剂稀释至刻度,摇匀,精密量取 20μl,注入液相色谱仪,记录色谱图。精密称定布洛芬对照品适量,用溶剂溶解并稀释制成每 1ml 中含 0.5mg 的溶液,同法测定。按外标法以峰面积计算,即得。结果见表 10-9。

表 10-9　回收率试验结果

样品	称样量（mg）	测得量（mg）	回收率（%）	AV	RSD
80%	20.10	19.83	98.68		
	19.90	19.73	99.12		
	20.10	19.85	98.73		
100%	24.95	24.62	98.68		
	25.05	24.68	98.53	98.7%	0.46%
	25.30	24.87	98.29		
120%	30.35	29.79	98.16		
	30.50	30.38	99.61		
	30.00	29.49	98.28		

样品在 80%、100% 和 120% 三个浓度下的平均回收率为 98.7%，在 98%～102% 之间，$RSD=$ 0.46%，表明本法准确度较好。

7）耐用性试验：取本品适量（约相当于布洛芬 50mg），照含量测定方法进行试验，分别考察流动相比例变化（±5%）、流动相 pH 变化（±0.2）、流速变化（±0.2）、柱温变化（±5℃）以及更换色谱柱等条件下的色谱行为变化，计算测得含量，结果见表 10-10。

表 10-10　耐用性试验结果

项目	考察条件	含量（%）	RSD（%）
流动相比例	缓冲液-乙腈（40∶60）	100.0	
色谱柱：	缓冲液-乙腈（45∶55）	99.9	
	缓冲液-乙腈（35∶65）	100.2	
流动相 pH	pH 2.5	100.2	
色谱柱：	pH 2.3	100.1	
	pH 2.7	100.2	0.19
流速（ml/min）	1.0	100.2	
色谱柱：	0.8	99.8	
	1.2	100.1	
柱温（℃）	25	99.9	
色谱柱：	30	99.7	
	35	100.3	

上述试验结果表明，此方法用于布洛芬含量测定时对试验条件变化耐受性良好。

（3）样品含量测定：取 6 批样品，按正文方法进行测定，结果见表 10-11。

表 10-11 样品含量测定结果

批号	含量（%）	平均含量（%）
20120901	100.0	
20120902	99.9	
20120903	100.2	99.8
20121201	100.5	
20121202	99.8	
20121203	98.7	

（4）含量限度的确定：参照布洛芬国内外药品标准，采用高效液相色谱法测定本品的含量，并对本方法进行了验证，结果表明本方法专属性、线性、准确度、精密度、耐用性均较好。按照确定的方法对本品多批样品进行了检查，结果符合规定。根据实测结果及稳定性研究结果，本品含布洛芬（$C_{13}H_{18}O_2$）应为标示量的 95.0%~105.0%。

（汪 岩）

实训情景六　药品检验综合技术

本实训情景为学生自主实验训练模块，本模块以药物检验的工作任务为主线，以常见的、代表性的药物及其制剂作为检验对象，由学生查阅药典和预习实验相关的理论知识，在作好充分的实验准备工作后，完全按照药品质量标准和药品实际检验工作程序进行实验，由学生独立完成一个药品的全检任务。

一、实训目的

1. 掌握药品检验工作的基本程序及操作技术，明确药品检验工作岗位的基本要求，能够独立、熟练、快速、准确地完成药品的全检工作，培养学生独立分析问题、解决问题的能力及实际动手操作能力。

2. 熟悉各种试剂、试药及滴定液的配制方法，能够规范地作好各种检验记录及填写检验报告书。

3. 了解各种剂型的常规检查项目，能够熟练使用各种分析仪器。

二、实训内容

1. **准备工作**　根据备选品种确定实训检验药品，查阅药典，按照药品质量标准向教师提出完成全检所需的试药、试剂和器材的规格及数量，制订工作任务及计划。配制检验所需各种试液、指示剂和滴定液等，并准备所需的各种仪器及制订实验计划。

2. **药品检验（全检）**　根据实验计划，按照药品质量标准进行检验，并作好原始记录。

3. 整理检验原始记录,书写检验报告书。

4. **实训拓展** 查阅文献资料,提出其他检验方法。

5. **实训总结** 根据本次实验情况写出实验总结。

三、实训注意

1. 按照检验所需各种试剂的量确定配制数量,注意节约试剂及试药。配制好的试剂装瓶后要贴好标签,注明试剂名称、配制人及复核人姓名、配制时间和有效期等各种信息。

2. 样品含量测定需做两份平行样,滴定液标定需做 3 份平行样,分别求相对标准偏差。

3. 注意危险化学试剂及精密仪器的正确操作,避免引起实验事故,遇到问题应及时与带教老师沟通。

4. 所有检验记录应及时、准确、完整。

5. 实训拓展是在完成法定检验的基础上,能够结合药物的特性,通过查阅相关资料,探索更多的检验方法。注意要充分体现该药物的理化特性,选择的方法力求简便、快速和低耗。

四、实训思考

药品检验工作中应注意哪些细节才能保证检验结果的准确?

五、实训体会

实训总结。

六、备选药品检验品种

1. 对乙酰氨基酚片

2. 马来酸氯苯那敏片

3. 诺氟沙星胶囊

4. 葡萄糖氯化钠注射液

5. 板蓝根颗粒

6. 黄连上清片

7. 双黄连口服液

七、实训原始记录及报告格式要求

(一)实训原始记录

盐酸左氧氟沙星检验原始记录

第1页　共　页

温度(℃)：　　　　相对湿度(%)：

记录名称	成品检验记录	记录编码	
		版本号	
品　名		记录编号	
规　格		批　号	
包装规格		检品来源	
数　量		取样日期	
件　数		检验日期	
生产厂家			
检验依据			

检验项目	检验结果	结论

检验人:(签名)　　　　　　　　复核人:(签名)

日　期：　　　　　　　　　　日　期：

（二）实训报告

盐酸左氧氟沙星检验报告单

成品检验报告单

编码：　　　　　　　　　　　　　　　　　　报告编号：

品　名		批号	
规　格		取样日期	
包装规格		报告日期	
数　量		有效期至	
件　数		检验项目	
生产厂家			
检验依据			
检验项目	标准规定		检验结果
结论：			

负责人:（签名）　　　　　　复核人:（签名）　　　　　　检验人:（签名）

10%葡萄糖注射液测定

附录

附录一　药物分析实训基本要求

1. 课前要作好预习,明确本次实验(实训)的目的、原理和操作要点,熟悉实验内容和主要步骤,预先安排好实验进程,结合理论知识,推导实验中涉及的计算公式,估计实验中会出现的问题或误差及处理办法。每次实验课均应有准备地接受教师的提问。

2. 进入实验室应穿工作服(长发者应将头发收拢于实验帽内),保持实验室安静及室内卫生,不得将与实验无关的任何物品带入实验室。

3. 实验中应仔细、认真,严格按实验规程操作,认真练习操作技术,细心观察实验现象,如实记录原始数据,虚心接受教师的指导。

4. 注意防止试剂及药品的污染,取用时应仔细观察标签和取用工具上的标识,杜绝错盖瓶盖或不随手加盖的现象发生。当不慎发生试剂污染时,应及时报告任课教师,以便处理。公用试剂、药品应在指定位置取用。取出的试剂、药品不得再倒回原瓶。未经允许不得擅自动用实验室任何物品。

5. 按仪器操作规程使用仪器,破损仪器应及时登记报损、补发。使用精密仪器,需经教师同意,并在教师指导下使用,用毕登记签名。

6. 正确使用清洁液,注意节约纯化水,清洗玻璃仪器应遵守少量多次的原则,洗至玻璃表面不挂水珠。

7. 节约水电、药品和试剂,爱护公物。可回收利用的废溶剂应回收至指定的容器中,不可任意弃去。腐蚀性残液应倒入废液缸中,切勿倒进水槽。

8. 实验完毕应认真清理实验台面,实验用品洗净后放回原处,经教师同意后,方可离开。值日生还应负责清扫实验室公共卫生,清理公用试剂,清除垃圾及废液缸中污物,并检查水、电、门窗等安全事宜。

9. 认真总结实验结果,依据原始记录,按指定格式填写实验报告,并按规定时间上交实验报告。

10. 实验(实训)课不得旷课,实验期间不得擅自离开实验室。

(汪　岩)

附录二　实验室安全常识

在药物分析实验中常接触到有腐蚀性、毒性或易燃易爆的化学药品以及各种仪器设备,如使用不慎极易发生危险。在实验操作前应对各种药品、试剂的性质和仪器的性能有充分的了解,并且熟悉一般安全知识,必须严格遵守实验室各种安全操作制度。在实验中要时刻注意防火、防爆,发现事故苗头及时报告,不懂时不要擅自动手处理。

1. **防火知识**　实验室中失火原因通常是易燃液体使用、蒸馏不谨慎或电器电路有故障。预防失火的措施主要有:

(1)易燃物质应贮存于密闭容器内并放在专用仓库阴凉处,不宜大量存放在实验室中;在实验中使用或倾倒易燃物质时,注意要远离火源;易燃液体的废液应倒入专用贮存容器中,不得倒入下水道,以免引起燃爆事故。

(2)加热乙醚、二硫化碳、丙酮、苯、乙醇等低沸点或中等沸点且易燃液体时,最好使用水蒸气加热,或用水浴加热,并随时查看检查,不得离开操作岗位,切记不能用直火或油浴加热。

(3)磷与空气接触,易自发着火,应在水中贮存;金属钠暴露于空气中亦能自燃且与水能起猛烈反应而着火,应在煤油中贮存。

(4)身上或手上沾有易燃物质时,应立即清洗干净,不得靠近火源,以免着火。

实验过程一旦发生火灾,不要惊慌,首先尽快切断电源或燃气源,再根据起火原因有针对性灭火。

(1)乙醇及其他可溶于水的液体着火时,可用水灭火。

(2)有机溶剂或油类着火时,应用沙土隔绝氧气灭火。

(3)衣服着火时应就地躺下滚动,同时用湿衣服在身上抽打灭火。

2. **防爆知识**

(1)易发生爆炸的操作不得对着人进行。

(2)在蒸馏乙醚时应特别小心,切勿蒸干,因为乙醚在室温时的蒸气压很高,与空气或氧气混合时能产生过氧化物而发生猛烈爆炸。

(3)下列物质混合易发生爆炸:①高氯酸与乙醇;②高氯酸盐或氯酸盐与浓硫酸、硫黄或甘油;③高锰酸钾与浓硫酸;④金属钠或钾与水;⑤硝酸钾与醋酸钠;⑥氧化汞与硫黄;⑦磷与硝酸、硝酸盐、氯酸盐。

(4)使用氢气、乙炔等可燃性气体为气源的仪器时,应注意检查气瓶及仪器管道的接头处,以免漏气后与空气混合发生爆炸。

(5)某些氧化剂或混合物不能研磨,否则将引起爆炸,如氯酸钾、硝酸钾、高锰酸钾等。

3. **有腐蚀性、毒性试剂及药品使用知识**

(1)使用浓酸、浓碱等强腐蚀性试剂时,应格外小心,切勿溅在皮肤或衣服上,尤其注意保护眼睛。硫酸、盐酸、硝酸、冰醋酸、氢氟酸、氢氧化钠、氢氧化钾等物质,均能腐蚀皮肤,损坏衣服。盐酸、硝酸、氢氟酸、氨水的蒸气对呼吸道黏膜及眼睛有强烈的刺激作用,因此在使用上述试剂时应在毒气橱中进行,或戴上口罩及防护眼镜。稀释硫酸时,应谨慎地将浓硫酸沿管壁缓缓倒入水中,切不可反向操作。不小心烫伤时可先用大量水冲洗,然后用20%苏打溶液洗拭(酸类腐蚀)、5%苏打溶液洗拭(氢氟酸腐蚀)、2%硼酸或醋酸溶液冲洗(碱类腐蚀)、热水或硫代硫酸钠溶液敷治(过氧化氢腐蚀)。

（2）苯酚有腐蚀性,使皮肤呈白色烫伤,应立即将其除去,否则引起局部糜烂,治愈极慢。

（3）溴能刺激呼吸道、眼睛及烧伤皮肤。烧伤处应立即用石油醚或苯洗去溴液;或先用水洗,再用稀碳酸氢钠或硼酸溶液洗涤;或用 25% 氨溶液-松节油-95%乙醇(1∶1∶10)的混合液涂敷处理。

（4）氰化钾、三氧化二砷、升汞、黄磷或白磷均有剧毒,应严格按毒剧物有关规定贮存、取用,切勿误入口中,使用后应及时洗手。如金属汞挥发性强,在体内易蓄积中毒,实验中切勿洒落在实验台面或地面上,一旦洒落,应立即用硫黄粉盖在洒落处,使汞转变不挥发的硫化汞;氰化物不能与酸接触,否则会产生剧毒物氢氰酸。

4. 用电安全知识

试实验中应时刻重视用电安全,一般应注意:

（1）实验前应检查电线、电器设备有无损坏,绝缘是否良好,认真阅读使用说明书,明确使用方法,切不可盲目地接入电源,使用过程中要随时观察电器的运行情况。

（2）正确操作闸刀开关,使闸刀处于完全合上或完全拉断的位置,不能若即若离。

（3）使用烘箱和高温炉时,必须确认自动控制温度装置的可靠性,同时还需人工定时监测温度。

（4）不要将电气器械放在潮湿处,禁止用湿手或沾有食盐溶液和无机酸的手去接触使用电器,也不宜站在潮湿的地方使用电气器械。

（汪　岩）

附录三　实训记录与实训报告

实训过程中应尊重实训事实,及时作好完整而确切的原始记录,包括实训中的操作、现象、数据等,不得编造或篡改。原始记录应直接记于实训报告本上,绝不允许记于纸条上、手上或其他地方再誊写,也不允许暂记在脑子里等下一个数据一起记录。原始记录是实训报告的一部分,尊重原始记录是必要的科学作风。报告本不准撕页,如记录有误,只能将写错处用双线划去(但要求仍能看清原来写错的数值),在其旁写上正确数据,并签更改者姓名,千万不得涂改,涂改的原始记录无效。记录内容一般包括供试药品名称、来源、批号、数量、规格、外观性状、包装情况、检验中观察到的现象、检验数据等。记录实训数据时,保留几位有效数字应和所用仪器的准确程度相适应。实训结束,应根据原始记录,写出实训报告。

实训报告格式要求

一、实训原始记录

题　　目

时间　　　　温度　　　　湿度

1. 药品（名称、厂家、批号、标示量）

2. 试剂（名称、厂家、批号、规格）

3. 主要仪器（厂家、规格、型号）

4. 实训内容及步骤

5. 数据记录与处理

二、实训报告

题　目

'时间

1. 实训目的

2. 实训原理

3. 实训结论

4. 实训思考

5. 实训体会

（汪　岩）

附录四　药物分析实训测试表

班级_____　姓名_____　学号

考核项目	实训一	实训二	实训三	实训四	实训五	实训六	实训七	实训八	实训九	实训十	实训十一	实训考核
出勤(5分)												
提问(5分)												
操作(45分)												
报告(40分)												
其他(5分)												
成绩												
总分												

（汪　岩）

附录五　综合实训药品质量标准

1. 对乙酰氨基酚片

对乙酰氨基酚　Duiyixian'anjifen
Paracetamol

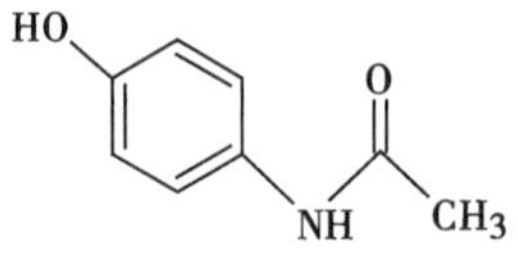

$C_8H_9NO_2$　151.16

本品为 4′-羟基乙酰苯胺。按干燥品计算，含 $C_8H_9NO_2$ 应为 98.0%～102.0%。

【性状】　本品为白色结晶或结晶性粉末；无臭。

本品在热水或乙醇中易溶，在丙酮中溶解，在水中略溶。

熔点　本品的熔点（通则 0612 第二法）为 168～172℃。

【鉴别】　（1）本品的水溶液加三氯化铁试液，即显蓝紫色。

（2）取本品约 0.1g，加稀盐酸 5ml，置水浴中加热 40 分钟，放冷；取 0.5ml，滴加亚硝酸钠试液 5 滴，摇匀，用水 3ml 稀释后，加碱性 β-萘酚试液 2ml，振摇，即显红色。

（3）本品的红外光吸收图谱应与对照的图谱（光谱集 131 图）一致。

【检查】　酸度　取本品 0.10g，加水 10ml 使溶解，依法测定（通则 0631），pH 应为 5.5～6.5。

乙醇溶液的澄清度与颜色　取本品 1.0g，加乙醇 10ml 溶解后，溶液应澄清，无色；如显浑浊，与 1 号浊度标准液（通则 0902 第一法）比较，不得更浓；如显色，与棕红色 2 号或橙红色 2 号标准比色液（通则 0901 第一法）比较，不得更深。

氯化物　取本品 2.0g，加水 100ml，加热溶解后，冷却，滤过，取滤液 25ml，依法检查（通则 0801），与标准氯化钠溶液 5.0ml 制成的对照液比较，不得更浓（0.01%）。

硫酸盐　取氯化物项下剩余的滤液 25ml，依法检查（通则 0802），与标准硫酸钾溶液 1.0ml 制成的对照液比较，不得更浓（0.02%）。

对氨基酚及有关物质　临用新制。取本品适量，精密称定，加溶剂［甲醇-水（4∶6）］制成每 1ml 中约含 20mg 的溶液，作为供试品溶液；取对氨基酚对照品适量，精密称定，加上述溶剂溶解并制成每 1ml 中约含对氨基酚 0.1mg 的溶液，作为对照品溶液；精密量取对照品溶液与供试品溶液各 1ml，置同一 100ml 量瓶中，用上述溶剂稀释至刻度，摇匀，作为对照溶液。照高效液相色谱法（通则 0512）试验。用辛烷基硅烷键合硅胶为填充剂；以磷酸盐缓冲液（取磷酸氢二钠 8.95g，磷酸二氢钠 3.9g，加水溶解至 1000ml，加 10% 四丁基氢氧化铵溶液 12ml）-甲醇（90∶10）为流动相；检测波长为 245nm；柱温为 40℃；理论板数按对乙酰氨基酚峰计算不低于 2000，对氨基酚峰与对乙酰氨基酚峰的分离度应符合要求。精密量取对照溶液与供试品溶液各 20μl，分别注入液相色谱仪，记录色谱图至主峰保留时间的 4 倍。供试品溶液色谱图中如有与对氨基酚保留时间一致的色谱峰，按外标法以峰面积计算，含对氨基酚不得过 0.005%，其他单个杂质峰面积不得大于对照溶液中对乙酰氨基酚峰面积的 0.1 倍（0.1%），其他各杂质峰面积的和不得大于对照溶液中对乙酰氨基酸峰面积的 0.5 倍（0.5%）。

对氯苯乙酰胺　临用新制。取对氨基酚及有关物质项下的供试品溶液作为供试品溶液；另取对氯苯乙酰胺对照品与对乙酰氨基酚对照品各适量，精密称定，加溶剂［甲醇-水（4∶6）］溶解并制成每 1ml 中约含对氯苯乙酰胺 1μg 与对乙酰氨基酚 20μg 的混合溶液，作为对照品溶液。照高效液相色谱法（通则 0512）试验。用辛烷基硅烷键合硅胶为填充剂；以磷酸盐缓冲液（取磷酸氢二钠 8.95g，磷酸二氢钠 3.9g，加水溶解至 1000ml，加 10%四丁基氢氧化铵 12ml）-甲醇（60∶40）为流动相；检测波长为 245mn；柱温为 40℃；理论板数按对乙酰氨基酚峰计算不低于 2000，对氯苯乙酰胺峰与对乙酰氨基酚峰的分离度应符合要求。精密量取对照品溶液与供试品溶液各 20μl，分别注入液相色谱仪,记录色谱图。按外标法以峰面积计算,含对氯苯乙酰胺不得过 0.005% 。

干燥失重　取本品,在 105℃ 干燥至恒重,减失重量不得过 0.5%(通则 0831)。

炽灼残渣　不得过 0.1%(通则 0841)。

重金属　取本品 1.0g,加水 20ml,置水浴中加热使溶解,放冷,滤过,取滤液加醋酸盐缓冲液(pH 3.5)2ml 与水适量使成 25ml,依法检查(通则 0821 第一法),含重金属不得过百万分之十。

【含量测定】取本品约 40mg,精密称定,置 250ml 量瓶中,加 0.4% 氢氧化钠溶液 50ml 溶解后,加水至刻度,摇匀,精密量取 5ml,置 100ml 量瓶中,加 0.4% 氢氧化钠溶液 10ml,加水至刻度,摇匀,照紫外-可见分光光度法(通则 0401),在 257nm 的波长处测定吸收度,按 $C_8H_9NO_2$ 的吸收系数($E_{1cm}^{1\%}$)为 715 计算,即得。

【类别】解热镇痛药、非甾体抗炎药。

【贮藏】密封保存。

【制剂】①对乙酰氨基酚片;②对乙酰氨基酚咀嚼片;③对乙酰氨基酚泡腾片;④对乙酰氨基酚注射液;⑤对乙酰氨基酚栓;⑥对乙酰氨基酚胶囊;⑦对乙酰氨基酚颗粒;⑧对乙酰氨基酚滴剂;⑨对乙酰氨基酚凝胶。

对乙酰氨基酚片　Duiyixian'anjifen Pian
Paracetamol Tablets

本品含对乙酰氨基酚($C_8H_9NO_2$)应为标示量的 95.0% ~ 105.0%。

【性状】本品为白色片、薄膜衣或明胶包衣片,除去包衣后显白色。

【鉴别】(1)取本品的细粉适量(约相当于对乙酰氨基酚 0.5g),用乙醇 20ml 分次研磨使对乙酰氨基酚溶解,滤过,合并滤液,蒸干,残渣照对乙酰氨基酚项下的鉴别(1)、(2)项试验,显相同的反应。

(2)取本品细粉适量(约相当于对乙酰氨基酚 100mg),加丙酮 10ml,研磨溶解,滤过,滤液水浴蒸干,残渣经减压干燥,依法测定。本品的红外光吸收图谱应与对照的图谱(光谱集 131 图)一致。

【检查】对氨基酚　临用新制。取本品细粉适量(约相当于对乙酰氨基酚 0.2g),精密称定,置 10ml 量瓶中,加溶剂[甲醇-水(4∶6)]适量,振摇使对乙酰氨基酚溶解,加溶剂稀释至刻度,摇匀,滤过,取续滤液作为供试品溶液;另取对氨基酚对照品与对乙酰氨基酚对照品各适量,精密称定,加上述溶剂制成每 1ml 中各约含 20μg 混合的溶液,作为对照品溶液。照对乙酰氨基酚中对氨基酚及有关物质项下的色谱条件测定。供试品溶液色谱图中如有与对照品溶液中对氨基酚保留时间一致的色谱峰,按外标法以峰面积计算,含对氨基酚不得过对乙酰氨基酚标示量的 0.1%。

溶出度　取本品,照溶出度与释放度测定法(通则 0931 第一法),以稀盐酸 24ml 加水至 1000ml 为溶出介质,转速为每分钟 100 转,依法操作,经 30 分钟时,取溶液滤过,精密量取续滤液适量,用 0.04% 氢氧化钠溶液稀释成每 1ml 中含对乙酰氨基酚 5 ~ 10μg 的溶液,照紫外-可见分光光度法(通则 0401),在 257nm 的波长处测定吸光度,按 $C_8H_9NO_2$ 的吸收系数($E_{1cm}^{1\%}$)为 715 计算每片的溶出量,限度为标示量的 80%,应符合规定。

其他　应符合片剂项下有关的各项规定(通则0101)。

【含量测定】取本品20片,精密称定,研细,精密称取适量(约相当于对乙酰氨基酚40mg),置250ml量瓶中,加0.4%氢氧化钠溶液50ml与水50ml,振摇15分钟,用水稀释至刻度,摇匀,滤过,精密量取续滤液5ml,照对乙酰氨基酚含量测定项下的方法,自"置100ml量瓶中"起,依法测定,即得。

【类别】同对乙酰氨基酚。

【规格】①0.1g;②0.3g;0.5g。

【贮藏】密封保存。

2. 马来酸氯苯那敏片

马来酸氯苯那敏　Malaisuan Lübennamin
Chlorphenamine Maleate

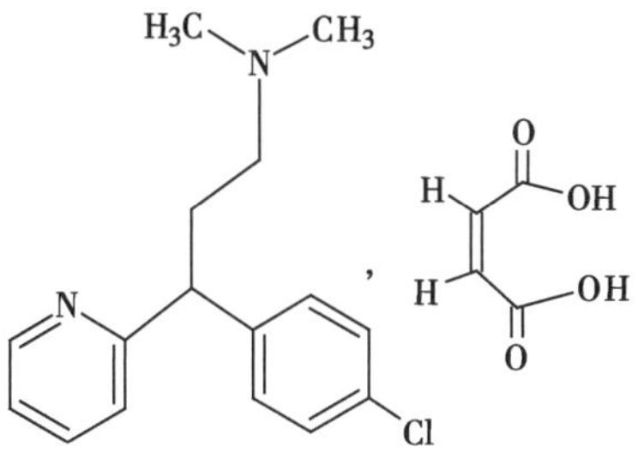

$C_{16}H_{19}ClN_2 \cdot C_4H_4O_4$　390.87

本品为2-[对-氯-α-[2-(二甲氨基)乙基]苯基]吡啶马来酸盐。按干燥品计算,含$C_{16}H_{19}ClN_2 \cdot C_4H_4O_4$不得少于98.5%。

【性状】本品为白色结晶性粉末;无臭。

本品在水或乙醇或三氯甲烷中易溶,在乙醚中微溶。

熔点　本品的熔点(通则0612)为131.5~135℃。

吸收系数　取本品,精密称定,加盐酸溶液(稀盐酸1ml加水至100ml)溶解并定量稀释制成每1ml中约含20μg的溶液,照紫外-可见分光光度法(通则0401),在264nm的波长处测定吸光度,吸收系数($E_{1cm}^{1\%}$)为212~222。

【鉴别】(1)取本品约10mg,加枸橼酸醋酐试液1ml,置水浴上加热,即显红紫色。

(2)取本品约20mg,加稀硫酸1ml,滴加高锰酸钾试液,红色即消失。

(3)本品的红外光吸收图谱应与对照的图谱(光谱集61图)一致。

【检查】酸度　取本品0.1g,加水10ml溶解后,依法测定(通则0631),pH应为4.0~5.0。

有关物质　取本品,加溶剂[流动相A-乙腈(80:20)]溶解并稀释制成每1ml中含1mg的溶液,作为供试品溶液;精密量取适量,用上述溶剂稀释制成每1ml中含3μg的溶液,作为对照溶液。照高效液相色谱法(通则0512)试验,用十八烷基硅烷键合硅胶为填充剂,流动相A为磷酸盐缓冲液(取磷酸二氢铵11.5g,加水适量使溶解,加磷酸1ml,用水稀释至1000ml),流动相B为乙腈,按下表进行梯度洗脱,流速为每分钟1.2ml,检测波长为225nm。理论板数按氯苯那敏峰计算不低于4000。精密量取供试品溶液与对照溶液各10μg,分别注入液相色谱仪,记录色谱图。供试品溶液色谱图中如有杂质峰,除马来酸峰外,单个杂质峰面积不得大于对照溶液中氯苯那敏峰面积(0.3%),各杂质峰面积的和不得大于对照溶液中氯苯那敏峰面积的3倍(0.9%)。供试品溶液色谱图中小于对照溶液氯苯那敏峰面积0.17倍的色谱峰忽略不计(0.05%)。

时间（分钟）	流动相 A（%）	流动相 B（%）
0	90	10
25	75	25
40	60	40
45	90	10
50	90	10

残留溶剂　取本品,精密称定,加 N,N-二甲基甲酰胺溶解并稀释制成每1ml中约含0.2g的溶液,作为供试品溶液;另取四氢呋喃、1,4-二氧六环、吡啶和甲苯,精密称定,用 N,N-二甲基甲酰胺定量稀释制成每1ml中各含四氢呋喃144μg、1,4-二氧六环76μg、吡啶40μg、甲苯178μg的溶液,作为对照品溶液。精密量取供试品溶液与对照品溶液各1ml,置顶空瓶中,密封。照残留溶剂测定法(通则0861第二法)测定,用5%苯基-95%甲基聚硅氧烷(或极性相近)为固定液;柱温在50℃维持15分钟,再以每分钟8℃的速率升温至120℃,维持10分钟;进样口温度为200℃;检测器温度为250℃。顶空瓶平衡温度为90℃,平衡时间为30分钟,进样体积为1.0ml。取对照品溶液顶空进样,理论板数按四氢呋喃峰计算不低于5000,各成分峰间的分离度均应符合要求。再取供试品溶液与对照品溶液分别顶空进样,记录色谱图。按外标法以峰面积计算,四氢呋喃、二氧六环、吡啶与甲苯的残留量均应符合规定。

易炭化物　取本品25mg,依法检查(通则0842),与黄色1号标准比色液比较,不得更深。

干燥失重　取本品,在105℃干燥至恒重,减失重量不得过0.5%(通则0831)。

炽灼残渣　不得过0.1%(通则0841)。

【含量测定】取本品约0.15g,精密称定,加冰醋酸10ml溶解后,加结晶紫指示液1滴,用高氯酸滴定液(0.1mol/L)滴定至溶液显蓝绿色,并将滴定的结果用空白试验校正。每1ml高氯酸滴定液(0.1mol/L)相当于19.54mg的 $C_{16}H_{19}ClN_2 \cdot C_4H_4O_4$。

【类别】抗组胺药。

【贮藏】遮光,密封保存。

【制剂】①马来酸氯苯那敏片;②马来酸氯苯那敏注射液;③马来酸氯苯那敏滴丸。

马来酸氯苯那敏片　Malaisuan Lübennamin Pian
Chlorphenamine Maleate Tablets

本品含马来酸氯苯那敏($C_{16}H_{19}ClN_2 \cdot C_4H_4O_4$)应为标示量的93.0%~107.0%。

【性状】本品为白色片。

【鉴别】(1)取本品的细粉适量(约相当于马来酸氯苯那敏8mg),加水4ml,搅拌,滤过,滤液蒸干,照马来酸氯苯那敏项下的鉴别(1)项试验,显相同的反应。

（2）取本品的细粉适量（约相当于马来酸氯苯那敏 20mg），加稀硫酸 2ml,搅拌,滤过,滤液滴加高锰酸钾试液,红色即消失。

（3）在含量测定项下记录的色谱图中,供试品溶液两主峰的保留时间应与对照品溶液相应两主峰的保留时间一致。

【检查】 含量均匀度 取本品 1 片,置 25ml（1mg 规格）或 50ml（4mg 规格）量瓶中,加流动相约 20ml,振摇崩散并使马来酸氯苯那敏溶解,用流动相稀释至刻度,摇匀,滤过,取续滤液 20μl（1mg 规格）或 10μl（4mg 规格）,照含量测定项下的方法测定含量,应符合规定（通则 0941）。

溶出度 取本品,照溶出度与释放度测定法（通则 0931 第三法）,以稀盐酸 2.5ml 加水至 250ml 为溶剂,转速为每分钟 50 转,依法操作,经 45 分钟时,取溶液 10ml 滤过,取续滤液,照紫外-可见分光光度法（通则 0401）,在 264nm 的波长处测定吸光度,按 $C_{16}H_{19}ClN_2 \cdot C_4H_4O_4$ 的吸收系数（$E_{1cm}^{1\%}$）为 217 计算每片的溶出量。限度为标示量的 75%,应符合规定。

其他 应符合片剂项下有关的各项规定（通则 0101）。

【含量测定】 照高效液相色谱法（通则 0512）测定。

色谱条件与系统适用性试验 用十八烷基硅烷键合硅胶为填充剂;以磷酸盐缓冲液（取磷酸二氢铵 11.5g,加水适量使溶解,加磷酸 1ml,用水稀释至 1000ml）-乙腈（80：20）为流动相;柱温为 30℃;检测波长为 262nm。出峰顺序依次为马来酸与氯苯那敏,理论板数按氯苯那敏峰计算不低于 4000,氯苯那敏峰与相邻杂质峰的分离度应符合要求。

测定法 取本品 20 片,精密称定,研细,精密称取适量（约相当于马来酸氯苯那敏 4mg）,置 50ml 量瓶中,加流动相适量,振摇使马来酸氯苯那敏溶解,用流动相稀释至刻度,摇匀,滤过,取续滤液作为供试品溶液,精密量取 10μl 注入液相色谱仪,记录色谱图;另取马来酸氯苯那敏对照品 16mg,精密称定,置 200ml 量瓶中,加流动相溶解并稀释至刻度,摇匀,同法测定。按外标法以氯苯那敏峰面积计算,即得。

【类别】 同马来酸氯苯那敏。

【规格】 ①1mg；②4mg。

【贮藏】 遮光,密封保存。

3. 诺氟沙星胶囊

诺氟沙星 Nuofushaxing
Norfloxacin

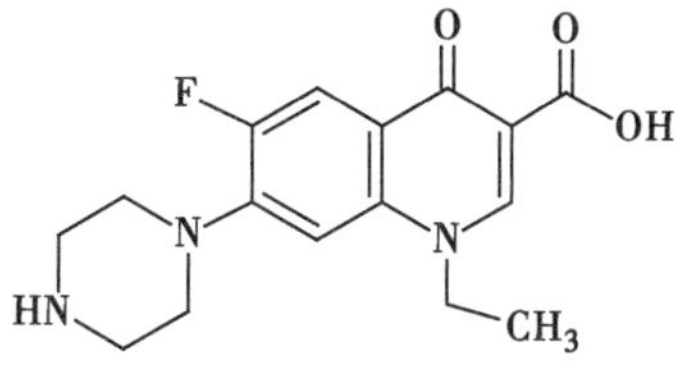

$C_{16}H_{18}FN_3O_3$ 319.24

本品为1-乙基-6-氟-1,4-二氢-4-氧代-7-（1-哌嗪基）-3-喹啉羧酸。按干燥品计算,含 $C_{16}H_{18}$ FN_3O_3 应为98.5%~102.0%。

【性状】本品为类白色至淡黄色结晶性粉末;无臭;有引湿性。

本品在 N,N-二甲基甲酰胺中略溶,在水或乙醇中极微溶解;在醋酸、盐酸或氢氧化钠溶液中易溶。

熔点　本品的熔点为218~224℃（通则0612）。

【鉴别】（1）取本品与诺氟沙星对照品适量,分别加三氯甲烷-甲醇（1:1）制成每1ml中含2.5mg的溶液,作为供试品溶液与对照品溶液,照薄层色谱法（通则0502）试验,吸取上述两种溶液各10μl,分别点于同一硅胶G薄层板上,以三氯甲烷-甲醇-浓氨溶液（15:10:3）为展开剂,展开,晾干,置紫外光灯（365nm）下检视。供试品溶液所显主斑点的位置与荧光应与对照品溶液主斑点的位置与荧光相同。

（2）在含量测定项下记录的色谱图中,供试品溶液主峰的保留时间应与对照品溶液主峰的保留时间一致。

以上（1）、（2）两项可选做一项。

【检查】溶液的澄清度　取本品5份,各0.5g,分别加氢氧化钠试液10ml溶解后,溶液应澄清;如显浑浊,与2号浊度标准液（通则0902第一法）比较,均不得更浓。

有关物质　取本品适量,精密称定,加0.1mol/L盐酸溶液适量（每12.5mg诺氟沙星加0.1mol/L盐酸溶液1ml）使溶解,用流动相A定量稀释制成每1ml中约含0.15mg的溶液,作为供试品溶液;精密量取适量,用流动相A定量稀释制成每1ml中含0.75μg的溶液,作为对照溶液。另精密称取杂质A对照品约15mg,置200ml量瓶中,加乙腈溶解并稀释至刻度,摇匀,精密量取适量,用流动相A定量稀释制成每1ml中约含0.3μg的溶液,作为杂质A对照品溶液。照高效液相色谱法（通则0512）试验,用十八烷基硅烷键合硅胶为填充剂;以0.025mol/L磷酸溶液（用三乙胺调节pH至3.0±0.1）-乙腈（87:13）为流动相A,乙腈为流动相B;按下表进行线性梯度洗脱。称取诺氟沙星对照品、环丙沙星对照品和依诺沙星对照品各适量,加0.1mol/L盐酸溶液适量使溶解,用流动相A稀释制成每1ml中含诺氟沙星0.15mg、环丙沙星和依诺沙星各3μg的混合溶液,取20μl注入液相色谱仪,以278nm为检测波长,记录色谱图,诺氟沙星峰的保留时间约为9分钟。诺氟沙星峰与环丙沙星峰和诺氟沙星峰与依诺沙星峰的分离度均应大于2.0。精密量取供试品溶液、对照溶液和杂质A对照品溶液各20μl,分别注入液相色谱仪,以278nm和262nm为检测波长,记录色谱图。供试品溶液色谱图中如有杂质峰,杂质A（262nm检测）按外标法以峰面积计算,不得过0.2%。其他单个杂质（278nm检测）峰面积不得大于对照溶液主峰面积（0.5%）;其他各杂质峰面积的和（278nm检测）不得大于对照溶液主峰面积的2倍（1.0%）。供试品溶液色谱图中小于对照溶液主峰面积0.1倍的峰忽略不计。

时间（分钟）	流动相 A（%）	流动相 B（%）
0	100	0
10	100	0
20	50	50
30	50	50
32	100	0
42	100	0

　　干燥失重　取本品,在105℃干燥至恒重,减失重量不得过1.0%（通则0831）。

　　炽灼残渣　取本品1.0g,置铂坩埚中,依法检查（通则0841）,遗留残渣不得过0.1%。

　　重金属　取炽灼残渣项下遗留的残渣,依法检查（通则0821第二法）,含重金属不得过百万分之十五。

　　【含量测定】　照高效液相色谱法（通则0512）测定。

　　色谱条件与系统适用性试验　用十八烷基硅烷键合硅胶为填充剂;以0.025mol/L磷酸溶液（用三乙胺调节pH至3.0±0.1）-乙腈(87:13)为流动相,检测波长为278nm。称取诺氟沙星对照品、环丙沙星对照品和依诺沙星对照品各适量,加0.1mol/L盐酸溶液适量使溶解,用流动相稀释制成每1ml中含诺氟沙星25μg、环丙沙星和依诺沙星各5μg的混合溶液,取20μl注入液相色谱仪,记录色谱图,诺氟沙星峰的保留时间约为9分钟。诺氟沙星峰与环丙沙星峰和诺氟沙星峰与依诺沙星峰间的分离度均应大于2.0。

　　测定法　取本品约25mg,精密称定,置100ml量瓶中,加0.1mol/L盐酸溶液2ml使溶解后,用水稀释至刻度,摇匀,精密量取5ml,置50ml量瓶中,用流动相稀释至刻度,摇匀,作为供试品溶液,精密量取20μl注入液相色谱仪,记录色谱图;另取诺氟沙星对照品,同法测定。按外标法以峰面积计算,即得。

　　【类别】　喹诺酮类抗菌药。

　　【贮藏】　遮光,密封,在干燥处保存。

　　【制剂】　①诺氟沙星片;②诺氟沙星软膏;③诺氟沙星乳膏;④诺氟沙星胶囊;⑤诺氟沙星滴眼液。

诺氟沙星胶囊　Nuofushaxing Jiaonang
Norfloxacin Capsules

本品含诺氟沙星($C_{16}H_{18}FN_3O_3$)应为标示量的90.0%~110.0%。

　　【性状】　本品内容物为白色至淡黄色颗粒或粉末。

　　【鉴别】　(1)取本品内容物,加三氯甲烷-甲醇(1:1)制成每1ml中约含诺氟沙星2.5mg的溶液,滤过,取续滤液作为供试品溶液,照诺氟沙星项下的鉴别(1)试验,显相同的结果。

　　(2)在含量测定项下记录的色谱图中,供试品溶液主峰的保留时间应与对照品溶液主峰的保留时间一致。

以上（1）、（2）两项可选做一项。

【检查】有关物质　取本品的内容物适量，精密称定，按标示量加 0.1mol/L 盐酸溶液适量（每 12.5mg 诺氟沙星加 0.1mol/L 盐酸溶液 1ml）使溶解，用流动相 A 定量稀释制成每 1ml 中约含诺氟沙星 0.15mg 的溶液，滤过，取续滤液作为供试品溶液，照诺氟沙星项下的方法检查，应符合规定。

溶出度　取本品，照溶出度与释放度测定法（通则 0931 第二法），以醋酸缓冲液（取冰醋酸 2.86ml 与 50%氢氧化钠溶液 1ml，加水 900ml，振摇，用冰醋酸或 50%氢氧化钠溶液调节 pH 至 4.0，加水至 1000ml）1000ml 为溶出介质，转速为每分钟 50 转，依法操作，经 30 分钟时，取溶液适量，滤过，精密量取续滤液适量，用溶出介质定量稀释制成每 1ml 中约含诺氟沙星 5μg 的溶液，作为供试品溶液，照紫外-可见分光光度法（通则 0401），在 277nm 的波长处测定吸光度；另取诺氟沙星对照品适量，精密称定，加溶出介质溶解并定量稀释制成每 1ml 中约含 5μg 的溶液，同法测定，计算每粒的溶出量。限度为标示量的 75%，应符合规定。

其他　应符合胶囊剂项下有关的各项规定（通则 0103）。

【含量测定】取本品的细粉适量（约相当于诺氟沙星 125mg），精密称定，置 500ml 量瓶中，加 0.1mol/L 盐酸溶液 10ml 使溶解后，用水稀释至刻度，摇匀，滤过，精密量取续滤液 5ml，置 50ml 量瓶中，用流动相稀释至刻度，摇匀，作为供试品溶液，照诺氟沙星项下的方法测定，即得。

【类别】同诺氟沙星。

【规格】0.1g。

【贮藏】遮光，密封保存。

4. 葡萄糖氯化钠注射液

葡萄糖氯化钠注射液　PutaotangLühuana Zhusheye

Glucose and Sodium Chloride Injection

本品为葡萄糖或无水葡萄糖与氯化钠的灭菌水溶液。含葡萄糖（$C_6H_{12}O_6 \cdot H_2O$）与氯化钠（NaCl）均应为标示量的 95.0%~105.0%。

【性状】本品为无色的澄明液体。

【鉴别】（1）取本品，缓缓滴入微温碱性酒石酸铜试液中，即成氧化亚铜红色沉淀。

（2）本品显钠盐与氯化物的鉴别（1）反应（通则 0301）。

【检查】pH　应为 3.5~5.5（通则 0631）。

5-羟甲基糠醛　精密量取本品适量（约相当于葡萄糖 0.1g），置 50ml 量瓶中，加水稀释至刻度，摇匀，照紫外-可见分光光度法（通则 0401）在 284nm 的波长处测定，吸光度不得大于 0.25。

重金属　取本品适量（约相当于葡萄糖 3g），必要时，蒸发至约 20ml，放冷，加醋酸盐缓冲液（pH 3.5）2ml 与水适量使成 25ml，依法检查（通则 0821 第一法），含重金属不得过百万分之五。

细菌内毒素　取本品，依法检查（通则 1143），每 1ml 中含内毒素量应小于 0.50EU。

无菌　取本品，采用薄膜过滤法，以金黄色葡萄球菌为阳性对照菌，依法检查（通则 1101），应符合规定。

其他　应符合注射剂项下有关的各项规定（通则 0102）。

【含量测定】　葡萄糖　取本品,在25℃时,依法测定旋光度(通则0621)与2.0852相乘,即得供试量中含有$C_6H_{12}O_6 \cdot H_2O$的重量(g)。

氯化钠　精密量取本品10ml(含氯化钠0.9%),加水40ml或精密量取本品50ml(含氯化钠0.18%),加2%糊精溶液5ml、2.5%硼砂溶液2ml与荧光黄指示液5~8滴,用硝酸银滴定液(0.1mol/L)滴定。每1ml硝酸银滴定液(0.1mol/L)相当于5.844mg的NaCl。

【类别】　体液补充药。

【规格】　①50ml:葡萄糖4g与氯化钠0.09g;②100ml:葡萄糖5g与氯化钠0.9g;③100ml:葡萄糖8g与氯化钠0.18g;④100ml:葡萄糖10g与氯化钠0.9g;⑤250ml:葡萄糖12.5g与氯化钠2.25g;⑥250ml:葡萄糖20g与氯化钠0.45g;⑦250ml:葡萄糖25g与氯化钠2.25g;⑧500ml:葡萄糖25g与氯化钠4.5g;⑨500ml:葡萄糖50g与氯化钠4.5g;⑩1000ml:葡萄糖50g与氯化钠9g。

【贮藏】　密闭保存。

5. 板蓝根颗粒

板蓝根颗粒　Banlangen Keli

【处方】　板蓝根1400g

【制法】　取板蓝根,加水煎煮两次,第一次2小时,第二次1小时,煎液滤过,滤液合并,浓缩至相对密度为1.20(50℃),加乙醇使含醇量达60%,静置使沉淀,取上清液,回收乙醇并浓缩至适量,加入适量的蔗糖粉和糊精,制成颗粒,干燥,制成1000g;或加入适量的糊精,或适量的糊精和甜味剂,制成颗粒,干燥,制成600g;或取上清液,回收乙醇并浓缩至相对密度为1.32~1.35(60℃),干燥,粉碎,加入适量的淀粉及湿润剂,混匀,制成颗粒,干燥,制成200g,即得。

【性状】　本品为浅棕黄色至棕褐色的颗粒;味甜、微苦,或味微苦〔规格③、④〕。

【鉴别】　取本品2g,研细,加乙醇10ml,超声处理30分钟,滤过,滤液浓缩至2ml,作为供试品溶液。另取板蓝根对照药材0.5g,加乙醇20ml,同法制成对照药材溶液。再取亮氨酸对照品、精氨酸对照品,加乙醇制成每1ml各含0.1mg的混合溶液,作为对照品溶液。照薄层色谱法(通则0502)试验,吸取供试品溶液及对照品溶液各5~10μl、对照药材溶液2μl,分别点于同一硅胶G薄层板上,以正丁醇-冰醋酸-水(19:5:5)为展开剂,展开,取出,晾干,喷以茚三酮试液,在105℃加热至斑点显色清晰。供试品色谱中,在与对照药材色谱和对照品色谱相应的位置上,显相同颜色的斑点。

【检查】　应符合颗粒剂项下有关的各项规定(通则0104)。

【功能与主治】　清热解毒,凉血利咽。用于肺胃热盛所致的咽喉肿痛、口咽干燥、腮部肿胀;急性扁桃体炎、腮腺炎见上述证候者。

【用法与用量】　开水冲服。一次5~10g〔规格①、②〕,或一次1~2袋〔规格③、④〕,一日3~4次。

【规格】　①每袋装5g(相当于饮片7g);②每袋装10g(相当于饮片14g);③每袋装3g(无蔗糖,相当于饮片7g);④每袋装1g(无蔗糖,相当于饮片7g)。

【贮藏】　密封。

6. 黄连上清片

黄连上清片　Huanglian Shangqing Pian

【处方】
黄连 5g	栀子 40g
连翘 40g	炒蔓荆子 40g
防风 20g	荆芥穗 40g
白芷 40g	黄芩 40g
菊花 80g	薄荷 20g
大黄 160g	黄柏 20g
桔梗 40g	川芎 20g
石膏 20g	旋覆花 10g
甘草 20g	

【制法】以上十七味,大黄、白芷、黄连、石膏粉碎成细粉;连翘、荆芥穗、薄荷提取挥发油,药渣加水煎煮两次,每次 1 小时,滤过,合并滤液并浓缩成清膏;其余旋覆花等十味用 70%乙醇加热回流 2 小时,滤过,滤液回收乙醇并浓缩成清膏,药渣再加水煎煮两次,每次 1 小时,滤过,合并滤液并浓缩成清膏;合并三种清膏,浓缩至适量,与大黄等粉末混匀;或清膏喷雾干燥后,与大黄等粉末混匀;加入适量辅料,制成颗粒,干燥,喷入连翘等挥发油,混匀,压制成 1000 片,包糖衣或薄膜衣,即得。

【性状】本品为糖衣片或薄膜衣片,除去包衣后显黄棕色至棕褐色;气香,味苦。

【鉴别】(1)取本品 10 片,除去包衣,研细,加甲醇 30ml,加热回流 30 分钟,滤过,滤液蒸干,残渣加 1%盐酸溶液 25ml,加热回流 1 小时,放冷,用乙醚振摇提取 2 次,每次 20ml,合并乙醚液,蒸干,残渣加甲醇 2ml 使溶解,作为供试品溶液。另取大黄对照药材 0.1g,加甲醇 10ml,同法制成对照药材溶液。再取大黄素对照品,加甲醇制成每 1ml 含 1mg 的溶液,作为对照品溶液。照薄层色谱法(通则 0502)试验,吸取上述三种溶液各 2~4μl,分别点于同一硅胶 G 薄层板上,以石油醚(30~60℃)-甲酸乙酯-甲酸(15∶5∶1)的上层溶液为展开剂,展开,取出,晾干,置紫外光灯(365nm)下检视。供试品色谱中,在与对照药材色谱和对照品色谱相应的位置上,显相同颜色的荧光斑点;置氨蒸气中熏后,斑点变为红色。

(2)取本品 5 片,除去包衣,研细,加甲醇 10ml,超声处理 30 分钟,滤过,滤液作为供试品溶液。另取黄连对照药材 0.1g,同法制成对照药材溶液。再取盐酸小檗碱对照品,加甲醇制成每 1ml 含 0.2mg 的溶液,作为对照品溶液。照薄层色谱法(通则 0502)试验,吸取上述三种溶液各 2μl,分别点于同一硅胶 G 薄层板上,以甲苯-异丙醇-乙酸乙酯-甲醇-水(6∶1.5∶3∶1.5∶0.3)为展开剂,置氨蒸气饱和的展开缸内,展开,取出,晾干,置紫外光灯(365nm)下检视。供试品色谱中,在与对照药材色谱和对照品色谱相应的位置上,显相同的黄色荧光斑点。

(3)取本品 10 片,除去包衣,研细,加乙醚 30ml,超声处理 10 分钟,滤过,弃去乙醚液,药渣挥干溶剂,加乙酸乙酯 40ml,加热回流 1 小时,滤过,滤液蒸干,残渣加甲醇 1ml 使溶解,作为供试品溶液。另取栀子苷对照品,加甲醇制成每 1ml 含 1mg 的溶液,作为对照品溶液。照薄层色谱法(通则 0502)试验,吸取上述两种溶液各 2~4μl,分别点于同一硅胶 G 薄层板上,以乙酸乙酯-丙酮-甲酸-水(10∶

6∶2∶0.5)为展开剂,展开,取出,晾干,喷以10%硫酸乙醇溶液,加热至斑点显色清晰。供试品色谱中,在与对照品色谱相应的位置上,显相同颜色的斑点。

【检查】重金属　取本品10片,除去包衣,研细,称取约1.0g,照炽灼残渣检查法(通则0841)炽灼至完全灰化。取遗留的残渣,依法(通则0821第二法)检查,含重金属不得过20mg/kg。

砷盐　取本品10片,除去包衣,研细,称取1.0g,加无砷氢氧化钙1g,加少量水,搅匀,烘干,用小火缓缓炽灼至炭化,再在500~600℃炽灼至完全灰化(同时作空白,留做标准砷斑用),放冷,加盐酸7ml使溶解,再加水21ml,依法(通则0822第一法)检查,含砷量不得过2mg/kg。

其他　应符合片剂项下有关的各项规定(通则0101)。

【含量测定】照高效液相色谱法(通则0512)测定。

色谱条件与系统适用性试验　以十八烷基硅烷键合硅胶为填充剂;以乙腈-0.033mol/L磷酸二氢钾溶液(35∶65)为流动相;检测波长为345nm。理论板数按盐酸小檗碱峰计算应不低于4000。

对照品溶液的制备　取盐酸小檗碱对照品适量,精密称定,加甲醇制成每1ml含20μg的溶液,即得。

供试品溶液的制备　取本品10片,除去包衣,精密称定,研细,取约1g,精密称定,置具塞锥形瓶中,精密加入盐酸-甲醇(1∶100)混合溶液10ml,称定重量,置50℃水浴中加热15分钟,取出,放冷,超声处理(功率250W,频率33kHz)30分钟,放冷,再称定重量,用甲醇补足减失的重量,摇匀,滤过,精密量取续滤液2ml,低温挥干溶剂,残渣用甲醇适量使溶解,加在碱性氧化铝柱(100~200目,8g,内径为1cm)上,用甲醇35ml洗脱,收集洗脱液,蒸干,残渣加甲醇使溶解,并转移至10ml量瓶中,加甲醇稀释至刻度,摇匀,即得。

测定法　分别精密吸取对照品溶液与供试品溶液各10μl,注入液相色谱仪,测定,即得。

本品每片含黄连、黄柏以盐酸小檗碱($C_{20}H_{17}NO_4 \cdot HCl$)计,不得少于0.27mg。

【功能与主治】清风清热,泻火止痛。用于风热上攻、肺胃热盛所致的头晕目眩、暴发火眼、牙齿疼痛、口舌生疮、咽喉肿痛、耳痛耳鸣、大便秘结、小便短赤。

【用法与用量】口服。一次6片,1日2次

【注意】忌食辛辣食物;孕妇慎用;脾胃虚寒者禁用。

【规格】①薄膜衣片,每片重0.31g;②糖衣片(片芯重0.3g)。

【贮藏】密封。

7. 双黄连口服液

双黄连口服液　Shuanghuanglian Koufuye

【处方】金银花375g　黄芩375g　连翘750g

【制法】以上三味,黄芩加水煎煮三次,第一次2小时,第二、三次各1小时,合并煎液,滤过,滤液浓缩并在80℃时加入2mol/L盐酸溶液适量调节pH至1.0~2.0,保温1小时,静置12小时,滤过,沉淀加6~8倍量水,用40%氢氧化钠溶液调节pH至7.0,再加等量乙醇,搅拌使溶解,滤过,滤液用2mol/L盐酸溶液调节pH至2.0,60℃保温30分钟,静置12小时,滤过,沉淀用乙醇洗至pH为7.0,回收乙醇备用;金银花、连翘加水温浸30分钟后,煎煮两次,每次1.5小时,合并煎液,滤过,滤液浓缩至相对密度为1.20~1.25(70~80℃)的清膏,冷至40℃时缓缓加入乙醇,使含醇量达75%,充分搅拌,静置12小时,滤取上清液,残渣加75%乙醇适量,搅匀,静置12小时,滤过,合并乙醇液,回收乙醇至无醇味,加入上述黄芩提取物,并加水适量,以40%氢氧化钠溶液调节pH至7.0,搅匀,冷藏(4~8℃)72小时,滤过,滤液加入蔗糖300g,搅拌使溶解,或再加入香精适量,调节pH至7.0,加水制成1000ml〔规格①、②〕或500ml〔规格③〕,搅匀静置12小时,滤过,灌装,灭菌,即得。

【性状】 本品为棕红色的澄清液体;味甜、微苦〔规格①、②〕;或为深棕色的澄清液体;味苦、微甜〔规格③〕。

【鉴别】 (1)取本品1ml,加75%乙醇5ml,摇匀,作为供试品溶液。另取黄芩苷对照品、绿原酸对照品,分别加75%乙醇制成每1ml含0.1mg的溶液,作为对照品溶液。照薄层色谱法(通则0502)试验,吸取上述三种溶液各1~2μl,分别点于同一聚酰胺薄膜上,以醋酸为展开剂,展开,取出,晾干,置紫外光灯(365nm)下检视。供试品色谱中,在与黄芩苷对照品色谱相应的位置上,显相同颜色的斑点;与绿原酸对照品色谱相应的位置上,显相同颜色的荧光斑点。

(2)取本品1ml〔规格①、②〕或0.5ml〔规格③〕,加甲醇5ml,振摇使溶解,静置,取上清液,作为供试品溶液。另取连翘对照药材0.5g,加甲醇10ml,加热回流20分钟,滤过,滤液作为对照药材溶液。照薄层色谱法(通则0502)试验,吸取上述两种溶液各5μl,分别点于同一硅胶G薄层板上,以三氯甲烷-甲醇(5:1)为展开剂,展开,取出,晾干,喷以10%硫酸乙醇溶液,在105℃加热至斑点显色清晰。供试品色谱中,在与对照药材色谱相应的位置上,显相同颜色的斑点。

【检查】 相对密度　应不低于1.12(通则0601)〔规格①、②〕或不低于1.15〔规格③〕。

pH　应为5.0~7.0(通则0631)。

其他　应符合合剂项下有关的各项规定(通则0181)。

【含量测定】 黄芩　照高效液相色谱法(通则0512)测定。

色谱条件与系统适用性试验　以十八烷基硅烷键合硅胶为填充剂;以甲醇-水-冰醋酸(50:50:1)为流动相;检测波长为274nm。理论板数按黄芩苷峰计算应不低于1500。

对照品溶液的制备　取黄芩苷对照品适量,精密称定,加50%甲醇制成每1ml含0.1mg的溶液,即得。

供试品溶液的制备　精密量取本品1ml,置50ml量瓶中,加50%甲醇适量,超声处理20分钟,放置至室温,加50%甲醇稀释至刻度,摇匀,即得。

测定法　分别精密吸取对照品溶液与供试品溶液各5μl,注入液相色谱仪,测定,即得。

本品每1ml含黄芩以黄芩苷($C_{21}H_{18}O_{11}$)计,不得少于10.0mg〔规格①、②〕或20.0mg〔规格③〕。

金银花　照高效液相色谱法(通则0512)测定。

色谱条件与系统适用性试验　以十八烷基硅烷键合硅胶为填充剂;以甲醇-水-冰醋酸(20:80:1)为流动相;检测波长为324nm。理论板数按绿原酸峰计算应不低于6000。

对照品溶液的制备　取绿原酸对照品适量,精密称定,置棕色量瓶中,加水制成每1ml含40μg的溶液,即得。

供试品溶液的制备　精密量取本品2ml,置50ml棕色量瓶中,加水稀释至刻度,摇匀,即得。

测定法　分别精密吸取对照品溶液 10μl 与供试品溶液 10~20μl,注入液相色谱仪,测定,即得。

本品每 1ml 含金银花以绿原酸($C_{16}H_{18}O_9$)计,不得少于 0.60mg〔规格①、②〕或 1.20mg〔规格③〕。

连翘　照高效液相色谱法(通则 0512)测定。

色谱条件与系统适用性试验　以十八烷基硅烷键合硅胶为填充剂;以乙腈-水(25∶75)为流动相;检测波长为 278nm。理论板数按连翘苷峰计算应不低于 6000。

对照品溶液的制备　取连翘苷对照品适量,精密称定,加 50%甲醇制成每 1ml 含 60μg 的溶液,即得。

供试品溶液的制备　精密量取本品 1ml,加在中性氧化铝柱(100~120 目,6g,内径为 1cm)上,用 70%乙醇 40ml 洗脱,收集洗脱液,浓缩至干,残渣加 50%甲醇适量,温热使溶解,转移至 5ml 量瓶中,并稀释至刻度,摇匀,即得。

测定法　分别精密吸取对照品溶液与供试品溶液各 10μl,注入液相色谱仪,测定,即得。

本品每 1ml 含连翘以连翘苷($C_{27}H_{34}O_{11}$)计,不得少于 0.30mg〔规格①、②〕或 0.60mg〔规格③〕。

【功能与主治】疏风解表,清热解毒。用于外感风热所致的感冒,症见发热、咳嗽、咽痛。

【用法与用量】口服。一次 20ml〔规格①、②〕或 10ml〔规格③〕,一日 3 次;小儿酌减或遵医嘱。

【规格】每支装①10ml(每 1ml 相当于饮片 1.5g);②20ml(每 1ml 相当于饮片 1.5g);③10ml(每 1ml 相当于饮片 3.0g)。

【贮藏】密封,避光,置阴凉处。

(邓礼荷)

附录六　常用缓冲液的配制

邻苯二甲酸盐缓冲液(pH 5.6)　取邻苯二甲酸氢钾 10g,加水 900ml,搅拌使溶解,用氢氧化钠试液(必要时用稀盐酸)调节 pH 至 5.6,加水稀释至 1000ml,混匀,即得。

氨-氯化铵缓冲液(pH 8.0)　取氯化铵 1.07g,加水使溶解成 100ml,再加稀氨溶液(1→30)调节 pH 至 8.0,即得。

氨-氯化铵缓冲液(pH 10.0)　取氯化铵 5.4g,加水 20ml 溶解后,加浓氨溶液 35ml,再加水稀释至 100ml,即得。

醋酸盐缓冲液(pH 3.5)　取醋酸铵 25g,加水 25ml 溶解后,加 7mol/L 盐酸溶液 38ml,用 2mol/L 盐酸溶液或 5mol/L 氨溶液准确调节 pH 至 3.5(电位法指示),用水稀释至 100ml,即得。

醋酸-醋酸钠缓冲液(pH 3.6)　取醋酸钠 5.1g,加冰醋酸 20ml,再加水稀释至 250ml,即得。

醋酸-醋酸钠缓冲液(pH 3.7)　取无水醋酸钠 20g,加水 300ml 溶解后,加溴酚蓝指示液 1ml 及冰醋酸 60~80ml,至溶液从蓝色转变为纯绿色,再加水稀释至 1000ml,即得。

醋酸-醋酸钠缓冲液(pH 3.8)　取 2mol/L 醋酸钠溶液 13ml 与 2mol/L 醋酸溶液 87ml,加每 1ml 含铜 1mg 的硫酸铜溶液 0.5ml,再加水稀释至 1000ml,即得。

醋酸-醋酸钠缓冲液(pH 4.5)　取醋酸钠 18g,加冰醋酸 9.8ml,再加水稀释至 1000ml,即得。

　　醋酸-醋酸钠缓冲液(pH 4.6)　　取醋酸钠 5.4g,加水 50ml 使溶解,用冰醋酸调节 pH 至 4.6,再加水稀释至 100ml,即得。

　　醋酸-醋酸钠缓冲液(pH 6.0)　　取醋酸钠 54.6g,加 1mol/L 醋酸溶液 20ml 溶解后,加水稀释至 500ml,即得。

　　醋酸-醋酸铵缓冲液(pH 4.5)　　取醋酸铵 7.7g,加水 50ml 溶解后,加冰醋酸 6ml 与适量的水使成 100ml,即得。

　　醋酸-醋酸铵缓冲液(pH 6.0)　　取醋酸铵 100g 加水 300ml 使溶解,加冰醋酸 7ml,摇匀,即得。

　　磷酸盐缓冲液　　取磷酸二氢钠 38.0g,与磷酸氢二钠 5.04g,加水使成 1000ml,即得。

　　磷酸盐缓冲液(pH 2.0)　　甲液:取磷酸 16.6ml,加水至 1000ml,摇匀。乙液:取磷酸氢二钠 71.63g,加水使溶解成 1000ml。取上述甲液 72.5ml 与乙液 27.5ml 混合,摇匀,即得。

　　磷酸盐缓冲液(pH 2.5)　　取磷酸二氢钾 100g,加水 800ml,用盐酸调节 pH 至 2.5,用水稀释至 1000ml。

　　磷酸盐缓冲液(pH 5.0)　　取 0.2mol/L 磷酸二氢钠溶液一定量,用氢氧化钠试液调节 pH 至 5.0,即得。

　　磷酸盐缓冲液(pH 5.8)　　取磷酸二氢钾 8.34g,与磷酸氢二钾 0.87g,加水使溶解成 1000ml,即得。

　　磷酸盐缓冲液(pH 6.5)　　取磷酸二氢钾 0.68g,加 0.1mol/L 氢氧化钠溶液 15.2ml,用水稀释成 100ml,即得。

　　磷酸盐缓冲液(pH 6.6)　　取磷酸二氢钠 1.74g、磷酸氢二钠 2.7g 与氯化钠 1.7g,加水使溶解成 400ml,即得。

　　磷酸盐缓冲液(pH 6.8)　　取 0.2mol/L 磷酸二氢钾溶液 250ml,加 0.2mol/L 氢氧化钠溶液 118ml,用水稀释至 1000ml,摇匀,即得。

　　磷酸盐缓冲液(pH 7.0)　　取磷酸二氢钾 0.68g,加 0.1mol/L 氢氧化钠溶液 29.1ml,用水稀释至 100ml,即得。

　　磷酸盐缓冲液(pH 7.2)　　取 0.2mol/L 磷酸二氢钾溶液 50ml 与 0.2mol/L 氢氧化钠溶液 35ml,加新沸过的冷水稀释至 200ml,摇匀,即得。

　　磷酸盐缓冲液(pH 7.3)　　取磷酸氢二钠 1.9734g 与磷酸二氢钾 0.2245g,加水使溶解成 1000ml,调节 pH 至 7.3,即得。

　　磷酸盐缓冲液(pH 7.4)　　取磷酸二氢钾 1.36g,加 0.1mol/L 氢氧化钠溶液 79ml,用水稀释至 200ml,即得。

　　磷酸盐缓冲液(pH 7.6)　　取磷酸二氢钾 27.22g,加水使溶解成 1000ml,取 50ml,加 0.2mol/L 氢氧化钠溶液 42.4ml,再加水稀释至 200ml,即得。

　　磷酸盐缓冲液(pH 7.8)　　甲液:取磷酸氢二钠 35.9g,加水溶解,并稀释至 500ml。乙液:取磷酸二氢钠 2.76g,加水溶解,并稀释至 100ml。取上述甲液 91.5ml 与乙液 8.5ml 混合,摇匀,即得。

磷酸盐缓冲液(pH 7.8～8.0)　取磷酸氢二钾 5.59g 与磷酸二氢钾 0.41g,加水使溶解成 1000ml,即得。

(汪　岩)

附录七　常用滴定液的配制

亚硝酸钠滴定液(0.1mol/L)

$NaNO_2 = 69.00$　　　　　　　　　　　　　　　　6.900g→1000ml

【配制】　取亚硝酸钠 7.2g,加无水碳酸钠(Na_2CO_3)0.10g,加水适量使溶解成 1000ml,摇匀。

【标定】　取在 120℃ 干燥至恒重的基准对氨基苯磺酸约 0.5g,精密称定,加水 30ml 与浓氨试液 3ml,溶解后,加盐酸(1→2)20ml,搅拌,在 30℃ 以下用本液迅速滴定,滴定时将滴定管尖端插入液面下约 2/3 处,随滴随搅拌;至近终点时,将滴定管尖端提出液面,用少量水洗涤尖端,洗液并入溶液中,继续缓缓滴定,用永停滴定法(通则 0701)指示终点。每 1ml 亚硝酸钠滴定液 (0.1mol/L)相当于 17.32mg 的对氨基苯磺酸。根据本液的消耗量与对氨基苯磺酸的取用量,算出本液浓度,即得。

如需用亚硝酸钠滴定液(0.05mol/L)时,可取亚硝酸钠滴定液(0.1mol/L)加水稀释制成。必要时标定浓度。

【贮藏】　置具玻璃塞的棕色玻瓶中,密闭保存。

氢氧化四丁基铵滴定液(0.1mol/L)

$(C_4H_9)_4NOH = 259.48$　　　　　　　　　　　　25.95g→1000ml

【配制】　取碘化四丁基铵 40g,置具塞锥形瓶中,加无水甲醇 90ml 使溶解,置冰浴中放冷,加氧化银细粉 20g,密塞,剧烈振摇 60 分钟;取此混合液数毫升,离心,取上清液检查碘化物,若显碘化物正反应,则在上述混合液中再加氧化银 2g,剧烈振摇 30 分钟后,再做碘化物试验,直至无碘化物反应为止。混合液用垂熔玻璃滤器滤过,容器和垂熔玻璃滤器用无水甲苯洗涤 3 次,每次 50ml;合并洗液和滤液,用无水甲苯-无水甲醇(3∶1)稀释至 1000ml,摇匀,并通入不含二氧化碳的干燥氮气 10 分钟。若溶液不澄清,可再加少量无水甲醇。

【标定】　取在五氧化二磷干燥器中减压干燥至恒重的基准苯甲酸约 90mg,精密称定,加二甲基甲酰胺 10ml 使溶解,加 0.3% 麝香苯酚蓝的无水甲醇溶液 3 滴,用本液滴定至蓝色(以电位法校对终点),并将滴定的结果用空白试验校正。每 1ml 氢氧化四丁基铵滴定液(0.1mol/L)相当于 12.21mg 的苯甲酸。根据本液的消耗量与苯甲酸的取用量,算出本液的浓度,即得。

【贮藏】　置密闭的容器内,避免与空气中的二氧化碳及湿气接触。

氢氧化钠滴定液(1mol/L、0.5mol/L 或 0.1mol/L)

$NaOH = 40.00$　　　　　　　　　40.00g→1000ml;20.00g→1000ml;

4.000g→1000ml

【配制】　取氢氧化钠适量,加水振摇使溶解成饱和溶液,冷却后,置聚乙烯塑料瓶中,静置数日,澄清后备用。

氢氧化钠滴定液(1mol/L)　取澄清的氢氧化钠饱和溶液56ml,加新沸过的冷水使成1000ml,摇匀。

氢氧化钠滴定液(0.5mol/L)　取澄清的氢氧化钠饱和溶液28ml,加新沸过的冷水使成1000ml,摇匀。

氢氧化钠滴定液(0.1mol/L)　取澄清的氢氧化钠饱和溶液5.6ml,加新沸过的冷水使成1000ml,摇匀。

【标定】氢氧化钠滴定液(1mol/L)　取在105℃干燥至恒重的基准邻苯二甲酸氢钾约6g,精密称定,加新沸过的冷水50ml,振摇,使其尽量溶解;加酚酞指示液2滴,用本液滴定;在接近终点时,应使邻苯二甲酸氢钾完全溶解,滴定至溶液显粉红色。每1ml氢氧化钠滴定液(1mol/L)相当于204.2mg的邻苯二甲酸氢钾。根据本液的消耗量与邻苯二甲酸氢钾的取用量,算出本液的浓度,即得。

氢氧化钠滴定液(0.5mol/L)　取在105℃干燥至恒重的基准邻苯二甲酸氢钾约3g,照上法标定。每1ml氢氧化钠滴定液(0.5mol/L)相当于102.1mg的邻苯二甲酸氢钾。

氢氧化钠滴定液(0.1mol/L)　取在105℃干燥至恒重的基准邻苯二甲酸氢钾约0.6g,照上法标定。每1ml氢氧化钠滴定液(0.1mol/L)相当于20.42mg的邻苯二甲酸氢钾。

如需用氢氧化钠滴定液(0.05mol/L、0.02mol/L或0.01mol/L)时,可取氢氧化钠滴定液(0.1mol/L)加新沸过的冷水稀释制成。必要时,可用盐酸滴定液(0.05mol/L、0.02mol/L或0.01mol/L)标定浓度。

【贮藏】置聚乙烯塑料瓶中,密封保存;塞中有2孔,孔内各插入玻璃管1支,1管与钠石灰管相连,1管供吸出本液使用。

盐酸滴定液(1mol/L、0.5mol/L、0.2mol/L或0.1mol/L)

$HCl = 36.46$　　　　　　　　　　$36.46g \rightarrow 1000ml$；$18.23g \rightarrow 1000ml$；

　　　　　　　　　　　　　　　$7.292g \rightarrow 1000ml$；$3.646g \rightarrow 1000ml$

【配制】盐酸滴定液(1mol/L)　取盐酸90ml,加水适量使成1000ml,摇匀。

盐酸滴定液(0.5mol/L、0.2mol/L或0.1mol/L)　照上法配制,但盐酸的取用量分别为45ml、18ml或9.0ml。

【标定】盐酸滴定液(1mol/L)　取在270~300℃干燥至恒重的基准无水碳酸钠约1.5g,精密称定,加水50ml使溶解,加甲基红-溴甲酚绿混合指示液10滴,用本液滴定至溶液由绿色转变为紫红色时,煮沸2分钟,冷却至室温,继续滴定至溶液由绿色变为暗紫色。每1ml盐酸滴定液(1mol/L)相当于53.00mg的无水碳酸钠。根据本液的消耗量与无水碳酸钠的取用量,算出本液的浓度,即得。

盐酸滴定液(0.5mol/L)　照上法标定,但基准无水碳酸钠的取用量改为约0.8g。每1ml盐酸滴定液(0.5mol/L)相当于26.50mg的无水碳酸钠。

盐酸滴定液(0.2mol/L)　照上法标定,但基准无水碳酸钠的取用量改为约0.3g。每1ml盐酸滴定液(0.2mol/L)相当于10.60mg的无水碳酸钠。

　　盐酸滴定液(0.1mol/L)　照上法标定，但基准无水碳酸钠的取用量改为约0.15g。每1ml盐酸滴定液(0.1mol/L)相当于5.30mg的无水碳酸钠。

　　如需用盐酸滴定液(0.05mol/L、0.02mol/L或0.01mol/L)时，可取盐酸滴定液(1mol/L或0.1mol/L)加水稀释制成。必要时标定浓度。

高氯酸滴定液(0.1mol/L)

$HClO_4 = 100.46$ 　　　　　　　　　　　　　　　　10.05g→1000ml

　　【配制】　取无水冰醋酸(按含水量计算，每1g水加醋酐5.22ml)750ml，加入高氯酸(70%~72%)8.5ml，摇匀，在室温下缓缓滴加醋酐23ml，边加边摇，加完后再振摇均匀，放冷，加无水冰醋酸适量使成1000ml，摇匀，放置24小时。若所测供试品易乙酰化，则须用水分测定法(通则0832第一法1)测定本液的含水量，再用水和醋酐调节至本液的含水量为0.01%~0.2%。

　　【标定】　取在105℃干燥至恒重的基准邻苯二甲酸氢钾约0.16g，精密称定，加无水冰醋酸20ml使溶解，加结晶紫指示液1滴，用本液缓缓滴定至蓝色，并将滴定的结果用空白试验校正。每1ml高氯酸滴定液(0.1mol/L)相当于20.42mg的邻苯二甲酸氢钾。根据本液的消耗量与邻苯二甲酸氢钾的取用量，算出本液的浓度，即得。

　　如需用高氯酸滴定液(0.05mol/L或0.02mol/L)时，可取高氯酸滴定液(0.1mol/L)用无水冰醋酸稀释制成，并标定浓度。

　　本液也可用二氧六环配制。取高氯酸(70%~72%)8.5ml，加异丙醇100ml溶解后，再加二氧六环稀释至1000ml。标定时，取在105℃干燥至恒重的基准邻苯二甲酸氢钾约0.16g，精密称定，加丙二醇25ml与异丙醇5ml，加热使溶解，放冷，加二氧六环30ml与甲基橙-二甲苯蓝FF混合指示液数滴，用本液滴定至由绿色变为蓝灰色，并将滴定的结果用空白试验校正。即得。

　　【贮藏】　置棕色玻瓶中，密闭保存。

硝酸银滴定液(0.1mol/L)

$AgNO_3 = 169.87$ 　　　　　　　　　　　　　　　　16.99g→1000ml

　　【配制】　取硝酸银17.5g，加水适量使溶解成1000ml，摇匀。

　　【标定】　取在110℃干燥至恒重的基准氯化钠约0.2g，精密称定，加水50ml使溶解，再加糊精溶液(1→50)5ml、碳酸钙0.1g与荧光黄指示液8滴，用本液滴定至浑浊液由黄绿色变为微红色。每1ml硝酸银滴定液(0.1mol/L)相当于5.844mg的氯化钠。根据本液的消耗量与氯化钠的取用量，算出本液的浓度，即得。

　　如需用硝酸银滴定液(0.01mol/L)时，可取硝酸银滴定液(0.1mol/L)在临用前加水稀释制成。

　　【贮藏】　置具玻璃塞的棕色玻瓶中，密闭保存。

硫代硫酸钠滴定液(0.1mol/L或0.05mol/L)

$Na_2S_2O_3 \cdot 5H_2O = 248.19$ 　　　　　　　　　　24.82g→1000ml；

　　　　　　　　　　　　　　　　　　　　　　　12.41g→1000ml

　　【配制】　硫代硫酸钠滴定液(0.1mol/L)　取硫代硫酸钠26g与无水碳酸钠0.20g，加新沸过的冷水适量使溶解并稀释至1000ml,摇匀,放置1个月后滤过。

硫代硫酸钠滴定液(0.05mol/L)　取硫代硫酸钠13g与无水碳酸钠0.10g,加新沸过的冷水适量使溶解并稀释至1000ml,摇匀,放置1个月后滤过。或取硫代硫酸钠滴定液(0.1mol/L)加新沸过的冷水稀释制成。

【标定】硫代硫酸钠滴定液(0.1mol/L)　取在120℃干燥至恒重的基准重铬酸钾0.15g,精密称定,置碘瓶中,加水50ml使溶解,加碘化钾2.0g,轻轻振摇使溶解,加稀硫酸40ml,摇匀,密塞;在暗处放置10分钟后,加水250ml稀释,用本液滴定至近终点时,加淀粉指示液3ml,继续滴定至蓝色消失而显亮绿色,并将滴定的结果用空白试验校正。每1ml硫代硫酸钠滴定液(0.1mol/L)相当于4.903mg的重铬酸钾。根据本液的消耗量与重铬酸钾的取用量,算出本液的浓度,即得。

硫代硫酸钠滴定液(0.05mol/L)　照上法标定,但基准重铬酸钾取用量改为约75mg,每1ml硫代硫酸钠滴定液(0.05mol/L)相当于2.452mg的重铬酸钾。

室温在25℃以上时,应将反应液及稀释用水降温至约20℃。

如需用硫代硫酸钠滴定液(0.01mol/L或0.005mol/L)时,可取硫代硫酸钠滴定液(0.1mol/L或0.05mol/L)在临用前加新沸过的冷水稀释制成,必要时标定浓度。

硫酸滴定液(0.5mol/L、0.25mol/L、0.1mol/L或0.05mol/L)

$H_2SO_4 = 98.08$　　　　　　　49.04g→1000ml;24.52g→1000ml;

9.81g→1000ml;4.904g→1000ml

【配制】硫酸滴定液(0.5mol/L)　取硫酸30ml,缓缓注入适量水中,冷却至室温,加水稀释至1000ml,摇匀。

硫酸滴定液(0.25mol/L、0.1mol/L或0.05mol/L)　照上法配制,但硫酸的取用量分别为15ml、6.0ml或3.0ml。

【标定】照盐酸滴定液(1mol/L、0.5mol/L、0.2mol/L或0.1mol/L)项下的方法标定,即得。

如需用硫酸滴定液(0.01mol/L)时,可取硫酸滴定液(0.5mol/L、0.1mol/L或0.05mol/L)加水稀释制成,必要时标定浓度。

碘滴定液(0.05mol/L)

$I_2 = 253.81$　　　　　　　　　　　　12.69g→1000ml

【配制】取碘13.0g,加碘化钾36g与水50ml溶解后,加盐酸3滴与水适量使成1000ml,摇匀,用垂熔玻璃滤器滤过。

【标定】精密量取本液25ml,置碘瓶中,加水100ml与盐酸溶液(9→100)1ml,轻摇混匀,用硫代硫酸钠滴定液(0.1mol/L)滴定至近终点时,加淀粉指示液2ml,继续滴定至蓝色消失。根据硫代硫酸钠滴定液(0.1mol/L)的消耗量,算出本液的浓度,即得。

如需用碘滴定液(0.025mol/L)时,可取碘滴定液(0.05mol/L)加水稀释制成。

【贮藏】置玻璃塞的棕色玻瓶中,密闭,在凉处保存。

溴滴定液(0.05mol/L)

$Br_2 = 159.81$ 　　　　　　　　　　　　7.990g→1000ml

【配制】取溴酸钾 3.0g 与溴化钾 15g,加水适量使溶解成 1000ml,摇匀。

【标定】精密量取本液 25ml,置碘瓶中,加水 100ml 与碘化钾 2.0g,振摇使溶解,加盐酸 5ml,密塞,振摇,在暗处放置 5 分钟,用硫代硫酸钠滴定液(0.1mol/L)滴定至近终点时,加淀粉指示液 2ml,继续滴定至蓝色消失。根据硫代硫酸钠滴定液(0.1mol/L)的消耗量,算出本液的浓度,即得。

室温在 25℃以上时,应将反应液降温至约 20℃。本液每次临用前均应标定浓度。

如需用溴滴定液(0.005mol/L)时,可取溴滴定液(0.05mol/L)加水稀释制成,并标定浓度。

【贮藏】置具玻璃塞的棕色玻瓶中,密闭,在凉处保存。

溴酸钾滴定液(0.01667mol/L)

$KBrO_3 = 167.00$ 　　　　　　　　　　2.784g→1000ml

【配制】取溴酸钾 2.8g,加水适量使溶解成 1000ml,摇匀。

【标定】精密量取本液 25ml,置碘瓶中,加碘化钾 2.0g 与稀硫酸 5ml,密塞,摇匀,在暗处放置 5 分钟后,加水 100ml 稀释,用硫代硫酸钠滴定液(0.1mol/L)滴定至近终点时,加淀粉指示液 2ml,继续滴定至蓝色消失。根据硫代硫酸钠滴定液(0.1mol/L)的消耗量,算出本液的浓度,即得。

室温在 25℃以上时,应将反应液及稀释用水降温至约 20℃。

(汪　岩)

附录八　常用试剂及指示剂的配制

一、常用试剂

乙醇制对二甲氨基苯甲醛试液　取对二甲氨基苯甲醛 1g,加乙醇 9.0ml 与盐酸 2.3ml 使溶解,再加乙醇至 100ml,即得。

乙醇制氢氧化钾试液　可取用乙醇制氢氧化钾滴定液(0.5mol/L)。

乙醇制硝酸银试液　取硝酸银 4g,加水 10ml 溶解后,加乙醇使成 100ml,即得。

二乙基二硫代氨基甲酸银试液　取二乙基二硫代氨基甲酸银 0.25g,加三氯甲烷适量与三乙胺 1.8ml,加三氯甲烷至 100ml,搅拌使溶解,放置过夜,用脱脂棉滤过,即得。本液应置棕色玻璃瓶内,密塞,置阴凉处保存。

二氯靛酚钠试液　取 2,6-二氯靛酚钠 0.1g,加水 100ml 溶解后,滤过,即得。

三硝基苯酚试液　本液为三硝基苯酚的饱和水溶液。

三氯化铁试液　取三氯化铁 9g,加水使溶解成 100ml,即得。

对二甲氨基苯甲醛试液　取对二甲氨基苯甲醛 0.125g,加无氮硫酸 65ml 与水 35ml 的冷混合液溶解后,加三氯化铁试液 0.05ml,摇匀,即得。本液配制后在 7 日内使用。

亚硝基铁氰化钠试液　取亚硝基铁氰化钠 1g,加水使溶解成 20ml,即得。本液应临用新制。

亚硝酸钠试液　取亚硝酸钠 1g,加水使溶解成 100ml,即得。

茚三酮试液　取茚三酮 2g,加乙醇使溶解成 100ml,即得。

氢氧化钠试液　取氢氧化钠 4.3g,加水使溶解成 100ml,即得。

香草醛试液　取香草醛 0.1g,加盐酸 10ml 使溶解,即得。

重氮苯磺酸试液　取对氨基苯磺酸 1.57g,加水 80ml 与稀盐酸 10ml,在水浴上加热溶解后,放冷至 15℃,缓缓加入亚硝酸钠溶液(1→10)6.5ml,随加随搅拌,再加水稀释至 100ml,即得。本液应临用新制。

盐酸羟胺试液　取盐酸羟胺 3.5g,加 60%乙醇使溶解成 100ml,即得。

铁氰化钾试液　取铁氰化钾 1g,加水 10ml 使溶解,即得。本液应临用新制。

稀铁氰化钾试液　取 1%铁氰化钾溶液 10ml,加 5%三氯化铁溶液 0.5ml 与水 40ml,摇匀,即得。

氨试液　取浓氨溶液 400ml,加水使成 1000ml,即得。

氨制硝酸银试液　取硝酸银 1g,加水 20ml 溶解后,滴加氨试液,随加随搅拌,至初起的沉淀将近全溶,滤过,即得。本液应置棕色瓶内,在暗处保存。

铜吡啶试液　取硫酸铜 4g,加水 90ml 溶解后,加吡啶 30ml,即得。本液应临用新制。

硝酸银试液　可取用硝酸银滴定液(0.1mol/L)。

硫代乙酰胺试液　取硫代乙酰胺 4g,加水使溶解成 100ml,置冰箱中保存。临用前取混合液(由 1mol/L 氢氧化钠溶液 15ml、水 5.0ml 及甘油 20ml 组成)5.0ml,加上述硫代乙酰胺溶液 1.0ml,置水浴上加热 20 秒钟,冷却,立即使用。

硫氰酸铵试液　取硫氰酸铵 8g,加水使溶解成 100ml,即得。

硫酸苯肼试液　取盐酸苯肼 60mg,加硫酸溶液(1→2)100ml 使溶解,即得。

硫酸铜试液　取硫酸铜 12.5g,加水使溶解成 100ml,即得。

氯化三苯四氮唑试液　取氯化三苯四氮唑 1g,加无水乙醇使溶解成 200ml,即得。

氯化亚锡试液　取氯化亚锡 1.5g,加水 10ml 与少量的盐酸使溶解,即得。本液应临用新制。

氯化钡试液　取氯化钡的细粉 5g,加水使溶解成 100ml,即得。

氯化铵试液　取氯化铵 10.5g,加水使溶解成 100ml,即得。

稀乙醇　取乙醇 529ml,加水稀释至 1000ml,即得。本液在 20℃ 时含 C_2H_5OH 应为 49.5%~50.5%(ml/ml)。

稀盐酸　取盐酸 234ml 加水稀释至 1000ml,即得。本液含 HCl 应为 9.5%~10.5%。

稀硫酸　取硫酸 57ml,加水稀释至 1000ml,即得。本液含 H_2SO_4 应为 9.5%~10.5%。

稀硝酸　取硝酸 105ml,加水稀释至 1000ml,即得。本液含 HNO_3 应为 9.5%~10.5%。

稀醋酸　取冰醋酸 60ml,加水稀释至 1000ml,即得。

碘试液　可取用碘滴定液(0.05mol/L)。

碘化铋钾试液　取次硝酸铋 0.85g,加冰醋酸 10ml 与水 40ml 溶解后,加碘化钾溶液(4→10)20ml,摇匀,即得。

稀碘化铋钾试液　取次硝酸铋 0.85g,加冰醋酸 10ml 与水 40ml 溶解后,即得。临用前取 5ml,加碘化钾溶液(4→10)5ml,再加冰醋酸 20ml,加水稀释至 100ml,即得。

碘化钾试液　取碘化钾 16.5g,加水使溶解成 100ml,即得。本液应临用新制。

溴化钾溴试液　取溴 30g 与溴化钾 30g,加水使溶解成 100ml,即得。

酸性氯化亚锡试液　取氯化亚锡 20g,加盐酸使溶解成 50ml,滤过,即得。本液配成后 3 个月即不适用。

碱性亚硝基铁氰化钠试液　取亚硝基铁氰化钠与碳酸钠各 1g,加水使溶解成 100ml,即得。

碱性酒石酸铜试液

(1)取硫酸铜结晶 6.93g,加水使溶解成 100ml。

(2)取酒石酸钾钠结晶 34.6g 与氢氧化钠 10g,加水使溶解成 100ml。

用时将两液等量混合,即得。

碱性 β-萘酚试液　取 β-萘酚 0.25g,加氢氧化钠溶液(1→10)10ml 使溶解,即得。本液应临用新制。

碳酸钠试液　取一水合碳酸钠 12.5g 或无水碳酸钠 10.5g,加水使溶解成 100ml,即得。

醋酸汞试液　取醋酸汞 5g,研细,加温热的冰醋酸使溶解成 100ml,即得。本液应置棕色瓶内,密闭保存。

醋酸铅试液　取醋酸铅 10g,加新沸过的冷水溶解后,滴加醋酸使溶液澄清,再加新沸过的冷水使成 100ml,即得。

醋酸铵试液　取醋酸铵 10g,加水使溶解成 100ml,即得。

靛胭脂试液　取靛胭脂,加硫酸 12ml 与水 80ml 的混合液,使溶解成每 100ml 中含 $C_{16}H_8N_2O_2(SO_3Na)_2$ 0.09~0.11g,即得。

磷酸氢二钠试液　取磷酸氢二钠结晶 12g,加水使溶解成 100ml,即得。

二、常用指示剂

甲基红指示液　取甲基红 0.1g,加 0.05mol/L 氢氧化钠溶液 7.4ml 使溶解,再加水稀释至 200ml,即得。变色范围 pH 4.2~6.3(红→黄)。

甲基红-溴甲酚绿混合指示液　取 0.1% 甲基红的乙醇溶液 20ml,加 0.2% 溴甲酚绿的乙醇溶液 30ml,摇匀,即得。

甲基橙指示液　取甲基橙 0.1g,加水 100ml 使溶解,即得。变色范围 pH 3.2~4.4(红→黄)。

荧光黄指示液　取荧光黄 0.1g,加乙醇 100ml 使溶解,即得。

结晶紫指示液　取结晶紫 0.5g,加冰醋酸 100ml 使溶解,即得。

酚酞指示液　取酚酞 1g,加乙醇 100ml 使溶解,即得。变色范围 pH 8.3~10.0(无色→红)。

淀粉指示液　取可溶性淀粉 0.5g,加水 5ml 搅匀后,缓缓倾入 100ml 沸水中,随加随搅拌,继续煮沸 2 分钟,放冷,倾取上层清液,即得。本液应临用新制。

硫酸铁铵指示液　取硫酸铁铵 8g,加水 100ml 使溶解,即得。

喹哪啶红-亚甲蓝混合指示液　取喹哪啶红 0.3g 与亚甲蓝 0.1g,加无水甲醇 100ml 使溶解,即得。

曙红钠指示液　取曙红钠 0.5g,加水 100ml 使溶解,即得。

（汪　岩）

参考文献

1. 国家药典委员会.中华人民共和国药典.2015 年版.北京:中国医药科技出版社,2015

2. 刘文英.药物分析.第 7 版.北京:人民卫生出版社,2007

3. 孙莹,吕洁.药物分析.第 2 版.北京:人民卫生出版社,2013

4. 牛彦辉.药物分析.第 2 版.北京:人民卫生出版社,2012

5. 梁颖.药物检验技术.北京:化学工业出版社,2008

6. 张骏,方应权.药物分析.第 2 版.北京:高等教育出版社,2012

7. 徐宁,刘燕,蔡兴东.药物分析.武汉:华中科技大学出版社,2017

8. 杭太俊.药物分析.第 8 版.北京:人民卫生出版社,2016

9. 孙莹,吕洁.归纳·释疑·提升练习-药物分析分册.北京:人民卫生出版社,2010

10. 孙得美,李素芬.苯巴比妥钠与盐酸异丙嗪注射液存在配伍禁忌.实用医药杂志,2013,30(3):278

11. 王金香.药物检测技术.第 2 版.北京:人民卫生出版社,2013

12. 于治国.药物分析.第 3 版.北京:人民卫生出版社,2013

13. 国家药典委员会.国家药品标准工作手册.第 4 版.北京:中国医药科技出版社,2013

14. 国家食品药品监督管理总局执业药师资格认证中心.国家执业药师资格考试考试大纲.第 7 版.中国医药科技出版社,2017

目标检测参考答案

第一章 绪 论

一、选择题

（一）单项选择题

1. D　　2. D　　3. D　　4. A　　5. B　　6. B　　7. C　　8. C

（二）多项选择题

9. ABC　　10. ABCD　　11. BCD

二、问答题（略）

三、实例分析（略）

第二章 药物的性状检查与鉴别试验

一、选择题

（一）单项选择题

1. A　　2. B　　3. B　　4. A　　5. A　　6. D　　7. B　　8. A

（二）多项选择题

9. AE　　10. ABCDE　　11. ABDE　　12. ABCDE　　13. AE

二、问答题（略）

第三章 药物的杂质检查

一、选择题

（一）单项选择题

1. D　　2. A　　3. B　　4. A　　5. C　　6. A　　7. B　　8. A　　9. C　　10. A

11. A　　12. B　　13. B　　14. A　　15. C　　16. D　　17. D　　18. C　　19. B　　20. D

21. A　　22. C

（二）多项选择题

23. AD　　24. CD　　25. ACD　　26. AE　　27. ABCD　　28. AB　　29. BCE　　30. ABDE

二、问答题(略)

三、实例分析

1. 解：

$$L = \frac{c_{杂质对照}}{c_{供试}} \times 100\% = \frac{\frac{50}{50} \times \frac{1}{50} \times \frac{5}{50}}{\frac{50}{50}} \times 100\% = 0.2\%$$

2. 解：

$$c_{酮体} = \frac{A}{El} \times \frac{1}{100} = \frac{0.05}{435} \times \frac{1}{100} = 1.15 \times 10^{-6} \ (\text{g/ml})$$

$$L = \frac{c_{酮体}}{c_{供试}} \times 100\% = \frac{1.15 \times 10^{-6}}{\frac{0.2}{100}} \times 100\% = 0.06\%$$

第四章　药典中常见定量分析方法概述

一、选择题

（一）单项选择题

1. B　　2. C　　3. C　　4. A　　5. D　　6. B　　7. C　　8. A　　9. D　　10. D

（二）多项选择题

11. BCE　12. CE　13. ABCE　14. CDE　15. ABC　16. ABC　17. BCDE　18. ABDE　19. BD

20. ABCDE

二、问答题(略)

三、实例分析

1.（1）外标法。

（2）含量 $(c_X) = c_R \times \dfrac{A_X}{A_R}$；标示量 $\% = \dfrac{c_X \times D \times V \times \overline{W}}{m \times m_S} \times 100\%$

2. 含头孢拉定 94.25%；含头孢氨苄 3.03%。

3.（1）吸收系数法。

（2）102.0%。

第五章　药物制剂检验技术

一、选择题

（一）单项选择题

1. D　　2. B　　3. B　　4. C　　5. C　　6. C　　7. A　　8. B　　9. C　　10. B

11. D　　12. A　　13. D　　14. B　　15. B　　16. C　　17. A　　18. C

（二）多项选择题

19. BDE　20. ACD　21. ABD　22. ACE　23. ABC　24. ABC　25. BC　26. ADE　27. ABCDE

28. ADE　29. BCDE　30. ABCDE

二、问答题（略）

第六章　典型药物分析

第一节　芳酸及其酯类药物分析

一、选择题

（一）单项选择题

1. C　2. C　3. C　4. D　5. C　6. B　7. D　8. B　9. D　10. A

（二）多项选择题

11. ABCDE　12. BCE　13. ACDE　14. ABC

二、问答题（略）

三、计算题

99.8%

第二节　胺类药物分析

一、选择题

（一）单项选择题

1. B　2. A　3. D　4. D　5. C　6. C　7. C　8. A　9. C　10. D

（二）多项选择题

11. BC　12. ABCDE　13. ABCD　14. BCD

二、问答题（略）

三、计算题

98.7%

第三节　巴比妥类药物分析

一、选择题

（一）单项选择题

1. B　2. B　3. B　4. C　5. D　6. C　7. A　8. C　9. B

（二）多项选择题

10. ACDE

二、设计题（略）

第四节　杂环类药物分析

一、选择题

（一）单项选择题

1. D   2. A   3. B   4. D   5. D   6. A   7. B   8. D   9. C

（二）多项选择题

10. BDE

二、问答题（略）

第五节　生物碱类药物分析

一、选择题

（一）单项选择题

1. D   2. C   3. A   4. C   5. B   6. D

（二）多项选择题

7. ABD   8. ACD

二、问答题（略）

第六节　甾体激素类药物分析

一、选择题

（一）单项选择题

1. B   2. B   3. A   4. D   5. C   6. C   7. A   8. D   9. D   10. A

（二）多项选择题

11. ABC   12. CDE   13. ACD

二、问答题（略）

第七节　维生素类药物分析

一、选择题

（一）单项选择题

1. A   2. C   3. D   4. C   5. B   6. A   7. A   8. C   9. B   10. A

（二）多项选择题

11. AB   12. ABCD   13. ACD   14. ACDE

二、问答题（略）

三、计算题

1. 95.96%   2. 94.15%

第八节　抗菌药物分析

一、选择题

（一）单项选择题

1. B   2. A   3. C   4. D   5. B   6. A   7. A   8. C   9. C   10. D

11. A   12. C

（二）多项选择题

13. ABCDE   14. ABCD   15. ABCD   16. DE

二、问答题（略）

1. 略　2. 略　3. 99.58%。符合规定。

三、实例分析

答：1. 芳伯氨基,可采用亚硝酸钠滴定法测定含量。

2. 芳伯氨基、嘧啶环显弱碱性,可采用非水碱量法测定含量。

3. 芳环(苯环、嘧啶环),共轭体系,具有紫外吸收,可采用紫外-可见分光光度法测定含量。

4. 高效液相色谱法。

第七章　中药制剂检定技术简介

一、选择题

（一）单项选择题

1. D　　2. D　　3. C　　4. A　　5. C

（二）多项选择题

6. ABCDE　7. ABCDE　8. ABD　9. ABCDE　10. BCD

二、问答题（略）

第八章　药品生物检定技术简介

一、选择题

（一）单项选择题

1. A　　2. D　　3. D　　4. B　　5. C　　6. D　　7. A　　8. C　　9. D　　10. C

（二）多项选择题

11. ABCDE　12. BC　13. AB　14. ABCDE　15. ABCDE

第九章　体内药物分析简介

一、选择题

（一）单项选择题

1. A　　2. C　　3. C　　4. D　　5. D　　6. A　　7. C　　8. D

（二）多项选择题

9. ABC　10. ABCD

二、问答题（略）

药物分析课程标准

（供药学、药品质量与安全、药品生产技术专业用）

ER-药物分析课程标准

（供药品经营与管理专业用）

ER-药物分析课程标准